XIANDAI XINNEIKEJIBING ZHENLIAO XINGUIFAN

现代心内科疾病诊疗新规范

主编 刘燕锋 朱俊国 陈 莉 等

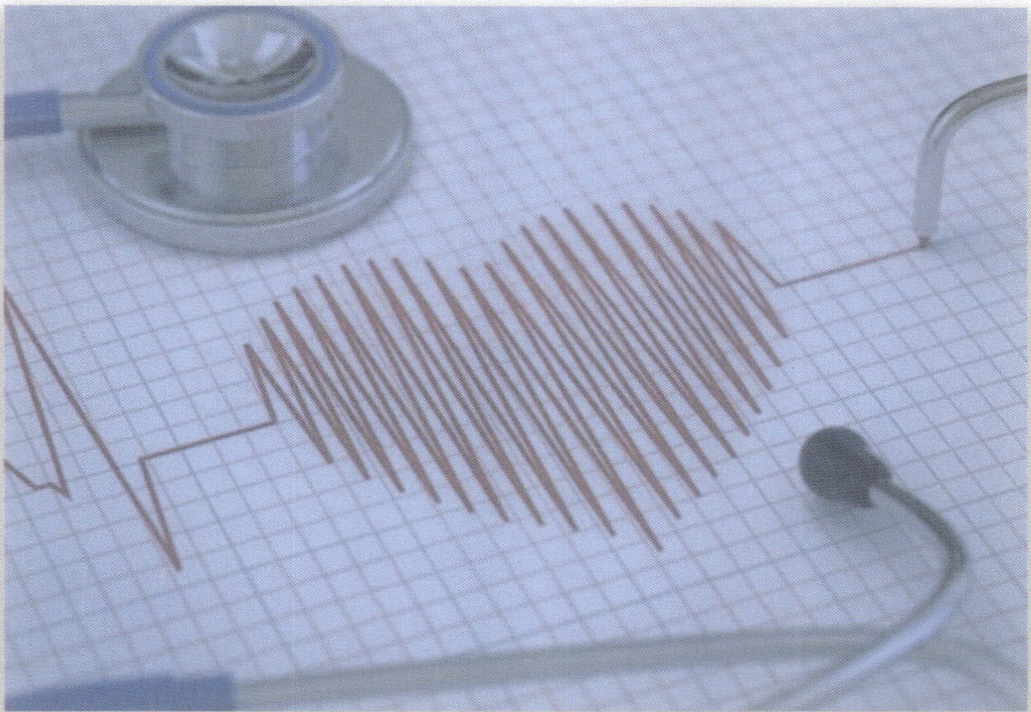

河南大学出版社
HENAN UNIVERSITY PRESS
·郑州·

图书在版编目（CIP）数据

现代心内科疾病诊疗新规范 / 刘燕锋等主编 . -- 郑州 : 河南大学出版社 , 2019.11
ISBN 978-7-5649-4039-3

Ⅰ . ①现… Ⅱ . ①刘… Ⅲ . ①心脏血管疾病 - 诊疗Ⅳ . ① R54

中国版本图书馆 CIP 数据核字 (2019) 第 268841 号

责任编辑：阮林要　李亚涛
责任校对：郑　鑫
封面设计：卓弘文化

出版发行：河南大学出版社
地址：郑州市郑东新区商务外环中华大厦 2401 号
邮编：450046
电话：0371-86059750（高等教育与职业教育出版分社）
0371-86059701（营销部）
网址：hupress.henu.edu.cn
印　　刷：北京虎彩文化传播有限公司
版　　次：2019 年 11 月第 1 版
印　　次：2019 年 11 月第 1 次印刷
开　　本：880mm × 1230mm　1/16
印　　张：14.5
字　　数：470 千字
定　　价：87.00 元

编 委 会

主　编　刘燕锋　朱俊国　陈　莉

何志裕　侯灵燕

副主编　郑桂香　叶远征　周丽华

谷俊峰　李穗华

编　委（按姓氏笔画排序）

叶远征　新疆医科大学第一附属医院

朱俊国　泰州市人民医院

刘燕锋　江西省人民医院

李穗华　广东省第二人民医院

何志裕　广州医科大学附属第一医院

谷俊峰　陆军第八十二集团军医院

陈　莉　广东医科大学附属医院

周丽华　漯河市中心医院

郑桂香　扬州大学附属医院

侯灵燕　中国人民解放军联勤保障部队第九八〇医院

前言

心脑血管疾病包括心肌梗死、心绞痛、高血压等，发病率和死亡率已居各类疾病首位，被喻为人类“第一杀手”。近年来，虽然人们对心脑血管疾病的认识在不断进步，新的诊疗技术不断出现，但是由于疾病种类复杂繁多，而且常留下后遗症，给患者带来痛苦。如何降低发病率和死亡率，是医务界普遍关注的热点。因此，为了适应心脑血管发展的潮流，给心血管疾病的诊断和治疗带来全新的观点，不断推动诊疗规范的修正和更新。我们特组织相关人员编写了此书。

本书首先介绍了心血管介入技术的基本技术和技巧、心电图、心血管疾病防治新策略及抗高血压药基本内容，然后对心内科常见急危重症、高血压、冠心病、心律失常、心肌病、先天性心脏病等疾病的临床表现、诊断、鉴别诊断及治疗详情，最后对老年心血管疾病、急性冠状动脉综合征的介入治疗和心内科护理也做了阐述。全书内容简明扼要，结构清晰、明确，实用性强，有助于临床医师对心血管系统疾病迅速做出正确的诊断和恰当的治疗。可供心血管临床医师和医学生参考使用。

本书编者参考了最新医学文献和互联网资料，并结合了我国心血管的现状与发展，呕心沥血，辛勤笔耕和认真校对，力求达到完美，在此对他们表示衷心的感谢。

由于学识水平有限，书中疏漏之处在所难免，敬请广大读者批评指正，以便再版时修正，共同进步。

编　者

2019 年 11 月

目录

第一章

心血管介入技术的基本技术和技巧

第一节　支架置入的术前准备与术后处理

一、患者术前准备

（一）一般准备

（1）术者要向患者及家属讲明手术的主要操作过程、危险性、可能的并发症及其处理措施（尤其临时起搏器和IABP置入等严重并发症的处理措施）。

（2）再次询问相关病史（是否有心肌梗死、糖尿病、肾脏病、消化性溃疡及不能长时间卧床等病史）。

（3）碘过敏试验。

（4）触诊双侧股动脉、足背动脉和双侧桡动脉搏动并听诊有无血管杂音，拟行桡动脉途径手术者，需做Allen试验并将结果记录在手术申请单上。

（5）深吸气、屏气、咳嗽及床上排尿、排便训练。

（6）双侧腹股沟区备皮（桡动脉途径的双上肢备皮）。

（7）对过度紧张焦虑的患者，术前一天晚上给适当镇静剂口服，保证休息。

（8）术前6h禁食、禁水并建立静脉通道酌情补液。

（9）签署手术知情同意书。

（10）核实手术押金的落实情况。

（二）常规检查项目

（1）血、尿、粪常规及粪潜血检查。

（2）血生化（尤其肾功能、肝功能、电解质、心肌标志物）和血清学检查。

（3）检测血小板聚集功能，了解有无阿司匹林和（或）氯吡格雷抵抗。

（4）心电图和（或）Holter检查，以了解术前心肌缺血的部位、程度和有无影响手术安全的心律失常。

（5）心肌梗死或心功能不全的患者，术前行超声心动图检查，了解室壁运动、有无室壁瘤、左心室附壁血栓和左心室功能，以便判断靶病变部位和选择恰当的血运重建策略。

（三）药物准备

1. 阿司匹林

100 ~ 325mg，每日1次，术前3 ~ 5d开始至术后长期服用。

2. 氯吡格雷

术前3 ~ 5d开始口服75mg，每日1次；如果急诊手术，则至少术前6h顿服300mg；置入裸金属支架者术后继续口服至少1个月；置入药物洗脱支架者双联抗血小板治疗至少1年，但近年来随着对药物洗脱支架晚期血栓事件的关注和认识，国外一些学者建议对复杂病变和血栓形成风险高的患者置入药物洗脱支架（尤其是置入多支架）者，双联抗血小板治疗的时间应延长到患者不能耐受为止；但是随着药物支架的不断改进，支架术后的抗血小板治疗也将发生改变。

3. 确认肝素化

在进行介入操作前，确认患者已经肝素化。

4. 糖蛋白Ⅱb/Ⅲa受体阻断剂

该类药物的抗血小板效果和安全性已经被国外多个大规模临床试验证实。目前国产的盐酸替罗非班已经在临床上广泛应用，PCI术中的使用方法：在导丝通过病变前，10μg/kg静脉注射3min以上，之后0.15μg/（kg·min）持续静脉滴注36h；用药期间检测血小板数量和血小板聚集功能；对于年龄75岁以上者，术中肝素用量应减半。

5. 他汀类药物

对于急性冠状动脉综合征患者，其重要性不亚于抗血小板药物。

（四）特殊准备

（1）对术中急性闭塞风险高、心功能较差和高危左主干病变等患者，要事先通知心血管外科做急诊搭桥手术的准备。

（2）对术前肾功能异常（尤其肌酐清除率<30mL/min）的患者，术前6～12h至术后12h持续静脉输入等渗生理盐水1～1.5mL/（kg·h）水化治疗，监测尿量，对左心功能不全者要监测血流动力学和合理使用利尿剂；术中使用等渗造影剂并严格控制造影剂用量。术前1d口服乙酰半胱氨酸600mg，每日2次，对预防造影剂肾病更为有利。

二、术者的术前及术中准备

（1）参加术前讨论，全面了解患者的病情和主要病史。

（2）亲自核实患者各项术前准备的落实情况和结果。

（3）对曾经接受PCI治疗的患者，要仔细阅读其手术光盘以获取必要信息。

（4）对高危和病情复杂的患者应制定个体化的术前准备和手术方案，并通知手术班子成员做好手术设备（包括除颤器、IABP和临时起搏器等）、器械、抢救药品和物品的准备。

（5）完成冠状动脉造影后，仔细分析病变特点，评价所选择的支架能否顺利通过并到达病变部位；对于需要预扩张的病变，确认进行了充分预扩张并借此了解病灶的可扩张性。

（6）检查并确认指引导丝稳定位于病变血管的最远端，能为支架置入提供必要的支撑力和轨道。

（7）检查指引导管与病变血管开口处于稳定的同轴状态，不至于因为推送支架或在需要深插指引导管提供额外支撑力时，造成引起指引导管移位而损伤血管内膜。

（8）打开支架无菌包装前，再次核对包装上所标示的支架参数与所需要的参数一致。

（9）分析支架不能通过或到达病变时，为防止支架脱载所采取的撤出支架的措施的安全性和可能性。

（10）术者在术中要不断根据随时发生的情况，分析和判断支架置入后支架处理远端血管严重夹层、冠状动脉穿孔、大的分支闭塞、无复流、再灌注心律失常、循环崩溃等紧急情况的可能性和具体防治方法。

三、患者的术后处理

（一）普通情况的处理

（1）返回病房即刻测血压、做心电图（病情不稳定者给予心电监护）、听诊心肺。

（2）患者转移到病床后，即刻查看血管穿刺部位有无出血、血肿；比较双侧肢体的皮肤温度、颜色、静脉回流及足背动脉（或桡动脉）搏动情况；之后2h内，每15min巡视上述情况1次，2～6h期间每1h巡视1次，6h后常规巡视。

（3）术后ACT<180秒即可拔除鞘管，在压迫止血过程中出现迷走反射者，可静脉注射阿托品（0.5～1.0mg/次）和（或）多巴胺（5～20mg/次），与此同时可适当加快补液速度，使血压维持在90/60mmHg以上、心率不低于50次/min为宜。

（4）股动脉穿刺部位的止血方法不同，术肢制动和平卧时间不同。缝合止血者卧床 4 ~ 6h 后可床上活动（老年患者要适当延长卧床时间）；手工压迫止血者，弹力绷带加压包 12h，之后改成非加压包扎，12 ~ 24h 可以在床上活动，无血管并发症者 24h 后可下床活动。

（5）对卧床期间排尿困难者，可在医生协助下在床上排尿，仍排尿困难者，应及时导尿，以免因为尿潴留引起心率、血压波动。

（6）置入药物洗脱支架者，术后双联抗血小板时间至少 12 个月（阿司匹林 100 ~ 325mg，每日 1 次；氯吡格雷 75mg，每日 1 次），之后长期服用阿司匹林；期间注意监测血小板数目、血小板聚集功能和有无消化道出血等情况；对于术后需要持续静脉输注 GP Ⅱb/ Ⅲa 受体拮抗剂者，要监测血小板聚集功能和血小板数目，防止致命性出血并发症的发生。

（7）监测心电图变化，术后 6h 常规复查 CK、CK-MB 及肌钙蛋白的变化，了解有无术后新发心肌梗死。

（8）对于具有造影剂肾病高危因素的患者，术后 2 ~ 3d 要及时复查肾功能。

（9）对于无并发症的患者，术后 72h 可以出院。

（10）所有患者都应该接受冠心病危险因素的干预和预防。

（11）根据患者的具体情况，出院前制订未来的运动或体力劳动计划。

（12）出院前，详细告知患者随访时间、方式和随访内容。

（二）特殊情况的处理

（1）可疑腹膜后出血者，快速静脉补液，争取时间行超声和腹部 CT 检查明确诊断；对确诊腹膜后出血者，根据血压、血红蛋白（或红细胞比积）变化，快速补液或输血，如补液或输血中血压仍难维持者，急诊外科手术修补。

（2）发生动静脉瘘者，先保守治疗，无效者请外科手术修补。

（3）发生假性动脉瘤者，根据超声检查结果采取手工压迫、超声引导下压迫或者超声引导下瘤腔内注射凝血酶粉的方法消除瘤腔，之后理疗促进积血吸收。

（4）因卧床导致下肢深静脉血栓者，应及时发现，尽早给予抗凝或溶栓治疗，无效者请血管外科取栓或者放置下腔静脉滤器。

（5）术前存在肾功能损害者，术后继续水化治疗 12h，600mg 乙酰半胱氨酸每日 2 次口服，连服 1 ~ 2d；监测血肌酐变化，必要时血滤或透析治疗，防止永久性肾功能不全发生。

（6）心绞痛复发且持续不缓解者，尤其伴有心电图缺血改变或较术前缺血加重者，应急诊复查冠状动脉造影了解是否发生了支架内血栓。

（7）对于发生了支架内血栓者，根据现有条件、患者血流动力学情况、靶血管供血范围、术者对手术成功的把握以及患者和家属的愿望，选择药物治疗（包括溶栓、抗血小板和抗凝治疗等）、再次 PCI 或急诊冠状动脉旁路移植术。

第二节　冠状动脉支架置入的操作技术

无论是金属裸支架还是药物涂层支架置入，其操作步骤基本相同。在实际送入支架以前，首先要根据病变特征和病变所在血管的特征选择合适的支架（见图 1-1A）。一旦支架选择妥当，即可按下述步骤进行置入操作。

一、支架置入前的准备工作

（一）仔细判读病变，对将要采取的支架置入策略心中有数

（1）首先分析判断所选择的支架能否顺利到达和通过病变：对于需要预扩张的病变，确认进行了充分预扩张（尤其是拟置入药物支架的病变）。对病变预扩张的目的：①了解病变的可扩张性。球囊不能充分预扩张的钙化性病变不宜置入支架，以免支架被卡在病变处脱载或者支架伸展不理想，造成支架

贴壁不良。②为送入支架建立通道。为达到这一目的，对于预扩张后有明显弹性回缩者，可考虑更换较大直径的球囊再次扩张。③了解患者对病变血管完全闭塞的反应，以便在置入支架前采取适当的预防措施。例如，对于预扩张时出现严重心绞痛者，可进行抗心绞痛治疗；出现心动过缓者，放置临时起搏器；出现明显血压下降者要用升压药或考虑置入 IABP；出现心律失常者使用抗心律失常药物。

（2）检查导丝稳定位于病变血管的最远端，能为支架置入提供必要的支撑力和轨道。

（3）检查指引导管与病变血管开口处于稳定的同轴位置，不因为推送支架引起移位；当需要深插指引导管提供额外支撑力时，导管头端不至于引起血管壁损伤。

（4）评价如果支架不能到达或通过病变时，撤出支架的可能性、安全性和方法。

（5）评价支架扩张后，通过支架处理远端血管严重夹层的可能性和方法。

（二）支架和相关器械的准备

（1）再次核对无菌包装上的支架参数与所需要的参数一致。

（2）牢记将要扩张支架的命名压和球囊爆破压。

（3）不要浸泡、挤压、折叠、手捏或用纱布擦拭药物洗脱支架。

（4）不要预先负压抽吸预装支架的球囊。

（5）根据病变特点选择合适的导丝并对导丝头端进行塑形。

（6）检查压力泵并抽吸适量经过稀释的造影剂。

二、支架的输送和定位

目前使用的大多数球囊预装支架都采用端轨球囊导管。具体输送操作步骤如下。

（1）术者固定指引导管和导丝，助手将导丝尾端穿入球囊导管端轨开口并轻轻送至指引导管尾端附近并固定导丝。

（2）术者完全松开指引导管 Y 形接头的活瓣开口，轻柔、无阻力地向前推送支架，直至球囊导管的端轨结束，导丝和导管分开。

（3）拧紧 Y 形接头活瓣，松紧程度以既能顺利抽送导管又不出血为宜。

（4）此时助手松开导丝，术者一手固定指引导管和导丝，一手稳定向前推送支架。当到达导管尾部的两个标志处时，开始在透视下观察指引导管、导丝和支架的位置。

（5）在透视下前送支架，观察球囊标志的移动，直到支架到达指引导管开口处。

（6）造影确认指引导管和导丝的位置是否正常，留意病变周围的透视参照标志，以便帮助粗略地指导支架定位。

（7）在透视下前送指引导管，体会支架输送过程中的阻力，同时观察指引导管回缩和移位情况。一旦阻力过大或指引导管移位明显，应停止前送支架。

（8）调整好指引导管的位置，仔细查找阻力过大的原因。如果是由于指引导管的支撑力太小引起，可考虑深插指引导管增加其支撑力。

（9）当预计支架到达病变部位时，停止向前推送支架。推注造影剂以协助支架准确定位。必要时进行电影造影确认支架位置（见图 1–1B）。

（10）术者固定指引导管、球囊导管和导丝，助手连接压力注射器，负压抽吸排空球囊，迅速充盈球囊使支架扩张。

对于经过较完全预扩张的病变，较容易将支架输送到位。但对于未能充分预扩张的钙化病变或严重弯曲的血管，在输送支架时如果阻力较大，不要勉强用力推送，以免造成支架脱载或嵌顿。一条重要的经验是：推送单纯球囊导管具有明显阻力的血管或病变，在输送支架时一定会非常困难。此时，应换用顺应性好的短支架或者采用耐高压球囊再次对病变进行充分预扩张。必要时可对支架进行适当的预成形，但这种操作只能由具有丰富经验的术者进行。

在定位支架时，应注意如下问题：①对于左主干开口和右冠开口的病变，由于主动脉壁肌肉丰富，弹性回缩明显，应使支架近端超出血管开口 1.0 ~ 2.0mm（突出于主动脉腔内 1.0 ~ 2.0mm），以便支架能发挥有效的支撑作用。此外，当支架扩张后，一定要用耐高压球囊对冠状动脉开口处或支架扩张不充分的部位进行高压后扩张，保证支架贴壁良好；②对于冠状动脉其他大分支开口处的病变（三叉病变），则不应使支架超过开口，以免影响分支血管的血流；③对夹层病变置入支架时，首先要保证支架远端能完全覆盖夹层，以便在支架偏短时能顺利地在支架近端置入第 2 枚支架，尽可能避免通过支架处理远端病变。

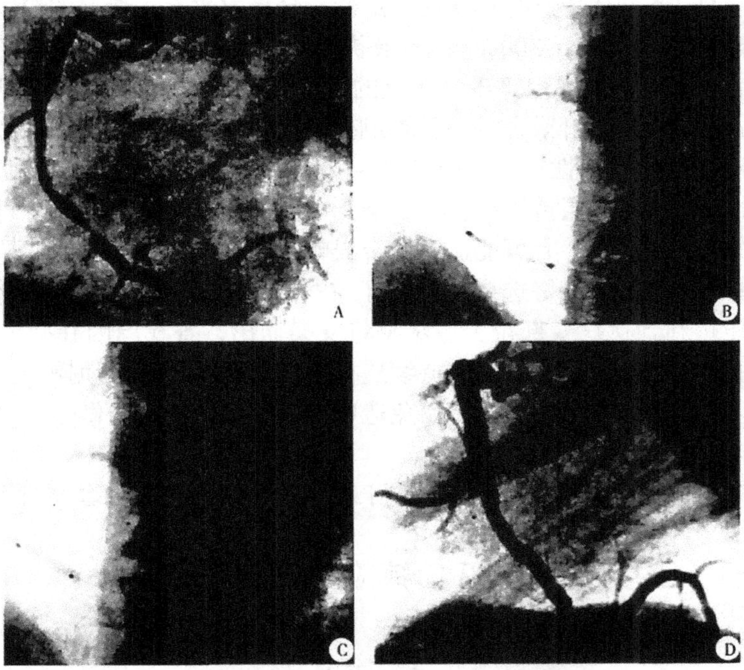

图 1-1　右冠状动脉中段病变内支架置入基本操作过程

A. 支架置入前右冠状动脉造影，评价需置入支架的病变特点，选择合适的支架参数；B. 将支架送至病变处完全覆盖病变，透视或造影评价支架定位准确；C. 在透视下观察球囊充盈情况；D. 撤除球囊导管后，造影评价支架扩张效果，仔细排除血管夹层、痉挛或血栓情况

三、支架的扩张和效果评价

（1）在透视下充盈支架球囊（见图 1-1C），达到命名压力并保持 15 ~ 30s 后排空球囊，如果扩张到命名压时球囊仍然存在切迹，可继续增加压力直到切迹消失或接近球囊爆破压。必要时换用耐高压球囊再次进行扩张，直到球囊切迹消失。此时，应谨慎地考虑可能出现的支架近、远端严重夹层问题。在左主干内扩张支架时，每一次球囊扩张充盈时间不宜超过 10s。

（2）有些术者习惯将球囊回撤 3 ~ 5mm 后，在支架近端以略微增加的压力进行一次整形扩张，目的是确保支架贴壁良好。但是，大多数术者习惯先造影评价支架扩张效果（见图 1-1D），然后决定是否进行高压后扩张；已有研究发现，药物洗脱支架的支架内血栓和再狭窄与支架贴壁不良密切相关，因此，建议对支架扩张不充分或者弹性回缩明显的部位一定要进行高压后扩张，确保支架贴壁良好。

（3）调整指引导管位置，将深插的指引导管回撤到冠状动脉开口处。

（4）将支架的球囊撤回到指引导管内，取两个以上体位造影，评价支架扩张效果和是否出现支架近远端夹层。

（5）根据造影结果，决定是否进行高压后扩张。理想的支架效果是：①支架贴壁良好，在两个以上造影体位上显示血管腔光滑，无残余狭窄；②无支架近远端夹层和支架内血栓；③前向血流 TIMI3 级。

四、注意事项

（1）当准备置入支架的血管段存在大分支血管时，应选用支架网眼疏松的支架，以免影响分支血流；或者当分支血管因支架扩张导致血流受影响时，能通过支架网眼对分支血管扩张或置入支架。

（2）当输送球囊穿过支架网眼进入分支或从分支撤出球囊时，应谨慎操作，防止因此造成支架移位；当输送支架通过主支支架的网眼时，应非常谨慎，以防分支支架被卡在主支支架网眼上或造成支架脱载。

（3）对于支架置入后，支架近远端血管出现新的狭窄或支架远端无血流的情况，应冠状动脉内给硝酸甘油，以区别是否有血管痉挛、夹层、支架内血栓或残余狭窄，以便采取合适的处理措施。

具体处理方法是：①以不同体位进行冠状动脉造影，分析发生上述情况的原因；②如果鉴别困难，可向冠状动脉内注射硝酸甘油 100 ~ 300μg。如果狭窄解除，远端血流恢复，表明是冠状动脉痉挛所致；如果注射硝酸甘油效果不明显，但又没有明显的血管夹层，可对狭窄血管段进行低压（<4atm）持续扩张整形（1 ~ 2min），有利于消除严重的冠状动脉痉挛或急性血栓；③如果确定存在支架远端夹层，可先用球囊在夹层处持续低压贴靠性扩张（持续 1 ~ 2min），如果扩张后夹层消失，前向血流正常，可不再做特殊处理。如果扩张后夹层持续存在且影响到前向血流，则置入支架处理；④通过支架向远端血管置入支架时，操作有一定难度，有可能造成支架嵌顿在已置入的支架上或支架脱载。因此，要充分估计发生支架嵌顿或脱载的风险，最好选择顺应性好、外径小、预装牢固的短支架解决这一问题。

（4）如果支架不能顺利到达病变部位，应尽早将支架撤出，查找原因并确认病变已被充分扩张后再次前送支架到位。注意：回撤支架时，应在持续透视监视下缓慢而轻柔地操作，如果支架在退入指引导管开口处遇到阻力，应避免强行回撤支架，以免造成支架脱载。正确的做法是将支架导管、指引导管和导丝一起撤出。

（5）一旦支架脱载，应尽量保证脱载的支架位于导丝上，以便使用圈套器或钳具将支架取出。

第三节　开口病变的支架置入术

一、定义

冠状动脉开口病变指距主动脉或主支冠状动脉开口部 3mm 以内的严重的动脉粥样硬化性病变，其冠状动脉造影的检出率为 0.13% ~ 2.7%。

二、分型

根据其具体位置以及便于介入治疗的目的，通常将开口病变做如下分型：

（一）主动脉 – 冠状动脉开口（aorto-ostial）病变

1. 原位血管主动脉 – 冠状动脉开口病变

指左主干开口病变和右冠状动脉开口病变。

2. 移植血管主动脉 – 冠状动脉开口病变

指外科冠状动脉搭桥术后静脉桥血管吻合口病变。

（二）非主动脉 – 冠状动脉开口（non aorto-ostial）病变

该病变指冠状动脉主要分支开口病变，包括前降支和回旋支开口部病变以及二级分支（对角支、钝缘支和右冠状动脉远端分支）开口部病变。临床研究主要涉及前降支和回旋支开口病变。事实上，非主动脉 – 冠状动脉开口病变属于分叉病变范畴，不属于真正意义上的开口病变范畴。

三、开口病变介入治疗的一般特点

开口病变的病理特征为存在致密的纤维细胞性和钙化性粥样斑块，加之开口病变位于主动脉壁，使得开口病变的僵硬度和弹性回缩明显增加。

由于开口病变的位置处在血管的开口部位，给造影评价带来一定困难，虽然指引导丝易通过病变达远端血管，但指引导管易堵塞开口造成冠状动脉血流中断，患者可能会出现缓慢或快速心律失常，有创压力监测示压力迅速衰减，影像显示造影剂不向主动脉内溢出而滞留于冠状动脉内，同时，患者可能出现心绞痛，此时，应迅速后撤导管，暂停操作，因此，指引导管最好能选择带侧孔的短头导管，以避免或减轻导管嵌顿，选择指引导管，要特别注意导管与血管有很好的同轴性及良好的支撑力，便于在需要时轻轻推送或后撤导管，保证清晰的冠状动脉显影。当指引导管不能很好地与冠状动脉口同轴时，可以微调导管，并可借助指引导丝稳定导管操纵，获得良好的导管支撑力和与冠状动脉血管开口的同轴性。

如开口病变有钙化，球囊扩张往往不能奏效，且容易造成冠状动脉夹层，导致冠状动脉急性缺血及闭塞，即使扩张成功，未置入支架，也容易出现再狭窄。支架置入前多需旋磨或旋切，使支架可有效地支撑起开口病变，即刻与长期效果都优于单纯球囊扩张术，经旋切、旋磨后再置入支架，手术更易获得成功，并能在很大程度上改善预后。

大隐静脉桥开口病变的特点与患者自身主动脉－冠状动脉开口病变相类似，一般都伴有较大的、松脆的斑块，其中包含粥样坏死的组织碎片，有的病变血管内膜有血栓附着。静脉桥血管病变的钙化程度相对较轻，但通常较硬且富有弹性，难于扩张，且弹性回缩更加明显，所以，一般不主张单纯球囊扩张术。有时指引导管不能置于开口位置，造影效果不良，给支架置入造成困难。血管内超声（intravascular ultrasound，IVUS）的应用，有助于了解病变情况，能更好地指导介入治疗。如果不进行 RVUS 可将球囊扩张至命名压或稍高于此压力，此时，如球囊不能完全充盈，则需先行旋磨处理。对于球囊不能扩张的硬病变实施旋磨时远端血管很少发生栓塞并发症。对于存在大量血栓负荷的病变，使用血小板（GP）Ⅱb/Ⅲa 受体阻断剂有助于降低远端栓塞的发生率。另外，应用远端保护装置也可有效减少远端栓塞的概率，提高血管再通率。还有研究表明，低压球囊扩张后，高压置入带膜支架 Stent graft™ 可有效阻止静脉桥血管壁上血栓性碎屑的脱落，同样可以减少栓塞发生率。

当左心室功能减低，射血分数小于 40% 或同时合并多支血管病变、严重主干钙化以及左主干短于 8mm 时，左主干开口病变不宜考虑介入治疗。

一般情况下，开口病变不宜采用直接支架术。

四、非主动脉－冠状动脉开口病变介入治疗的一般特点

非主动脉－冠状动脉开口病变位于冠状动脉血管分叉处，具有一定的分叉病变的特点：分叉病变介入治疗成功率低，主要心脏事件及再狭窄发生率高，一支血管放置支架可能会使另一支血管开口狭窄；一支血管发生夹层可能会波及另一支血管或主支血管；支架近端再狭窄可能会导致主支血管再狭窄，等等。以往分叉病变是属于外科冠状动脉搭桥的适应证，近年来随着介入器械的不断改进，陆续有多种技术用于分叉病变的介入治疗，如双导丝技术、双球囊对吻扩张技术以及各种支架技术（包括 T 形支架、Y 形支架、CRUSH 技术等），大大提高了非主动脉—冠状动脉开口病变以及分叉病变的手术成功率。

五、开口病变支架置入术及相关技术的应用

（一）主动脉－冠状动脉开口病变支架置入术

1. 投照体位

投照体位的选择是准确判断开口病变特点的关键所在，合适的体位应充分暴露开口病变，指引导管的同轴性及病变远端情况。如左主干开口病变支架置入术中常用投照角度有：正位加头位、右前斜加头位以及左前斜加足位，支架术后评价角度应选择暴露前降支及回旋支开口较好的体位。

2. 指引导管的选择及操作技巧

原则上应选择支撑力好且不影响血管远端灌注的指引导管，一般选择 6F 或 7F 带侧孔的短头指引导管。对原位主动脉－冠状动脉开口病变而言，在处理左主干开口病变时，通常选择标准的左 Judkins 或 Judkins-ST 指引导管，当主动脉扩张或开口向上时可以选用 EUB、Amplatz 2 或 Voda-Left 等指引导管；处理右冠状动脉开口病变，如果开口向下，常选择右 Judkins-ST 指引导管，如果开口向上，常选择 Hockey-Stick 或左 Amplatz，对于水平开口的右冠状动脉，可选用右 Judkins-ST、右 Amplatzl、Amplatz2 以及 Hockey-Stick 指引导管；对移植血管主动脉－冠状动脉开口病变，右冠状动脉静脉桥指引导管应选择多功能导管，也可选用右 Amplatz 或右 Judkins 导管，但同轴性不如多用途导管；左冠状动脉静脉桥血管，应视开口方向而定，对于开口向上的前降支静脉桥血管，Hockey-Stick 或 LCB 指引导管

可提供良好的同轴性，水平开口者，选择标准的右 Jud-kins 导管为宜；处理开口病变时，维持指引导管同冠状动脉口的同轴性或使用带侧孔的导管可以避免压力波形的衰减或消失。虽然带侧孔的导管可以减轻压力衰减，但仍有机械性损伤冠状动脉口的可能，所以，应密切注意压力变化，有时需要重新调整指引导管的位置，行球囊预扩张及释放支架前，将指引导管回撤脱离开口，此时，造影显像质量差，给支架置入造成困难，操作应格外小心、谨慎。

3. 指引导丝的选择

尽量使用尖端柔软的导丝，以避免损伤开口病变斑块，尤其是易损斑块；在操作中常需将指引导管撤离血管开口，或经切割球囊切割、旋磨、旋切后再置入支架，故一般选择支撑力好的指引导丝。

4. 支架的选择及释放

由于开口病变位于主动脉壁，富含弹性纤维及常合并粥样硬化斑块钙化，且开口部位受到主动脉内血流剪切力的冲击，给操作带来困难，易造成治疗结果不满意，且容易发生急性血管并发症，术后再狭窄率高等。因此，在选择支架时，应选择可视性好、辐射张力好、金属覆盖率高、闭环的管状支架；因为药物洗脱支架再狭窄率低，所以开口病变一般都选择药物支架。支架置入定位时，近端应突出冠状动脉开口外 1 ~ 2mm，支架过远，不能覆盖开口病变；支架过近，深入主动脉内，支架易被指引导管损伤变形，使球囊及其他器械再次通过困难，无法治疗其他血管病变，且急性、亚急性血栓发生率和再狭窄发生率高；支架打开时应高压力（一般 16 ~ 18atm）、快速释放支架，有时支架近端需换用大型号高压球囊后扩张，使支架外口呈喇叭状。如果支架因移位而没有覆盖口部，通常需要在近端置入第二个支架。

5. 主动脉 – 冠状动脉开口病变支架置入术基本原则及图示说明

（1）基本原则：

①选择 6F 或 7F 带侧孔的短头指引导管。

②应用短时、高压球囊预扩张。

③选择支撑力好的闭环的药物洗脱支架，支架定位应突出冠状动脉开口 1 ~ 2mm，高压扩张使开口外的支架部分呈喇叭状。

④多角度、多体位投照充分暴露开口病变以及前降支和回旋支开口（指左主干开口病变治疗时支架置入后，明确分支开口是否受到影响）。

（2）图示说明（见图 1–2A ~ F）：主动脉 – 冠状动脉开口病变支架置入术示意图。

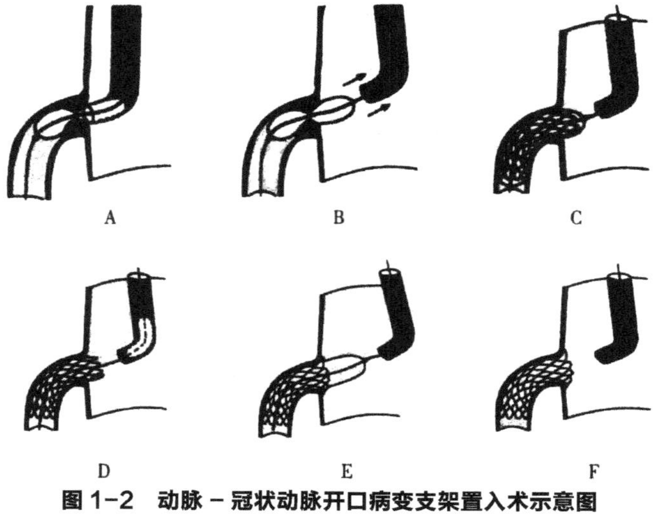

图 1–2　动脉 – 冠状动脉开口病变支架置入术示意图

A. 球囊到位；B. 指引导管回撤脱离冠状动脉开口，球囊加压扩张；C. 支架送入冠状动脉内，尾端突入主动脉内 1mm，支架释放前将指引导管回撤离冠状动脉开口；D. 支架释放后回撤球囊时保持对指引导管的回撤张力，防止指引导管前移损伤支架；E. 用高压球囊进行后扩张，保证支架完全展开并贴壁，使支架尾端展开呈喇叭状；F. 最后结果

（二）非主动脉－冠状动脉开口病变支架置入术

临床研究主要涉及前降支和回旋支开口病变。

1. 投照体位

投照体位对于非主动脉－冠状动脉开口病变支架置入术能否获得成功非常重要，蜘蛛位（左前斜加足位）是前降支和回旋支开口病变介入治疗时常用体位之一，在此基础上，前降支开口病变治疗时右前斜或正位加头可以使前降支更好的展开，利于选择大小合适的球囊和支架；回旋支开口病变治疗时常选右前斜加足体位，更好地暴露病变；有时由于个体差异，具体投照角度的增减需要进行个体化调整，方能满足手术需要。总之，选择合适的投照体位是正确判断开口病变特点并给予针对性治疗的关键，合适的体位应考虑充分暴露病变，并强调与指引导管的同轴性。

2. 指引导管的选择及使用

选择原则为大腔、支撑力好的指引导管。6F 大腔导管内径为 1.778mm，能够满足一般双球囊对吻扩张术的要求，但不能适用对吻支架技术，或使用支架球囊行对吻后扩张；7F 指引导管为最常使用型号，而对于需要进行斑块销蚀术（主要指旋切和旋磨）或同时释放两个支架的病变，有时需选用 8F 甚至 10F 的指引导管，依据左冠状动脉开口位置及形状，前降支及回旋支与主干成角情况，结合患者年龄及血管钙化程度，来选择常用的 Judkins 指引导管，还是选择 XB 指引导管以及 Amplatz 指引导管等。

一般情况下，高龄、血管钙化较重及成角大时，常需要选择强支撑力的 XB 指引导管；当左主干较短，距离开口病变较近时，常需要选择短头指引导管，且在操作时应小心，避免指引导管损伤支架近端。

3. 指引导丝的选择及使用

原则上应选择可控性好和操作性能良好的指引导丝。常用的有红或绿的 PT 导丝、BMW 导丝、ATW 导丝、Stabilizer Supersoft 导丝等。

应根据开口病变分叉处血管发出的角度确定指引导丝头端塑形的角度，再根据开口病变前主支血管的直径确定指引导丝头端塑形的长度，即成角越大，指引导丝头端成形的弯曲也大，主支血管直径越大，指引导丝头端需要成形的长度越长，反之亦然。在一些特殊的病变，指引导丝直接进入严重狭窄的开口病变血管困难，可先将指引导丝送入分叉处的另一支血管，再后撤指引导丝跳入病变血管的开口，此时，旋转指引导丝的动作宜轻、小、慢、柔，不宜重、大、快、粗。

对于一般开口病变而言，普通导丝就能较容易通过病变，到达血管远端，如遇到高度狭窄的开口病变，且病变处血管与主支血管成角较大，导丝通过困难时，可试用尖端操纵性能良好的 ATW 导丝。

当严重开口病变治疗时，由于斑块“铲雪效应”（指动脉粥样硬化斑块在球囊扩张时受压而移行），处于分叉处的另一支血管开口可能会受到斑块挤压，造成新的开口狭窄，因此，应进行双导丝保护技术，即分叉处的两支血管各放置一根导丝，一般被保护侧血管选择 BMW 导丝，而应避免使用带超滑涂层的导丝，如 PT 系列，以防止支架置入时导丝受压，断裂于血管内。

支架置入后，如被保护侧血管开口狭窄较重，需进行导丝交换技术，即将治疗侧血管内导丝回撤，经支架网眼送入被保护侧血管，而将原被保护侧血管内导丝回撤后重新送入治疗侧血管内，便于进行接下来的双球囊对吻扩张治疗（如被保护侧血管开口未受影响或虽受影响，但狭窄不重，可不必进行导丝交换）；当导丝通过支架网眼困难时，选择带亲水涂层的指引导丝可能会有所帮助，如 PT 系列导丝。

如果分叉处两支血管都有严重开口病变，必须施行双导丝保护技术。

4. 球囊导管及支架的选择

（1）球囊选择：常规使用单轨球囊导管（monorail），操作方便、可以快速交换；球囊大小最好以病变远段血管直径为参照。

（2）支架的选择：由于普通裸支架开口病变支架内再狭窄率较高，所以，药物洗脱支架在开口病变的应用越来越受到重视，成为首选。支架长短应根据病变位置（距离分叉的远近）、狭窄程度、分叉处血管成角大小、是否合并分叉处另一支血管开口病变等，并根据术者的经验来决定，是选择仅覆盖病变不盖过开口的短支架，还是选择充分覆盖粥样硬化斑块，盖过分叉开口的长支架；因为支架置入时可能会由于“铲雪效应”而引起分叉处另一支血管开口严重狭窄，造成治疗失败，并给补救性治疗带来困难。

绝大多数病例仅需一个球囊、一个支架，分叉处另一支血管开口一般不需球囊扩张及置入支架，如果需要处理，球囊应进行双球囊对吻扩张，支架应选择头端外径小、在透视下可见、两端标志清楚的支架，有助于该支架穿过已置入支架的网眼和准确定位。随着药物洗脱支架的临床应用，目前多建议选用药物涂层支架。

（3）双球囊对吻扩张技术（kissing balloon）：指位于开口病变分叉处的两支血管用两个球囊同时加压和减压进行扩张的过程。一般开口病变治疗时不一定需要使用此技术，只有当位于分叉处的两支血管均有严重开口病变，或一支有严重开口病变，治疗时因“铲雪效应”而致另一支血管开口狭窄，必需治疗时，才使用双球囊对吻扩张技术。

（4）由于非主动脉－冠状动脉开口病变位于血管分叉处，如何处理病变，受诸多因素影响，如该部位两支血管是否都有严重开口病变、两支血管成角大小（夹角成锐角时更易受“铲雪效应”影响，夹角大接近直角时受影响相对小些）、斑块扩张时斑块移行的方向（一般分为纵向移动和横向移动）、术者的经验以及对病变的判断及理解等，都将对病变的处理产生影响，归纳起来，常见处理原则及技术有：

①一支支架＋另一支血管不需处理：包括两种情况，一为支架仅覆盖病变，不盖过分叉开口，当病变相对较轻或稍远离分叉处，球囊扩张后另一支血管开口不受影响时，或开口病变斑块经过销蚀处理后，斑块负荷明显减轻时，可以应用此技术，但支架定位时必须反复寻找暴露开口病变的最佳体位，如两支血管分出的切线位，确保支架定位准确，此时可选择相对短些的支架；二是Stent Cross-over技术，有病变侧血管可以放置长支架，跨过并覆盖另一支血管开口，如果后者血管较细小（一般认为直径小于2mm，分支较少，供血范围小的血管），开口未被累及，以及“铲雪效应”对分叉处另一支血管开口影响较小时，可以应用此技术。

②一支支架＋另一支球囊扩张：有病变侧血管置入支架，另一支血管开口球囊扩张，亦是处理非主动脉－冠状动脉开口病变常用的方法，而且费用低、再狭窄率比双支支架低。

③ T-Stent：用于一支放置支架、另一支球囊扩张后有闭塞危险者，第二个支架通过第一个支架网孔置入，最后双球囊对吻扩张。

④ Crush Stenting技术：与传统双支架置入技术相比，该技术保证了药物涂层支架可完全覆盖病变。需要强调的是拟行Crush Stenting的开口病变中两支血管（习惯性称为主支与分支，但前降支与回旋支血管不应称为主支与分支，以下只为描述方便）均较为粗大，有置入支架的必要。其主要步骤是：

A. 放置指引导丝并分别球囊扩张两支血管。

B. 确定药物支架在两支血管的位置。

C. 分支支架突出于主支血管内至少5mm，扩张分支血管支架。

D. 抽出分支血管导丝。

E. 扩张主支血管支架。

F. 再通过主支血管支架放置导丝至分支血管。

G. 行主支和分支血管双球囊对吻扩张术。

⑤改良型的Crush技术，其主要步骤是：

A. 放置主支血管支架。

B. 通过主支血管支架放置导丝至分支血管。

C. 应用球囊将支架分支开口的金属网扩开。

D. 放置分支血管支架。

E. 扩张分支血管支架并行Crush技术。

F. 行主支和分支血管双球囊对吻扩张术。

⑥其他：Y Stent，对吻支架或V形支架等，已较少应用。

总之，开口病变介入治疗处理原则是：置入支架时支架的定位非常重要，如果由于“铲雪效应”使另一支血管开口受压，则可能需要对该支血管进行PTCA或支架置入；另外可以应用斑块销蚀术或切割球囊技术，然后再置入支架。

（5）图示说明非主动脉－冠状动脉开口病变及其治疗。

①非主动脉－冠状动脉开口病变（分为 A、B 两种情况，见图 1-3A、B）。

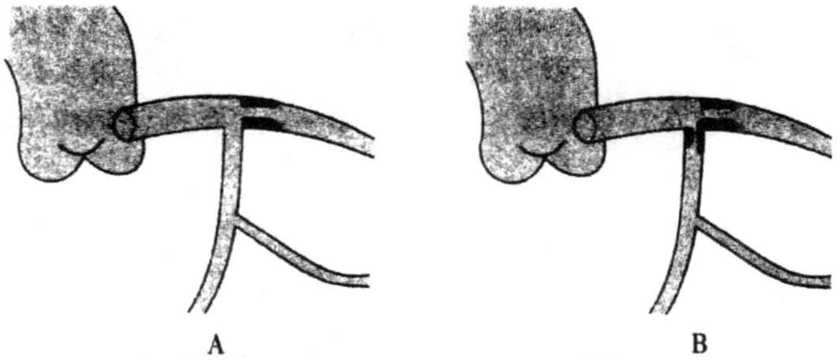

图 1-3　非主动脉－冠状动脉开口病变（A、B 两种情况）

A. 血管分叉处只有一支血管开口病变；B. 血管分叉处两支血管均有开口病变

②双球囊对吻扩张术图示（见图 1-4A、B）：双球囊对吻扩张术。

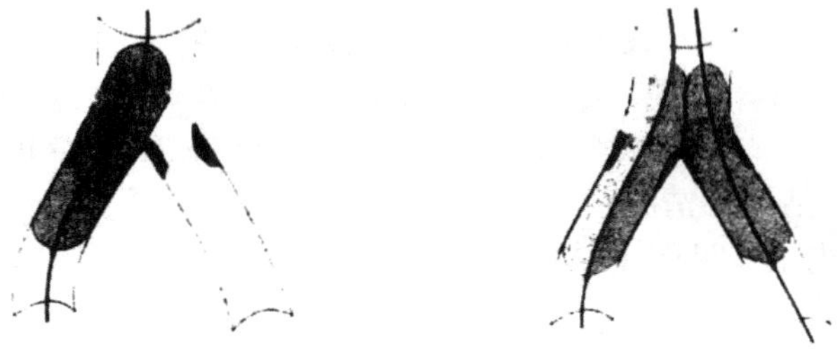

图 1-4　双球囊对吻扩张术图示

A. 单个球囊扩张开口病变；B. 双球囊对吻扩张

③非主动脉－冠状动脉开口病变支架置入常见几种情况：

A. 一个支架，但不盖过开口（见图 1-5A ~ E）。

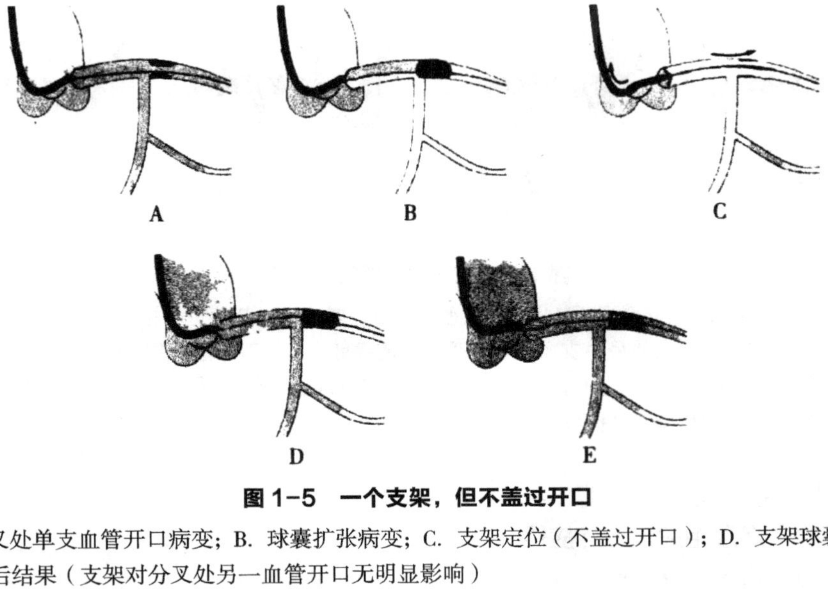

图 1-5　一个支架，但不盖过开口

A. 分叉处单支血管开口病变；B. 球囊扩张病变；C. 支架定位（不盖过开口）；D. 支架球囊扩张；E. 最后结果（支架对分叉处另一血管开口无明显影响）

B. 一个支架，但盖过开口（见图 1-6A ~ E）。

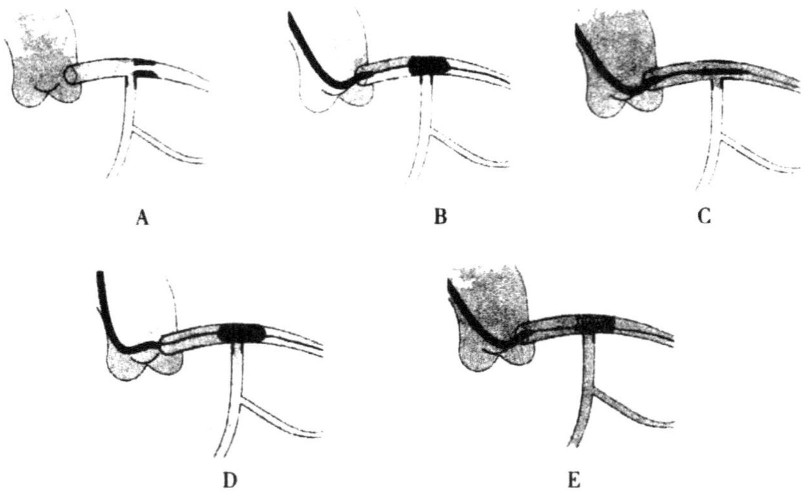

图 1-6　一个支架，但盖过开口

A. 分叉处单支血管开口病变（另一支血管开口无病变或病变很轻）；B. 球囊扩张病变；C. 支架定位（盖过开口）；D. 支架球囊扩张；E 最后结果（支架对分叉处另一血管开口无明显影响）

C. 需要双球囊对吻，包括两种情况：

其一，仅一支血管置入支架（见图 1-7A ~ H）。

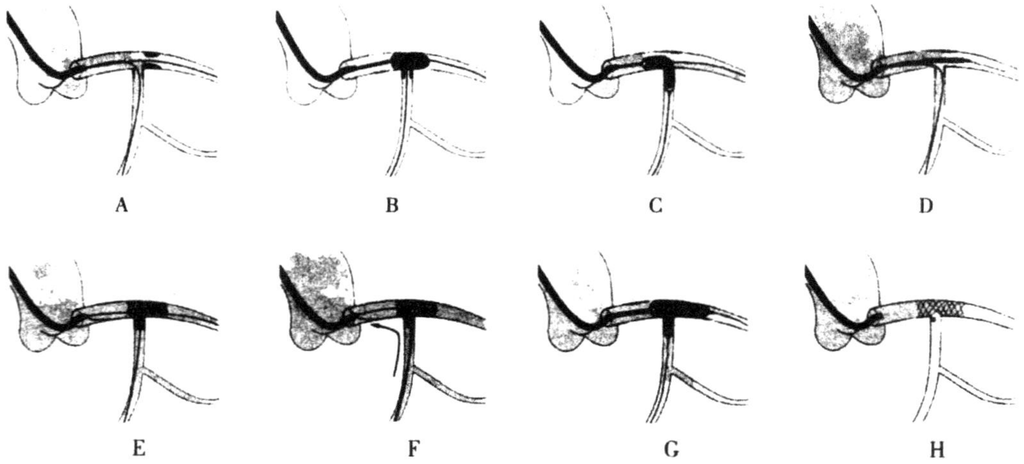

图 1-7　仅一支血管置入支架

A、B. 开口病变情况（两支血管开口病变均较重或虽以一支血管开口病变为主，但因“铲雪效应”，一支血管病变球囊扩张致使另一支血管开口受压，需要处理），双导丝保护；B、C. 分别球囊扩张两支血管开口；D. 支架定位（盖过开口）；E. 支架释放后，分叉处另一支血管开口狭窄加重；F. 交换导丝；G. 双球囊对吻扩张；H. 最后结果

其二，两支血管都置入支架（见图 1-8A ~ K）。

（三）开口病变介入治疗相关技术的应用

1. 远端保护装置（distal protective device）

远端保护装置是一种可以置于冠状动脉介入治疗血管的远端，捕捉和过滤能引起栓塞的物质的特殊装置，主要有两大类：球囊堵闭系统和滤网系统。堵闭系统在介入治疗时可以堵闭远端血流，在治疗完成后将碎屑和血栓抽吸出体外，从而达到远端保护的目的；滤网系统能使血流通过，通过过滤碎屑和血

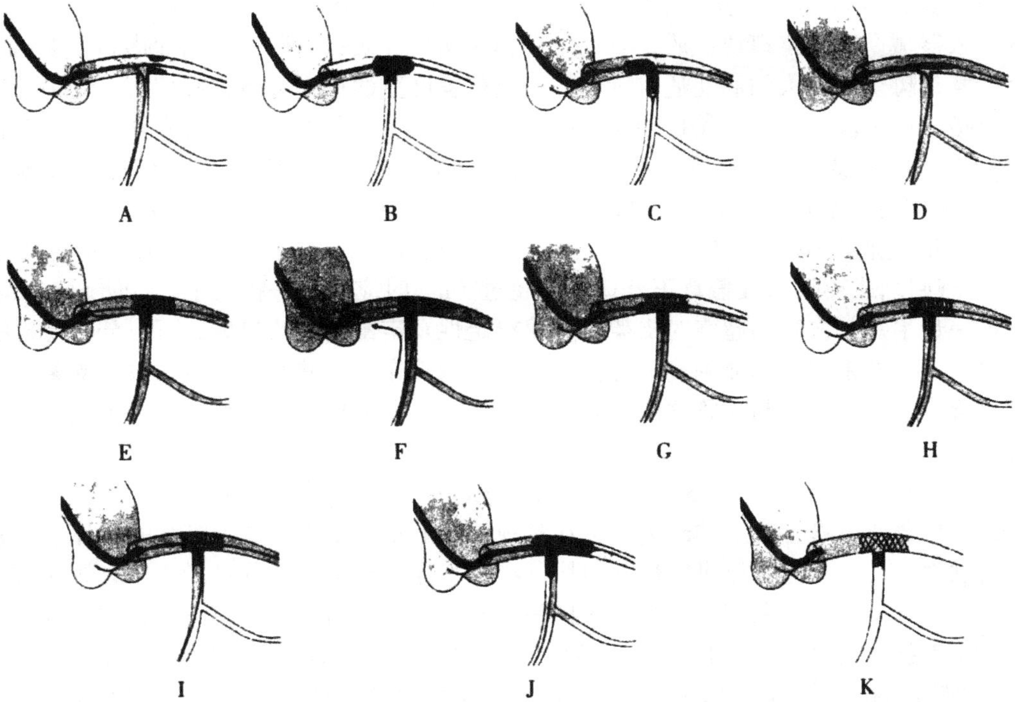

图 1-8　非主动脉－冠状动脉开口病变支架置入术（需双球囊扩张，置入两个支架）

A、B 开口病变情况（两支血管开口病变均较重或虽以一支血管开口病变为主，但因“铲雪效应”，一支血管病变球囊扩张致使另一支血管开口受压，需要处理），双导丝保护；C. 另一支血管开口球囊扩张；D. 支架定位（盖过开口）；E. 支架释放后，分叉处另一支血管开口狭窄加重；F. 交换导丝；G. 双球囊对吻扩张；H. 通过第一个支架的网眼送入第二个支架并定位；I. 第二个支架释放后的影像；J. 在两个支架内同时进行双球囊对吻扩张；K. 最后结果

栓栓子达到远端保护的目的。

开口病变远端保护装置的应用：远端保护装置主要用于外科冠状动脉搭桥术后静脉桥血管再狭窄病变、急性心肌梗死血栓病变以及部分心绞痛患者冠状动脉血管病变的远端保护，包括开口病变和非开口病变；能有效降低术中慢血流及无再流的发生率，降低恶性心脏事件的发生率，改善预后。

2. 血管内超声（IVUS）

血管内超声为一种独特的血管内评价动脉粥样硬化斑块的方法，通过指引导管送入冠状动脉内超声导管至靶血管病变的远端，回撤导管采集图像，能提供 360° 环状实时切面，由成像系统进行分析，可得到血管形状、内径、面积、厚度、狭窄程度、斑块大小及成分等信息。由于粥样硬化斑块性质的不同，所以超声回声不同，富含脂质的斑块、肌纤维性斑块和钙化性斑块的回声强度依次递增，回声的强度以血管外膜为参照，回声反射较低说明是高度细胞性病变及富含脂质性病变。冠状动脉内膜增厚但回声强度低于外膜的称为软斑块，反之，回声强度类似或超过外膜的称为硬斑块。

血管内超声在开口病变的应用：

（1）血管内超声与冠状动脉造影比较，对诊断开口病变冠状动脉狭窄有更大的优势。①定量优势：冠状动脉造影不能像超声那样提供血管腔和血管壁横切面的图像，血管内超声可敏感地反映斑块形态学特征和斑块性质，甚至可以直接测定斑块的厚度，准确提供参照血管的直径；②揭示造影未检出病变的优势：部分临床怀疑冠心病而行冠状动脉造影正常的患者，血管内超声检查接近一半的患者血管内存在粥样硬化斑块，另外，对于自发性冠状动脉夹层、造影剂在血管内分布不均匀等，超声可做出进一步的评价；③揭示造影图像不佳难以确定诊断的优势：有时肥胖、肺气肿或胸廓畸形可导致冠状动脉造影图像质量不佳，对开口病变即使多角度投照也难以做出正确诊断。

（2）血管内超声在开口病变介入治疗中的用途：①精确测定靶血管的大小，有助于选择与血管粗细相适宜的介入器械。②确定斑块性质，有助于选择对病变性质针对性强的治疗措施，如病变处仅有表浅钙化适宜旋磨，斑块负荷大的病变适宜旋切，而钙化程度重的病变不适宜旋切等。③估计临界病变的严重程度，以指导进一步的治疗。④指导支架的置入：在超声引导下的支架置入能使支架定位良好，展开充分，确保支架贴壁良好。帮助支架准确放置的方法有：a. 根据 IVUS 测量的中层径选择支架与球囊；b. 超声显像同时注射造影剂，找到 IVUS 确定的开口位置在造影图像上的标志；c. 根据造影图像开口标志将支架准确放置在开口位置；d. 高压球囊扩张后用 IVUS 验证支架位置，应伸出至主动脉内 1mm；e. 开口有回缩或支架未覆盖真正开口部分超过 1mm 时应再放一枚支架。⑤明确支架内再狭窄的性质并指导进一步治疗：血管内超声对支架内再狭窄定性及定量测定效果好，可以分辨清再狭窄是否由机械原因所致，如支架未完全释放到病变部位、支架扩张不充分贴壁不好、重新放入支架时，导丝经由支架孔进入血管壁或经由支架与血管之间穿过，球囊加压将支架挤压到血管壁的一侧或球囊扩张时支架已经脱落等。

3. 开口病变切割球囊成形术（incision balloon angioplasty for open lesions）

切割球囊是在普通球囊基础上的改进。它在常规球囊上安装了 3 ~ 4 个纵行的刀片，球囊扩张时，依靠压力和切割力，刀片沿血管壁纵向切开斑块纤维帽、弹力纤维和部分平滑肌，有效地减少了普通球囊扩张时发生的血管壁螺旋型撕裂，减少球囊扩张后血管的弹性回缩和内膜增生，进而减少球囊扩张后的再狭窄。切割球囊的长度有 10mm 和 15mm 两种，直径 2.0 ~ 4.00mm 不等，以 0.25mm 标准递增，形成 9 种不同的规格；切割球囊直径的选择需参考病变处正常血管直径来决定。球囊与血管直径的比值为 1 ∶ 1.1 ~ 1.2，如果以 IVUS 为指导，对同心性、纤维性软斑块病变，切割球囊的直径应比血管直径小 1/4。

开口病变切割球囊成形术的应用：开口病变是较为理想的切割球囊的适应证，但严重钙化开口病变及无保护左主干开口病变应相对禁忌使用切割球囊，以免造成血管破裂，导致急性血管并发症。开口病变经切割球囊扩张后，可以明显减少常规球囊扩张出现的“铲雪效应”，利于支架置入。研究结果显示：单纯切割球囊成形术的再狭窄率仍较高。

4. 定向冠状动脉内斑块旋切术（directional coronary atherectomy，DCA）

定向冠状动脉内斑块旋切术是采用高速旋转的旋切导管，对冠状动脉内斑块进行切割，并将切割下来的组织碎屑收集在导管远端收集室内，最终移出冠状动脉的介入治疗方法。旋切术不仅切除了斑块组织，而且还切除了动脉中层组织，使动脉壁变薄，血管顺应性增大，管腔扩大。

开口病变定向冠状动脉内斑块旋切术的应用：开口病变可以作为定向冠状动脉内斑块旋切术的适应证，尤其是直径大于 3mm 的非钙化的偏心病变和溃疡病变适于行 DCA。DCA 通过机械装置可以有效地将斑块清除，和扩大管腔。在此基础上再行球囊扩张或置入支架更易获得成功。由于主动脉 – 冠状动脉开口病变 DCA 操作难度较大，一定程度上限制了其应用。大隐静脉桥开口病变 DCA 成功率高，但预后差。非主动脉 – 冠状动脉开口病变 DCA 结果优于主动脉 – 冠状动脉开口病变。DCA 疗效总的评价并不优于 PTCA，DCA 和冠状动脉支架置入术的比较资料较少，DCA 与 PTCA 结合应用优于两者单独使用，DCA 后斑块负荷减轻，有利于支架的释放和展开，因此，DCA 后支架置入成功率提高，预后改善。

5. 冠状动脉内斑块旋磨术（rotational coronary ablation，RCA）

冠状动脉内斑块旋磨术是采用高速旋转的钻石旋磨头将冠状动脉内硬化的斑块组织研磨和切削成极为细小颗粒，由血液冲刷到血管远端并最终予以清除的介入治疗方法。高速旋转的钻头对钙化的或无弹性的斑块组织作用显著，对弹性斑块销蚀的作用略轻，对软斑块的销蚀作用较弱，对正常的血管壁组织无销蚀作用。

开口病变的冠状动脉内斑块旋磨术应用：开口病变是 RCA 的适应证，尤其是合并中 – 重度钙化的开口病变更适于 RCA。RCA 较单纯 PTCA 获得更大的管腔，但单纯 RCA 再狭窄率高。旋磨后斑块负荷及移位减轻，可以减少分支受压和闭塞的危险，不必进行分支保护，从而避免使用双导丝、双球囊及双支架技术，一定程度上降低手术时间，减少手术费用；另外，RCA 后病变表面光滑，血管的顺应性改善，有利于支架的释放和展开，因此，RCA 后支架置入成功率明显提高，大大改善治疗效果。

6. 斑块旋切吸引术（transluminal extraction catheter，TEC）

斑块旋切吸引术是利用特殊导管将冠状动脉内粥样硬化斑块和管腔内碎屑，特别是血栓成分予以切下并吸出的一种斑块销蚀技术。TEC 切下来的基本上是粥样斑块表面组织，偶尔可达介质层近腔内的 1/4。

开口病变斑块旋切吸引术的应用：冠状动脉搭桥术后大隐静脉桥开口病变是 TEC 的适应证，尤其适用于含血栓的大隐静脉桥开口病变。一般 TEC 与 PTCA 结合使用，单纯 TEC 再狭窄率很高，大隐静脉桥开口病变高达 80%。TEC 后行 PTCA，与单纯 PTCA 相比，管腔增大 22%。

7. 激光冠状动脉成形术（laser coronary angioplasty LCA）

激光冠状动脉成形术是通过高能光纤导管利用激光的液化作用将冠状动脉粥样硬化斑块和血栓销蚀的介入治疗方法，以往研究显示：LCA 可应用于开口病变，手术操作成功率较高，与单纯 PTCA 相比可获得较大的管腔，但近年药物洗脱支架的广泛应用，LCA 已很少单独用于开口病变的介入治疗。

（四）开口病变支架术的预后

开口病变的介入治疗应追求简单、快速、安全、有效，同时还要考虑治疗的费用 / 效益比，以改善患者的主要症状为目标，而不是去处理所有病变，追求影像的“美观”，以免得不偿失，给患者造成较大的损失。目前一致认为：支架置入可有效地支撑弹性较强的开口病变，即刻结果和长期随访结果较单纯球囊扩张和旋切、旋磨等好，合理的应用切割球囊、旋切、旋磨等技术，并在此基础上置入支架，尤其是药物洗脱支架，可以很大程度上改善手术预后，但尚需大规模随机对照试验进一步验证。支架放置的操作成功率达 97% 以上，同其他部位病变一样，开口病变裸金属支架置入的术后再狭窄率较高，初步的试验显示，雷帕霉素洗脱支架明显降低再狭窄率及靶病变血运重建率。

第四节 成角病变的支架置入术

成角病变（见图 1–9）在临床中多见，但在实际工作中，对其难度及危险性的认识往往被初学者忽略，从而造成不必要的“损伤”。目前，随着科技的不断发展，越来越多新型的导丝、球囊、支架不断地问世，可以满足临床中的应用，在成角病变处理方面保证了手术的成功率。

一、成角病变的定义

大多数研究者认为成角≥ 45° 定义为成角病变。

轻度成角：< 30°

中度病变：45° ~ 60°

重度成角：>60°

严重成角：>90°

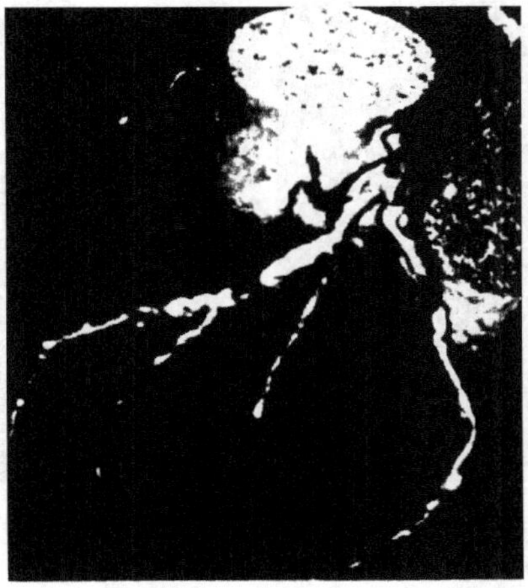

图 1–9 可见右冠近中端成角病变

成角病变 PCI 主要表现为内膜撕裂和血管急性闭塞，尤其是重度成角病变，发生原因主要是球囊或支架扩张时使血管拉直造成球囊或支架近端内膜撕裂。成角病变支架置入后多见的并发症是病变近、远端内膜撕裂、血管痉挛、成角病变斑块未被完全覆盖而突入管腔。

Tan K 等对成角病变患者做介入治疗研究显示：对于成角病变 PTCA 及支架置入的成功率 85% 以上，成角越大，其并发症发生率越高。目前对于成角病变的介入治疗，其中旋磨、旋切技术的应用效果并不十分理想。

二、成角病变的器械选择及操作技巧

成角病变介入治疗的关键是选择合适的手术器械，器械超支持力是支架置入成功的主要因素。

1. 导引导管的选择

选择最好的同轴性和最大支持性，比如 XB、EBU、AMPLATZE 系列。在实际应用中最好选用 6F JL 短头以便于使用深插技术，减少主干损伤风险，便于支架输送。

2. 导引导丝的选择

柔软导丝易通过成角病变远端，但推送支架困难，比如 Choice Pt-Floopy、StaBlizer Supersoft 等利用导引导管的主动支持将支架顺利送至病变远端。超支持力导丝便于支架传送，但不易通过血管远端，而且可能出现狭窄的假象，需置入支架后将导丝撤至近端，通过造影协助判断狭窄的假象，比如 Wizdom-ST、ACS HiTorque Floppy、ATW、BHW 等。因此在临床工作中应根据情况选择合适的导丝。

3. 球囊的选择

尖端柔软、循迹性好、推送杆支持力好、球囊与中心杆同轴性好，易通过病变，如 Sprinter，Aquarl3、Maverick2 等。

SPRINTER、Extensor 球囊选择性的 Dura-Trac 涂层包裹，能提供耐久的光滑跟踪，易通过病变。CrossSail™ 球囊冠状动脉扩张导管涂有在湿化时可被激活的 HYDROCOAT 亲水涂层，更适合通过曲折、弯曲的病变。Power Sail™ 柔软的锥形头端适合穿越曲折的病变，Aqua T3 球囊跟踪性的锥形头端 Tapered Tip 的直径是目前市场上最小的。Tracknex 段具有柔软、易弯曲的远端推送杆，使其在成角血管中具有极佳的跟踪性。但在实践中为防止球囊移位，不太选择短球囊。扩张的压力也不宜过大。当导丝不能通过多个、连续成角时，可采用球囊跟随支持。对于球囊的选择，应避免应用尖断过长、过硬、低顺应性的高压球囊。

4. 支架的选择

支架长度的选择应尽量跨越成角段，以完全覆盖着病变减少成角病变两端血管内膜撕裂的危险（见图 1-10）。选择支架时，应尽量选择相对长的支架（见图 1-11），以便能跨越病变近、远端，达到完全覆盖病变的作用，减少并发症的发生。

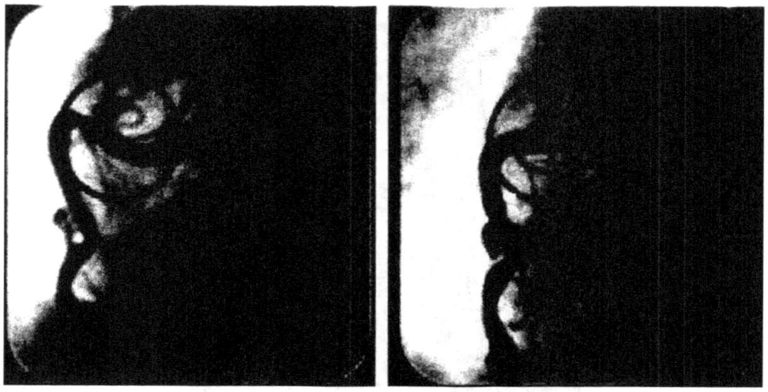

图 1-10 DRIVER 支架置入前后造影效果对比

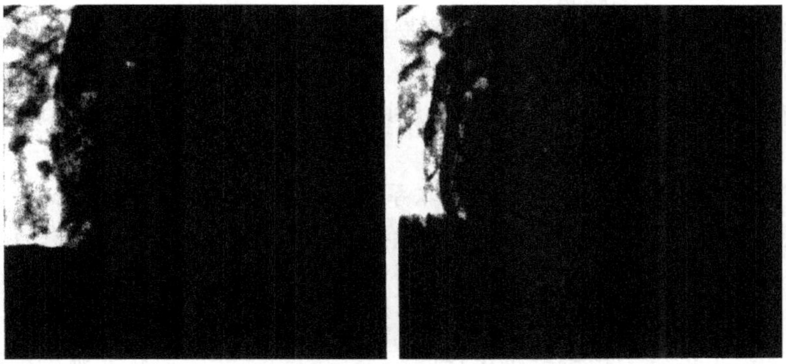

图 1-11　支架置入前后造影效果的比较

对于成角病变，应用缠绕支架以及环状支架将会造成斑块从支架内脱垂，因此术后血管亚急性血栓、再狭窄率均会增加。正弦曲线型的管状支架的应用可以防止斑块的脱落现象，但通过病变的能力较差，如使用“S”形桥连支架，不仅通过成角病变能力强，而且防止斑块脱落。对成角病变推送球囊或支架受阻时，可再送一根导丝，增加对近端扭曲血管的支撑力，以易于支架平滑通过。当支架推送有阻力时，可使患者咳嗽、深吸气、拉直近端成角血管，增加腔内振动，易于推送支架。成角病变不推荐直接置入支架。

第五节　严重钙化病变的支架置入术

1977 年，Gruentzig 首先将经皮冠状动脉成形术（percutaneous transluminal coronaryangio-plasty，PTCA）应用于临床，开创了介入心脏病学新纪元。随着经验的积累、器械的改进和技术的提高，经皮冠状动脉介入治疗（percutaneous coronarv intervention，PCI）取得迅速发展，PCI 适应证不断扩大，并发症逐渐减少。

早在 1988 年，美国心脏病学院（ACC）/ 美国心脏学会（AHA）心血管诊断和治疗操作评估工作组发布的报告提出，中至重度钙化病变被认为是 PTCA 手术失败和血管急性闭塞的非常重要的危险因素。钙化病变的 PCI 难度以及对手术成功率和近远期疗效的影响问题越来越被众多心血管介入医生所重视。

多年来，为了克服 PTCA 不足又相继开发了球囊导管的替代和辅助性器械，派生了一些新的介入诊疗技术，如冠状动脉内支架置入术（Stent）、定向斑块旋切术（directional coronary atherectomy，DCA）、斑块旋磨术（rotational atherectomy，ROTA）、冠状动脉内旋切吸引术（transluminal extraction cathrter，TEC）、冠状动脉内准分子激光血管成形术（excimerlaser coronary angioplasty，ELCA）、切割球囊等，这些新技术在拓宽冠心病介入治疗的适应证及处理 PTCA 的急性血管并发症中曾起过一定的积极作用，但其技术操作均较 PTCA 复杂，再狭窄率并不低于 PTCA，而且其自身缺陷又带来了各种各样新的问题，或被改善或被淘汰，冠状动脉内支架置入术脱颖而出。随着药物涂层支架的广泛应用，明显降低了即刻严重并发症及后期再狭窄的发生率。

在冠状动脉内超声（intravascular ultrasound imaging，IVUS）指导下对冠状动脉钙化病变的斑块旋磨与球囊扩张和（或）支架置入的联合治疗可明显降低手术并发症，改善介入的即刻效果。

一、钙化病变的病理学基础

冠状动脉粥样硬化是冠心病的基本病变，随着其演变进展，可引起心脏解剖与功能的改变。冠状动脉钙化是指在冠状动脉粥样硬化斑块中的钙盐沉着，其形成机制较为复杂。首先，钙化的发生与细胞的变性坏死有关，组织和细胞内的蛋白质变性后暴露出反应基团，后者与细胞分解时释放的磷酸盐结合，磷酸盐再与钙结合形成磷酸钙沉着于粥样斑块内。其次，钙盐的沉积亦与脂质有关，类脂质中磷酸酰丝氨酸对钙的亲和性强，引起钙盐的沉积。

冠状动脉钙化是冠状动脉粥样硬化发展到一定阶段的结果。随着冠状动脉内膜脂质沉积、纤维斑块及复合斑块形成，钙盐沉积使斑块变硬、变脆，容易破裂，从而导致局部出血及血栓形成，使斑块扩大。许多研究表明，冠状动脉钙化多发生于复合斑块期，是动脉粥样硬化的晚期表现。但因为此时粥样斑块可能尚未导致明显的管腔狭窄（狭窄≤50%），所以，相对于已引起明显临床症状的病灶而言，冠状动脉钙化可称为冠状动脉病变的早期表现。

冠状动脉钙化与冠状动脉粥样硬化有着密切联系，是冠状动脉粥样硬化的标志。但两者的病变过程截然不同。Clair 等观察到，在动脉粥样硬化病变退化过程中的动脉壁上显示有钙化成分的增加。Young 等对比观察了冠状动脉粥样硬化与钙化，发现更多的钙化发生于左前降支的近段部分，远段部分相对较少见，这与动脉粥样硬化病变的分布情况显然不同。

少量钙化常发生在邻近内弹力板的纤维斑块内，不伴内膜坏死，冠状动脉狭窄程度很轻；大量钙化灶则见于坏死的内膜内，内弹力板大量消失，这类病变常见明显的冠状动脉狭窄。

冠状动脉钙化与冠状动脉狭窄的关系：大量研究证明冠状动脉钙化与冠状动脉狭窄间有着直接的关系。冠状动脉钙化的记分与冠状动脉狭窄的程度正相关。冠状动脉钙化预测冠状动脉狭窄有着较高的敏感性及特异性。也有研究结果认为，血管钙化作为动脉粥样硬化的标志并非总是意味着所示的冠状动脉显著狭窄。有意义的是，与造影的对照研究表明，EBCT 检出冠状动脉钙化是唯一能够发现尚未引起梗阻的亚临床冠状动脉粥样硬化的无创性检查方法。总之，冠状动脉钙化的程度及范围与冠状动脉粥样硬化存在的范围和程度成正相关，钙化计分越高则冠状动脉粥样硬化的发病率越高。冠状动脉钙化病变的检出对具体病例应具体分析，包括患者的临床症状、心电图、冠心病危险因素、年龄及性别等。

二、钙化病变的影像学评价

1. 胸部平片

X 线平片不易检出冠状动脉钙化，其准确性较低，仅为 42%，仅在高密度及广泛冠状动脉钙化时显示。由于设备、解剖位置的重叠以及心脏瓣膜、锥体钙化的影响，其敏感性低。

2. X 线透视

X 线影像增强透视，由于其有较高密度分辨力，被广泛应用于临床检出冠状动脉钙化。其检出造成 50% 狭窄的冠状动脉钙化的敏感性为 40% ~ 70%，特异性为 52% ~ 95%。Loecker 对 613 例无症状的年轻男性（平均年龄 40±5 岁）进行透视检出的冠状动脉钙化与冠状动脉造影对照，发现对于严重冠状动脉病变的敏感性为 66%，特异性为 78%，阳性预测值为 38%，阴性预测值为 92%。透视检出的冠状动脉钙化有助于缺血性与非缺血性心脏病的鉴别，但对于老年人，其重要性减低。观察体位的多少，设备条件，患者体型，解剖结构的重叠等因素的影响，且长时间透视 X 线剂量较大，因此，透视不能作为临床检出冠状动脉钙化的常规方法。

3. 超声心动图

经胸超声心动图或经食管超声心动图对于冠状动脉钙化的检查价值不大。

4. 螺旋 CT

CT 具有较高密度分辨率，是检出组织钙化的有效手段。因此有作者也用常规 CT 检查冠状动脉钙化。Timins 等报告常规 CT 检出导致显著冠状动脉狭窄的钙化病变敏感性为 16% ~ 78%，特异性为 78% ~ 100%，阳性预测值为 83% ~ 100%，常规 CT 对钙化病变的显示与冠状动脉造影对比相关性差。螺旋CT的扫描速度有所提高，有人尝试将其用于冠状动脉钙化，但其扫描速度不足以消除心脏移动伪影，对于主动脉窦部及瓣膜的钙化与冠状动脉钙化的鉴别认识难题，对于少量钙化难以发现，且亦不能作精确的定量分析，因此不能作为常规在临床应用。

5. 电子束 CT（electron beam computed tomography，EBCT）检查

EBCT 的扫描速度达毫秒级，较常规 CT 大为提高，消除了心脏的运动伪影，易于检出冠状动脉钙化并可作精确的定量，是冠状动脉钙化检查的较佳方法。发现冠状动脉钙化即表明有冠状动脉粥样硬化存在（但并不一定等于有 50% 冠状动脉狭窄的冠心病存在），冠状动脉钙化记分诊断冠心病的敏感性、

特异性与年龄组有关，40 岁以下敏感性虽低，但是特异性达 100%。50 岁以上老年组敏感性虽高，但特异性低。对 50 岁年龄组以上的患者，如果未发现冠状动脉钙化存在，仅 5% 病例有冠心病的可能性。对于青年组（50 岁以下年龄组）少数病例，特别是有冠心病高危因素，已有临床症状或异常心电图者，可以有无钙化性冠状动脉事件发生。冠状动脉明显狭窄甚至阻塞，而 EBCT 未见冠状动脉钙化，多见于年轻患者，冠状动脉痉挛或粥样硬化斑块破裂，引起血小板聚集，不完全血栓堵塞，使病变急剧增大，或血栓完全堵塞，因病变时间短而进展快，可无钙化。尽管 EBCT 检查冠状动脉钙化病变较敏感，但用于冠心病诊断及指导冠心病介入治疗却较少。

6. 多层螺旋 CT（multislice spiral computed tomography，MSCT）

一次扫描可同时获得多幅图像的高空间和时间分辨率的多排螺旋 CT 问世，通过与回顾性心电门控技术的结合，加之多种图像后处理的功能，在诊断冠状动脉狭窄病变，用于冠状动脉狭窄的定量评价和介入治疗的筛选很重要。检测冠状动脉钙化和斑块等方面具有较高的应用价值，为冠状动脉疾病的诊断开辟了一条新的检查途径，成为临床选择性冠状动脉疾病的筛查、诊断重要影像检查方法之一。MSCT 可以显示冠状动脉主干及其主要分支血管近段的粥样硬化斑块，并且根据斑块的密度可大致判断斑块的类型，如软斑块、中间斑块和硬斑块，能可靠地鉴别富含脂质的斑块与富含纤维的斑块，对斑块稳定性的评价有一定帮助。MSCT 有可能检出有破裂倾向的软斑块，以便及早给予治疗，预防急性冠状动脉事件的发生。尽管 MSCT 对冠状动脉斑块的脂核和钙化病变的显示较好，但对斑块组织结构的细微观察如纤维帽厚度等的评价仍有限度。

7. 冠状动脉造影术

该方法是常规诊断冠状动脉疾病的主要方法和金标准，在临床上广泛应用。病理研究表明冠状动脉造影所提示的影像与病理解剖结果有很大差异，其原因之一是冠状动脉造影仅能提供被造影剂充盈的管腔，而不能显示管壁的病变，其二是冠状粥样硬化常是偏心性或不规则性斑块，其三冠状动脉在粥样斑块形成时通常发生代偿性扩大。在这些情况下冠状动脉造影不能完全正确诊断病变的存在及其导致的狭窄程度，不能提供病变的详细形态学特征及斑块的主要成分的区别。

8. 血管内超声（intravenous ultrasound，IVUS）

IVUS 是应用于临床诊断血管病变的一种新的诊断手段，可显示冠状动脉管腔的断面图像，不仅可显示管壁增厚的状况，尚可提供管腔的结构特征，具有直观、准确等优点，被认为是诊断冠心病新的“金标准”。由于钙质对超声有强烈的反射，超声不能穿透钙质，所形成的声影掩盖其后方的组织结构，因此钙化斑块在 IVUS 中表现为比血管壁外膜回声强并且后方有清楚的声影，即钙化灶表现为有声影的强回声，而无钙化的纤维斑块表现为无声影的强回声。根据钙化在 IVUS 图像上的分布范围，可将钙化程度分成 0 ~ Ⅳ度。0 度：无钙化，Ⅰ度钙化：在 90° 弧度范围内，Ⅱ度钙化：在 91° ~ 180° 弧度范围内，Ⅲ度钙化：在 181° ~ 270° 弧度范围内，Ⅳ度钙化：在 271° ~ 360° 弧度范围内。

IVUS 能明确病变形态、斑块的组成特征、狭窄程度以及对功能的影响，而这些信息对决定治疗方案非常重要。比如定向旋切选择偏心狭窄并且是非钙化的斑块治疗效果较好，而 ROTA 则对钙化斑块效果更好。严重钙化的斑块最好不用球囊扩张术，因可发生大而深的夹层形成，后者常引起血管闭塞导致急性心肌缺血甚至心肌梗死。即选择合适的技术治疗特定的病变，以期达到更好的效果，尽量减少并发症。

尽管用于冠状动脉钙化病变程度和分类的诊断和评价方法较多，尤其是无创性 MSCT 在临床也逐步广泛应用，但目前冠状动脉介入诊治中有关钙化病变的程度和概念主要取决于冠状动脉造影和 IVUS 评价。在冠状动脉病变中造影发现 15% 病变有不同程度的钙化，IVUS 检查发现的阳性率达 85%。IVUS 较冠状动脉造影评价钙化程度和部位更准确，有更好的特异性和敏感性。两者对照评价见表 1–1。

表 1-1 冠状动脉造影检测钙化病变的敏感性

	IVUS 检查	造影的敏感性（%）
钙化弧度（度）	< 90	25
	91 ~ 180	50
	181 ~ 270	60
	271 ~ 360	85
钙化长度（mm）	≤ 5	42
	6 ~ 10	63
	≥ 11	61
钙化位置	浅表	60
	深层	54
	混合	24

三、钙化病变与临床预后

临床研究表明，冠状动脉粥样硬化的进展对将来的冠心病事件发生是一个强力的独立预测因子。Margolis 等研究了 800 例心绞痛患者，观察发现，传统 X 线检查显示钙化且有症状的患者，其 5 年生存率约为 58%，而无钙化者的 5 年生存率约为 87%。因此，冠状动脉钙化的预后意义似乎是独立于年龄、性别和冠状动脉造影病变血管的。另外，冠状动脉钙化也独立于运动试验和左室射血分数。Detrano 等的研究也指示，传统 X 线检查显示的冠状动脉钙化有助于识别 1 年期间无症状高危患者心脏事件的风险增加。Naito 等对 241 例老年患者随访 4 年，发现有冠状动脉钙化的 82 例中其 4.9% 发生心肌梗死，而在 159 例无冠状动脉钙化患者中无一例发生心肌梗死，但是这两组的总死亡率无显著差异。Witteman 等应用 EBCT 对 2013 例男女性的钙化记分进行了评价，平均年龄 71 岁，其中 229 例有 MI 病史，冠状动脉钙化量与 MI 之间存在一种明显并且呈分级性的相关关系，且这种关系在高龄患者中仍然存在。

动脉粥样硬化的钙沉积与疾病严重性和不良预后明确相关，因此认为冠状动脉钙化属于“不良”现象。而有些临床和生物力学研究显示，钙沉积趋于去减低斑块破裂的脆弱性，因此认为冠状动脉钙化似乎属于一种“良好”的标志。客观的评价认为，冠状动脉钙化同时具有两方面的作用，钙沉积指示了动脉粥样硬化病变的存在，一般来说，钙沉积越严重，动脉粥样硬化病变范围也越广。然而，一组动脉粥样硬化病变，特别是不稳定型病变可能是无钙化性的，易于造成冠心病事件，而稳定型病变则更可能常为钙化性的。认为冠状动脉钙化属于“不良”现象，是因为钙化斑块的数量大约反映了在冠状动脉分支中动脉粥样硬化区域的总和。然而，决定冠状动脉预后的因素不仅仅是动脉粥样硬化数量，而且也与每一斑块易于破裂的可能性等有关。

四、钙化病变的分类

内膜面钙化：即表浅钙化，严重者可能影响球囊、支架的充分扩张，一般需要旋磨。

外膜或斑块基底部钙化：即深部钙化（位于或接近中膜 - 外膜交界），虽然造影显示钙化明显，通常不影响 PTCA 或支架置入，一般不需要旋磨。

在冠心病钙化病变 PCI 中，CAG 对轻中度钙化病变诊断敏感性低，但对重度钙化病变检出率与 IVUS 相似，目前仍是钙化病变最主要的评估手段。CAG 可发现钙化灶的存在，然后最好应用 IVUS 检查评价钙化灶的深度和范围，见图 1-12。

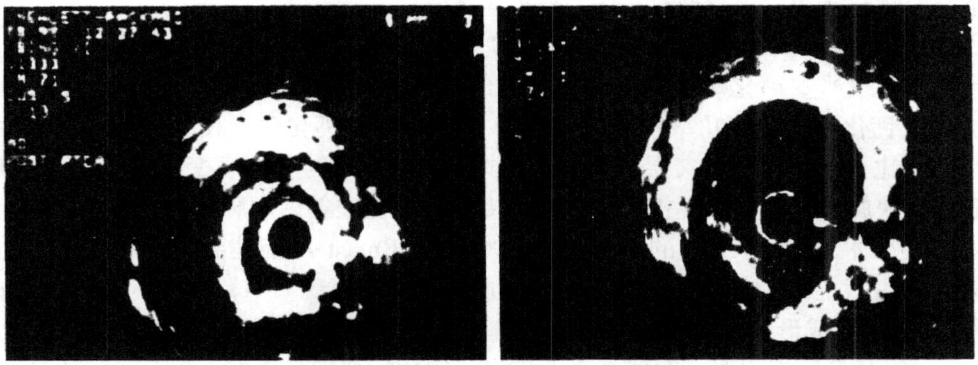

图 1-12　IVUS 诊断冠状动脉钙化病变

左图示表浅性钙化，周径大于 270°；右图示深部钙化，周经小于 90°

五、钙化病变的介入诊断与治疗难点

（1）单纯 CAG 评价钙化病变程度和范围欠准确，如不正确指导治疗，将直接造成手术失败；IVUS 能更加精确判断钙化病变，但国内较多的导管室尚无 IVUS 设备，或不能术中常规进行 IVUS 检查。

（2）钙化病变的 PTCA，单纯 PTCA 成功率低，夹层率高，急性血管闭塞率高，高压扩张易出现球囊破裂。

（3）钙化病变的支架置入，如未预扩张或扩张不充分，支架通过病变困难，易造成支架脱载的风险；严重钙化病变，常常高压力（>20atm）扩张，仍可能不会达到满意支架释放，增加内膜夹层撕裂、血管破裂、心脏压塞及亚急性血栓发生率。

（4）旋磨术适用内膜弥漫钙化病变，利于置入支架的充分扩张，但长病变可能发生无复流和再狭窄的风险较高。

（5）斑块切除术（DCA、TEC、ELCA）等对中、重度钙化病变帮助较小。

六、钙化病变介入治疗的临床评价

钙化病变在临床上较为常见，且手术难度大，再狭窄率高。因此钙化病变的临床评价尤为重要。

Boulmier 等评价了长病变 PTCA 后支架置入的疗效，多中心入选 128 名患者，病变平均长度为（20.7 ± 5.4）mm，平均支架长度（21.4 ± 3.8）mm，采用多变量分析结果显示，钙化病变与直接支架术失败关系密切。在另外一大型多中心研究中，入选患者共 1000 处病变，其结果也证实钙化与 PCI 早期成功率降低相关。Hoffmann 等对 306 例冠状动脉（管径 > 3mm）的钙化病变进行斑块旋磨术、支架置入术或两术并用，结果示支架置入术前先行斑块旋磨术处理可获得最好的即时造影结果和更满意的晚期临床疗效。

1. 单纯球囊扩张术（PTCA）

成功率很低（74%），夹层率高，急性血管闭塞率高，IVUS 研究显示，钙化病变对 PTCA 过程中夹层的产生有直接作用，血管夹层最常发生在钙化和非钙化病变的交界处，可能与球囊高压扩张产生不相宜的剪切力有关。但多数钙化病变 <10atm 即可充分扩张；轻中度的钙化病变球囊高压扩张可将斑块撕裂开，中重度的钙化病变在行介入治疗时容易出现球囊扩张不开、急性闭塞以及其他的一些严重并发症。有 3% ~ 5% 的极严重钙化病变即使球囊加压到 20atm 也不能将球囊完全扩张，很有可能会出现血管弹性回缩引起 PTCA 后存在明显的残余狭窄或严重者甚至球囊破裂。

2. 球囊及支架术

在球囊预扩张基础上，行支架置入术可改善钙化病变球囊扩张的后果，提高成功率；但严重钙化病变，单凭高压力置入支架，并发症高，再狭窄率高；有研究表明严重的钙化病变可增加支架不完全扩张和再狭窄的风险。如果病变不能用球囊完全扩张，那么支架置入应视为禁忌证。极严重的钙化斑块应先用旋磨祛除坚硬的钙化斑块后再行球囊扩张或支架置入。

3. 斑块旋磨术（rotational atherectomy，ROTA）

ROTA是目前处理严重钙化病变的独特而有效的方法，是重度钙化病变首选的介入治疗手段。研究表明，旋磨治疗钙化病变的成功率较高可达90%以上，与非钙化病变相比。钙化病变旋磨后管腔较大，与非钙化区相比，钙化区分离夹层较少，且更具向心性，同时增加病变的顺应性和对PICA的反应性。在钙化病变斑块旋磨后再行球囊扩张和（或）支架可明显改善钙化病变介入治疗即刻和远期效果。在一项旋磨术加支架术（Rotastent）的IVUS研究中显示，Rotastent能达到更大管腔和更小残余狭窄。ROTA存在>5%的并发症率，如急性血管闭塞、无血流或慢血流现象等，且并不改善再狭窄率。

4. 准分子激光血管成形术（ELCA）

ELCA治疗与旋磨术治疗相似，对球囊不能扩张的钙化病变效果较好，但其治疗机制与斑块旋磨不同，ELCA并不销蚀钙化斑块，只能增加钙化病变的顺应性，在其后的球囊扩张时在钙化病变内产生撕裂，从而使管腔增大，Bitt等报告170个钙化病变使用ELCA治疗，成功率为83%，比非钙化病变稍低，从较细的纤维和较高的频率开始可能取得更好效果。但ELCA术后血管再狭窄率为40% ~ 50%，其再狭窄的发生与钙化病变本身关系不大。

5. 定向冠状动脉斑块旋切术（DCA）

DCA切除钙化病变的作用有限，而中等或严重钙化病变应避免使用此方法，IVUS研究显示DCA仅切除的是非钙化部分的斑块，而对钙化部分的斑块作用不大，病变钙化和DCA切除斑块无效相关。现在DCA几乎不应用于临床。

6. 切割球囊

切割球囊是利用球囊上的3 ~ 4个刀片在球囊扩张时切割血管内膜钙化组织。适合轻度钙化而普通球囊不能扩张的病变，对高度狭窄的中、重度钙化病变，不宜使用切割球囊。

7. 禁忌证

TEC不适用于钙化病变。

8. 不能充分扩张的钙化病变处理

旋磨、激光成形术可改善病变顺应性，用切割球囊、旋磨或“双导丝力量聚集型”解除张力，祛除斑块，增加管腔，便于支架置入。

七、钙化病变的介入手术器械选择和介入治疗操作要点

（一）介入手术器械选择

由于钙化病变坚硬不宜完全扩张，有时弹性回缩较明显，因此对预扩张的球囊和置入支架要求比较高。

1. 导引导管

与其他复杂病变一样，选择提供良好支持力的导引导管是严重钙化病变的PCI成功关键。一般选用7F或6F导引导管，对中、重度钙化病变估计旋磨治疗尤其是旋磨头直径大于1.75mm者，应选用8F导引导管，以免需要进行旋磨时再次更换导引导管。

2. 导引导丝

大多数钙化病变适合应用BMW导引导丝，其前端柔软、扭力好、可控性好、有一定支撑力。如钙化病变狭窄严重，可选择远端亲水涂层导丝，通过病变能力较好、支撑力更好，可帮助球囊和支架顺利通过病变。如进行旋磨术，则需用旋磨专用导丝。

3. 球囊导管

最好选用外径小、推送杆推力好，比血管直径小0.5mm以上的半顺应性、耐高压球囊。球囊不能通过钙化病变时，同时无法使用旋磨技术时，尽可能短的切割球囊可能是另一选择，适用于轻度钙化或斑块内有纤维环状组织的病变。

4. 支架

一般认为环状或缠绕支架柔韧性好，易通过扭曲病变，但其结构松散，在通过钙化和成角病变时，

易与斑块相刮，更不容易通过，选择有适当连接桥的支架更有利于通过病变；早期管状支架较硬，目前改良的管状支架柔韧性明显改善，闭环、支撑力好、金属覆盖率好的支架可保证支架更理想的扩张，血栓率低、再狭窄率可能也低。对长病变优先选择点状支架（短、柔软、网管支架），开口病变选择支撑力强的支架。

5. 旋磨头

主要依据钙化病变的血管直径，由小到大更换，最大旋磨头应选用直径不大于血管直径的75%；但目前多选用1.5mm旋磨头旋磨。

（二）介入治疗操作要点

钙化病变的介入操作与一般病变基本相同，但对于中、重度的钙化病变，介入器材能否顺利通过、球囊或支架能否充分扩张无疑是一个重要问题。需注意以下几点：

（1）IVUS是评价钙化病变的金标准，对严重钙化病变应先行斑块旋磨术，然后再行球囊扩张或置入支架，可减少缺血并发症及改善远期效果。

（2）钙化病变时单纯球囊扩张容易出现夹层，支架置入是最常用而有效的介入治疗方法。而支架常常不能直接通过钙化病变或支架不能充分扩张，球囊预扩张是非常有必要的。

（3）钙化病变应充分扩张，扩张压力通常在8atm以上，逐渐增加压力，直至球囊切迹消失。如果球囊不能充分扩张时，可以尝试换用≥20atm的高压球囊。严重钙化时应选用旋磨术祛除内膜的钙化层。如不能旋磨，可改行CABG，不易强行扩张。

（4）支架置入时，为保证支架与钙化斑块的良好帖附，常需要较高压力释放支架，建议选择略小于血管直径的支架并以高压力释放，常需14atm以上，但为避免支架远端血管内膜撕裂，应先以支架释放压力（8～10atm）释放支架，再将球囊远端退入至支架内以14atm以上充分扩张支架。对于逐渐变细或闭塞的长病变，根据病变特点一般有两种方式选择，其一是使用长支架，由于近段血管直径较大，用较高的压力扩张支架近段，使支架与需治疗的动脉较好匹配；或是使用多个短的不同直径支架，与需治疗的病变各节段更完全匹配，然而后者费用较高同时伴有无支架间隙或支架重叠问题。

（5）旋磨技巧，从1.5mm的磨头开始用，逐渐增加磨头的直径。前进时压力要小，每次工作时间以45s为宜。当磨头与动脉的直径比接近0.8而且残余狭窄≤20%时，则加用球囊扩张。磨头前进与后退的速度差不能超过10%，否则容易造成远端栓塞。

（6）严重弥漫性钙化病变，当深插导引导管、超支持力导丝、球囊预扩张及旋磨后，支架仍不能通过钙化病变，首选较大旋磨头再次旋磨，小于血管直径0. 5mm球囊扩张，并平行植入另一或两根超支持力导丝辅助支架置入。

（7）如果钙化病变不能用球囊完全扩张，置入支架后可引起支架伸展不全，增加支架内血栓形成和再狭窄的危险，是支架置入的禁忌证。

（8）对明显钙化病变不主张直接支架置入术。

（9）支架释放时，高压仍不能充分扩张支架，建议放弃并加强抗凝，防止亚急性血栓形成。

八、钙化病变的介入治疗策略

轻度钙化病变一般不做IVUS检查，进行常规冠状动脉介入治疗，中、重度钙化病变使用IVUS，以指导介入器械的选择。如导管室无IVUS，建议使用斑块旋磨加PTCA和（或）支架。基本治疗策略选择参见图1-13。

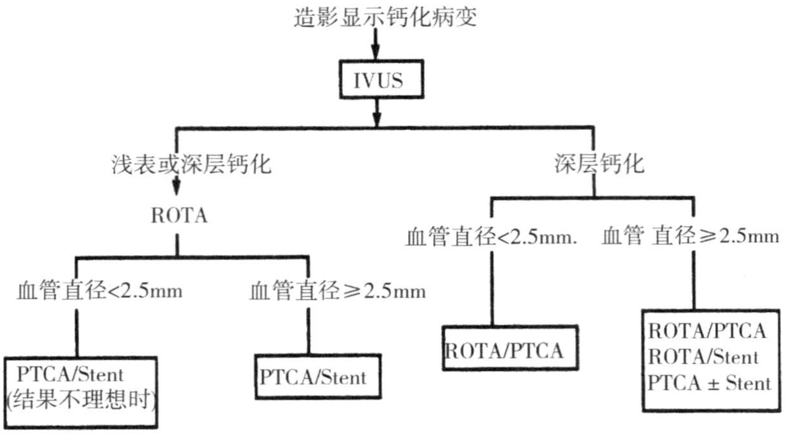

图 1-13　钙化病变的治疗策略（有 IVUS 的情况下）

ROTA：旋磨术；PTCA：球囊扩张术；Stent：支架置入术

第六节　血栓性病变的支架置入术

一、冠状动脉内血栓性病变的检测

冠状动脉血管在各种危险因素作用下，血管内皮细胞功能损伤，血液中脂类物质沉积在内皮细胞下，最终形成动脉粥样硬化斑块，粥样斑块对血流动力学等方面造成影响，受血液的剪切力、体内的神经体液调节等作用，斑块由稳定转为不稳定，发生破裂，继发形成血栓，导致冠状动脉管腔急剧狭窄或闭塞。

早在 20 世纪初已经提出，在粥样斑块基础上的血栓形成是导致急性心肌梗死（acute-myocardial infarction，AMI）的主要原因。但在 70 年代，冠状动脉血栓形成被认为是继发事件，而非心肌梗死的启动因素，70 年代后期及 80 年代早期，来源于血管造影术、外科探查、血管镜、生化标记物以及尸体解剖的大量数据表明，冠状动脉血栓形成是引发急性冠状动脉综合征（aoute coronary syndrome，ACS）包括不稳定型心绞痛（unstableangina pectoris，UAP）、AMI 及猝死的直接原因。

冠状动脉血栓形成大都发生在有粥样硬化的病变（灶）处，特别是在已引起血流动力学改变的狭窄部位。病理学资料显示，UAP 的斑块大部分为纤维组织的细胞成分，含粥样物质较少，严重狭窄的冠状动脉内常有多孔通道形成，伴或不伴有小的非闭塞性血栓，其血栓成分主要由血小板构成（白色血栓）；AMI 的斑块大部分为纤维组织的非细胞成分，含粥样物质多，常形成闭塞性血栓，其血栓主要成分是纤维素和红细胞（红色血栓）。

冠状动脉内血栓的检测方法，目前最直接的是冠状动脉血管内镜（coronory angioscopy，CA），冠状动脉血管内镜具有清晰度高、色彩鲜明等特点，而且通过肉眼可进行活体组织的病理诊断。根据血栓的颜色，可分为以红色为主体的红色血栓，红白相间的混合性血栓，以及以白色为主体的白色血栓和粉红色血栓，前两者为新鲜血栓形成，后两者为陈旧性血栓形成；根据其是否向血管腔内突出及其程度，又可分非闭塞性血栓和闭塞性血栓。血管内镜在冠状动脉内血栓检测方面的特异性和敏感性是最高的，但在操作时，可能会导致短暂的心肌缺血或血流动力学不稳定，并可能导冠状动脉夹层撕裂、急性闭塞和无再流（no-reflow）现象等的发生，且价格昂贵，故目前临床应用并不广泛。

血管内超声（intravascular ultrasound，IVUS）也是较常用的检测冠状动脉内血栓的方法，表现为管腔内不定型，或包绕 IVUS 导管或附壁的中低度回声团块。新鲜血栓回声特点：①回声强度以低回声为主，不超过外膜回声强度的一半；②呈略松散的棉絮状、层片状结构；③点状闪烁样均质回声，随血流而呈局部移动，机化血栓的回声略增强。但 IVUS 对血栓和软斑块不能做出可靠的鉴别。

光学相干层析技术（optical coherence tomography，OCT）是近十年迅速发展起来的一种成像技术，它利用弱相干光干涉仪的基本原理，检测生物组织不同深度层面对入射弱相干光的背向反射或几次散射信号，通过扫描，可得到生物组织二维或三维结构图像。它将新发展的光学技术与超灵敏探测合为一体，加上现代计算机图像处理，是一种新的高分辨率断面成像模式，与血管内超声对比，图像更为清晰，目前已经进入临床应用阶段。

临床上目前仍是以冠状动脉造影（coronary arteriongraphy，CAG）作为诊断冠状动脉内血栓的主要手段。血栓的冠状动脉造影（见图 1-14A ~ E）显示分两大类：一类是虽有血栓但血管还是通的，可在多个投射角度显示冠状动脉腔内有球形或不规则充盈缺损；另一类血栓很大以致完全阻塞了血管，则可看见圆拱状造影剂边缘，并且有造影剂滞留（但经几个心周期后可消失）。冠状动脉造影检测冠状动脉内血栓的特异性高，达 100%，但敏感性低，资料报道最低仅为 19%，而且冠状动脉造影对夹层撕裂或斑块所致的充盈缺损，或图像模糊发白与血栓所致的充盈缺损很难做出肯定的区别。

冠状动脉血栓临床上表现为急性冠状动脉综合征，据报道在 UAP 中血栓发生率为 20% ~ 60%，AMI 则占 85% ~ 100%，冠状动脉内大量血栓常见于粗大的右冠状动脉和大隐静脉桥血管，随着冠心病介入治疗的大量开展，支架内血栓形成也越来越受到广泛关注。

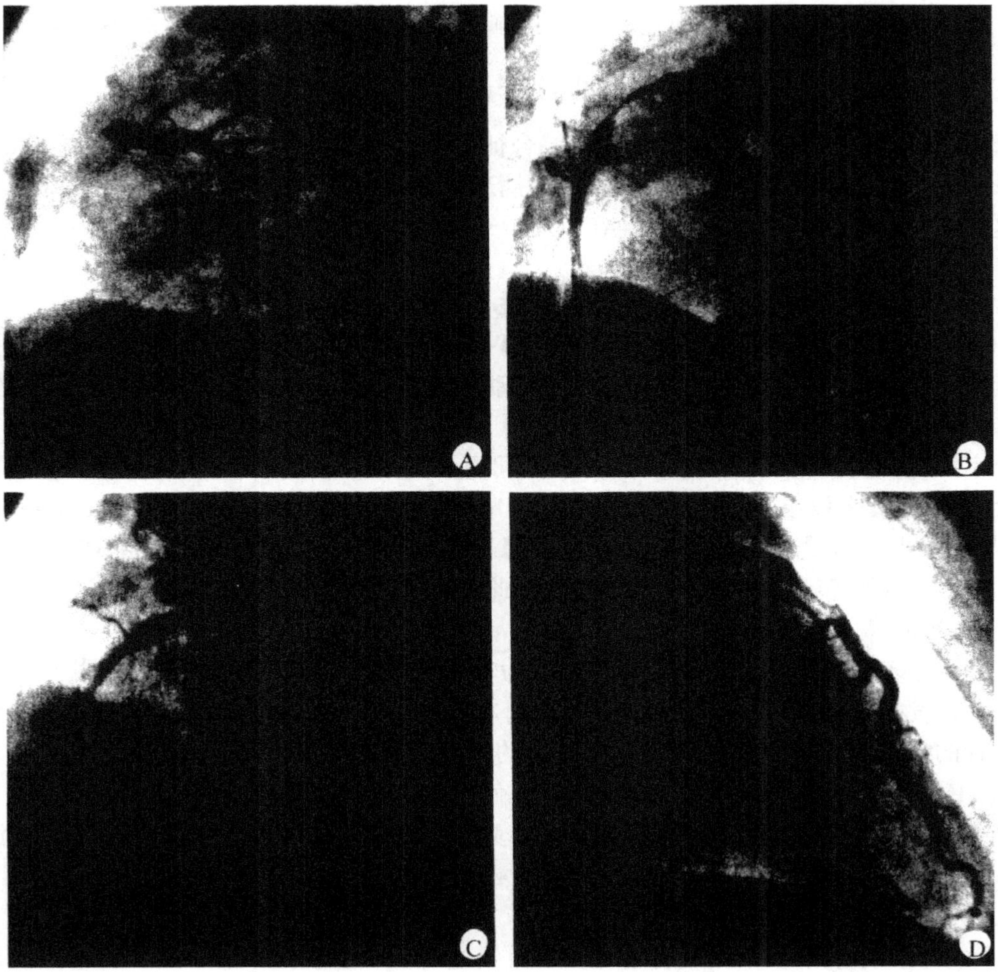

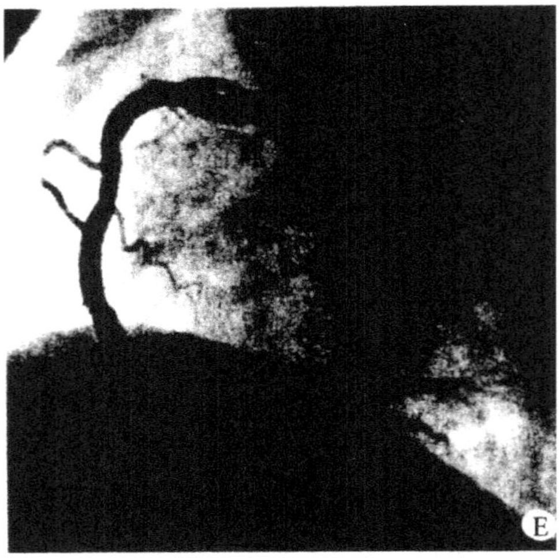

图 1-14　血栓的冠状动脉造影

A. 右冠近端闭塞性血栓；B. 右冠非闭塞性血栓；C. 大量血栓负荷；D. 前降支狭窄伴血栓；E. 右冠远端非闭塞性血栓

二、急性冠状动脉综合征的介入治疗策略

急性冠状动脉综合征（ACS）是一组临床综合征，根据心电图表现分为 ST 段抬高型（STE-ACS）和非 ST 段抬高型（NSTE-ACS），两者有相似的病理生理改变，即冠状动脉粥样硬化斑块由稳定转为不稳定，继发破裂导致血栓形成，NSTE-ACS 大部分为血栓不完全堵塞动脉或微栓塞，STE-ACS 则为血栓完全堵塞动脉血管。

（一）ST 段抬高的急性冠状动脉综合征（STE-ACS）的介入治疗

STE-ACS 即 ST 段抬高的急性心肌梗死（ST-segment elevation myocardial infarction，STEMI），STEMI 是血栓急性闭塞引起，及时打开闭塞的冠状动脉恢复血流可降低病死率，改善预后。

1. 直接 PCI

介入治疗的有效时间窗和溶栓治疗的有效时间窗是一致的。起病 3h 以内，药物溶栓与急诊经皮冠状动脉介入两种策略效果相似；AMI 发病 3 ~ 12h 内打开梗死相关动脉（infarction related artery，IRA）可明显改善患者预后；发病 12~24h 内，若患者仍有胸痛症状或血流动力学不稳定，开通 IRA 利大于弊，发病 24h 后若患者血流动力学已经稳定，此时介入治疗不仅无益，反而有害。

2. 补救性 PCI

对于溶栓治疗未通的患者及时行介入治疗称为补救性 PCI。对溶栓治疗后仍有明显胸痛，ST 段抬高无明显回落，发病时间仍在 12h 之内，应尽快行补救性 PCI。冠状动脉造影 TIMI 2 级血流再次血栓形成阻塞血管的概率大，而且发生梗死后心绞痛的发生率极高，因此需即刻行补救性 PCI。当冠状动脉造影已达 TIMI 3 级，无论 IRA 残余狭窄程度如何，原则上不主张即刻 PCI。因为 TIMI 3 级血流血管残余狭窄为 90% 时，再次发生血栓闭塞的概率为 5% 左右，而此时介入治疗发生无再流的概率为 10% ~ 15%，故此时介入治疗（无远端保护装置）常得不偿失。

3. 延期介入治疗

对于未行介入治疗或溶栓治疗未再通者，以及错过溶栓或急诊介入治疗的 AMI 患者，延期介入治疗是否有利以及何时介入治疗目前尚有争议，目前普遍认为应在 AMI 发病一周后进行为妥。

（二）非 ST 段抬高的急性冠状动动脉综合征（NSTE-ACS）的介入治疗

NSTE-ACS 包括 UAP 及非 ST 段抬高心肌梗死（NSTEMI），此类患者是否均行急诊介入治疗目前尚有争议，多数观点认为大部分患者可先行药物保守治疗，同时采取积极态度，进行危险分层。ACC/AHA 2005 年 PCI 指南中建议早期介入治疗 Ⅰ 类适应证包括以下高危因素的任何一条：①强化抗缺血治疗基础上仍有反复缺血发作；②肌钙蛋白水平升高；③新出现 ST 段压低；④充血性心衰症状或新出现/加重的二尖瓣反流；⑤左室收缩功能下降；⑥血流动力学不稳定；⑦持续性室速；⑧6个月内曾行PCI；⑨既往冠状动脉旁路移植术（CABG）。无上述高危因素的低危险组的患者可先内科保守治疗，择期行介入治疗。

三、冠状动脉内血栓性病变的支架置入

目前认为，冠状动脉内血栓不是冠状动脉内支架置入术的反指征，甚至有许多的多中心随机试验肯定了冠状动脉内支架置入术对AMI和UAP患者的有效性。但冠状动脉内支架置入术治疗冠状动脉内血栓性病变仍意味着较高的急性闭塞、远端栓塞和严重不良心脏事件的发生率，因此，在实际操作中须谨慎行事，严格选择病例。

（一）术前病变的判断及危险度评估

冠状动脉造影术前，根据体表心电图来判断IRA的部位，并进行相应的准备工作。例如，左主干或前降支近段病变者，术前要准备好主动脉气囊反搏装置，以防术中发生急性泵功能衰竭；粗大的右冠状动脉近段病变，术中常有无复流现象、严重房室传导阻滞，应准备远端保护装置或血栓抽吸导管以及临时起搏器，并根据患者年龄、发病时间、心功能状态、有无合并性疾病进行综合危险度评估。

（二）围手术期用药

拟行紧急介入治疗的患者，术前即刻嚼服阿司匹林300mg和氯吡格雷300mg，术中静脉注射肝素8000 ~ 10 000IU，术后口服阿司匹林300mg/d（4周后改为100mg/d）和氯吡格雷75mg/d（裸支架大于3个月，药物洗脱支架9 ~ 12个月），必要时静脉应用血小板膜糖蛋白（GP）Ⅱb/Ⅲa受体拮抗剂，术后皮下注射低分子肝素1周，同时根据患者情况，给予肾素血管紧张素转换酶抑制剂、β受体阻滞剂、硝酸酯类和他汀类降脂药等治疗。

（三）冠状动脉造影

采用股动脉或桡动脉入路，按常规技术完成冠状动脉造影，先行非IRA造影，用尽量少的体位，造影剂尽量少用，应采用“bolus”注射造影剂，而不是持续、均匀、缓慢注射。

造影后应认真阅读冠状动脉造影片，首先应判定罪犯血管或罪犯病变，充分了解病变的部位、病变特征、狭窄程度、血管直径、TIMI血流、侧支循环、循环优势、血栓负荷的轻重等，对多支病变者要正确判定罪犯血管，选择能充分显示完全闭塞病变特征以及能指导操作的投照体位，制定手术方案。

血流动力学障碍或心源性休克时冠状动脉造影和介入治疗应在IABP保护下进行。

（四）冠状动脉内血栓性病变的处理策略

当冠状动脉造影血流已达TIMI 3级，但有大量血栓负荷时，首选保守治疗，无论IRA残余狭窄程度如何，原则上不主张即刻PCI，除非患者仍有胸痛、血流动力学不稳定或处于心源性休克前状态。应加强抗凝、抗血小板治疗（阿司匹林、氯吡格雷、肝素、GP Ⅱb/Ⅲa受体拮抗剂）后行择期PCI。

也有学者认为，如果显示IRA累及重要供血部位（如左主干、前降支口部、巨大右冠状动脉近端），尤其是这些部位的血管残余狭窄大于85%，病变局部发生再梗死的风险高时，即使血流达到3级也可考虑行PCI，以避免发生再梗死导致急性左心衰、心源性休克、严重心律失常、猝死等恶性心脏事件，但目前缺乏有力的循证医学证据。

TIMI 2级以下血流再次血栓形成阻塞血管的概率大，而且发生梗死后心绞痛的发生率极高，因此需即刻行PCI。

必须强调只对IRA进行PCI，禁忌同时对非IRA进行干预。

（五）冠状动脉内血栓性病变的器械选择

1. 指引导管

同常规PCI术，无特殊，可根据冠状动脉开口的解剖特点，选择同轴性、支持力较好的指引导管。

2. 导引钢丝

对于血栓病变，多数学者建议选用如BMW、Stablizer Supersoft等通用型导引导丝，导丝通过病变时动作宜轻柔。这类导丝的尖端比较柔软，选用原因：一是引起急性闭塞的血栓较软，容易通过；二是

避免导丝误入不稳定的粥样斑块内造成斑块破裂，血管闭塞导致导丝无法通过，或进入内膜下形成假腔。应避免使用 PT 系列导丝、Whisper、Cross-NT 等超滑导丝，因使用超滑导丝容易误入不稳定的粥样斑块内造成夹层的形成，导致手术失败。

完全闭塞病变可先尝试软导丝，如软导丝不能通过，再换用中等硬度或更硬的导丝。导丝通过闭塞处时，需从不同角度观察以确保导丝位于血管真腔内。

对于完全闭塞性病变，有学者认为软导丝通过病变较费时，也常直接选用中等硬度导丝，常用 PT Graphix Intermediate 导丝，感觉比较容易通过闭塞段，可减少手术时间及 X 线曝光时间，亦未明显增加夹层发生。

3. 球囊导管

血栓性病变通常较软，常规球囊均较易通过。

非闭塞病变如果血栓负荷不重，狭窄较轻者，尽量不用球囊预扩张，可直接支架置入（见图 1-15A、B），有资料显示，对于冠状动脉简单病变，直接支架置入能明显减少手术时间、X 线曝光时间和造影剂用量，而成功率并不减低。直接支架术以支架直接覆盖病变，减少球囊扩张次数，减少扩张局部血管内膜的损伤，减少病变处急性血栓形成的机会，防止不稳定斑块处的血栓和脂质斑块对心肌微血管的栓塞，可以减少无再流（no-reflow）和慢血流（slow-flow）的发生。

当狭窄较重必须球囊扩张时，球囊宜低压力扩张，球囊的长度也十分重要，由于病变的两端往往有血栓存在，足够长度的球囊不仅可以充分地扩张病变，而且可以对病变两端的血栓予以充分的压挤，预防末端闭塞。

对于分叉病变，特别是左前降支或左回旋支开口部的血栓性病变，须特别谨慎，球囊扩张后应先将球囊送至病变以远端，造影观察效果，以免回撤球囊时将血栓带入另一支血管，引起严重心肌缺血和泵功能异常。

4. 远端保护 / 血栓抽吸装置

对于 ACS 常常伴发的急性血栓，急诊介入（包括 PTCA 和支架置入）可以迅速开通 IRA，但不能阻止新鲜血栓随血流行走，造成远端血管或微血管栓塞，这是形成 no-reflow 现象的重要机制。为了有效地解决这一难题，远端保护 / 血栓抽吸装置逐步应用于临床，其目的是在介入治疗过程中捕捉动脉粥样硬化斑块和血栓碎屑，防止血管远端栓塞，减少慢血流或无再流现象的发生，增加血栓性病变 PCI 的安全性，改善即刻和远期疗效。

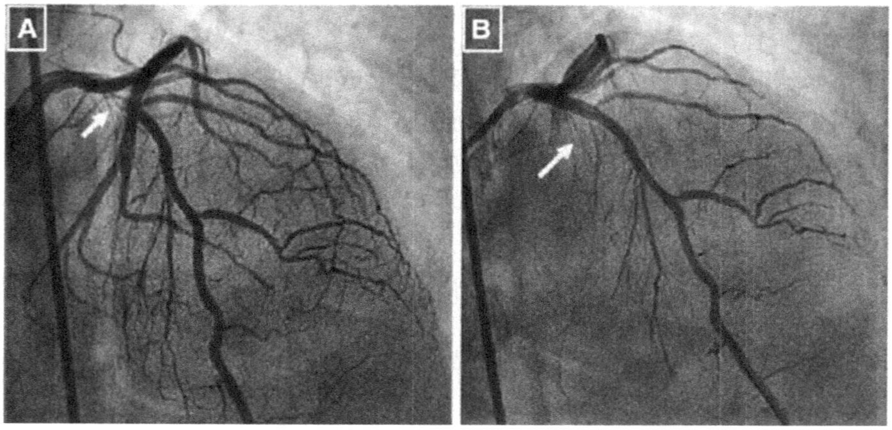

图 1-15　前降支病变支架置入前后

A. 前降支血栓病变；B. 直接支架后 TIMI 3 级

远端保护装置是在目标血管远端放置一个球囊或伞状物，以防止介入操作过程中小的血栓或斑块脱落至血管远端导致栓塞，血栓抽吸术是在 PTCA 的基础上，利用负压抽吸原理使血栓通过抽吸导管抽吸到血管外。

目前远端保护 / 血栓抽吸装置可以分为四大类：① Guardwire Plus 为代表的远端球囊阻塞 / 血栓抽

吸装置；② Diver CE 为代表的单纯血栓抽吸导管；③ X-Sizer 为代表的机械血栓抽吸装置；④ Filterwire EX 为代表的远端滤过血栓抽吸装置。各种装置原理不同，主要应用于 PCI 术中发现冠状动脉中大量血栓病变的情况，以减少术中血栓负荷，减少 no-reflow 现象的发生，目前临床上常用前两种。

由于左前降支的解剖特点，Guardwire Plus 装置并不适合应用于左前降支病变，该装置的阻塞球囊需要阻塞远端血管，可能延长心肌缺血的时间，并且该装置操作相对复杂；单纯血栓抽吸导管（Diver CE）装置简单，可以不阻断远端血管血流，可有效改善心肌血流，操作方便，容易掌握，推广较易。

对富含血栓的冠状动脉行介入操作必然会增加远端栓塞的可能性，因此，从广义上讲，所有冠状动脉血栓性病变均应使用远端保护 / 血栓抽吸装置。有经验表明，在部分冠状动脉血栓患者 PCI 时，可用单纯抽吸代替球囊预扩张，血栓移除后直接支架置入，减轻冠状动脉血栓负荷，预防慢血流或无再流，临床即刻效果好，可能是一种较好的选择。

但应当指出，现有国外大部分临床研究均提示上述装置对患者的长期随访结果是中性的，目前尚缺乏大规模的临床循证医学证据。

5. 支架的选择

支架曾经被认为是治疗 AMI 的禁忌证，随着支架术抗凝方案的改进，支架引起的急性或亚急性血栓已经明显减少，与单纯球囊扩张相比，更容易出现 TIMI 3 级血流，死亡率、再梗死及再次血运重建率低。但冠状动脉内支架置入术治疗冠状动脉内血栓性病变仍意味着较高的急性闭塞、远端栓塞和严重不良心脏事件的发生率。支架置入应注意以下几点：

（1）IRA 存在大量血栓，经血栓抽吸或溶栓、抗栓、抗凝后血流改善，若没有明显狭窄则不置入支架。

（2）尽量直接支架置入，可以减少无再流和慢血流的发生。

（3）对狭窄或钙化严重的病变建议先球囊扩张，以利于支架通过，支架置入的直径与参考血管直径比为 1 ：1，支架选择应尽量完全覆盖病变（normal to normal 原则）及残存血栓，释放压力不要过大，有研究报道，置入支架时球囊高压扩张，与无再流、慢血流明显相关，高压扩张患者发生无复流、慢血流的危险性显著增高。

（4）在富含血栓的病变置入药物洗脱支架（drug eluting stent，DES）是否会增加支架血栓事件，这一问题目前仍有争议，早期国内外研究表明，与应用金属裸支架相比，DES 近期疗效、安全性等同于裸支架，但远期再狭窄率低，对 ACS 患者预后有益，可进一步减少再狭窄及再次血运重建率，而不增加急性和晚期血栓形成并发症。但最近关于 DES 导致晚期血栓的报道逐渐增多，因此，建议在具有再狭窄高危因素的患者中使用 DES。

四、支架内血栓

（一）支架内血栓的定义

支架内血栓指成功置入支架（靶血管支架术后 TIMI 3 级且残余狭窄小于 25%）后支架内急性、亚急性、慢性血栓形成，造影显示支架内有造影剂包绕的椭圆形、长条形或不规则的低密度影像，造影剂消散后，血栓处及其近端仍有少量造影剂滞留。根据支架内血栓形成时间的不同，支架内血栓可以分为急性、亚急性、晚期和迟发晚期血栓。

1. 急性支架血栓

成功置入支架后 24h 内发生的血栓称为急性支架血栓。

2. 亚急性支架血栓

成功置入支架后 24h 到 30d 内发生的血栓称作亚急性支架血栓。

急性和亚急性支架血栓也统称为早期血栓。

3. 晚期支架血栓

成功置入支架后 30d 至 1 年发生的血栓称为晚期支架血栓。

4. 迟发晚期血栓

指支架术后 1 年以后发生的支架内血栓。

除冠状动脉造影指标以外，一些临床相关事件如心肌梗死和死亡也用于判定是否发生支架内血栓。

（二）支架内血栓的发生原因

支架内血栓形成机制目前尚未完全明了，可能与以下方面有关：

1. 支架的致血栓源性

包括支架的材料、结构设计以及表面覆盖物均可导致血栓形成；随着药物洗脱支架的大量应用，DES引起的血栓事件，尤其是晚期支架血栓已引起广泛关注。

2. 患者和病变因素

ACS、合并糖尿病、射血分数低以及靶血管管径细小、多支病变、长病变、分叉病变、血栓性病变、不稳定斑块易致血栓形成。

3. 支架置入的技术因素

支架近远端的夹层、支架扩张不良、残存狭窄、多个支架置入、病变覆盖不完全等。

4. 药物因素

过早停用抗血小板药物、阿司匹林和（或）氯吡格雷抵抗。

（三）支架内血栓的临床表现

支架内血栓临床可表现为心肌梗死或死亡，也可表现为心律失常或心绞痛发作，与血栓形成的急缓、栓塞血管所支配的心肌范围以及患者的基础状态有关。

（四）支架内血栓的处理

1. 尽快行冠状动脉造影，明确诊断后进行PCI，选择软导丝（导丝头端塑形为大J形，以避免导丝从支架与血管壁之间穿行）通过血栓病变，再次PTCA，扩张至残余狭窄小于20%，且无充盈缺损，争取恢复血流。如有较大血栓，可应用血管远端保护 / 血栓抽吸装置，避免无复流现象的发生。

2. 如果造影确定血栓可能与支架近端或远端内膜夹层、支架未完全覆盖病变有关，可再次置入支架。

3. 静脉应用GP Ⅱb/ Ⅲa受体拮抗剂。

4. 如果不具备急诊PCI条件，可溶栓治疗，争取开通靶血管的时间，挽救心肌。

五、血栓性病变处理的辅助技术

（一）主动脉球囊反搏的使用

主动脉球囊反搏（intra-aorctic balloon counter pulsation，IABP）是一种通过机械辅助对心脏进行救治的方法，其工作原理是通过主动脉内球囊与心动周期同步地充放气，提高心肌氧供，减少心肌氧耗。舒张期球囊充气，增加冠状动脉灌注，进而增加氧的释放；收缩期球囊放气，减少心脏的后负荷，心脏做功减少，从而减少心肌对氧的需求。

在ACS合并心功能不全、心源性休克或机械性并发症（如乳头肌断裂、室间隔穿孔）的患者，IABP作为辅助和过渡治疗与冠状动脉血运重建相结合，可明显增加血运重建的成功率，改善预后。

应当在高危患者PCI前，有预见性地做好插入IABP的准备，一旦发生并发症导致血流动力学障碍可以马上进行，可能性不大的患者可在床边准备好，贴好反搏心电图电极。

（二）临时心脏起搏

临时心脏起搏可采用不同的电刺激途径，包括经静脉起搏、经皮起搏、经食管起搏、心外膜起搏等。经静脉临时心脏起搏是导管室常用方法，操作方便，效果可靠。

右冠状动脉或左优势的回旋支冠状动脉血栓性病变，特别是闭塞性血栓病变介入治疗过程中，常常发生严重的缓慢性心律失常，所以在右冠状动脉或左优势的回旋支血栓性病变应常规放置临时起搏电极于右房或三尖瓣口（IRA开通之前临时起搏电极导管送入右室，有刺激右室诱发室性颤动的可能），以备需要时紧急插入。

六、冠状动脉内血栓的药物治疗

冠状动脉内血栓病变介入处理前后应给予充分的抗栓治疗，抗栓治疗包括抗凝血酶治疗和抗血小板治疗，抗凝治疗包括肝素、低分子肝素和直接凝血酶抑制剂，抗血小板药物包括阿司匹林、噻吩吡啶类和 GP Ⅱb/ Ⅲa 受体拮抗剂。

（一）抗血栓形成治疗

血小板是动脉血栓形成的主要环节，阿司匹林和 ADP 受体抑制剂（噻氯匹定、氯吡格雷等）目前已被广泛用于 ACS 的治疗，已有报道对冠状动脉造影发现有血栓性病变的患者，在氯吡格雷、阿司匹林和低分子肝素的治疗后行择期介入治疗，结果发现有部分患者血栓消失，且冠状动脉病变轻微，避免了不必要的支架置入。近来，GP Ⅱb/ Ⅲa 受体拮抗剂的临床应用，更降低了血栓性病变介入治疗的急性闭塞、心肌梗死和紧急血运重建术的发生率，故当冠状动脉造影发现梗死相关血管内血栓较大时，在 PCI 前应常规静脉使用 GP Ⅱb/ Ⅲa 受体拮抗剂，并建议 PCI 术后继续使用 12 ~ 24h。另外，冠状动脉内 GP Ⅱb/ Ⅲa 受体拮抗剂的应用也备受关注，其效果有待于进一步的临床观察。

（二）冠状动脉内溶栓

过去有研究表明，冠状动脉内溶栓对血栓有一定的疗效，国内多数报道用尿激酶，但剂量和方法报道不一，用量多为静脉溶栓剂量的一半以下，我们也曾对两例冠状动脉内高度血栓负荷的患者（当时无血栓抽吸导管），冠状动脉内缓慢推注尿激酶 50 万 U，静脉滴注 50 万 U 后，血栓消失，血流达 TIMI 3 级。

随着介入器械及药物的发展，远端保护 / 血栓抽吸装置及 GP Ⅱb/ Ⅲa 体拮抗剂已经成为冠状动脉内血栓处理的主要手段。

七、并发症及其处理

（一）无再流现象

冠状动脉介入治疗后，靶病变部位无急性闭塞、血栓、夹层、痉挛以及重度残余狭窄，X 线表现为冠状动脉前向血流急剧减少（TIMI 0 ~ 1 级）则为无再流现象（no-reflow，见图 1-16A ~ C）；若血流 TIMI 2 级则为慢血流现象（slow-flow）。发生无再流现象的患者远期预后差，死亡率、心功能不全发生率、心梗并发症发生率和再住院率均明显增加。

有经验表明大量冠状动脉血栓的再灌注成功率低，极易引起 no-reflow 现象，其原因可能与 PTCA 引起的末梢栓塞和侧支闭塞引起的血流停滞有关。

无复流现象的临床表现多种多样，常取决于再灌注的时间、受累心肌范围、基础心脏功能以及是否伴有其他冠状动脉病变，极少数可以无临床症状或心电图改变，大多患者出现胸痛、ST 段抬高、心脏传导阻滞、低血压、心源性休克、室颤甚至导致“心血管崩溃（cardi-ovascular collapse）”死亡。

无再流现象的发生机制不完全清楚，目前认为是多因素综合作用的结果，推测与心肌微血管痉挛、微血栓或碎片栓塞、氧自由基介导的血管内皮损伤、毛细血管被红细胞和中性粒细胞堵塞，导致微循环功能障碍，以及心肌细胞及间质水肿有关，尚无单一有效的治疗方法。目前临床应用较多的是一些作为血管再通治疗的辅助药物，包括腺苷、维拉帕米、硝酸酯类、硝普钠，GP Ⅱb/ Ⅲa 拮抗剂等药物，以及血管远端保护 / 血栓抽吸装置，它们具有较好的预防、减轻无复流现象的作用，但是还没有随机、双盲的临床实验来评价。

（二）再灌注性心律失常

心肌缺血再灌注后的一个严重后果是再灌注性心律失常（reperfusion arrhythmia，RA），包括室性早搏、室性心动过速、室颤、室性自主心律、阵发性心房颤动、窦性心动过缓或传导阻滞等，有时伴有血压下降，多见于右冠状动脉和回旋支闭塞者，在 IRA 血流通畅的前提下，经药物、临时起搏或电复律多能治愈。

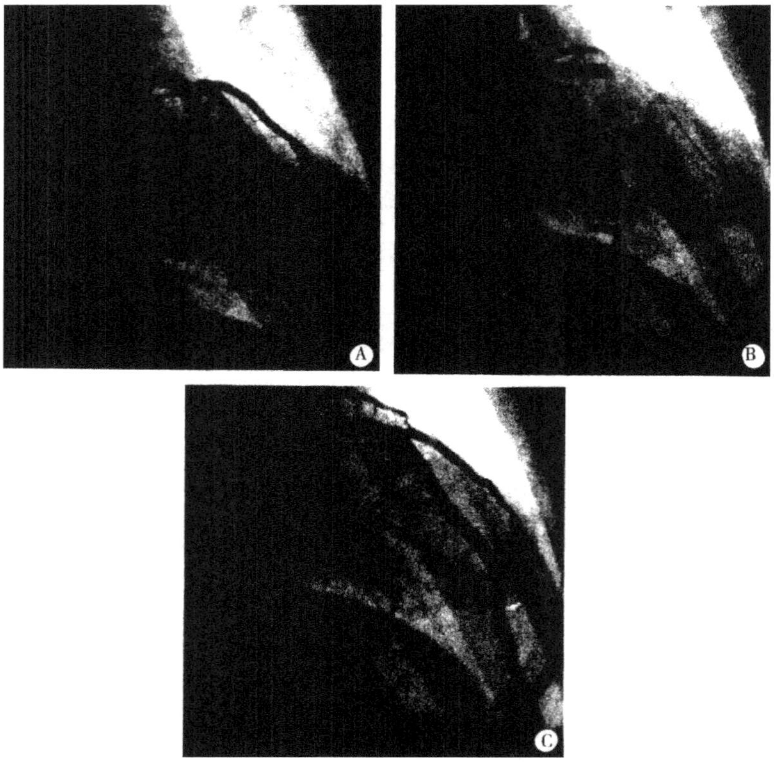

图 1-16　无再流现象

A. AMI 一周后 CAG 影像；B. 支架置入后 no-reflow 现象；C. 冠状动脉内反复给予硝酸甘油后血流达 TIMI 2 级

八、冠状动脉内血栓性病变的其他介入治疗

（一）冠状动脉内定向斑块旋切术

冠状动脉内定向斑块旋切术（directional coronary atherectomy，DCA）是利用圆形旋切刀定向直接切除病变血管的内壁组织，并通过 Simpson 导管的侧孔将切下的硬化斑块碎片带出体外的一种方法。含有大量血栓组织的病变（如血栓长度超过或相当于血管直径）时，因有急性闭塞的危险，不适合做 DCA，存在少量血栓时，成功率较高。但最新研究表明，DCA 可增加冠状动脉血栓性病变患者缺血性并发症及紧急冠状动脉旁路术的发生率，因而，目前不主张对冠状动脉血栓性病变行 DCA。

（二）斑块旋磨术

旋磨术（rotational atherectomy）可增加远端栓塞及无再流的危险性，所以冠状动脉内血栓性病变是旋磨术的反指征。

（三）激光血管成形术

激光通过热降解或光化学效应气化斑块，使狭窄管腔扩大，对冠状动脉血栓性病变的成功率较低，价格昂贵，且大多数患者（70%）需辅以球囊扩张方能获得满意效果，近年来应用日趋减少。

（四）冠状动脉内超声血管成形术

冠状动脉内超声血管成形术（intracoronary ultrasound angioplasty，IUA）是通过机械破碎、空穴作用等原理使局部新、旧血栓消除而达到治疗的目的。通过机械破碎作用可使血栓变为直径小于 7 μm 的微粒，通过毛细血管网进行代谢，而不发生远端血管栓塞。该技术目前临床应用较少，有待器械的进一步改进，技术水平的进一步提高。

九、展望

冠状动脉血栓性病变对介入医生始终是个棘手问题，是冠状动脉内支架术中和术后急性、亚急性血栓以及术中无再流现象甚至猝死的主要威胁，随着抗栓治疗药物氯吡格雷、GP Ⅱb/ Ⅲa 受体拮抗剂等强有力的抗血小板制剂等的问世、远端保护 / 血栓抽吸装置的临床使用以及支架系统的改进，已经使之得以部分解决，我们相信，随着未来基础研究的深化，介入器械的改进，以及循证医学的发展，将使我们临床工作者对冠状动脉血栓性病变建立起更为完善的决策模式。

第七节　再狭窄病变的支架置入术

冠状动脉支架的广泛使用是冠心病介入治疗的革命性进展之一，它有效克服了球囊扩张的急性严重并发症，降低了远期再狭窄率。支架高压扩张技术和双联抗血小板治疗明显降低了急性和亚急性支架内血栓形成，使得介入治疗的适应证顺利扩展到治疗多支复杂病变，目前介入操作中冠状动脉支架的使用率超过了 70%。但是，冠状动脉支架在取得了上述效果的同时，也带来了新的复杂问题，支架内再狭窄。随着复杂冠状动脉病例介入治疗数量的不断增加，支架内再狭窄率也明显增加，仅 1999 年，全美国的支架内再狭窄病例就达 15 万人。

目前关于裸金属支架的临床随机试验结果有时很难用于临床实践中，因为临床实际诊疗活动中包括了大量不能进行这些试验的复杂、疑难和高危病例。这也是目前临床报道的再狭窄率差异在 10% ～ 58% 的原因之一。

一、支架内再狭窄的病理机制

血管壁对支架引起的病理反应很复杂，最早的反应是血小板激活和血栓形成。随后出现炎性细胞向支架网眼内黏附和迁移，从管腔表面进入内膜。第三阶段是中膜和内膜平滑肌细胞的增生，大约从支架置入后第 5d 开始，持续 20d 左右。外伤性动脉损伤和随后的炎症都可引起内膜细胞增生，支架的几何形状和设计以及支架网眼表面的光滑程度都对支架引起的血管损伤产生重要影响。

人体冠状动脉对置入支架的组织病理反应如下：①支架置入后头几天，在支架网眼周围出现纤维蛋白、血小板和急性炎性细胞浸润。②大量新生内膜形成，产生的量与支架面积与参考血管横截面的比例有关。因此，支架选择过大以及由此带来的中膜损伤将增加再狭窄率。

有人认为炎症反应与支架内再狭窄的病理过程有关。例如，Komowski 等曾经设计了一种炎症积分系统，他们发现炎症积分直接与动脉壁损伤和随后的内膜增厚有关。炎症反应的类型与动脉损伤的形式有关，球囊扩张和支架置入所引起的炎症反应类型不相同。

二、支架内再狭窄的分型

临床上提出了多种支架内再狭窄分型方法，最常见的是 Mehran 分型法，该法将支架内再狭窄分为：①局限型（长度≤ 10mm，狭窄局限于支架内或支架两端）；②支架内弥漫型（长度 >10mm，不超出支架两端）；③弥漫增生型（长度 >10mm，超出支架两端进入邻近血管段）。

三、支架内再狭窄的预测因素

临床研究冠心病介入治疗的远期结果时，常选用多种复发指标，例如，6 个月造影病变再狭窄率、临床心血管事件率、靶病变再次血运重建率等。有时，很多研究结果之间的再狭窄率并无可比性，例如，采用了不同的再狭窄标准、选择了不同的治疗人群、再狭窄的病变不同（如动静脉血管和原位冠状动脉动脉）。尽管如此，但至少有一点共同的即以前的再狭窄病史是再次发生狭窄的重要独立预测因素。

四、支架内再狭窄的处理

目前，处理支架内再狭窄的主要方法有：①单纯球囊扩张，包括切割球囊扩张；②病变消融治疗包括支架内旋磨和旋切治疗；③再次置入支架包括药物涂层支架；④血管内放射治疗。

1. 单纯普通球囊扩张

单纯普通球囊扩张处理支架内再狭窄的近远期效果均不理想，再狭窄率为 20% ~ 50%，糖尿病患者的发生率更高。

2. 切割球囊扩张

临床观察研究结果表明，采用切割球囊扩张处理支架内再狭窄的效果明显优于单纯普通球囊扩张，无论是术中并发症和即刻造影效果，还是远期再狭窄和心血管事件率都有明显的优点。但有关随机对照试验正在进行之中。

3. 旋磨和旋切治疗

斑块消融治疗虽然能取得较满意的即刻造影效果，但其远期再狭窄率和心血管事件率并不明显低于单纯球囊扩张。因此，目前临床上已较少采用。

4. 再次置入支架

在支架内再次置入支架的效果主要取决于支架血管的参考直径、支架内再狭窄的长度和其他因素如糖尿病等，再狭窄发生率 30% ~ 40%。

5. 血管内放射治疗

血管内放射治疗又称为“Brachytherhapy”，这里的“Brachy-”字根引自希腊语，即“短距离”的意思，也就是在距病变血管很近的距离实施放射照射治疗。目前主要采用二种放射源来处理支架内再狭窄：① β 射线，从电子束释放出来，在目标组织数毫米处可被吸收；② γ 射线，从光子束释放出来，穿透力更强，需要对患者和工作人员加以防护。

从放射性同位素发射出来的 β 和 γ 射线能量都能抑制细胞分裂周期，机制是破坏 DNA 双螺旋结构，防止平滑肌细胞的分裂和复制，后者是血管内皮增生的关键步骤。

血管内放射治疗的主要临床问题是照射病变处血栓形成。形成血栓的病变具有如下特点：①在放射治疗的同时新置入支架；②在发生血栓事件前停用噻氯匹定或氯吡格雷。因此，目前的处理原则是在放射治疗后，对没有新置入支架者抗血小板治疗 6 个月，对新置入支架者抗血小板治疗 12 个月。另外一个问题是放射治疗两端再狭窄，发生的原因是：①治疗部位近远端放射剂量逐渐降低；②放射源覆盖病变不当（即形态诱导）。

尽管冠心病介入治疗中采用了药物涂层支架，但支架内再狭窄仍将是今后相当长一段时间内该领域最重要的问题之一。迄今为止血管内放射治疗仍然是治疗支架内再狭窄除药物涂层支架以外最好的方法。这种治疗手段于 1990 年试用于临床，当时主要是采用 γ 射线处理股髂动脉的支架内再狭窄，该方法用于冠状动脉病变始于 1997 年，第一个评价 γ 射线效果的随机临床试验在美国完成，此后，在应用 β 射线方面欧洲人积累了很多经验，γ 射线在欧洲使用少的原因是对这种放射性核素屏蔽、储存和运输方面的严格限制所致。

在过去的数年内，学术界在血管内放射治疗很多方面达成了共识，其中最明显的是：①放射活性支架的整体效果并不理想；② β 射线的疗效与 γ 射线基本相同；③血管内放射治疗是处理支架内再狭窄的有效方法，但对再次置入新支架的病变效果不肯定；④今后急需解决的问题包括放射照射后抗血栓治疗的时间、对具有再狭窄高危险性病变预防性置入支架者放射治疗的远期效果等。

放射治疗在如下领域应用很成功：肥厚性瘢痕、瘢痕瘤、异位骨生成、翼状息肉和实质性肿瘤。在非恶性疾病，放射治疗能有效抑制成纤维活性，但不影响正常修复过程，观察长达 20 年不影响远期并发症。

基本放射物理：

（1）放射活性：放射活性是具有太多或太少中子的不稳定性元素被为稳定状态（基态）的自发过程，

同时释放大量能量。能量的释放过程称为放射，可表现为电磁波形成（如 γ 射线）和粒子射线形成（如 γ、β 和中子射线）。这一过程通常称为原子的解离（disintegra-tion）。

放射活性（A）可表达为在一定时间间隔内（dt）所发生解离数（dN）的函数，即 A=dN/dt，单位是居里（Ci，$1Ci=3.7\times10^{10}Bq$）。

（2）衰减：对大多数原子来说，放射活性正比于原子核的数率（A= λ N）这一比例常数称之为衰竭常数，衰竭公式为 At= A0exp（ ~ λ t）和 $\lambda=Ln2/t_{1/2}$，这里 $t_{1/2}$ 为物理半衰期，是放射性核素的特性之一。

（3）生物半衰期：指机体按固定规律排除体内某种物质的一半所需要的时间。这一时间对稳态和非稳态核素大致相同。

（4）有效半衰期：一旦人体进食放射活性物质，其物理和生物半衰期都应加以考虑，这可用有效半衰期来表示，即 $1/t_{1/2}eff= 1/t_{1/2}phy+ 1/t_{1/2}biol$，其中半衰期可以有物理和生物衰减常数替代，即 $\lambda_{eff}= \lambda\ phy+ \lambda_{biol}$。

（5）吸收 – 放射剂量：当原子由非稳态向稳态转化时，释放的能量都被组织吸收，所吸收的能量可用国际标准单位瑞（Gy=J/kg）来表示。能量的大小与放射源种类、半衰期和停留时间等有关。

（6）放射剂量率：计量率是指单位时间的放射剂量（释放或接受）。放射源释放的剂量率取决于放射源的活性和反射性核素的含量。目前采用的血管照射源都能以很高的计量率释放能量。

（7）剂量：吸收放射能量的生物学作用取决于反射线的种类和组织类型及其放射线特性。剂量的单位是 J/kg，称为希瑞（Sv）。

（8）放射比重因子（WR）：中射线所包含的损害类型的校正因子。

（9）等同剂量（HT）：等同剂量是用于放射防护目的的一种计量单位，它反映了射线作用的概率，可表示为特定器官或组织所吸收的平均剂量（Dr）和射线比重因子（WR）的乘积，即 HT=WRDT。

（10）有效剂量（HE）：即器官、组织等同剂量与放射比重因子的总乘积，即 HE- Σ WRDTWT。

（11）目前使用的核素：目前所使用的放射性核素最主要的物理特性见表 1–2。

表 1–2 临床常用的放射性核素最主要的物理特性

核素	射线	最大能量（keV）	平均能量（keV）	半衰期
^{192}Ir	γ	612	375	24d
$^{90}Sv/^{90}Y$	β	2270	970	28d
^{32}P	β	1710	690	14d
^{90}Y	β	2270	970	64h
$^{188}R_e$	β	2130	780	69d

上述同位素之间的重要区别是 γ 射线由光子组成，而 β 射线由电子组成。

（12）γ 射线：γ 射线是反射性同位素原子核释放的光子，表现为电磁波的形成。一个不稳的重原子核首先放射一个 α 或 β 粒子，然后再发射 γ 射线。γ 射线可以是 1 ~ 2 个固定能量值，也可以是很多能量值的宽谱。γ 射线对组织的穿透力强。

（13）X 线：与 γ 射线类似，物理特性也相当，但来源不同。γ 射线的光子来源于原子核，而 X 线的光子来源于电子轨道。导管室使用的 X 线最大能量水平为 125keV。

（14）β 射线：β 粒子是较轻的高能粒子，带有正电荷或负电荷。β 射线在组织中穿透力很弱，当与组织细胞核物质相互作用时，可释放具有强穿透力的 X 线，称之为韧致辐射。

（15）γ 射线和 β 射线的主要区别：光子与其他物质的相互作用明显低于电子，因此，γ 射线对其他物质的能量转换强度也不如 β 射线。在作放射治疗时，可出现两种结果：

①停留时间：从放射源以一定的距离使某个组织得到一定能量，γ 射线比 β 射线需要更高的活性和更长的停留时间。

②放射暴露：γ 射线对导管室内外人员的放射强度明显大于 β 射线。因此，在使用 γ 射线进行

照射时，所有工作人员都应离开导管室，并佩戴防护装备。

就 γ 射线和 β 射线进行临床和实用性方面的比较结果显示，γ 射线优点：①随机、双盲、安慰剂对照试验证明有效，②深部组织穿透力强（适用于大血管），③支架网架结构不减弱 ^{192}Ir γ 射线的穿透能力；缺点：①需要加强屏蔽（25mm 铅），②对工作人员和患者反射线暴露量大，③在放射治疗期间工作人员需暂时离开导管室，④长停留时间（20 ~ 80min）。β 射线优点：①只需厚塑料简单屏蔽，②停留时间短（3 ~ 10min），③放射性仅暴露在患者局部，④对工作人员无放射危险，⑤照射期间工作人员不必离开导管室；缺点：①关于临床应用效果资料偏少，②以现有设备可能不能用于直径大于 4mm 的血管，③剂量不均一性（需中央聚焦）。

6. 药物涂层支架

采用药物涂层支架是否能有效防止支架内再狭窄，目前正进行随机对照试验。初步临床观察结果令人鼓舞。目前采用的药物有多种，每一种药物都针对再狭窄病理过程的不同环节（见表 1–3）。关于这些药物涂层支架的随机临床试验大部分在进行之中。现有的临床试验结果 RAVEL、ELUTES 和 TAXUS 都表明药物涂层支架能降低远期再狭窄率。但对裸金属支架再狭窄后重新置入药物涂层支架的临床效果研究正在进行之中。

表 1–3 药物涂层支架所使用的药物

	血管损伤	增生	迁移	修复
药物种类	抗炎	抗增生	抑制迁移	促使修复和内皮化
药物	甲泼尼龙，地塞米松	雷帕霉素 Actiomycin D Paclitaxel Angio Peptim Gmcye	Batimastat	Estradiol VEGF

五、展望

在今后相当长的一段时间内，支架内再狭窄仍将是困扰介入心脏病学者的重要临床问题之一。血管内放射治疗是临床上第一个得到公认的较好的抗支架内再狭窄治疗措施。尽管药物涂层支架抗再狭窄的初期临床试验结果令人鼓舞，但其应用于复杂、高危病变的效果尚不明了。关于药物涂层支架抗支架内再狭窄的实际效果，人们正拭目以待。针对药物涂层支架再狭窄的机制，研发新的功能优化支架势在必行。

第八节 分叉病变药物支架置入技术

目前，对冠状动脉分叉病变的分类基本沿用金属裸支架时代的分类方法。其特点是充分考虑各大分支的病变特征，根据分叉类型预期病变对介入操作的反应，同时协助制定介入策略和选择介入器械。当介入心脏病学进入药物支架时代后，这些原则和观念虽然仍然非常重要，但是在分类对介入操作的指导作用方面，增加了不少新的内容。例如，虽然支架技术的应用越来越多，Y 形和 V 形支架术的应用明显减少。

结合各种分叉病变分类方法的特点，我们从实际介入应用角度出发，提出了针对分叉病变的两步分类法，具体方法如下。

第一步，根据分支血管参考直径的大小分为大分支分叉病变和小分支分叉病变。大分支分叉病变是指两个分支的参考直径都大于 2.5mm，在实际介入操作中一般按双支架原则处理，即对两个分支的原发或继发病变都要积极处理，必要时置入两枚支架。小分支分叉病变是指两个分支中至少有一支的参考直径小于 2.5mm，在实际介入操作中一般按照单支架原则处理，即对参考直径小于 2.5mm 的分支原则上只进行保护，必要时也只作球囊对吻扩张，不置入支架。对于大分支分叉病变，作如下进一步的分类。

第二步，根据分支血管参考直径是否相等分为对等分支分叉病变和优势分支分叉病变。对等分支分叉病变是指两个分支的参考直径相等或接近（相差小于 30%），在实际介入操作中一般按照双支架原则处理。优势分支分叉病变是指两个分支血管的参考直径相差较大（30% 以上），在实际介入操作中一般按照单支架原则处理，只是在十分必要时才置入小分支支架。

尽管金属裸支架时代针对分叉病变的各种操作技术都能用于药物支架，但是，越来越多的大型随机临床试验结果都表明：①对分叉病变进行简单处理的效果等于或好于复杂处理。②对分叉病变采用单支架术的效果好于或等于双支架术。因此，我们建议只要情况许可，对分叉病变尽量采用单支架术做简单化处理。以下介绍这些操作技术在药物支架时代的应用和操作特点。

一、单支架术

单支架术（single stent technique）适用于具有如下特点的分叉病变：①分支血管直径小于 2.5mm。②分支血管开口和近段无病变。③主支血管置入支架后分支血管开口狭窄小于 70%。采用单支架术处理分叉病变的优点是操作简单、手术和辐射时间短、费用相对低、并发症少，缺点是分支受累严重时需要进行补救性支架术，甚至需要更换器械后再操作。

对分叉病变进行单支架术的操作与普通病变的介入操作基本相同，所不同的是在操作前、中和后要充分考虑非介入小分支闭塞的危险性。其处理原则是：①在置入支架前，对开口原发性狭窄 50% 以上的小分支要事先进行导丝保护，对开口原发性狭窄在 70% 以上的小分支除了导丝保护外，还要进行预扩张。②在撤出被主支支架压迫的分支保护导丝后，要重新对主支支架进行整形扩张。③在置入支架后，对开口继发性狭窄 70% 以上的小分支，要进行双球囊对吻扩张。

二、侧吻支架术

侧吻支架术（T-stenting）是指将分支支架在主支支架的分支开口处进行吻合扩张，其优点是支架能良好覆盖全部分叉病变，没有支架重叠，分叉处支架金属成分少，支架贴壁好。缺点是分支支架难以准确定位，容易在分支开口处（尤其是开口顶部）造成支架覆盖不全，称为区域丢失，从而诱发再狭窄。根据分支支架的置入时机不同，可以细分为经典侧吻支架术、补救侧吻支架术和改良侧吻支架术。

（一）经典侧吻支架术（standard T-stenting）

这种技术在金属裸支架上市初期应用的比较普遍，其优点是操作步骤相对简单，手术即刻效果好。缺点是置入分支支架后，主支支架难以到位和容易造成分支支架开口处变形。目前已经较少应用于药物支架的置入。

经典侧吻支架术的基本操作步骤如下：

（1）分别向两个分支送入 0.3556mm 的导丝至血管远端。

（2）预扩张主支分叉处和分支开口后，撤出球囊，保留导丝。

（3）送入分支支架，定位于分支开口处，支架近端突入主支血管腔内 1 ～ 2mm（见图 1-17A）。

（4）充分扩张分支支架后，撤出支架球囊和分支导丝，保留主支导丝（见图 1-17B）。

（5）送入主支支架并准确定位，充分扩张后撤出球囊（见图 1-17C、D）。

（6）通过主支支架网眼向分支送入 0.3556mm 的导丝至血管远端（见图 1-17E）。

（7）通过分支导丝将预扩张球囊送至分支开口处，对开口处主支支架网眼进行预扩张后，撤出球囊，保留导丝（见图 1-17F）。

（8）分别向主支和分支送入高压后扩张球囊，准确定位于分叉处后，同时充盈两个球囊进行高压后扩张（见图 1-17G）。

（9）先抽空位于分支开口的高压球囊，再抽空位于主支的内的高压球囊。

10. 依次退出高压球囊，保留导丝，造影评价即刻效果（见图 1-17H）。

（二）补救侧吻支架术

对于计划不置入分支支架的分叉病变，如果主支支架置入后分支发生继发性高度狭窄或闭塞，可以采用补救侧吻支架术（provisional T-stenting）来保证分支的安全。

补救侧吻支架术的基本操作步骤如下：

（1）分别向两个分支送入 0.3556mm 的导丝至血管远端。

（2）预扩张主支分叉处和分支开口后，撤出球囊，保留导丝。

（3）送入主支支架并准确定位，充分扩张后撤出支架球囊（见图 1–18A）。

（4）撤出被主支支架压迫的分支导丝，造影评价分支开口（见图 1–18B）。

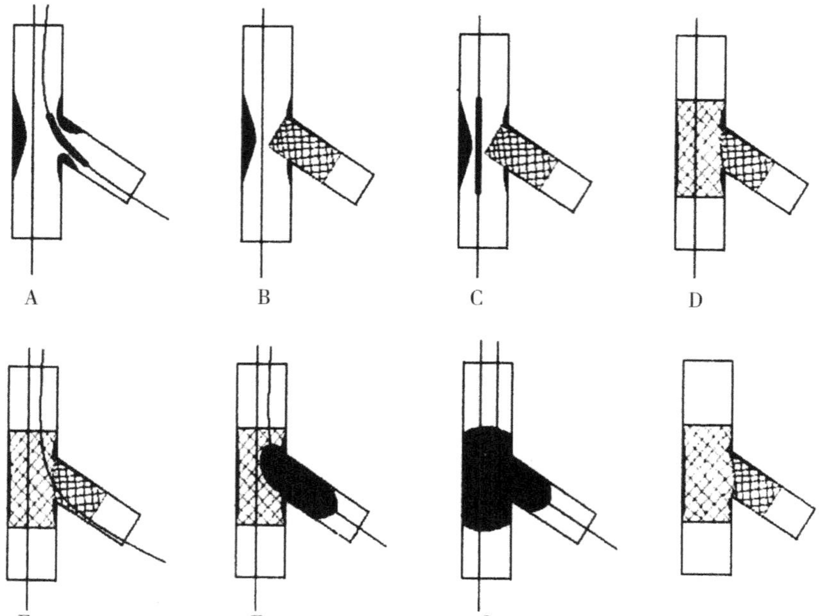

图 1–17 经典侧吻支架术主要操作过程

A. 送入分支支架，定位于分支开口处，支架近端突入主支血管腔内 1 ～ 2mm；B. 充分扩张分支支架后，撤出支架球囊和分支导丝，保留主支导丝；C、D. 送入主支支架并准确定位，充分扩张后撤出球囊；E. 通过主支支架网眼向分支送入 0.3556mm 的导丝至血管远端；F. 通过分支导丝将预扩张球囊送至分支开口处，对开口处主支支架网眼进行预扩张后，撤出球囊，保留导丝；G. 分别向主支和分支送入高压后扩张球囊，准确定位于分叉处后，同时充盈两个球囊进行高压后扩张；H. 造影评价即刻效果

（5）如果分支开口狭窄 70% 以上，通过主支支架网眼向分支送入 0.3556mm 的导丝至血管远端（见图 1–18C）。

（6）通过分支导丝将预扩张球囊送至分支开口处，对开口处主支支架网眼进行预扩张后，撤出球囊，保留导丝（见图 1–18D）。

（7）向分支开口处送入支架并准确定位后充分扩张；定位时尽量保证支架近端突入主支管腔内 1 ～ 2mm（见图 1–18E、F）。

（8）向主支送入高压后扩张球囊，准确定位于分叉处。

（9）对主支和分支球囊同时充盈进行高压后扩张（见图 1–18G）。

（10）先抽空位于分支开口的高压球囊，再抽空位于主支的内的高压球囊；依次退出高压球囊，保留导丝，造影评价即刻效果（见图 1–18H）。

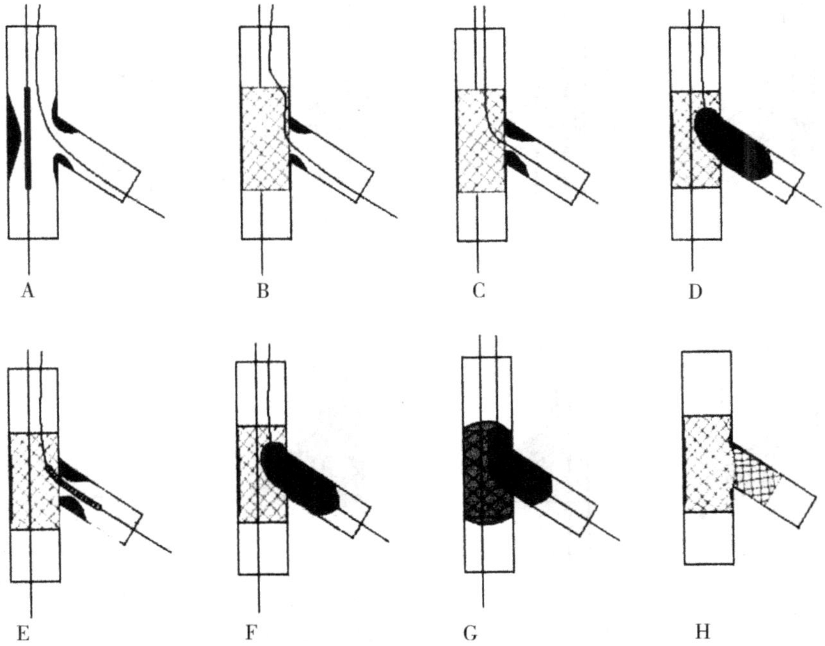

图 1-18　补救侧吻支架术主要操作过程

A. 送入主支支架并准确定位，充分扩张后撤出支架球囊；B. 撤出被主支支架压迫的分支导丝，造影评价分支开口；C. 通过主支支架网眼向分支送入 0.3556mm 的导丝至血管远端；D. 通过分支导丝将预扩张球囊送至分支开口处，对主支支架网眼进行预扩张后，撤出球囊，保留导丝；E、F. 向分支开口处送入支架并准确定位后充分扩张。定位时尽量保证支架近端突入主支管腔内 1 ~ 2mm；G. 对主支和分支球囊同时充盈进行高压后扩张；H. 依次退出高压球囊，保留导丝，造影评价即刻效果

（三）改良侧吻支架术

采用经典侧吻支架术操作时，在置入好分支支架后，主支支架有时很难再通过分叉部位，甚至需要对分支支架头端整形扩张后才能将主支支架送到位。改良侧吻支架术（modi-fied T-stenting）就是为了克服上述缺点而设计的，其具体操作步骤如下：

（1）分别向两个分支送入 0.3556mm 的导丝至血管远端。

（2）预扩张主支分叉处和分支开口后，撤出球囊，保留导丝。

（3）送入分支支架，定位于分支开口处，支架近端突入主支血管腔内 1 ~ 2mm（见图 1-19A）。

（4）送入主支支架，准确定位在分叉处（见图 1-19A）。

（5）充分扩张分支支架后，撤出支架球囊和分支导丝，保留主支导丝和支架（见图 1-19B）。

（6）充分扩张主支支架后，撤出支架球囊，保留导丝（见图 1-19C）。

（7）通过主支支架网眼向分支送入 0.0.3556mm 的导丝至血管远端（见图 1-19D）。

（8）通过分支导丝将预扩张球囊送至分支开口处，对开口处主支支架网眼进行预扩张后，撤出球囊，保留导丝（见图 1-19E）。

（9）分别向主支和分支送入高压后扩张球囊，准确定位于分叉处后，同时充盈两个球囊进行高压后扩张（见图 1-19F）。

（10）先抽空位于分支开口的高压球囊，再抽空位于主支的内的高压球囊。

（11）依次退出高压球囊，保留导丝，造影评价即刻效果（见图 1-19G、H）。

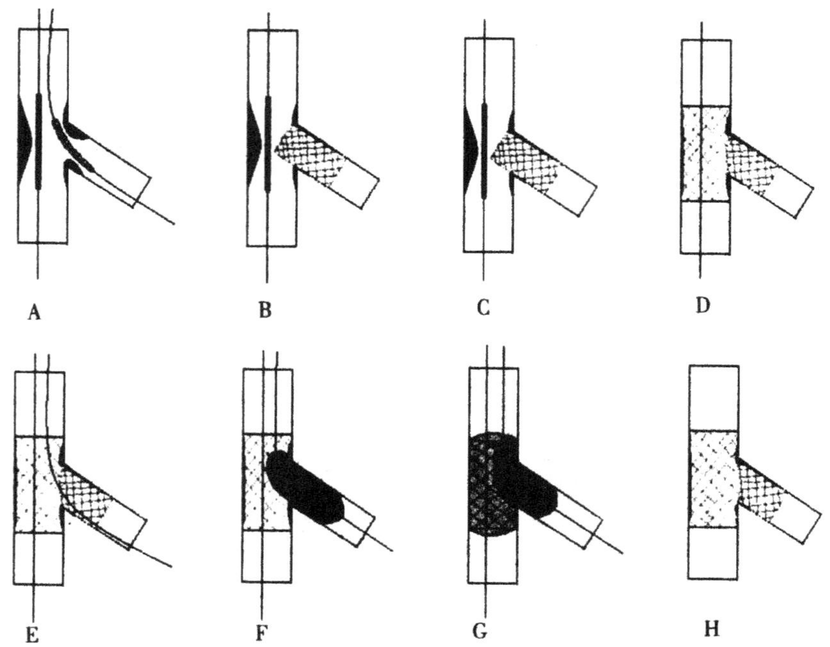

图 1-19　改良侧吻支架术主要操作过程

A. 送入分支支架，定位于分支开口处，支架近端突入主支血管腔内 1 ~ 2mm，送入主支支架，准确定位在分叉处；B. 充分扩张分支支架后，撤出支架球囊和分支导丝，保留主支导丝和支架；C. 充分扩张主支支架后，撤出支架球囊，保留导丝；D. 通过主支支架网眼向分支送入 0.3556mm 的导丝至血管远端；E. 通过分支导丝将预扩张球囊送至分支开口处，对主支支架网眼进行预扩张后，撤出球囊，保留导丝；F. 分别向主支和分支送入高压后扩张球囊，准确定位于分叉处后，同时充盈两个球囊进行高压后扩张；G. 依次退出高压球囊，保留导丝；H- 造影评价即刻效果

三、挤压支架术

在金属裸支架时代，为了完全覆盖分叉部位的病变，减少区域丢失，在侧吻支架技术的基础上，进一步设计了挤压支架术（crush stenting）。其主要原理是在置入分支支架时，将支架近段直接定位在主支血管内 5mm 左右，完全扩张后，再以主支内的支架或球囊将露出分支开口的分支支架头端挤压到主支血管壁上，最后通过双球囊对吻扩张对分叉部位进行整形。该方法的优点是分叉部位的病变组织覆盖完全，即刻效果好，缺点是分叉部位的金属成分多，有时导丝再次进入被挤压的分支支架困难，术后再狭窄率较高。根据挤压分支支架的方法和时机不同，可以分为经典挤压支架术（standard crush stenting）、微型挤压支架术（mlm-crush stenting）、补救挤压支架术（provisional crush stenting）、球囊挤压支架术（bal-loon crush stenting）、对吻挤压支架术（kissing crush stenting）。

（一）经典挤压支架术

由于需要向分叉病变部位同时送入两枚支架，因此在开始操作前，尽量选用 7F 以上的指引导管。为了完成精细的定位操作，指引导管需要有较好的支撑力或后座力。为了两枚支架定位操作顺利和保证定位期间的前向血流，应尽可能对病变进行较为充分的预扩张。其主要操作步骤如下：

（1）选择 7F 以上有较强支撑力的指引导管，调整头端与血管开口良好同轴且保持稳定。

（2）分别向主支和分支送入 0.3556mm 的指引导丝，避免相互交叉。

（3）分别对主支和分支病变进行较为充分的预扩张后，撤出球囊，保留导丝。

（4）将主支和分支支架分别送达分叉病变部位（见图 1-20A）。

（5）调整主支支架位置，使其能够完全覆盖分叉前后的病变组织。

（6）在保持主支支架位置稳定的前提下，调整分支支架位置，使其完全覆盖分支开口病变．同时头端进入主支腔内与主支支架重叠 5mm 左右。

（7）造影确认两个支架位置正确后，充分扩张分支支架，保持主支支架在位（见图 1-20B）。

（8）撤出分支支架球囊和导丝后，再次确认主支支架位置正确（见图 1-20B）。

（9）充分扩张主支支架，将分支支架头端完全挤压至分支开口上端的主支血管壁内，撤出主支支架球囊（见图 1-20C）。

（10）将分支导丝送至分支开口处，通过主支支架网眼和受到挤压的分支支架头端进入分支远端（见图 1-20D）。

（11）通过分支导丝对分支开口处的主支支架和分支支架网眼进行充分预扩张后，撤出球囊（见图 1-20E）。

（12）根据主支和分支血管参考直径选择两个高压球囊送至分叉病变部位，准确定位后进行高压对吻扩张（见图 1-20F）。

（13）先抽空分支球囊，再抽空主支球囊。

（14）先撤出分支球囊，再撤出主支球囊。

（15）造影评价即刻效果，必要时以 IVUS 或 OCT 检查支架置入质量（见图 1-20G）。

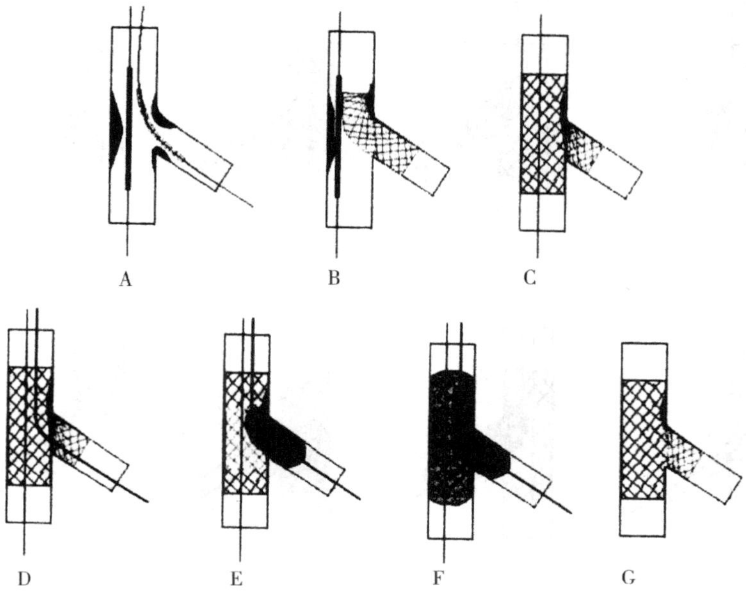

图 1-20　经典挤压支架术主要操作过程

A. 将主支和分支支架分别送达分叉病变部位；B. 造影确认两个支架位置正确后，充分扩张分支支架，保持主支支架在位；C. 充分扩张主支支架，将分支支架头端完全挤压至分支开口上端的主支血管壁内，撤出主支球囊；D. 将分支导丝送至分支开口处，通过主支支架网眼和受到挤压的分支支架头端进入分支远端；E. 通过分支导丝对分支开口处的主支支架和分支支架网眼进行充分预扩张后，撤出球囊；F. 根据主支和分支血管参考直径选择两个高压球囊送至分叉病变部位，准确定位后进行高压对吻扩张；G. 造影评价即刻效果

（二）微型挤压支架术

微型挤压支架术的基本原理和操作方法都与经典挤压支架术相同，所不同的是在定位分支支架时，其头端进入主支血管腔内较少，在 1 ~ 2mm 左右，分支支架头端在主支内受到挤压的长度介于经典侧吻支架术和经典挤压支架术之间。其主要目的是在保证完全覆盖病变、防止区域丢失的前提下，尽量减少分支支架受挤压的长度，进而减少分叉部位的金属成分，降低术后再狭窄和血栓形成的风险。

（三）补救挤压支架术

补救挤压支架术主要用于在置入好主支支架后，较大的分支血管开口原有病变因斑块移位而加重或者新出现了 70% 以上的继发性病变，需要补救性置入分支支架进行处理的情况。其主要操作原理和方法与经典挤压支架术基本相同，所不同的是主支支架已经置入好，需要通过主支支架网眼向分支开口置入分支支架。其主要难点是在以主支球囊挤压分支支架后，分支导丝难以再次通过主支和分支支架网眼进入分支远端，造成对吻扩张失败。其主要操作步骤如下：

（1）经主支支架网眼将 0.3556mm 导丝送至分支远端（见图 1–21A）。
（2）对分支开口处的主支支架网眼进行充分预扩张后，撤出球囊（见图 1–21B）。
（3）在分叉处主支支架内置入保护球囊，并指导分支支架定位（见图 1–21C）。
（4）送入分支支架并仔细定位，充分扩张后撤出分支球囊和导丝（见图 1–21D）。
（5）扩张主支球囊挤压分支支架近端和对主支支架整形后，撤出主支球囊（见图 1–21E）。
（6）经主支支架网眼和受挤压的分支支架头端网眼送入分支导丝到达其远端（见图 1–21E）。
（7）对分支开口进行充分预扩张后撤出球囊，有时需要从小到大换用多个球囊（见图 1–21F）。
（8）向主支和分支分别送入高压球囊，对分叉处进行对吻扩张整形（见图 1–21G）。
（9）先抽空分支球囊，再抽空主支球囊。
（10）先撤出分支球囊，再撤出主支球囊。
（11）造影评价即刻效果，必要时以 IVUS 或 OCT 评价分叉处支架置入质量（见图 1–21H）。

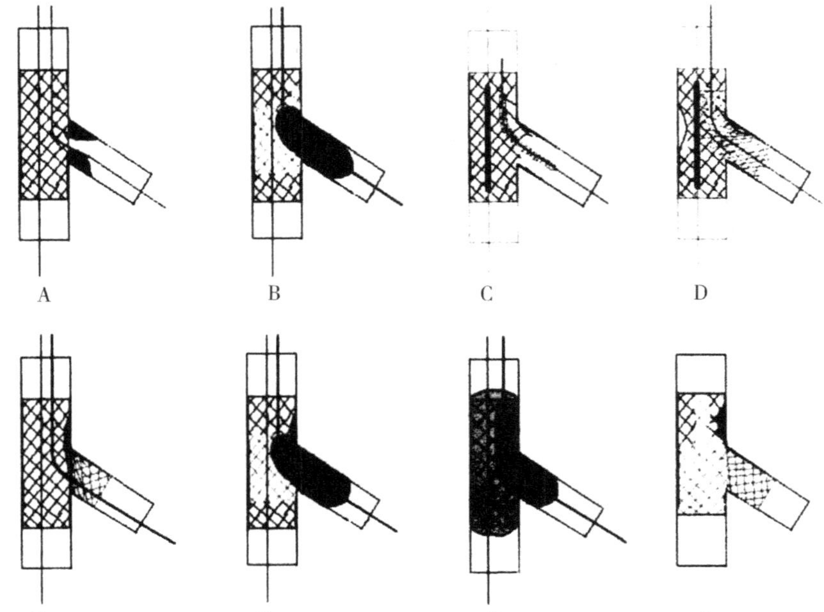

图 1–21　补救挤压支架术主要操作过程

A. 经主支支架网眼将 0.3556mm 导丝送至分支远端；B. 对分支开口处的主支支架网眼进行充分预扩张后，撤出球囊；C、D. 在分叉处主支支架内置入保护球囊，送入分支支架并仔细定位，充分扩张后撤出分支球囊和导丝；E. 扩张主支球囊挤压分支支架近端和对主支支架整形后，撤出主支球囊，经主支支架网眼和受挤压的分支支架头端网眼送入分支导丝到达其远端；F. 对分支开口进行充分预扩张后撤出球囊；G. 向主支和分支分别送入高压球囊，对分叉处进行对吻扩张整形；H. 造影评价即刻效果

（四）球囊挤压支架术

球囊挤压支架术的基本原理和主要操作步骤与经典挤压支架术基本相同，所不同的只是在分支支架到位后，向主支送入挤压扩张球囊，而不是主支支架，其主要目的是保证分支支架准确定位、保护分支支架在充分扩张前不受到损伤、便于在主支支架扩张前先扩张分支支架网眼，为成功进行最终对吻扩张奠定基础。该方法的缺点是操作较复杂，分支导丝和球囊通过多个支架网眼再次进入分支有时较困难. 球囊挤压支架术的主要操作步骤如下：

（1）分别向主支和分支送入 0.3556mm 导丝到达血管远端。
（2）预扩张主支和分支病变后撤出球囊，保留导丝。
（3）向主支送入挤压扩张球囊，定位于分叉处后，向分支送入支架（见图 1–22A）。
（4）准确定位分支支架，充分扩张后撤出球囊和导丝（见图 1–22B）。
（5）扩张主支球囊，挤压分支支架位于主支内的头端部分（见图 1–22C）。

（6）撤出主支球囊，将分支导丝通过受到挤压的分支支架网眼进入分支到达远端（见图 1–22D）。

（7）以预扩张球囊扩张分支开口，为最终双球囊对吻扩张做准备（见图 1–22E）。

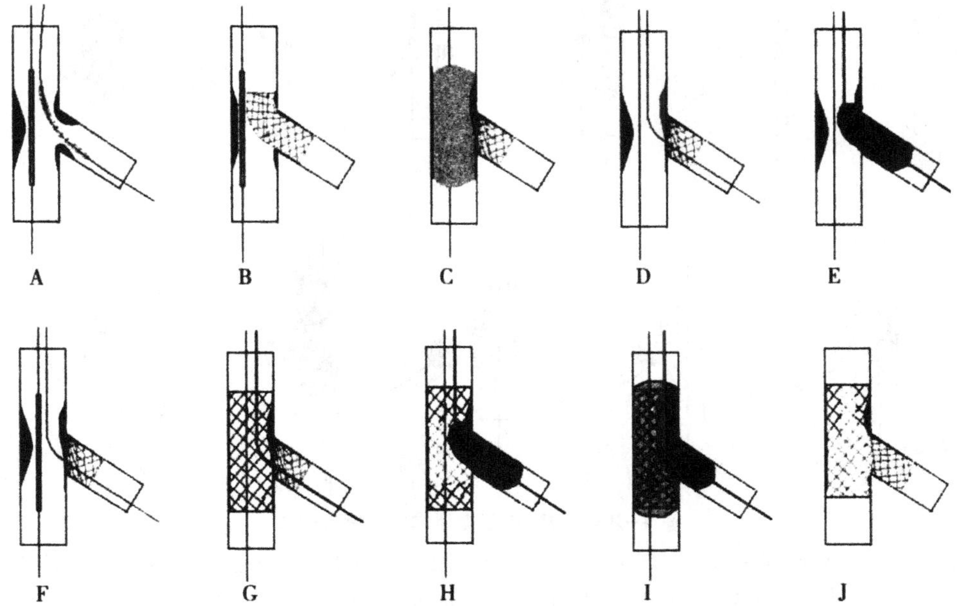

图 1–22　球囊挤压支架术主要操作过程

A. 向主支送入挤压扩张球囊，定位于分叉处后，向分支送入支架；B. 准确定位分支支架，充分扩张后撤出球囊和导丝；C. 扩张主支球囊，挤压分支支架位于主支内的头端部分；D. 撤出主支球囊，将分支导丝通过受到挤压的分支支架网眼进入分支到达远端；E. 以预扩张球囊扩张分支开口；F. 撤出分支球囊和导丝，送入主支支架到达分叉处准确定位；C. 充分扩张主支支架后，撤出球囊，将分支导丝再次通过主支和分支支架网眼送入分支并到达远端；H. 再次通过支架网眼扩张分支开口；I. 送入主支球囊，对分叉后病变处进行高压对吻扩张整形；J. 造影评价即刻效果

（8）撤出分支球囊和导丝，送入主支支架到达分叉处准确定位（见图 1–22F）。

（9）充分扩张主支支架后，撤出球囊。

（10）将分支导丝再次通过主支和分支支架网眼送入分支并到达远端（见图 1–22G）。

（11）再次通过支架网眼扩张分支开口（见图 1–22H）。

（12）送入主支球囊，对分叉后病变处进行高压对吻扩张整形（见图 1–22I）。

（13）先抽空分支球囊，再抽空主支球囊。

（14）先撤出分支球囊，再撤出主支球囊。

（15）造影评价即刻效果，必要时以 IVUS 或 OCT 评价分叉处支架置入质量（见图 1–22J）。

（五）对吻挤压支架术

对吻挤压支架术的基本操作过程相同，所不同的是主支球囊挤压分支支架后，对分叉处先进行对吻扩张整形，然后在置入主支支架。其优点是能够保证在主支支架扩张后，导丝能够顺利进入达分支血管并安全到达远端。其主要操作过程和步骤如下：

（1）分别向主支和分支送入 0.3556mm 导丝到达血管远端。

（2）预扩张主支和分支病变后撤出球囊，保留导丝。

（3）向主支送入球囊，定位于分叉处后，向分支送入支架（见图 1–23A）。

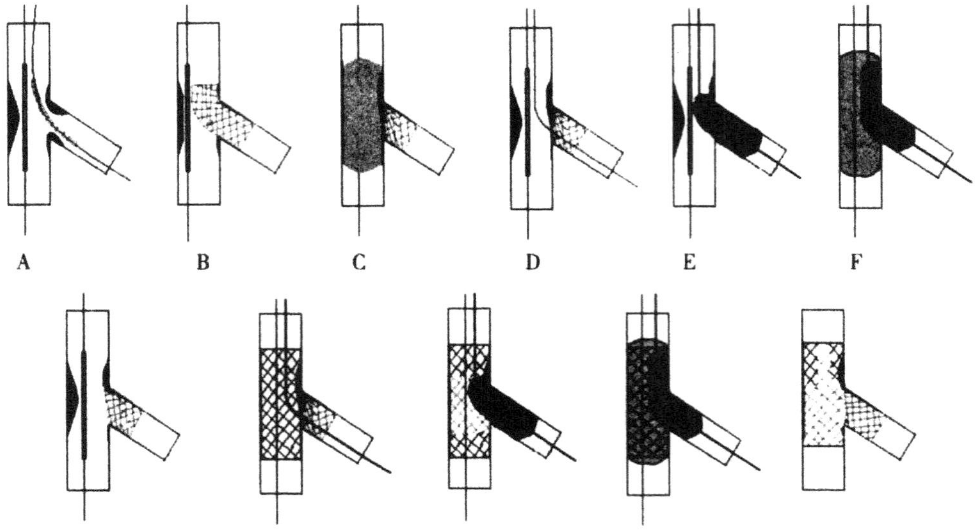

图 1-23 对吻挤压支架术主要操作过程

A. 向主支送入球囊，定位于分叉处后，向分支送入支架；B. 准确定位分支支架，充分扩张后撤出球囊和导丝；C. 扩张主支球囊，挤压分支支架位于主支内的头端部分；D. 将分支导丝通过受到挤压的分支支架网眼进入分支到达远端；E. 以预扩张球囊扩张分支开口，为最终双球囊对吻扩张做准备；F. 同时扩张主支和分支球囊，对分叉处进行对吻扩张整形；G. 将主支支架送至分叉处准确定位；H. 将分支导丝再次通过主支和分支支架网眼送入分支并到达远端；I. 再次通过支架网眼扩张分支开口；J. 再次同时送张主支和分支球囊，对分叉后病变处进行最终高压对吻扩张整形；K. 造影评价即刻效果

（4）准确定位分支支架，充分扩张后撤出球囊和导丝（见图 1-23B）。

（5）扩张主支球囊，挤压分支支架位于主支内的头端部分（见图 1-23C）。

（6）将分支导丝通过受到挤压的分支支架网眼进入分支到达远端（见图 1-23D）。

（7）以预扩张球囊扩张分支开口，为最终双球囊对吻扩张做准备（见图 1-23E）。

（8）同时扩张主支和分支球囊，对分叉处进行对吻扩张整形（见图 1-23F）。

（9）先撤出分支球囊和导丝，再撤出主支球囊。

（10）将主支支架送至分叉处准确定位（见图 1-23G）。

（11）充分扩张主支支架后，撤出球囊。

（12）将分支导丝再次通过主支和分支支架网眼送入分支并到达远端，再次通过支架网眼扩张分支开口（见图 1-23H、I）。

（13）再次同时送张主支和分支球囊，对分叉后病变处进行最终高压对吻扩张整形（见图 1-23J）。

（14）先抽空分支球囊，再抽空主支球囊。

（15）先撤出分支球囊，再撤出主支球囊。

（16）造影评价即刻效果，必要时以 IVUS 或 OCT 评价分叉处支架置入质量（见图 1-23K）。

四、贯穿支架术

设计贯穿支架术（culotte stenting）的主要目的是为了在分支支架受到挤压和变形后，导丝和球囊能够再次顺利进入分支血管。根据分支支架置入的时机和过程，可以进一步分类为经典贯穿支架术（standard culotte stenting）和补救贯穿支架术（provisional culottestenting），其具体操作步骤如下：

（一）经典贯穿支架术

（1）分别向主支和分支送入 0.3556mm 导丝到达血管远端。

（2）预扩张主支和分支病变后撤出球囊和主支导丝，保留分支导丝。

（3）向分支送入支架，保证支架近端位于主支内 10mm 以上（见图 1–24A）。
（4）充分扩张分支支架后，经支架网眼送入主支导丝到达血管远端（见图 1–24B、C）。
（5）撤出分支导丝，扩张位于主支内的分支支架网眼后，撤出扩张球囊（见图 1–24D、E）。
（6）送入主支支架，准确定位于分叉处后扩张支架（见图 1–24F、G）。
（7）撤出球囊，经主支支架网眼送入分支导丝到达血管远端（见图 1–24H）。
（8）经主支支架网眼扩张分支开口（见图 1–24I）。
（9）送入主支高压球囊，定位于分叉处。
（10）同时扩张主支和分支球囊，对分叉处进行高压对吻扩张整形（见图 1–24J）。
（11）先抽空分支球囊，再抽空主支球囊。
（12）先撤出分支球囊，再撤出主支球囊。
（13）造影评价即刻效果，必要时以 IVUS 或 OCT 评价分叉处支架置入质量（见图 1–24K）。

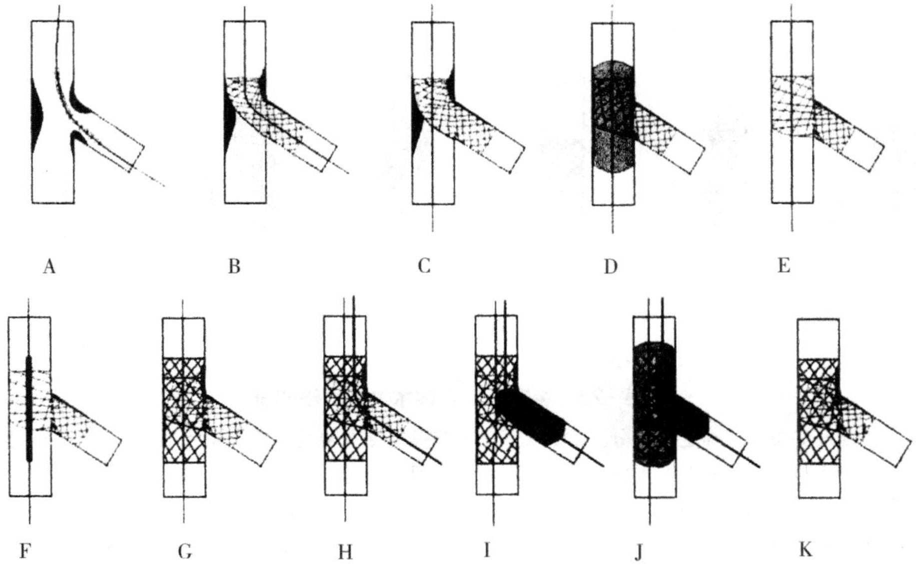

图 1–24　经典贯穿支架术主要操作过程

A. 向分支送入支架，保证支架近端位于主支内 10mm 以上；B、C. 充分扩张分支支架后，经支架网眼送入主支导丝到达血管远端；D、E. 撤出分支导丝，扩张位于主支内的分支支架网眼后，撤出扩张球囊；F、G. 送入主支支架，准确定位于分叉处后扩张支架；H. 撤出球囊，经主支支架网眼送入分支导丝到达血管远端；I. 经主支支架网眼扩张分支开口；J. 同时扩张主支和分支球囊，对分叉处进行高压对吻扩张整形；K. 造影评价即刻效果

（二）补救贯穿支架术

（1）分别向主支和分支送入 0.3556mm 导丝到达血管远端。
（2）预扩张主支和分支病变后撤出球囊和分支导丝，保留主支导丝。
（3）向主支送入支架，准确定位于分叉处（见图 1–25A）。
（4）充分扩张主支支架后，经支架网眼送入分支导丝到达血管远端（见图 1–25B）。
（5）经主支支架网眼扩张分支开口后，撤出扩张球囊（见图 1–25C）。
（6）送入分支支架定位于分叉处，同时保证支架近端位于主支内 10mm 以上（见图 1–25D）。
（7）撤出主支导丝，充分扩张分支支架（见图 1–25E）。
（8）通过位于主支内的分支支架网眼再次送入主支导丝并到达血管远端（见图 1–25F）。
（9）撤出分支导丝，经主支导丝扩张分支支架近端，打通主支管腔（见图 1–25G）。
（10）再次送入分支导丝并到达血管远端（见图 1–25H）。
（11）经分支导丝送入球囊，充分扩张分支开口（见图 1–25I）。

（12）经主支导丝送入高压球囊，定位于分叉处。

（13）同时扩张主支和分支球囊，对分叉处进行高压对吻扩张整形（见图 1–25J）。

（14）先抽空分支球囊，再抽空主支球囊。

（15）先撤出分支球囊，再撤出主支球囊。

（16）造影评价即刻效果，必要时以 IVUS 或 OCT 评价分叉处支架置入质量（见图 1–25K）。

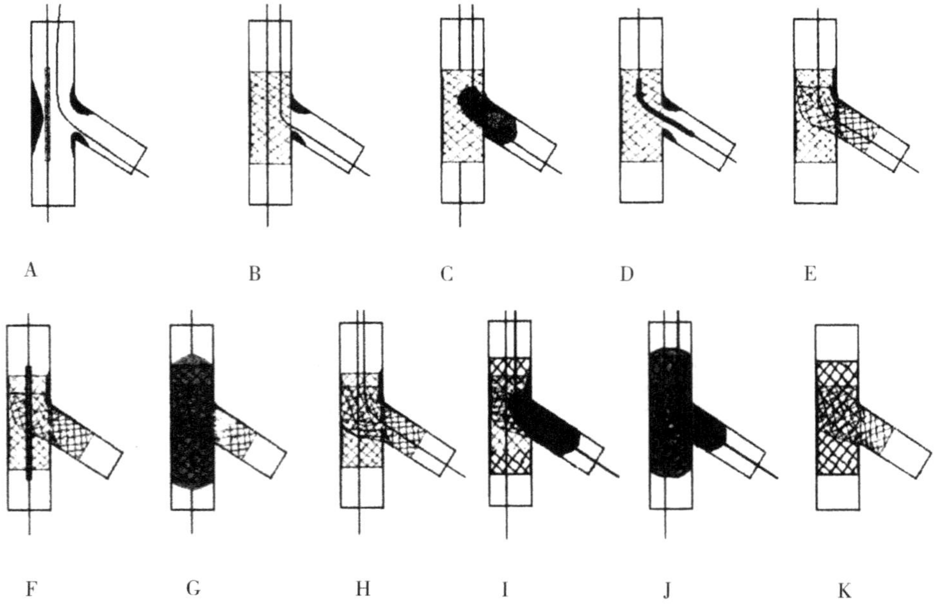

图 1–25　补救贯穿支架术主要操作过程

A. 向主支送入支架，准确定位于分叉处；B. 充分扩张主支支架后，经支架网眼送入分支导丝到达血管远端；C. 经主支支架网眼扩张分支开口后，撤出扩张球囊；D. 送入分支支架定位于分叉处，同时保证支架近端位于主支内 10mm 以上；E. 撤出主支导丝，充分扩张分支支架；F. 通过位于主支内的分支支架网眼再次送入主支导丝并到达血管远端；G. 撤出分支导丝，经主支导丝扩张分支支架近端，打通主支管腔；H. 再次送入分支导丝并到达血管远端；1. 经分支导丝送入球囊，充分扩张分支开口；J. 同时扩张主支和分支球囊，对分叉处进行高压对吻扩张整形；k. 造影评价即刻效果

五、对吻支架术

对吻支架术（kissing stenting）一般应用于主支和分支都比较粗大且两个分支直径接近相等的分叉病变，根据两个支架头端接触的程度，可以进一步分为 Y 形对吻支架术和 V 形对吻支架术。其具体操作步骤如下：

（一）Y 形对吻支架术（Y stenting）

（1）分别向两个大分支送入导丝并到达血管远端（见图 1–26A）。

（2）对分叉病变进行预扩张后撤出球囊，保留导丝。

（3）分别向两个大分支送入支架，使两个支架的远端覆盖各自的病变，近端在粗大的主支内平行排列（见图 1–26B）。

（4）同时以相同压力扩张两个支架，在主支的中央形成由两层支架组成的金属中脊（见图 1–26C）。

（5）同时抽空两个支架球囊并撤出分叉处。

（6）造影评价即刻效果，必要时以 IVUS 或 OCT 评价分叉处支架置入质量（见图 1–26D）。

（二）V 形对吻支架术（V stenting）

（1）分别向两个大分支送入导丝并到达血管远端（见图 1–27A）。

（2）对分叉病变进行预扩张后撤出球囊，保留导丝。

（3）分别向两个大分支送入支架，使两个支架的远端覆盖各自的病变，近端位于各自的分叉开口处；

同时以相同压力扩张两个支架（见图 1–27B）。

（4）同时抽空两个支架球囊并撤出分叉处。

（5）造影评价即刻效果，必要时以 IVUS 或 OCT 评价分叉处支架置入质量（见图 1–27C）。

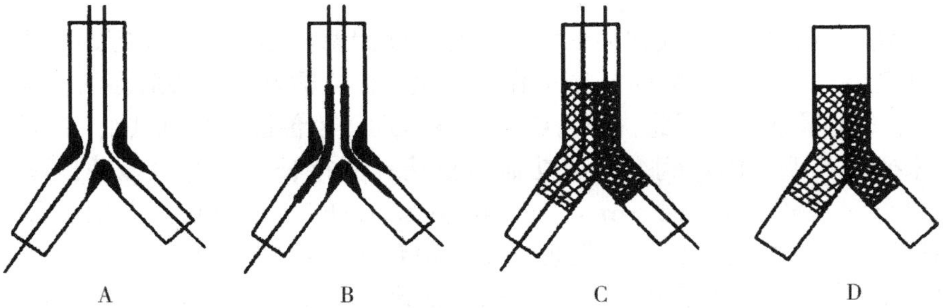

图 1–26　Y 形对吻支架术主要操作过程

A. 分别向两个大分支送入导丝并到达血管远端；B. 分别向两个大分支送入支架，使两个支架的远端覆盖各自的病变，近端在粗大的主支内平行排列；C. 同时以相同压力扩张两个支架，在主支的中央形成由两层支架组成的金属中脊；D. 造影评价即刻效果，必要时以 IVUS 或 OCT 评价分叉处支架置入质量

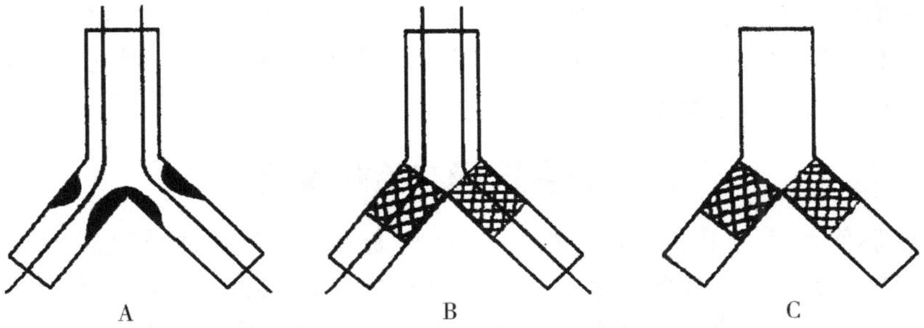

图 1–27　V 形对吻支架术主要操作过程

A. 分别向两个大分支送入导丝并到达血管远端；B. 分别向两个大分支送入支架，使两个支架的远端覆盖各自的病变，近端位于各自的分叉开口处；同时以相同压力扩张两个支架；C. 造影评价即刻效果

第九节　慢性完全闭塞病变的支架置入术

冠状动脉慢性完全闭塞（chronic total occlusions，CTO）病变约占全部冠状动脉造影的 1/3，但接受经皮冠状动脉介入治疗（percutaneous coronary intervention，PCI）者少于 8%，占全部 PCI 病例的 10% ~ 20%。CTO 病变接受 PCI 比例偏低的主要原因是技术上存在难点，文献报道即刻成功率多在 50% ~ 80%，平均仅约 65%，远低于其他病变 PCI，且其术后再闭塞和再狭窄发生率高。CTO 病变 PCI 成功后可缓解心绞痛症状、改善左室功能、提高远期生存率，但 PCI 失败或术后发生再闭塞者长期预后较差。虽然近年来随着 CTO 专用器械的研发、推广及术者经验水平的提高使 CTO 病变 PCI 的总体成功率有所提高，但 CTO 仍被认为是目前 PCI 领域最大的障碍和挑战。

一、定义

CTO 的定义主要包括闭塞时间和闭塞程度两个要素。闭塞时间可由冠状动脉造影证实，如缺乏既往造影资料则常根据可能造成闭塞的临床事件推断，如急性心肌梗死、突发或加重的心绞痛症状且心电图改变与闭塞部位一致等，但部分患者闭塞时间的判断并不十分肯定。以往文献关于 CTO 闭塞时间的定义差异较大，范围从大于 2 周到小于 3 个月不等，由于闭塞时间小于 3 个月的病变 PCI 成功率较高，因此 CTO 闭塞时间的定义不统一可影响临床研究结果。2005 年在美国《循环》杂志发表的“CTO 经皮介入治疗共识”建议闭塞时间大于 3 个月方可称为“慢性”，以此作为目前临床诊断的统一标准，有利于对 CTO 临床研究结果进行对比。根据冠状动脉造影结果将 CTO 闭塞程度分为前向血流 TIMI 0 级的绝对性 CTO（真性完全闭塞）和 TIMI 血流 1 级的功能性 CTO，后者尽管有微量造影剂的前向性充盈，但闭塞管腔的微量灌注血流实际上缺乏供血功能。

二、CTO 病变 PCI 的依据

绝大多数 CTO 病变都存在同向或逆向的侧支循环，使闭塞段远端保持一定的血供，但是，即使侧支循环建立充分也仅相当于功能上 90% 狭窄的血管，这些侧支循环维持心肌存活，但在心肌需氧增加时仍产生临床症状，如心绞痛等。因此，开通 CTO 病变有助于改善远端心肌供血，缓解心肌缺血症状。

此外，有临床研究表明，CTO 病变行成功血运重建并保持长期开通可显著提高左室功能、降低远期死亡率并减少外科搭桥（coronary artery bypass graft，CABG）的需要。美国中部心脏研究所对连续 2007 例 CTO 病例 PCI 结果进行分析，发现 PCI 成功者住院期间主要不良心脏事件（major adverse cardiac events，MACE）发生率低于 PCI 失败者（3.2% 比 5.4%，P=0.02），且其 10 年存活率远高于 PCI 失败者（73.5% 比 65.0%，P=0.001）。英国哥伦比亚心脏注册研究中，共对 1458 例 CTO 病变患者行 PCI，随访 7 年 PCI 成功者死亡风险较失败者降低 56%。前瞻性的 TOAST-GISE 研究对 369 例患者的 390 处 CTO 靶病变行 PCI，1 年随访结果表明，PCI 成功者心性死亡和心肌梗死发生率（1.1% 比 7.2%，P=0.005）和 CABG 的比例（2.5% 比 15.7%，P<0.0001）均显著低于 PCI 失败者。荷兰胸科医院报道对 10 年间 874 例 CTO-PCI 病例进行随访，结果表明，PCI 成功者 5 年存活率（93.5% 比 88.0%，P=0.02）及无 MACE 存活率（63.7% 比 41.7%，P<0.0001）均显著高于未成功者。因此，对 CTO 病变行 PCI 可使患者长期获益，具有较大的临床意义。

三、患者选择与治疗策略

并非所有的 CTO 病例都适合 PCI 治疗。由于 CTO 病变实施 PCI 技术难度较大，成功率较低，应结合患者临床及造影特点，如年龄、症状严重程度、合并疾病（糖尿病、肾功能不全等）、全身重要脏器功能状况、造影所见病变复杂程度、左室射血分数、是否存在瓣膜性心脏病等因素，充分权衡获益 / 风险比，选择合适的病例进行 PCI。

CTO 病变实施 PCI 的主要指征如下：①有心绞痛症状或无创性检查存在大面积心肌缺血的证据，CTO 远端侧支血管直径≥ 2.5mm，长度≥ 30mm；② CTO 病变侧支循环较好；③闭塞血管供血区存在存活心肌；④术者根据经验、临床及影像特点判断成功可能性较大（60% 以上）且预计严重并发症发生率较低。

对单支血管 CTO，如存在心绞痛且影像学提示成功概率较高者可优先考虑行 PCI，如临床存在活动受限，即使影像学提示成功概率不高也可尝试行 PCI。如患者为多支病变且伴有一支或多支血管 CTO，尤其存在左主干、前降支 CTO 病变、复杂三支病变伴肾功能不全或糖尿病、多支血管 CTO 等预计成功率不高者，应慎重考虑 PCI 或 CABG 何者更为合适。原则上应先对引起心绞痛或局部心肌运动障碍的罪犯 CTO 病变血管行 PCI，如手术时间过长，患者不能耐受，可仅对罪犯血管或主要供血血管行部分血运重建 PCI，其后对其他病变血管行择期 PCI 达到完全血运重建；经较长时间 PCI 手术仍未成功或预计成功率不高时可转行 CABG。

四、PCI 成功率及其影响因素

受术者经验、器械选择、操作技术、CTO 定义不同及病例选择等因素影响，文献报道 CTO 病变 PCI 的成功率差异较大，在 55% ~ 90%，平均约 65%。近 5 年来，随着术者经验、技术水平的不断提高以及新器械的研发，CTO 病变 PCI 成功率有增高趋势，尤其一些经验丰富的术者个人成功率可达到 80% ~ 90%，甚至更高，但总体水平仍远低于非闭塞病变 PCI。在所有的失败病例中，导丝不能通过 CTO 病变是最主要的原因，占 80% ~ 89%，其次为球囊不能通过病变，占 9% ~ 15%，球囊不能扩张病变占失败总例数的 2% ~ 5%。

CTO 病变特征与 PCI 成功率密切相关，以往文献报道下列因素是导致 PCI 失败的预测因素：①闭塞时间长，尤其大于 1 年者；②闭塞段长度大于 15mm；③残端呈截然闭塞状；④闭塞段起始处存在分支血管；⑤闭塞段或其近端血管严重迂曲；⑥严重钙化病变；⑦血管开口处病变；⑧远端血管无显影；⑨近端血管严重狭窄；⑩存在桥侧支（见图 1–28）。有学者根据临床经验总结的 CTO 病变特征难度分型详见表 1–4，可用以预测 CTO 病变 PCI 成功率。

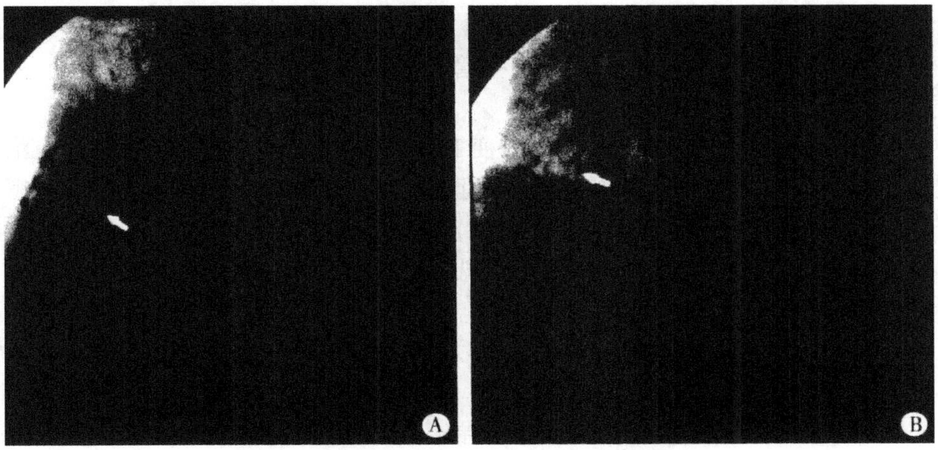

图 1–28　复杂 CTO 病变

A. RCA 中段 CTO，残端呈截然闭塞，附近有分支血管开口，近端血管多处严重狭窄；B. RCA 中段 CTO，伴大量桥侧支

表 1–4　CTO 病变特征难度分型

	简单	中等	复杂
闭塞时间	3 ~ 12 个月	1 ~ 3 年	≥ 3 年
运端 TIMI 血流	1 级	0 ~ 1 级	0 级
闭塞端形态	长鼠尾状	短鼠尾状	齐头
闭塞段长度	≤ 15mm	15 ~ 30mm	>30mm
桥侧支	无	无或微量	少量到大量
近端迂曲或钙化	无	轻度	中到重度
首次 PCI	成功	首次失败无假腔	失败并出现假腔
病变处分支	无	不需要保护或易保护分支	多个需保护或不易保护分支
病变部分	近段	近中段	口部或远段
病变血管	前降支	小夹角旋支	大夹角旋支或右冠
再狭窄病变	否	是，次全闭塞	是，完全闭塞
冠状动脉开口	正常	轻度畸形或狭窄	严重畸形或狭窄
外周血管	基本正常	轻度狭窄迂曲	严重狭窄迂曲
有无同侧、对侧侧支	完好	少量	无或极少量
CTO 近端血管	基本正常	轻度狭窄	多处严重弥漫性狭窄
其他狭窄或闭塞冠状动脉	无	其他冠状动脉有狭窄	其他冠状动脉有闭塞病变
病变段钙化	无	轻至中度	重度

五、通过闭塞段的技巧

CTO 病变 PCI 失败最主要的原因是导丝或球囊不能通过闭塞段，约占全部失败病例的 90% 以上。除术者的手法和经验外，适当选择器械、合理应用特殊技术有助于提高导丝 / 球囊通过闭塞段的成功率。

（一）器械选择

1. 指引导管

原则上应选择强支撑力的指引导管，如 XB、EBU、Amplaz 等，必要时选用双层套接指引导管（如 5F 指引导管套在 6F 或 7F 指引导管腔内的“子母型”指引导管）。左前降支（left anterior descending,

LAD）病变首选 Voda、左 XB、EBU，支持力不够时可选左 Amplatz；左回旋支病变首选左 Amplatz、XB、EBU，主动脉根部扩张或 JL4.0 顶端指向 LAD 则选 JL5.0、EBU；右冠状动脉（right coronary artery，RCA）病变首选右 XB、EBU 或左、右 Amplatz。对较简单的 CTO 病变，指引导管的外径以 6F 或 7F 为宜，可防止导丝远端受阻时在较大指引导管腔内拱起，而且远端较细的指引导管有利于在必要时深插入冠状动脉内以便增加主动支持力。对病变复杂、需要较强支撑或需要在同一指引导管内插入双套球囊或支架导管时，应选用 7F 或 8F 外径指引导管。

2. 指引导丝

指引导丝（简称导丝）的选择是影响 CTO 病变 PCI 成败的关键。理想的 CTO 介入治疗导丝应具有一定硬度，在阻塞段中可被灵活旋转，不易进入内膜下，易穿过 CTO 病变两端的纤维帽，但目前尚无任何一种用于 CTO 完美无缺的导丝。影响导丝性能的主要特征包括硬度、头端形状、涂层性质等（详见表 1-5），不同材质和结构的导丝在 PCI 术中表现出的扭矩反应、触觉感受、推进力、支持力、可操控性、尖端塑形和记忆能力也大相径庭。

硬度越大的导丝越容易穿透坚硬病变，但并非所有病变都需选用硬导丝，有些简单 CTO 甚至采用较软导丝即可开通。初学者通常首选中等硬度导丝，失败后可渐次提高导丝硬度，技术熟练者可首选较硬导丝或在中等硬度导丝失败后直接选用硬或超硬导丝，以节省手术时间和减少器材消耗。

表 1-5　CTO 病变 PCI 常用指引导丝的特征

制造商	导丝商品名	头端特征			
		形状	直径（in）	涂层	硬度（g）
Guidant	Cross IT 100 ~ 400	锥形	0.010	非亲水	2 ~ 6
	Whisper	平头	0.014	亲水	1
	Pilot 50 ~ 200	平头	0.014	亲水	2 ~ 6
BSC	Choice PT	平头	0.014	亲水	2
	PT Graphix Int/PT2 MS	平头	0.014	亲水	3 ~ 4
Cordis	Shinobi/Shinobi Plus	平头	0.014	亲水	2，4
Terumo	Miracle 3 ~ 12	平头	0.014	亲水	2
Asahi	Conquest/Conquest Pro	平头	0.009	非亲水	3 ~ 12
	Conquest/Conquest Pro	锥形	0.009	非亲水 *	9 ~ 12

注：*Conquest Pro 头端 1mm 为非亲水涂层，其余部分为亲水涂层。

亲水涂层导丝的优点在于推进时阻力小、容易循新生毛细血管或微孔道到达远端真腔，尤其适合于摩擦力较大的病变；其缺点是操纵性差，导丝常沿阻力最低的路径前进，易进入 CTO 近端分支或主支血管内膜下，触觉感知亦较差，即使进入假腔仍能前进较长距离而无明显的阻力感，易于造成更大的假腔，也容易穿入细小分支或滋养血管而造成穿孔。亲水导丝常适用于闭塞段近段无分支开口、病变长度小于 20mm、闭塞残端呈鼠尾状以及有微孔道的 CTO 病变。闭塞段或其近端血管有严重迂曲的病变可首选亲水导丝。硬的亲水导丝较其他导丝更容易进入内膜下或造成穿孔，不推荐初学者使用。

非亲水涂层导丝的优点是触觉感知较好，有利于术者以微细动作精确操纵导丝穿过纤维钙化或存在桥侧支的病变。但其寻径能力不如亲水导丝，需要术者有较强的操控能力。目前常见的非亲水导丝均为头端缠绕型导丝，如 Cross IT 系列、Miracle 系列、Conquest 系列等，均适用于血管残端呈齐头或仅存在较小的鼠尾形态、长度大于 20mm 且较硬的病变。在具体临床选用时几种非亲水涂层导丝之间有一定差别，有学者根据临床经验和操作体会总结于表 1-6。

CTO 病变 PCI 常需根据不同的病变特征，手术步骤选用不同的导丝，因此 PCI 过程中可能需要更换几种导丝。大部分病例可首选 Cross IT 100 ~ 200、Miracle 3 ~ 4.5g、Pilot 50 和 Whisper。如 CTO 血管扭曲或钙化则宜选用 PT2 MS、PT Graphix Intermediate、Pilot 50、Whis-per 或 Crosswire NT 等亲水导丝。普通导丝通过失败后换用更硬的非亲水导丝（如 Cross IT300 ~ 400）或亲水导丝（如 Shinobi 或

Shinobi Plus，Pilot 150 ~ 200），仍有 30% ~ 60% 通过的概率。硬度更高的非亲水导丝除可选用 Cross IT 30 ~ 400 之外，还可选用近年日本 Asahi 公司生产的 CTO 专用导丝 Conquest 9g、Conquest pro 9g、Conquestpro 12g 以及 Miracle 6 ~ 12g 等。

表 1-6　缠绕型指引导丝的病变适应证

	Cross IT	Miracle	Conquest
TIMI 血流	0 ~ 1 级	1 ~ 2 级	0 ~ 1 级
病变近端及走行	轻中度弯曲	中重度弯曲	较直
闭塞段长度	中 ~ 长段（>30mm）	长段（>30mm）	短 ~ 中等，短更佳
残端形态	齐头或小鼠尾	小鼠尾	齐头
纤维帽硬度	有一定硬度	较硬	坚硬
钙化、纤维化	轻度	轻中度	中重度
需要穿透支架网眼	可行	不易	较佳
存在桥侧支	可试用	可试用	适合
球囊通过能力	可	最好	较好

3. 球囊

球囊的作用在于帮助导丝通过 CTO 病变（借助球囊快速交换导丝，改变导丝尖端形状、提高导丝硬度及在病变段内的操作能力，便于其跨越病变，并证实导丝在真腔）和扩张病变。常选单标记、整体交换、直径 1.25 ~ 1.5mm、外形小的球囊，如 Maverick，Sprinter、Rujin 等。熟练者对预计成功率较高的病变可直接选用 1.5 ~ 2.5mm 小直径快速交换球囊，如 Maverick、Sprinter、Rujin、Voyager 等。

4. 其他新型器械

近年日本及欧美研发了许多新型器械以提高开通 CTO 的成功率，如 Safe Cross 光学相干反射系统（Intraluminal Therapeutics）、Frontrunner 导管系统（Lumend）、CROSSER 导管系统（Flowcardia）、Venture 导丝控制导管（St Jude）、Tomus 螺旋穿透导管（Terumo）等，对常规方法不能开通的 CTO，使用上述器械后额外有 50% ~ 85% 的机会通过闭塞段。但是上述器械的价格均较昂贵、临床应用经验不多，尚未在临床广泛推广，其有效性、安全性及效价比还有待进一步观察。

（二）操作技巧

1. 穿刺方法

要求动脉穿刺安全顺利。如病变复杂、手术过程又不需要置入大直径的器械时，通常用 6F 指引导管。需要双侧冠状动脉造影时同侧或对侧股动脉或桡动脉可插入 4 ~ 5F 动脉鞘。对髂动脉高度迂曲者可插入长鞘。

2. 术前造影

选择合适的体位充分暴露病变对开通 CTO 病变非常重要。下述影像信息对评价 CTO 病变成功率十分必要：CTO 是否位于血管口部或远端，与最近的分支血管的关系，是否存在钙化，阻塞类型（鼠尾状或刀切状），闭塞长度，CTO 病变近端是否存在高度迂曲，是否存在桥侧支等。血管造影机的“放大”功能（Zoom）对分析信息有帮助。某些 CTO 病变行同步双侧冠状动脉造影是评价病变长度的最好方法。

3. 导丝尖端塑形的方法

可根据病变形态将导丝尖端塑成不同的弯度：①渐细和同心状的断端，做成约 30° 角小 J 形弯曲以利于导丝通过 CTO 病变，J 形头部分的长度接近参考血管直径。②渐细和偏心的断端，增大 J 形角度（约 50°）及长度（较参考血管直径长约 1/3），有利于通过 CTO 病变。③刀切状（齐头）的断端，需要 30° 小角度和较长的 J 形（较参考血管直径长 1/4 ~ 1/3）。

4. 导丝通过 CTO 病变的方法

逐渐递增导丝硬度。可将快速交换球囊、微导管或 OTW 球囊其中之一送至 CTO 闭塞段的近端处，以增加导丝支撑力，利于其通过病变近端纤维帽，但应注意除非已确认导丝走行在真腔内，不要轻易将球囊或微导管送至闭塞段内。球囊辅助下应用硬导丝的技术可增高导丝穿透血管壁的危险，需要术者有丰富经验及很强的控制远端导丝的技术。导丝在 CTO 中段行进时可顺时针和反时针≤ 90° 旋转，同时缓慢推送导丝。如果 CTO 病变长、弯曲、超过 3 个月、含有钙化的混合性斑块，并有明显的负性血管重塑，则导丝通过的难度较大。触到动脉壁时可能阻力感减小，此时应将导丝退回至 CTO 近端换成另外的通路推进，或换为另一条导丝重新送入。在保证导丝在真腔内行进的前提下，可小心加用球囊辅助以利于通过病变。如无近端纤维帽或闭塞时间较久的 CTO，则可能存在远端纤维帽。此时导丝的选择同近端存在纤维帽的 CTO，有时需要更换导丝。如通过困难，可≤ 180° 旋转导丝，并最好做一次穿刺动作以设法使导丝通过远端纤维帽。

5. 检测远侧导丝位置的方法

导丝穿过 CTO 病变全段之后，应当被较易推进且进入远端真腔血管内。需用至少 2 个不同体位投照检测导丝位置并确定导丝不在分支。如不能确定导丝是否在真腔，或球囊不能通过病变而必须用旋磨术，或应用加强型硬导丝（尤其是应用球囊支持）时，则必须应用对侧造影或 OTW 球囊行中心腔造影来检测远端导丝的位置，以确保导丝在真腔内。其他判断导丝位于真腔的方法还包括多体位投照，导丝穿过闭塞段时的突破感，导丝推送顺畅、转向灵活且回撤后仍能按原路径前进（进入心包腔则走行无定路），导丝尖端塑形存在（不变直）且可进入相应分支，球囊易通过病变等。

6. 球囊通过与扩张

如果指引导管的支撑力良好，球囊的通过与扩张均比较容易。先选择尖端超细的 1.25 ～ 2.5mm 直径球囊，球囊可被扩张至“命名压”或以上。如 CTO 长度超过 20mm，则最好应用长球囊。扩张之后原先消失的远端血流可被显示，但常较细小，系因缺乏长期灌流所致的负性血管重塑，需要冠状动脉内注射较大剂量的硝酸酯类以恢复远端血流。有时需要再次球囊扩张以使新开通后的血管变粗。如球囊通过失败，可试用以下方法：①改善指引导管的支撑力。交换器械时可将第二条 0.889mm 或 0.3556mm 导丝置于指引导管内主动脉的部位，以加强指引导管支撑力。②检测导丝远端位置后应用旋磨术，需要送入较硬旋磨专用导丝，1.25 ～ 1.5mm 直径的磨头足以扩大血管腔并改善斑块的顺应性。③采用 Tomus 导管辅助球囊通过。④多导丝挤压斑块使导丝周围腔隙变大。如球囊通过病变后扩张失败，可尝试用双导丝球囊、切割球囊、乳突球囊或耐高压（30atm）非顺应性球囊扩张，或采用旋磨术。

7. 高级技巧

在常规方法失败后可尝试采用下列技巧，有助于提高 PCI 成功率，但部分技术较常规方法的风险更大，仅适用于操作熟练和经验丰富的术者。

（1）平行导丝（parallel wire）或导丝互参照（seesaw wire）技术：“平行导丝技术”是指当导丝进入假腔后，保留导丝于假腔中作为路标，另行插入导丝，以假腔中的导丝为标志，尝试从其他方向进入真腔，避免再次进入假腔。“导丝互参照技术”与“平行导丝技术”原理相近，以第 1 根进入假腔的导丝作为路标，调整第 2 根导丝方向；如第 2 根导丝亦进入假腔，则以其为参照，退回第 1 根导丝重新调整其尖端方向后再旋转推进，如此反复，两根导丝互为参照，直至进入真腔，必要时可用 3 条导丝互为参照。

（2）双导丝轨道（buddy wire 或 track wire）技术：PCI 过程中向 CTO 病变远端插入两根导丝，为球囊或支架顺利通过病变提供轨道；或向另一非 CTO 血管插入另一根导丝，与单导丝相比，双导丝能提供更强的支撑力，使指引导管更为稳定。向同一病变血管内插入双导丝可使迂曲或成角的血管变得略直，因而促进支架通过钙化成角病变或近端的支架，在球囊扩张时还可防止球囊滑动以减少损伤。因此“Buddy 导丝技术”适用于成角或迂曲病变、近端已经放置支架的病变、纤维化钙化病变以及支架内再狭窄病变。

（3）多导丝斑块挤压（multi-wire plaque crushing）技术：用于导丝成功通过闭塞段而球囊通过失败时。保留原导丝在真腔内，沿原导丝再插入 1 ～ 2 根导丝进入真腔使斑块受到挤压，然后撤出其中 1 ～ 2 根导丝，使 CTO 病变处缝隙变大，有利于球囊通过病变。多导丝斑块挤压技术的特点是较安全、效果好，且受血管本身条件限制少，对设备要求不高。对于多数 CTO 病变，在开通时使用的导丝常大于等于 2 根，因此使用此方法通常不会明显增加患者的经济负担，是一项安全且效价比高的新技术。

（4）逆向导丝（retrograde wire）技术：适用于正向导丝通过病变困难且逆向侧支良好的病例。在微导管或球囊支持下由对侧冠状动脉插入导丝（多为亲水滑导丝），经逆向侧支循环到达闭塞段远端。此时可将逆向导丝作为路标，操控正向导丝调整其方向从病变近端进入远端真腔，亦可采用逆向导丝穿过病变远端纤维帽到达病变近端，与正向导丝交会（见图 1–29）。特定条件下应用“逆向导丝技术”可提高 CTO 介入治疗的成功率，如某些 CTO 斑块近端存在不利于 CTO 介入治疗成功的形态学特点，或近端纤维帽较硬使导丝难以通过，而远端斑块可能较松软，导丝易于通过。“逆向导丝技术”的另一优势是，即使逆向导丝进入假腔（内膜下），因正向血流方向与逆向导丝行进的方向相反，故病变开通后血管壁受正向血流压力的影响，假腔容易自然闭合。而正向导丝一旦造成假腔，因冠状动脉血流与导丝行进方向一致，可使假腔不断扩大而致血管真腔闭塞。虽然“逆向导丝技术”在特定条件下有较大的应用价值，但因其技术难度大，耗材多，且有损伤侧支血管的风险，因此不应作为 PCI 的常规技术，在实际应用中应当严格掌握适应证。

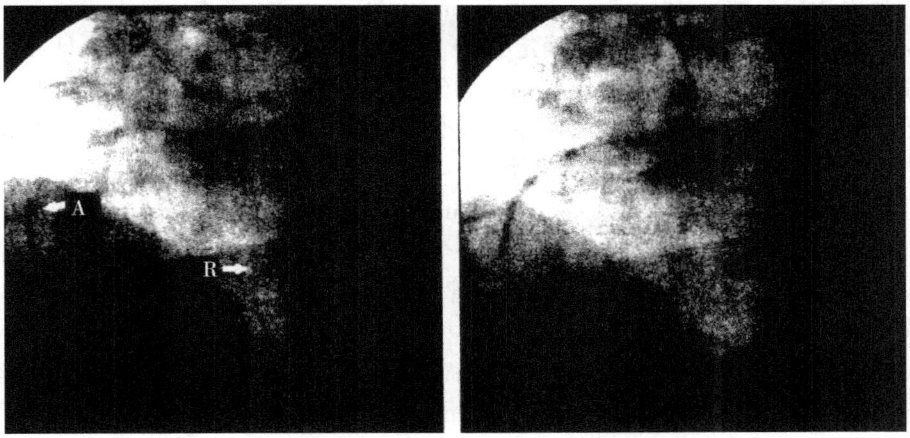

图 1–29　逆向导丝技术

左图为反向导丝（R）通过间隔支侧支循环从远端真腔逆向通过 RCA 闭塞段，与正向导丝（A）交会。右图为球囊沿正向导丝通过闭塞段并扩张

（5）锚定（anchoring）技术：指引导管移位或支撑力不足是球囊不能通过闭塞段的主要原因之一。“锚定技术”是指在靶病变近端的分支血管或另一支非靶血管中扩张球囊并轻轻回拖，以此固定指引导管并增强其同轴性和支撑力，有利于球囊或支架通过病变（见图 1–30）。“锚定技术”适用于预计球囊或支架通过比较困难的病变，需采用外径 6F 以上的指引导管。潜在的风险包括导管损伤靶血管口部、锚定球囊损伤分支血管等，因此回拉球囊前应操纵指引导管使其同轴并处于安全位置，锚定球囊应尽量采用低压扩张。以上技术称为“分支锚定技术”。在 CTO 近端无分支的情况下，也可采用“主支锚定技术”，即在 CTO 病变近端扩张球囊的同时推进硬导丝，适用于病变坚硬而指引导管支撑力不够的近端 CTO 病变。

（6）内膜下寻径及重入真腔（subintimal tracking and reentry，STAR）技术：在球囊支持下操纵导丝（通常为亲水滑导丝）进入内膜下造成钝性撕裂，导丝在内膜下行进直至进入远端真腔，然后在内膜下空间行球囊扩张并置入支架。“STAR 技术”的优点是在常规技术失败后较快地经内膜下进入远端真腔，可提高成功率，但缺点是容易损伤远端分支、穿孔风险较大、再狭窄发生率高等。“STAR 技术”适用于主要分支远离 CTO 的病变（如 RCA 病变），不适合用于分支较多的 LAD 病变，置入支架应尽量采用药物洗脱支架（drug elutingstent，DES）。“STAR 技术”仅作为常规方法失败后的补救措施，初学者慎用。

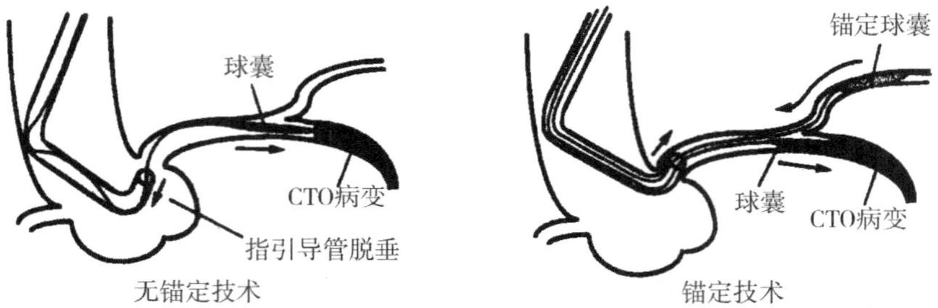

A　　　　B

图 1-30　锚定技术示意图

A. 无锚定技术，指引导管脱垂；B. 锚定技术，指引导管支撑力加强

（7）血管内超声指导导丝（intravascular ultrasound guiding wire）技术：在有分支的情况下，可用血管内超声（intravascular ultrasound. IVUS）确定 CTO 病变的穿刺入口。PCI 术中一旦导丝进入内膜下假腔且尝试进入真腔失败时，可采用 IVUS 定位指导导丝重新进入真腔，但此时需先用 1.5mm 小球囊扩张假腔，IVUS 导管才能进入内膜下。此方法可导致较长的夹层，可损伤大分支，并有引起穿孔的风险，仅作为常规方法失败后的应急手段，初学者慎用。

（8）控制性正向和逆向内膜下寻径（controlled antegrade and retrograde subintimaltrack-ing，CART）技术：采用正向和逆向导丝在 CTO 病变局部造成一个局限的血管夹层，便于正向导丝进入远端真腔。具体操作过程如下：首先，将正向导丝从近端血管真腔进入 CTO，然后使其进入内膜下，有经验的 CTO 介入医生可以从导丝头端或导丝前进时阻力减小判断导丝进入内膜下。然后从对侧冠状动脉在微导管或球囊支持下逆向插入导丝，经间隔支的侧支循环送至 CTO 病变远端。将逆向导丝从远端真腔插入 CTO，然后进入内膜下，随后用直径 1.25 ~ 1.3mm 的小球囊以 2 ~ 3atm 扩张间隔支，其后沿逆向导丝进入内膜下并扩张球囊。扩张后将球囊撤压并留置于内膜下以维持内膜下通道开放（见图 1-31）。通过上述步骤，正向和逆向的内膜下空间很容易贯通，正向导丝得以循此通道进入远端真腔。“CART 技术”操作方法较复杂，与“STAR 技术”相比其优点在于可使内膜下撕裂仅限于闭塞段内，避免了损伤远端大分支的风险。与 STAR 及 IVUS 指导导丝技术一样，此技术也需在闭塞远端的血管内膜下扩张球囊，有造成穿孔的危险，不宜作为常规手段，仅用于常规技术开通比较困难和解剖特点比较适合的病变。

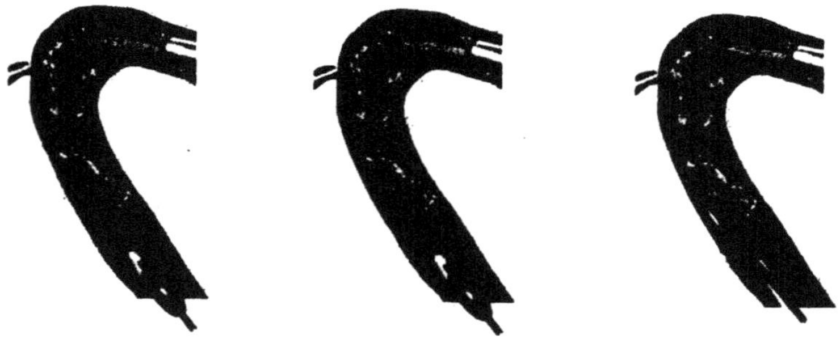

A　　　　B　　　　C

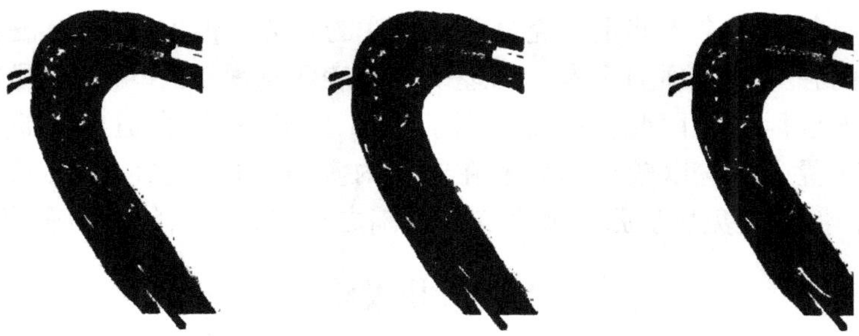

图 1-31　CART 技术示意图

六、支架置入术

1996 年发表的慢性冠状动脉闭塞支架术研究（SICCO）随机对比了单纯球囊扩张术和冠状动脉内裸金属支架（bare metal stent，BMS）植入术治疗 CTO 病变的疗效。结果发现，BMS 组患者心绞痛缓解率高于球囊扩张组（57% 比 24%，P<0.001），接受 BMS 治疗者 6 个月造影随访再狭窄（32% 比 74%，P<0.001）和再闭塞（12% 比 26%，P=0.058））发生率以及 300d 靶病变血运重建（TLR）发生率（22% 比 42%，P=0.025）均低于接受单纯球囊扩张者。GISSOC 研究对 110 例成功行 CTO-PCI 的患者进行了长达 6 年的随访，结果表明，接受 BMS 治疗者无 MACE 存活率与接受单纯球囊扩张者相比有降低趋势（76.1% 比 60.6%，P=0.0555），而无 TLR 存活率则显著低于后者（85.1% 比 65.5%，P=0.0165）。美国 Mayo 心脏中心 25 年 CTO-PCI 经验表明，支架时代治疗 CTO 病变的成功率与支架前时代相比并无显著提高，但住院期 MACE 及 1 年随访的靶病变血运重建率降低约 50%。因此，为防止再闭塞和减少再狭窄发生，CTO 病变成功开通后均应置入支架。

尽管冠状动脉内支架的广泛应用显著降低了 CTO 介入治疗术后发生急性再闭塞的风险，但长期再狭窄率仍高达 30% ~ 40%。近年 DES 在临床得到广泛应用，且已被证实能够降低"真实世界"PCI 后的再狭窄率。新近发表的数项临床研究表明，与 BMS 相比，DES 能够显著降低 CTO 介入治疗后的长期再狭窄率和 MACE 发生率，初步证实了 DES 治疗 CTO 病变的长期疗效和安全性。SICTO 研究观察了雷帕霉素洗脱支架治疗 25 例 CTO 的长期疗效，12 个月再狭窄率和 MACE 发生率均为 4%，显著优于 BMS 时代的结果。Wemer 等对比了紫杉醇洗脱支架与 BMS 治疗 CTO 的效果，接受紫杉醇洗脱支架治疗者 12 个月造影再狭窄率（8.3% 比 51.1%，P<0.001）和 MACE 发生率（12.5% 比 47.9%，P<0.001）均显著低于 BMS 治疗者。葛雷等报道雷帕霉素洗脱支架治疗 CTO 的长效疗效显著优于 BMS 历史对照，6 个月造影再狭窄率和 MACE 发生率分别为（9.2% 比 33.3%，P<0.001）和（16.4% 比 35.1%，P<0.001）。PRISON Ⅱ研究是迄今发表的唯一的 DES 治疗 CTO 病变的随机对照研究，研究共入选 200 例 CTO 患者，随机接受雷帕霉素洗脱支架或 BMS 治疗，DES 组 6 个月造影再狭窄率（11% 比 41%，P<0.0001）和 MACE 发生率（4% 比 20%，P<0.001）均显著低于 BMS 组。上述研究结果表明，DES 作为改善 CTO 病变 PCI 后再狭窄的一项有效手段，其前景已经初现曙光。但应该看到，上述研究多为注册研究或回顾性分析，不能完全排除因技术进步或支架平台改善造成的疗效差异，因此其临床证据等级不高，目前欧洲心脏协会 PCI 指南（2005）建议 DES 治疗 CTO 病变仅为Ⅱ aC 类适应证。此外，对第一代 DES 的迟发不良事件如迟发血栓、再狭窄等问题目前仍存在争议，还需要大规模随机临床研究的长期随访结果来明确 DES 在 CTO 治疗中的地位。

CTO 病变的支架置入技巧与非闭塞病变相同，但考虑到 CTO 病变往往斑块负荷较重、常存在不同程度的钙化，因此应在充分预扩张及多次较大剂量硝酸酯类冠状动脉内注射使血管腔充分扩张之后置入支架。支架直径与参考血管直径的比例以 1 ∶ 1 为宜。支架与病变长度的比值目前无定论，但最好应用单个支架完全覆盖病变，已有报道证实置入单个长支架可产生理想的长期效果，多支架的支架间间隙或重叠可能降低 BMS 的临床效果。葛雷等报道的一组病例中，DES 与病变长度比值为 1.8，而作为对照的 BMS 组中支架与病变长度比值仅为 1.2，每病变支架数在 DES 组为 1.4 个，BMS 组则为 1.2 个，提示在 DES 时代有采用长支架或多个支架重叠充分覆盖病变的趋势，但 Moschi 等报道支架长度是 DES 治疗 CTO 病变术后再狭窄的独立危险预测因素，病理研究则表明重叠 DES 可导致局部血管内皮化进一步受损从而增加再狭窄和血栓风险，因此，即使应用了 DES，仍宜选用合适长度的支架，尽量避免多支架重叠置入。此外，DES 置入后应以较短的球囊在支架内实施后扩张以使支架充分贴壁，在支架重叠处尤应注意充分后扩张，但应避免后扩张球囊在支架范围之外扩张，以免损伤血管内皮导致再狭窄。

七、并发症

过去通常认为 CTO 病变 PCI 的风险较小，但事实上临床研究报道其住院期主要不良事件发生率在 4% 左右，与非完全闭塞病变 PCI 相近。

1. 死亡

发生率小于 1%，可能的原因包括术中侧支循环中断、损伤近端血管或主要分支血管、血栓形成、心律失常、空气栓塞以及穿孔导致的心脏压塞和失血性休克等。

2. 心肌梗死

发生率约 2%，多为非 Q 波心肌梗死，常由开通的靶血管再次闭塞引起，早年多为血管塌陷引起的急性闭塞，支架时代则多为血栓性闭塞所致。由于 CTO 血管再闭塞后较少引起急性心肌缺血，因此后果多不严重。

3. 血管撕裂

多由导丝或球囊进入假腔导致，一旦证实导丝进入假腔，切忌旋转导丝或继续推送导丝以避免穿孔。闭塞段血管的撕裂后果多不严重，如无成功把握可停止手术，如闭塞段已开通则可置入支架。有时也可因导管操作不当或频繁操作导管引起近端血管开口处撕裂，如损伤左主干开口则应及时置入支架或行急诊 CABG。

4. 穿孔

是 CTO 病变 PCI 最常见的并发症之一，可由导丝或球囊走行至血管壁内，误扩张分支血管，以及损伤了连接滋养血管的新生孔道等多种机制而造成。通常冠状动脉造影即可做出诊断，但其后需要迅速用球囊扩张近端以限制血流流向穿孔处假腔，静脉注射鱼精蛋白中和肝素，使活化凝血时间（ACT）尽快降至 130s 以下。根据穿孔的解剖部位考虑是否应置入带膜支架封阻破口，根据临床病情决定是否行心包穿刺放血术及自体血液回输等。心包穿刺放血后向心包腔内局部注射鱼精蛋白可能比全身应用鱼精蛋白更有效。绝大多数穿孔，如果仅是导丝穿孔而未行球囊扩张，或患者接受的肝素剂量适当，均可通过药物治疗治愈。少数情况下患者必须急送至手术室行心包切开引流术及 CABG。

5. 急诊 CABG

发生率小于 1%，公认的指征是大的边支闭塞、重要血管近端损伤（如左主干）、血管壁穿孔和器械断裂、嵌顿等。器械不能通过闭塞病变或靶血管急性闭塞均不属于急诊 CABG 的指征。

6. 器械打结、嵌顿或断裂

PCI 过程中频率交换和重复使用器械、操作不当等可导致各种器械的打结、嵌顿或断裂。操作中应避免同一方向旋转导丝超过 180° ，发生导丝打结或嵌顿后可小心逆方向旋转导丝，以减少扭转力。经微导管或整体交换（OTW）球囊选择性冠状动脉内注射硝酸酯或钙拮抗剂有时可帮助解除器械嵌顿。器械断裂后可通过扩张球囊将器械固定于指引导管内取出，或采用 Snare 装置抓取，如失败则转外科行 CABG 或外周血管手术，以便取出断裂在血管中的器械。

7. 其他

由于 CTO 病变 PCI 通常造影剂用量较大、X 线曝光时间长，因此可能导致造影剂肾病和放射性皮肤损害。应尽量选用非离子型等渗造影剂，轻度肾功能不全（内生肌酐清除率 30 ~ 50mL/min）者造影剂用量应控制在 150mL 以内，如 PCI 持续 2 ~ 3h 仍无明显成功迹象者，可停止手术以免对患者造成损伤。对多支病变手术耗时较长者，可考虑分次行 PCI，以减少单次造影剂用量和曝光时间。

第十节　弥漫性长病变的现代处理策略

一、概述

一般认为，对冠状动脉弥漫性长病变介入治疗的成功率低，并发症率高，出现这种反向关系的原因主要是斑块总质量大以及球囊扩张对内膜的撕裂重。此外，经常与弥漫性长冠状动脉病变合并存在的糖尿病和慢性肾功能不全也会对介入治疗结果产生不利影响。

近年来，人们研究了很多设备和药物来克服冠状动脉病变介入治疗时的限制因素。例如，采用更好的指引导管和导丝提供更好的支撑效果，研制多种导丝协助通过严重弯曲的血管和坚硬的慢性闭塞性病变；对严重钙化性病变采用旋切技术消除或减小斑块质量；生产具有很好跟随性的各种支架，加强抗血小板治疗来防止术后血小板聚集和血栓形成。但是，在弥漫性长病变的介入治疗方面则进展较少。因此，随着人口老年化程度的加重和慢性病的增加，冠状动脉弥漫性长病变仍然是介入工作必须面临的重要挑战之一。

二、定义

对冠状动脉病变长度的测量一般采用从肩部到肩部的方法，即在最能反映病变长度的透视体位上（最小的透视缩短）测量从病变近端“肩部”到远端“肩部”的距离。如果此距离短于10mm，称为局限性病变；如果长度在10 ~ 20mm则称为管状病变；如果长度大于20mm则称为弥漫性病变。这种长度分类分别对应于ACC/AHA分类法的A、B、C三类。这三种长度的病变呈规律性的阶梯性递减，即局限性病变占95%，管状病变占85% ~ 91%，弥漫性病变占78% ~ 89%。

根据临床观察，目前弥漫性长病变介入治疗前并发症的发生率是局限性病变的2.6倍（弥漫性病变为8.5%，局限性病变为3.3%）。但是，不同术者报道的急性闭塞性发生率各有不同，出现这种差别的原因与技术上的区别外，还与对病变长度的测量有关。目前多数术者以指引导管的内径作为参考尺寸来测量病变的长度。例如，根据所用指引导管的型号不同，参考血管的内径可以是指引导管的0.8 ~ 2.0倍。当采用这种方法来测量长病变时，误差会很大。根据上述测量方法，当病变长度大于指引导管内径2倍时，发生急性闭塞的可能性要比短病变增加2倍。

采用“从肩到肩”的测量方法的另外的一个限制是难以准确确定病变“肩部”的起点。有人采用狭窄程度作为“肩部”的起点，他们发现以58%狭窄作为起点测量病变的长度时，对急性闭塞发生率的预测价值最大。

三、弥漫性长病变单纯球囊扩张术

在20世纪80年代，当采用标准的长度20mm的球囊扩张弥漫性长病变时，成功率很低（80% ~ 90%），并发症率高（5% ~ 20%）。有人发现，多次、反复和节段性扩张与并发症有关。于是开始采用特殊的长球囊技术来扩张弥漫性长病变。理论上，较长的球囊能更好地适合于血管的自然弯曲，对动脉壁产生更好的渐进性应力分布，从而使动脉壁逐渐伸展。但是，长球囊也有其缺点。首先，长球囊更容易破裂，尤其是当病变钙化较严重时，通常需要较高的扩张压力才能完全充盈球囊和扩张病变，这样，很容易在球囊两端相对正常的血管段造成血管破裂或夹层。其次，对于一条逐渐变细的30 ~ 40mm长的血管，如果采用一个较长的非逐渐变细的球囊扩张容易引起血管损伤，但如果采用一个逐渐变细的球囊或用两个不同直径球囊顺序扩张，则对血管的损伤较小。

四、弥漫性长病变介入治疗并发症

由于病变本身比较长，因此病变段常常发出分支，存在弯曲段，远端逐渐变细，病变远端常累及远端分支血管。例如，右冠的长病变常累及远端的右降支和左室后侧支。这些因素都明显增加弥漫性长病变介入治疗的并发症。根据 20 世纪 90 年代初期 ACC/AHA 公布的资料，A、B、C 三类病变进行单纯球囊扩张的成功率分别为 95%、89% 和 56%，并发症率分别为 1.20%、3.7% 和 13%。弥漫性长病变患者很多是老年人，伴有糖尿病，且合并陈旧心梗和左心功能不全，常常不适合于冠状动脉搭桥手术。如果弥漫性长病变多支多处病变，小血管病变和严重钙化病变同时出现，则远端血管更不适合于搭桥，即使搭桥后，其近远期效果也差。

五、再狭窄

造影测定的病变长度是再狭窄的重要预测因素之一，其他相关因素有病变部位，PCI 前后狭窄程度和血管直径。值得庆幸的是，长病变发生再狭窄时，再狭窄段一般比较短，比较容易再次扩张。

六、长病变的支架置入对策

虽然随机试验表明，支架能改善很多种冠状动脉病变的近远期预后，包括主动置入支架的病变、再狭窄病变、完全闭塞病变和大隐静脉桥病变。但支架术对长病变的影响目前尚不清楚。以前对长病变采用支架治疗不满意的原因主要有两个：一是支架内血栓发生率较高，二是序贯式置入多个支架的再狭窄率高达 70%。

但随着抗血小板药物的使用，支架设计、制作和置入技术的改进，冠状动脉内支架术的近远期效果得到了大幅度提高。

长期随访结果表明，置入支架长度 <20mm、20 ~ 35mm 和 >35mm 的患者的再狭窄率分别为 24%、35% 和 47%。

为了减少对弥漫性病变使用长支架时的再狭窄率，人们采取了很多办法。例如，Colombo 等提出采用点状支架术，即在血管内超声指引下，先根据病变处血管中膜到中膜的内径为参考选择 1 ∶ 1 的球囊对病变进行扩张，然后重复血管内超声检查，如果病变处达到管腔截面积（CSA）大于或等于 5.5mm^2 或大予病变处血管截面积的 50%，则不置入支架，如果没有达到上述标准，则置入支架。通过比较分析，发现采用这种方法置入支架的长度要比采用传统方法置入支架的长度明显缩短［（10.4 ± 13）mm 比（32.4 ± 13）mm，P<0.005］，同时，远期的并发症和再狭窄率也明显降低。点状支架术的缺点是操作时间长，基本材料费用高，且对 20mm 以内的病变效果不如传统支架术。

有人比较对长病变系统置入支架和因并发症放支架的效果。发现对长病变采用 1 ∶ 1 球囊扩张发生影响血流的夹层并发症和残余狭窄大于 50% 的比例高达 30% 以上，而且系统支架组和补放支架组两者远期效果相同。因此，对长病变进行 PCI 时，如果效果不理想或残余狭窄明显，应补放长支架。

七、对弥漫性血管激光切割成形术

激光成形术曾被试用于处理弥漫性长病变，即刻效果和远期临床造影结果均比单纯球囊扩张优越，但是并发率和再狭窄率高。因此，目前临床上很少采用这种技术。

八、对弥漫性病变旋磨治疗

与短病变相比，采用旋磨治疗弥漫性长病变手术成功率低、围手术期并发率高，远期再狭窄率高。尤其是慢血流现象发生率高。此外，旋磨后置入支架，其远期再狭窄率仍然明显高于常规支架术，因此，目前临床已较少采用这种方法。

九、病例选择

对弥漫性长病变是选择 PCI 还是搭桥，可参考表 1–7。

表 1-7　弥漫性长病变治疗对策

PCI	CABC
临床有 Comorbid 情况	无 Comorbid 情况
高龄	低龄
左室功能差	左室功能好
无糖尿病	有糖尿病
单支病变	多支病变
参考血管直径 >2.75mm	参考血管直径 <2.75 mm
远端造影剂排空差	造端造影剂排空好

十、操作技术

（1）所有病例术前口服阿司匹林 100mg（1 次 /d）、噻氯匹定 250mg（2 次 /d）或者氯吡格雷 75mg（1 次 /d），并累计剂量达到 300mg。

（2）操作前全身肝素化（70 ~ 100U/kg，使 ACT>300s）。

（3）为了获得良好的指引导管支持，建议对弥漫性病变选用股动脉径路，常规选用 8F 指引导管。

（4）对于预计需要置入支架的病变，建议使用支撑力较好的指引导丝。

（5）最后根据定量冠状动脉造影结果选择预扩张球囊的大小和长度，球囊的长度最好长于病变长度，以免在球囊—病变结合部造成夹层。

（6）逐步缓慢对球囊加压，直到透视上球囊的腰凹消失，球囊充盈时间应足够长（如大于 3min），以便充分扩张病变并良好贴靠可能的血管夹层。

（7）如果长球囊通过病变有困难，可先采用短的标准球囊对病变预扩张以建立通道。

（8）球囊扩张后，造影评价扩张结果。如果病变远端血流好（残余狭窄 <30%），可以不必置入支架。如果一小段病变出现明显回缩或夹层，可采用点状支架术处理。

（9）如果出现长夹层，可置入长支架或重叠支架处理。

（10）如果是多个病变被相对正常的血管段分隔，建议采用非重叠的短球囊或标准球囊进行扩张，以免损伤正常血管段，然后，在扩张处置入短支架。

（11）对非常重要的病变部位（如前降支近端病变），建议在预扩张后常规置入支架。

（12）如果血管很细（如直径 <2.5mm）并伴有明显僵硬或钙化，建议最好选用旋磨术，目的是为预扩张球囊建立通道。但应采用较小的旋磨头，因为大旋磨头常引起无血流现象。

（13）在进行旋磨操作时，保护远端血流非常重要。当采用小旋磨头通过病变数次后，进行球囊预扩张。扩张压力以恰好充盈球囊为准。然后，仅在存在明显夹层或回缩的病变部位置入支架。

（14）操作结束 6h 后拔除动脉鞘管，根据患者病情、支架置入效果决定术后是否持续静脉泵入 GP Ⅱb/ Ⅲa 受体拮抗剂，或者是否皮下注射低分子肝素。

十一、展望

过去数十年间尽管采用了很多扩张器械来处理长弥漫病变，但仍然存在不少问题。与局限性病变相比，对长弥漫病变进行球囊扩张并以支架备用虽然存在急性闭塞和远期再狭窄率较高的危险，但仍然能取得相当比例的可以接受的成形效果。

就目前而言，处理长弥漫病变的各种复杂技术和旋磨和旋切等的效果仍然很有限。此外，采用冠状动脉支架处理非局限性病变的作用也存在争议。考虑到远期再狭窄的危险，目前不主张对长弥漫病变常规放置非药物支架。点状支架术可能有利于降低远期再狭窄。放射治疗术可能是防止长弥漫病变球囊扩张后较有前途的方法之一。目前正进行随机对照试验验证其效果。临床研究表明，药物涂层支架能明显降低局限性病变和主动支架术的远期再狭窄率。虽然关于涂有抗增生药物紫三醇或雷帕霉素的支架能否减少长弥漫病变的远期再狭窄尚存疑问，但这种新的技术可能仍将改变我们将来对长弥漫病变的处理策略。

第十一节　小血管病变的支架置入术

一、小血管病变的定义

小血管病变的概念源于 Benestent 等试验，这些试验中将经过确定的参照血管内径小于 3mm 的病变规定为小血管病变，也有将参照血管内径小于 2.7mm 的病变规定为小血管病变。

冠状动脉造影证实需行 PCI 的冠状动脉病变中小血管病变占 30% ~ 40%，尽管小血管支架置入术的成功率和手术并发症发生率与大血管支架置入术无差异显著，但远期再狭窄率明显高于后者。因此，如何提高冠状动脉小血管病变 PCI 的远期疗效是目前冠状动脉介入研究领域的热点之一，提高多支小血管病变 PCI 的远期疗效更是备受关注的挑战性课题。

二、小血管病变 PCI 操作要领

（1）因血管病变直径小容易嵌顿，应选择带侧孔的 6F 指引导管，并保持较好的同轴性和较强的支撑力。

（2）应选择头端较软的导丝，最好不用中等强度和更硬的导丝；导丝前端的 J 形弯头不宜太长，以利增强导丝的控制力。

（3）应选择小直径球囊以利于通过病变处；因小血管病变较硬，多需高压扩张；小血管病变近远端直径相差较大，有时需选用不同直径的球囊扩张，有时还需适当延长球囊的扩张时间。

（4）球囊扩张后理想结果应无血管内膜撕裂，残余狭窄小于 20%，远端血流好并无弹性回缩。根据 IVUS 测量的血管内径选择球囊和支架，QCA 球囊、支架、血管直径比为 1 ∶ 1 ∶ 1。

（5）小血管病变往往伴随长病变，应选择尽量短的支架，以能覆盖残余狭窄大于 30% 的血管段为标准。

（6）支架通过病变时用力应适中，避免长时间和过度用力操作；如果支架不宜通过病变时可采用 deep sitting 技术。

（7）支架扩张以前应多体位透视使支架准确定位。

（8）对支架扩张后远端变细的血管，用较大的短球囊扩张支架近端可取得最佳效果。

（9）小血管病变置入支架后扩张应充分，远端不能有残余狭窄和血管内膜撕裂。

（10）小血管病变置入支架后应强化抗血小板治疗。

随着 DES 的广泛临床使用，对于小血管支架的应用有了新的观点。C-SIRIUS 试验对比分析了 Cypher 支架与 BMS 治疗冠状动脉小血管病变 9 个月的随访结果，发现无论是再狭窄率、靶血管重建率还是 MACE 发生率（4.0% 对 18.3%，$P<0.05$），Cypher 支架组都明显低于 BMS 组。东方人种的冠状动脉直径较西方人种略小。冠状动脉小血管病变也可从置入 DES 的 PCI 治疗受益，其机制是 DES 可对抗术后早期血管壁弹性回缩和远期负性重构，并能显著降低术后平滑肌细胞和新生内膜过度增生而导致的再狭窄。

Eeckhout 等报道，直径小于 3.0mm 的冠状动脉病变置入支架后亚急性血栓发生率较高，有置入 DES 后数月甚至数年发生血栓的报道。因此，需要重视 DES 置入后的强化抗血小板治疗。

对于多支冠状动脉病变的 PCI 治疗，目前欧洲心脏学会 PCI 指南将此类指征列为Ⅱb。有些研究者不主张对直径小于 3mm 的冠状动脉小血管置入长支架或多个支架重叠置入。在实际临床工作中，Cypher 支架和 TAXUS 支架治疗小血管病变安全可行且疗效显著，对多支冠状动脉小血管病变也可得到较为理想的疗效。

三、小血管病变 PCI 总结

1. 小血管病变药物洗脱支架置入后近期疗效与大血管相同，支架内血栓发生率并不比大血管内高，而再狭窄率则较大血管高（32% 比 20%），GP Ⅱb/ Ⅲa 受体拮抗剂等的合理应用会使小血管病变 PCI 更安全。

2. 对无再狭窄高危因素者支架可改善长期预后，但有再狭窄高危因素如糖尿病、复杂病变及长病变的小血管病变支架置入后再狭窄发生率较高。

3. 小血管内放置支架的长度应短于 20mm，尤其对前降支病变和糖尿病患者等高危因素者，仅对残余狭窄大于 30% 的血管段放置短支架。

4. 小血管病变置入支架后用球囊、血管直径（B/A）比为 1.3 ： 1（QCA）的球囊后扩张可获得较好的结果；若以 IVUS 测量直径，大小血管 B 与 A 比均接近 1 ： 1。

第十二节　右心导管术

右心导管术是利用导管评估右心系统血流动力学和进行疾病诊断的一种检查方法，1929 年 Forssmann 首次进行了右心导管检查，直到 1941 年 Coumand 等经右心导管测定了人的心排血量后才开始应用于临床。1960 年 Swan–Ganz 发明的球囊漂浮导管显著推动了右心导管的发展，广泛用于测定中心静脉压、心排血量、右心室压、肺动脉压和混合静脉血血氧饱和度以及肺动脉楔压等。近年来，利用心导管治疗和评价某些心血管疾病治疗效果方面也显现了其重要的临床价值，包括电生理研究、起搏、经导管溶栓、球囊扩张治疗瓣膜疾病、经导管矫治心内畸形等，大大扩展了右心导管的应用范围。

一、适应证

1. 以诊断为主要目的

（1）对不明原因的休克及肺水肿进行鉴别。

（2）评价肺动脉高压。

（3）将心脏压塞从缩窄性心包炎和限制性心肌病中鉴别出来。

（4）对心内左向右分流进行诊断。

（5）右心和肺动脉造影。

（6）心内膜心肌活检。

（7）心肌电生理检查。

2. 以治疗为目的

对术后病人、存在并发症的心肌梗死、休克和心力衰竭病人指导液体管理和进行血流动力学监测。

二、禁忌证

右心导管检查无绝对的禁忌证，但在实施过程中应注意以下几点。

（1）严重肺动脉高压及高龄病人中须谨慎进行。

（2）对于已存在左束支传导阻滞的病人，需在透视下进行操作，以免损伤右束支造成完全性房室传导阻滞。

（3）已知有出血性疾病或正在接受抗凝治疗者，避免进行检查，如确实需要，应避免穿刺不宜压迫止血的静脉。

（4）避免在感染部位进行穿刺。

三、设备和物品

要完成右心导管检查，一般所需的设备包括无菌手套、消毒液、局部麻醉药、肝素盐水及穿刺包，其中穿刺包通常包含有手术巾、穿刺针、手术刀片、注射器、导引钢丝、扩张管、右心导管、缝皮针、丝线等（见图 1–32）。

1. 穿刺针

进行右心导管查检时所用的穿刺针一般为单构件针，由硬的不锈钢制成，针尖斜面边缘锐利，可刺穿血管壁，多用于静脉的单层壁穿刺，如经皮锁骨下、颈内静脉穿刺，成人及儿童常用穿刺针型号为16 ~ 18G，婴儿为 20 ~ 22G。

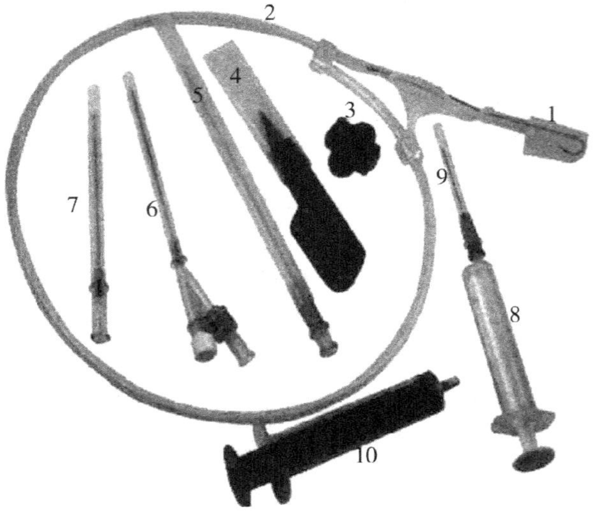

1. 导丝护帽
2. 助推器+导丝
3. 蝶形夹
4. 破皮刀
5. 扩张器
6. Y形针
7. 穿刺针
8. 注射器
9. 注射针
10. 蓝空针

图 1-32　静脉穿刺器械

2. 导引钢丝

导引钢丝由一根直钢丝内芯上精细缠绕不锈钢丝制成，可为直头或 J 形，其长度一般为 45 ~ 150cm。用于心导管检查时使导管变伸，易于通过弯曲的血管以及协助经皮插入导管或引导管。

3. 扩张鞘管

扩张管可使穿刺部位皮肤、组织和血管扩张。扩张管外侧可有一根略短的外套管，用以更换导管或放置多根导管时减少出血和对组织、血管损伤。外套管尾端有止血活瓣和侧臂管，以减少插管过程中的出血、降低血栓和空气栓塞的发生率，并可进行输液，用药和测压。

4. 右心导管

右心导管是一种光滑、软硬适中、不易变形、不易形成血栓和不透 X 线的塑料导管。根据其外径、长度、管壁薄厚、侧孔、管腔数、末端气囊等有不同区分。其规格以 F 表示，代表导管外径毫米数，编号越大导管越粗，对于成人患者，常用的外径选择为 7F 或 8F，而儿童常用外径为 4 ~ 5F。

（1）普通右心导管：具有标准管壁厚度、远端逐渐弯曲的塑料导管，容易进入右心，可用于压力测定和抽取血液标本，根据有无侧孔分为端孔导管、侧孔导管、和端侧孔导管。端孔导管，主要用于进行压力测定和抽取血液标本。侧孔导管主要行右心系统造影，缺点是不能沿导丝插入。端侧孔导管，功用同侧孔导管，可沿导丝插入（见图 1-33）。

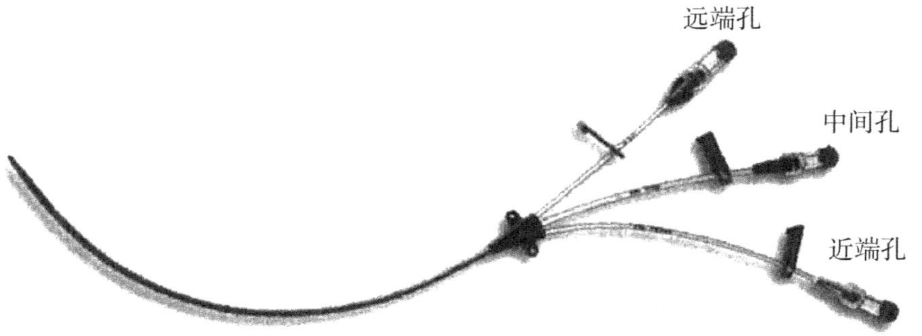

图 1-33　三腔右心导管

（2）球囊漂浮导管：是一种顶端带有气囊的多腔右心导管，用于测定肺动脉压、肺动脉嵌顿压和心排血量，球囊端孔导管及侧孔导管分别替代普通端孔及侧孔导管功能。球囊漂浮导管可有 2 ~ 5 个管腔、一个用于热稀释法测定心排血量的远端热敏电阻和一根心室起搏电极导线，至少有一个管腔开口于远端，用于测定肺动脉压和肺动脉嵌顿压，另一个管腔与气囊相通。三腔导管有一个管腔开口于近端，用于监测心房压；四腔导管的另一管腔顶端为热敏电阻以导线连接于计算机，用于热稀释法测定心排血量；五腔导管则另有一管腔开口于近端，用于在测定心输出量的同时进行输液或给近端孔用于血液采样、给药、输血；中间孔用于完全肠外营养、给药；远端孔用于中心静脉压监测、输血、大量或黏性液体输入如胶体给药药。比较先进的气囊漂浮导管可带有光学纤维，能持续监测混合静脉血血氧饱和度（见图 1-34）。

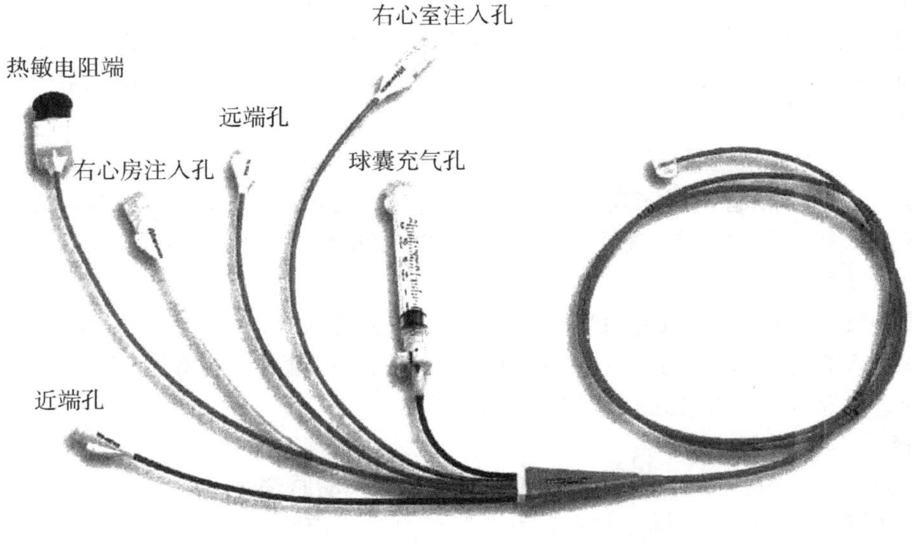

图 1-34　球囊漂浮导管

（3）其他导管：如电极导管、球囊扩张导管等。

5. 换能器和生理多道仪

换能器可将压力信号转化为电信号。生理多道仪主要用于记录各种压力、血氧饱和度、心电图、呼吸以及温度等的变化。

四、检查前的准备

详细了解病史、体格检查及其他检查的结果，完善血常规、血小板计数、出血时间、凝血时间、凝血酶原时间和部分凝血酶原时间等检查，排除检查禁忌情况以减少并发症出现。检查近端孔（CVP 孔）用于测定右心房及中心静脉压，也可用于给药或测定心排血量时注入液体，远端孔用于测定肺动脉压或球囊充气后测定肺毛细血管嵌顿压（PCWP），也可采集混合静脉血，球囊充气孔用于给导管末端球囊充气，充气量通常小于 1.5mL 热敏电阻端通过导线连接于监护仪，持续对血液温度进行监测，据此可测算心排血量，热敏电阻位于球囊近端前应向患者解释操作过程及其可能出现的一些情况，消除患者的顾虑，并签署手术同意书。

五、体位

患者一般取仰卧位，充分暴露穿刺部位，可用软垫进行局部支撑。根据不同的检查目的和操作者习惯，可选择不同的穿刺部位。通常的穿刺部位包括颈内静脉、锁骨下静脉、贵要静脉或股静脉等，一般经股静脉进行右心导管检查和选择放置起搏器须在透视下进行。

六、麻醉

右心导管检查，多采用局部麻醉，婴幼儿及不能合作儿童可行基础麻醉。局部麻醉药最常选择利多卡因，一般剂量为1%利多卡因5～20mL，亦可选用普鲁卡因，最大剂量为1mg/kg，方法为逐层浸润麻醉。麻醉完成后，一般在撤走注射器前，通过抽吸注射器有回血而进行静脉定位，正式穿刺时，可沿该途径送入导管穿刺针，以减少穿刺针误穿入动脉的危险性。

七、操作要领

1. 经皮穿刺

（1）使用带注射器穿刺针在保持回抽的状态下进行穿刺，针尖斜面向上，进针方向与皮肤呈35°～45°，刺穿血管直到明显回血，减少进针角度，并沿血管走行方向稍进针，使针头位于血管内。

（2）沿穿刺针送入导丝柔软端15～20cm，以一手压迫穿刺点以止血和固定导丝，另一手退出穿刺针，用无菌纱布擦净导丝。

（3）用手术刀在穿刺点处皮肤切一1～2mm的小口。

（4）沿导丝送入扩张鞘管，扩张皮肤及软组织，并将扩张导管外鞘套在扩张器上并固定，边顺时针旋转边沿导丝送入血管腔内，操作过程中保持扩张器尾端露出导丝约10cm，防止导丝滑入血管内，然后退出扩张器和导丝。

（5）从鞘管侧管处回抽血，见回血良好，弃之回抽血，注入肝素盐水关闭侧孔。

（6）沿导丝送入右心导管，在使用引导管时可直接将右心导管送入引导管，然后进行右心导管检查。

（7）拔除导管后需局部压迫15min以防止出血。

2. 径路选择

（1）颈内静脉：颈内静脉从颅底静脉孔穿出，包裹在颈动脉鞘内，先位于颈内动脉后侧，然后在颈内与颈总动脉外侧下行。颈内静脉上段在胸锁乳突肌胸骨头内侧，中段在胸锁乳突肌两个头的后方，下端位于胸锁乳突肌胸骨头与锁骨头构成的颈动脉三角内。该静脉末端后方是锁骨下动脉、膈神经、迷走神经和胸膜顶，在该处颈内静脉和锁骨下静脉汇合，汇合后进入右头臂静脉。颈内静脉位置固定，到右心房距离短，穿刺成功率高，重危病人可经静脉快速输血、补液和给药，导管位于中心循环，药物起效快，可监测中心静脉压，可经导管鞘插入漂浮导管，并发症较锁骨下静脉少，相对较为安全。缺点是插管后颈部活动受限，固定不方便。目前临床多采用颈内静脉穿刺法行右心导管检查。按其入路可分：①前侧径路，在胸锁乳突肌内侧缘甲状软骨水平，颈内动脉搏动之外侧，与皮肤呈60°进针约2cm；②中间径路，在胸锁乳突肌三角顶点，与皮肤呈30°，沿中线平行进针；③后侧径路，在胸锁乳突肌与颈外静脉交点上缘进针，于肌肉下向胸骨切迹方向穿刺。其中中间径路位置较高，且偏离颈动脉，因此较为安全，为临床首选入路（见图1-35）。

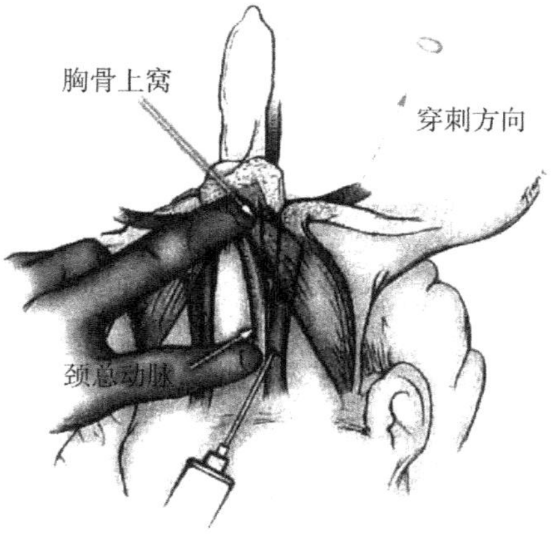

图1-35 颈内静脉穿刺

操作步骤如下。①平卧，头低位 15° ～ 30° ，转向穿刺对侧，必要时肩后垫高。②常规消毒铺巾，局部用 1% 利多卡因或 1% 普鲁卡因浸润麻醉。③找出胸锁乳突肌的锁骨头、胸骨头和锁骨三者所形成的三角区，该区的顶部即为穿刺点。左手示指定位，右手持针，进针方向与胸锁乳突肌锁骨头内侧缘平行穿刺，针尖对准乳头，指向骶尾外侧，针轴与额平面呈 45° ～ 60° 。④进针深度一般深度是 3.5 ～ 4.5cm，以针尖不超过锁骨为度，否则易穿破胸膜或其他血管，边进针边抽吸，见有明显回血，减小针与额平面的角度，当血液回抽和注入十分通畅时，注意固定好穿刺针。

（2）锁骨下静脉：锁骨下静脉是腋静脉的延续，直径 1 ～ 2cm，起于第 1 肋骨外侧缘，于前斜角肌的前方，跨过第 1 肋骨，前斜角肌厚 10 ～ 15mm，将锁骨下静脉与位于该肌后侧的锁骨下动脉分开，静脉在锁骨下内 1/3 及第 1 肋骨上行走，在前斜角肌内缘与胸锁关节后方，与颈内静脉汇合，左侧较粗的胸导管在靠近颈内静脉的交界处进入锁骨下静脉上缘，右侧头臂静脉在胸骨柄的右缘下行，与跨越胸骨柄后侧的左头臂静脉汇合；在靠近胸骨角后侧，两侧头臂静脉汇合成上腔静脉。优点是可长时间留置导管，导管容易固定及护理，颈部活动不受限，是颈内静脉穿刺插管困难者的另一途径。缺点是并发症较多，易穿破胸膜，出血和血肿不宜压迫（见图 1–36）。

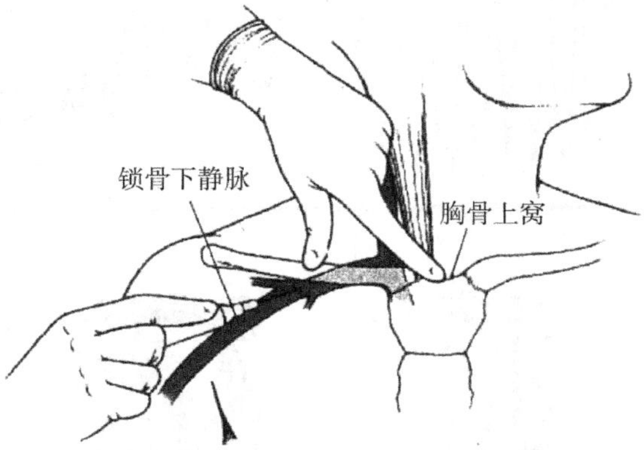

图 1–36　锁骨下静脉穿刺

操作步骤如下：①常规消毒铺巾，仰卧位，去枕，头低 15° ，局部浸润麻醉；②在锁骨中、内 1/3 段交界处下方 1cm 定位，右手持针，保持注射器和穿刺针与额面平行，左手示指放在胸骨上凹处定向，穿刺针指向内侧稍上方，紧贴锁骨后，对准胸骨柄上切迹进针，进针深度一般为 3 ～ 5cm，穿刺针进入静脉后，即可回抽到血，旋转针头，斜面朝向尾侧，以便导管能顺利转弯，通过头臂静脉进入上腔静脉。

（3）股静脉：股静脉是下肢最大静脉，位于腹股沟韧带下股动脉内侧，外侧为股神经，在股动脉搏动微弱或摸不到的情况下也易穿刺成功，但易于发生感染，下肢深静脉血栓形成的发生率也高，不宜于长时间置管或静脉高营养治疗。寻找股静脉时应以搏动的股动脉为标志。穿刺位置：穿刺点在腹股沟韧带下方 2 ～ 3cm，股动脉搏动内侧 1cm，针与皮肤呈 45° （见图 1–37）。

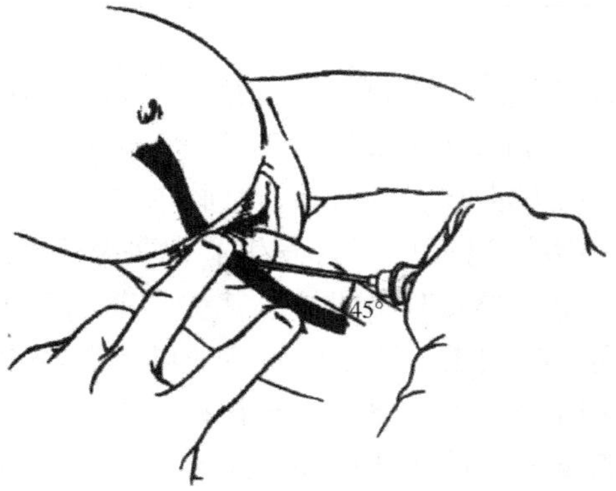

图 1–37　股静脉穿刺

3. 肺动脉插管

（1）肺动脉插管步骤：将右心导管经导引钢丝或引导管插入静脉内，顺血流无阻力轻轻前送可依次呈现不同的压力曲线（见图 1-38）。以 Edward 漂浮导管颈内静脉途径为例，当送入导管 20cm 左右时，压力监测可示中心静脉压力曲线，呈典型的心房压力波形，表现为 a、c、v 波，压力波动幅度 0 ~ 8mmHg；将气囊充盈至 1.0 ~ 1.5mL，然后继续前行深度达 30 ~ 35cm 可出现右心室压力曲线，右心室收缩压可达 25mmHg，舒张压 0 ~ 5mmHg；将导管继续前行至 40 ~ 45cm，可出现肺动脉压力波形，肺动脉收缩压为 15 ~ 25mmHg，舒张压为 5 ~ 15mmHg，此时常可见室性期前收缩，送导管前行直至 50 ~ 55cm 可出现肺动脉嵌顿压力曲线，范围 5 ~ 12mmHg。不同穿刺途径进行检查，送入导管的深度不同（见表 1-8）。

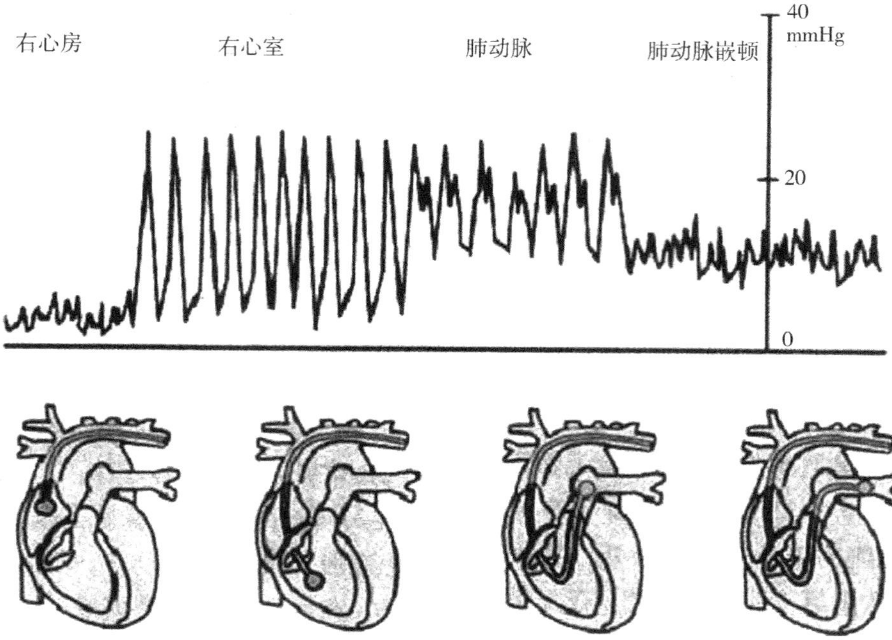

图 1-38　前送肺动脉导管过程中压力变化特征

表 1-8　不同静脉穿刺途径时的导管深度

穿刺途径	导管深度（cm）		
	右心房	右心室	肺动脉（楔入）
锁骨下静脉	10~15	25~30	35~45
颈内静脉	15~20	30~40	50~55
股静脉	30~40	45~55	55~70
右前臂静脉	40	55~60	65~75

（2）注意事项：①避免导管在心腔内打结，特别是在推送导管时，如遇阻力不要强行送管，应使用退、转、进的手法使之顺利前进，防止盲目置管造成心脏穿孔等并发症。②若导管入右心房后，继续推进 15 ~ 20cm 仍未见右心室或肺动脉压力波形，提示导管心腔内打结，应将气囊放气并将导管退至腔静脉后重新推进。③漂浮导管进入右心室流出道后容易发生心律失常，如室性期前收缩，如发生严重心律失常需立即转变导管方向或退出导管，必要时给予抗心律失常药物后再重新操作。④若充气不足 0.6mL 即出现肺动脉嵌顿压，或放开气囊，嵌顿压不能立即转变成肺动脉压力，则提示导管位置过深。⑤为防止漂浮导管进入肺小血管，长时间堵塞导致肺梗死甚至肺动脉破裂等，应持续监测肺动脉压，且每次测定肺毛细血管嵌压的时间应尽可能缩短。⑥导管留置期间，应经导管输液孔持续滴入肝素生理盐水以免形成血栓。

4. 右心导管拔除

取静脉穿刺时的体位，普通右心导管在去除敷料、剪断缝线后，让患者暂停呼吸，直接拔除导管并立即按压穿刺部位，予消毒液进行局部消毒处理，敷料覆盖。漂浮导管首先用注射器抽吸气囊内气体进行主动排气，去除敷料、缝线后，遇速将导管退至引导管前端的位置，将导管和引导管一起拔除，对导管留置时间较长者，应采用油纱对皮肤穿刺点进行密封，以预防空气栓塞的发生。

八、并发症

右心导管术较为安全，其并发症的发生率较低，主要包括发生于静脉穿刺中的局部血肿、血栓形成、静脉炎、误穿动脉、误伤神经、感染、空气栓塞、气胸和血胸，和发生于肺动脉插管、留置过程中的心律失常、血栓形成、肺梗死、肺动脉破裂、感染等。严格按照操作规程进行穿刺可明显减少并发症的发生。

1. 气胸

静脉穿刺并发气胸见于锁骨下静脉和颈内静脉穿刺的患者，为穿刺针损伤肺尖部位的胸膜或刺穿肺组织致漏气所致。对已有慢性阻塞性肺病患者，由于其肺尖升高和膨胀，极易被误伤，而在使用呼吸机患者中，这种并发症可能变得很危险，然而由气胸所致的死亡比较少见。发生气胸时，患者可出现明显胸痛，随即可出现呼吸困难的临床表现，后者与气体进入胸膜腔内的速度和容积有关。一旦发现穿刺导致气胸，应视其临床表现和胸膜腔积气的多少进行处理，具体的方法包括胸腔穿刺抽气以及胸腔闭式引流等。预防气胸发生的措施包括，对存在慢性阻塞性肺病患者尽量选择其他穿刺部位，或在操作时应避免穿刺进针点不应太靠外侧，进针不宜过深，以及尽量减少穿刺次数等，如果穿刺次数已达 3 次，仍未成功者应选择另一侧进行穿刺。

2. 空气栓塞

为操作过程中空气经开放的静脉管道进入血循环所致，其发生率非常低，多见于接受颈内静脉和锁骨下静脉穿刺的患者。主要由于气体经过未封闭的穿刺针、心导管及连接管等重复进入，积聚至出现严重并发症，包括急性呼吸窘迫综合征、严重低血压、晕厥、低氧血症，甚至严重心律失常和心搏骤停等。一旦发生空气栓塞，应立即将患者置于左侧垂头仰卧位，给予高浓度吸氧和辅助通气，或高压氧治疗，并可经肺动脉导管进行抽气，发生心搏骤停时进行心肺复苏。空气栓塞的预防措施，重在严格按操作规程进行操作，注意管道连接及液体的补充等。

3. 肺动脉破裂

导管进入肺动脉后，可因导管尖端送入过深、球囊过度充气，或球囊偏心性充气以及用力冲洗嵌顿的导管等原因，均可引起肺动脉破裂。肺动脉高压、老年人或存在心脏疾病者，较易发生该并发症，常导致患者迅速死亡。进行连续导管压力监测，确保导管位于较大的肺动脉内，减少球囊充气次数，球囊充气时应缓慢进行，进行冲洗时应先排气等措施，可预防肺动脉破裂的发生。

4. 感染

血流动力学监测过程中，可因导管带菌或导管留置时间过长（超过 3d）等而继发感染，引起败血症和感染性心内膜炎。一旦发生，应立即拔除导管，进行抗菌治疗。其预防措施包括，严格进行无菌操作，穿刺点局部皮肤重复消毒超过 40s，并于固定导管后进行敷贴覆盖，定期更换连接部件及液体，缩短导管留置时间等。右心导管在审慎的防感染措施下，可留置数周而不发生感染。

5. 肺梗死

由于导管嵌顿时间过长或血栓栓塞，可引起肺梗死。患者出现明显胸痛，呼吸困难，咳嗽、咯血、严重低血压等表现。尽量减少导管嵌顿时间，以及预防血栓形成等措施，均可减少肺梗死的发生。

第十三节　左心导管术检查

左心导管检查术及造影是利用心导管进行左侧心腔及大血管的造影，测定氧合、压力以及心排血量的方法。

一、适应证

左心导管检查可用于多种心脏疾病的诊断，由于其可引起一些严重并发症，是否进行检查应基于谨慎的风险收益评估。具体适应证如下。

（1）瓣膜性心脏疾病，二尖瓣、主动脉瓣的功能、狭窄及反流。

（2）左心室流出道梗阻性疾病。

（3）左心室功能。

（4）心肌病包括肥厚型心肌病、扩张型心肌病、限制型心肌病。

（5）冠状动脉、主动脉及周围动脉疾病。

（6）左心室活检、电生理检查。

二、禁忌证

左心导管检查没有绝对禁忌证，其相对禁忌证包括下列几项。

（1）未控制的严重高血压。

（2）室性心律失常。

（3）急性脑卒中。

（4）严重贫血。

（5）活动性消化道出血。

（6）造影剂过敏。

（7）急性肾衰竭。

（8）急性严重的外周动脉疾病。

（9）充血性心力衰竭失代偿（不能平卧）。

（10）不明原因的发热性疾病或活动性感染。

（11）电解质紊乱（例如低钾血症）。

（12）同右心导管检查及造影。

（13）严重凝血性疾病。

以上风险因素多可在检查前进行纠正，除非是急诊情况，否则均应在检查前进行纠正以降低风险。

三、术前准备

（1）向患者充分交代相关风险及获益情况，签署知情同意书。建立良好的医患关系以减少焦虑情绪。

（2）术前进行查体、血常规、血生化、胸部平片和心电图检查。明确患者有无胰岛素依赖型糖尿病、肾功能不全、外周血管疾病、造影剂过敏、长期使用抗凝药物等。对相关风险因素进行适当处理，如进行水化以减少造影剂肾病风险，术前预防性使用激素防止造影剂过敏。

（3）术前禁食至少 8h，常规进行轻度镇静。

（4）药品包括消毒用碘伏，1% 利多卡因、肝素盐水、造影剂及抢救药品。

（5）一次性器械准备，动脉穿刺针和扩张器鞘管套装，注射器、左心导管、指引导丝、高压注射装置。左心室测压、左心室及主动脉造影均采用猪尾导管。冠脉及桥血管造影具有多种不同形状的导管（见图 1–39）。

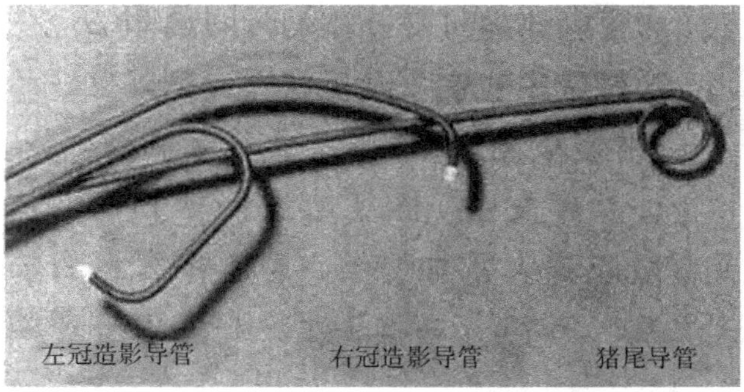

图 1-39　冠脉造影导管，猪尾导管

（6）常规设备，心脏监护仪，多导生理记录仪，除颤器等。

四、手术操作

（1）血管入路：多采用经股动脉，也可采用经桡动脉、肱动脉、腋动脉等途径。机械性主动脉瓣植入的患者中，左心房及左心室导管检查可经静脉途径，穿刺房间隔，进入左心房和左心室。

（2）Seldinger 法经皮穿刺动脉并置入鞘管，给予肝素 50U/kg，每延长 1h 追加肝素为首次量的半量。

（3）在 X 线透视和导引钢丝引导下将导管送至左心室、主动脉或相应的周围动脉处，进行血管造影。

（4）根据诊断需要测量左心室各部位压力、主动脉各部位压力以及周围动脉各部位压力，并记录连续压力曲线及压力阶差。

（5）根据诊断需要抽取不同部位血样，测定血氧含量和氧饱和度等。

（6）检查结束后，拔出鞘管，局部压迫止血，通常需要压迫 15min，加压包扎。注意穿刺动脉的末梢供血状态。

五、术后处理

（1）对局部压迫止血的患者，24h 内严密观察患者的症状、生命体征、心电图、穿刺部位及远端血管循环状况。经股动脉者，穿刺侧肢体制动 24 h，沙袋压迫 6 h，对于使用血管封堵者可降低制动时间至 8h。

（2）鼓励患者饮水以促进造影剂排泄。

六、并发症及处理

1. 心律失常

除了心脏停搏和室颤，大多数心律失常如房早、室早均无显著临床影响，不需进一步治疗。心律失常多源于导管刺激或冠脉内注射造影剂所致，应尽快调整导管位置或撤出导管，经上述处理不能终止的严重心律失常应使用药物或电复律治疗。室性心动过速和室颤发生率约 0.4%，需立即进行电转复。向右冠圆锥支快速大量注射造影剂，可影响右心室流出道，从而使室颤发生率显著增加。缓慢型心律失常常见于向右冠注射高渗造影剂后，强力咳嗽可有助于清除造影剂，提升动脉压，从而恢复正常节律。心动过缓也可发生于迷走反射患者中，心动过缓的其他症状包括打哈欠、恶心、低血压。补液及阿托品可用于治疗迷走反射。

2. 急性肺水肿或心力衰竭加重

多缘于注入造影剂的渗透作用或操作过程中输入过多液体，应终止检查并立即予以抢救治疗，包括给予吸氧、利尿药、硝酸酯类药物。

3. 心脏穿孔

应立即终止手术。有心脏压塞时，立即进行心包穿刺抽液或心包引流、快速补液，密切观察。若破口较大，血流动力学不能稳定应紧急外科修补。

4. 栓塞

包括空气栓塞、血栓栓塞或斑块脱落栓塞等。根据栓塞的程度和部位不同，其后果差异很大，最严重的栓塞是脑动脉栓塞和冠状动脉栓塞。操作应尽量轻柔，严格按规范进行，对于高危患者充分抗凝。一旦发生，可根据具体情况相应处理。

5. 与造影剂相关的过敏反应

约 1% 的病人对含碘造影剂过敏，包括打喷嚏、荨麻疹、血管性水肿、支气管痉挛、显著低血压等，事实上此类反应并非真正的过敏反应，而是缘于直接的补体激活，因此可认为假过敏性反应。为减轻其反应，尽量使用非离子型低渗造影剂，对于高危患者术前给予抗过敏药物，包括糖皮质激素、H_1 和 H_2 受体拮抗药，对于严重过敏者应使用肾上腺素。

6. 肾功能不全

约 5% 的患者在接受造影剂后出现过性血肌酐升高（ > 1mg/dL ）。检查前存在肾功能不全、多发性骨髓瘤、脱水或使用肾毒性药物者，风险显著升高。血肌酐往往在检查后 2 ~ 3d 升高，并在 7d 内慢慢回落至基线水平。造影剂导致的肾衰竭通常为非少尿性，但有时也需要进行透析治疗，约 1% 的患者可能最终需要长期透析。造影剂肾病可通过减少造影剂使用量并使用低渗造影剂进行避免。其他预防措施包括检查前后足量的水化。在肾功能不全者中使用乙酰半胱氨酸可预防肾功能恶化。

7. 血管性并发症

主要为穿刺点的并发症，包括急性血栓形成、远端栓塞、动脉夹层、假性动脉瘤形成以及出血。危险因素包括管腔较小、外周血管疾病、糖尿病、女性。血栓形成需使用肝素进行预防，远端血管搏动减弱或感觉异常时需咨询于血管外科医生。出血是最常见并发症，常形成局部血肿而无临床意义，但是无法解释的低血压及血色素降低提示腹膜后血肿形成可能，需行超声或 CT 检查。假性动脉瘤是严重腹股沟出血的另一个主要原因，因血肿和动脉管腔间的持续沟通而形成，表现为搏动性肿物，有时表现为收缩期杂音。通过多普勒检查可进行确诊。治疗采用保守方法，延长压迫时间或注射凝血酶。对于较大的假性动脉瘤并且和动脉交通较宽者，需行外科矫治。动静脉瘘往往较小并可自愈，对于持续扩大的动静脉瘘，在血流动力受影响之前需行外科矫治。

8. 导管打结或断裂

应在 X 线透视下操作导管，避免盲目旋转导管。

第十四节　房间隔穿刺术

自 ROSS 等首先报道了房间隔穿刺术至今，随着心血管病介入治疗的开展，房间隔穿刺术已成为多种心血管病介入治疗的共同基础，包括先天性心脏病导管介入治疗、左心房 – 股动脉循环支持，特别是经皮二尖瓣成形术和射频消融术，尤其是心房颤动射频消融术的开展，使该技术成为电生理医生必须掌握的技术之一。

一、应用解剖

房间隔位于右心房和左心房之间，居于右心房后内侧壁，其前界与主动脉窦相毗邻，前下方为三尖瓣口，下方为下腔静脉口，两口间的隔面侧有冠状窦口，后界为后房室沟。房间隔中下 1/3 处为卵圆窝，卵圆窝直径为 2cm，中心部很薄，厚约 1mm，此位置是房间隔穿刺的最佳部位。卵圆窝大小不一，其右侧面凹呈窝状，左侧面则轻度凸出于左心房腔内。卵圆窝在主动脉根部下后方，后缘靠近右心房游离壁，前下方为冠状窦和三尖瓣环隔侧。如果有主动脉瓣或二尖瓣疾病，那么这些解剖结构就会有些变形。主动脉狭窄时，房间隔平面变得更加垂直，卵圆窝位置更加靠前。二尖瓣狭窄时，房间隔方向更加水平平坦，卵圆窝位置更低。加上房间隔（卵圆窝）可能会凸入右心房，如果在那些晚期心脏瓣膜病的患者行房间隔穿刺术，详细熟悉局部解剖就显得更为重要。

二、适应证

（1）二尖瓣球囊成形术。

（2）心房颤动导管消融术。

（3）起源于左心系统的其他心律失常的导管消融术。

（4）左心房－股动脉循环支持。

（5）经皮左心耳堵闭术。

（6）经皮经导管主动脉瓣及二尖瓣放置术等。

（7）动物实验研究。

三、禁忌证

1. 绝对禁忌证

（1）房间隔部位有血栓。

（2）因房间隔缺损接受了金属伞封闭的术后患者。

2. 相对禁忌证

（1）华法林有效抗凝治疗中的患者。

（2）巨大的右心房。

（3）心脏大动脉的畸形。

（4）显著胸椎侧凸后凸。

（5）主动脉根部显著扩张。

四、手术操作

房间隔穿刺的经典方法是由 Ross 创立的，在 Ross 法的基础上，先后出现许多改良方法以增加成功率，如利用左右心房造影确定透视标志的几种推导方法，或者由猪尾导管在 Valsalva 主动脉窦（非冠状动脉）的后方来帮助定位经房间隔穿刺最佳位置，右前斜位 45° 透视指导房间隔穿刺点定位，以及希氏束定位法，电生理方法定位，右心导管定位法，经食管超声定位法，经心内超声定位法等。结合笔者所在中心的经验，此处重点介绍房间隔穿刺的经典方法和右前斜位 45° 透视指导下房间隔穿刺术。

1. 房间隔穿刺的经典方法

Ross 于 1966 年将房间隔穿刺的方法做了系统的总结，形成了我们所说的经典方法，其要领是在后前位透视下将穿刺导管沿导丝送入上腔静脉，再将穿刺针送至穿刺导管顶端距开口约 1cm 处，这时穿刺导管和穿刺针指向前方，再从上腔静脉向下缓慢回撤到右心房的同时顺时针方向旋转指向左后方向（在从下至上看为时钟 4 点的位置），继续向下缓慢回撤时顶端越过主动脉根部的隆突向右移动（患者的左侧）而与脊柱影重叠，再向下回撤时顶端滑进卵圆窝，透视下可见穿刺导管突然向心脏左侧的移动，此时轻轻地将导管顶端顶紧卵圆窝，推送穿刺针即可刺入左心房腔内。房间隔穿刺点一般在右心房影的中间部分，左心房轻度增大时房间隔的穿刺点在脊柱中右 1/3 交界线心脏投影的较高位置，随着左心房的继续扩大，穿刺点偏向下方（右心房影中下 1/3）和脊柱右缘，穿刺针指向也更为向后。

2. 右前斜位 45°

透视指引下房间隔穿刺术 Ross 的经典房间隔穿刺法是在后前位透视下完成，而右前斜位 45° 透视指引下房间隔穿刺术是在后前位透视下初步定位，然后在右前斜位 45° 透视下精确定位，主要是定位穿刺点的前后位置。①穿刺点高度的确定：后前位透视下沿脊柱中线左心房影下 1 个椎体高度，范围 0.5 ~ 1.5 个椎体高；左心房影下缘不清楚者可行肺动脉造影顺向显示左心房影以定位左心房下缘或以冠状静脉窦电极与脊柱中线交界代表左心房下缘。②穿刺点前后位置的确定：右前斜位 45° 透视下穿刺点位于心影后缘前 1 个椎体高度至心影后缘（指右前斜位 45° 透视下心房侧心影边缘，相当于心房影边缘）与房室沟影（指右前斜位 45° 透视下房室沟位置的透亮带，自左上至右下方向）的中点之间。

③穿刺方向的确定：穿刺针及鞘管远段弧度消失呈直线或接近直线状，此时鞘管尖的位置即是穿刺点的准确位置，这说明鞘管头端指向左后 45° 方向，即垂直于房间隔，并且在房间隔中央，沿该方向穿刺可避免穿刺点过于偏前（主动脉根部）和过于偏后（右心房后壁）而导致心脏穿孔或穿入主动脉，而后前位不能准确判断穿刺点的前后位置。后前位透视下认为理想的穿刺点在右前斜位 45° 透视下可能明显偏离房间隔，因此右前斜 45° 是房间隔穿刺点准确定位不可替代的体位（见图 1-40）。

3. 房间隔穿刺步骤

（1）术前准备：正侧位胸片，注意观察心房边缘，升主动脉大小和走行，胸廓脊柱形态以及肺血管情况。心脏超声测定主动脉和心腔内径，房间隔方向、偏斜、膨出和厚度，最好采用食管超声玥确左心房内有无血栓。

（2）器械：血管穿刺器械同 Seldinger 血管穿刺。房间隔穿刺针常用 Brockenbrough 穿刺针，其尖端由 18G 变为 21G，穿刺阻力及损伤小，针尾箭头状方向指示器指示针尖方向，成人一般用 18G 71cm 的前端弧形穿刺针，巨大右心房者也可用直形穿刺针。小儿用 19G 56cm 的穿刺针。房间隔穿刺套管常用 Mullins 鞘管，其由外套管和扩张管组成，前端呈 1/3 至半圆形弯曲，无侧孔，外套管尾端有止血活瓣及带三通的侧管。成人一般用 8F 67cm 的 Mullins 套管，小儿用 6F 或 7F 52cm 的 Mullins 套管；同样可选用 Swartz 鞘管 1 导丝一般用 0.813mm （0.032in）或 0.889mm （0.035in）长度 145cm 的弹性导管。

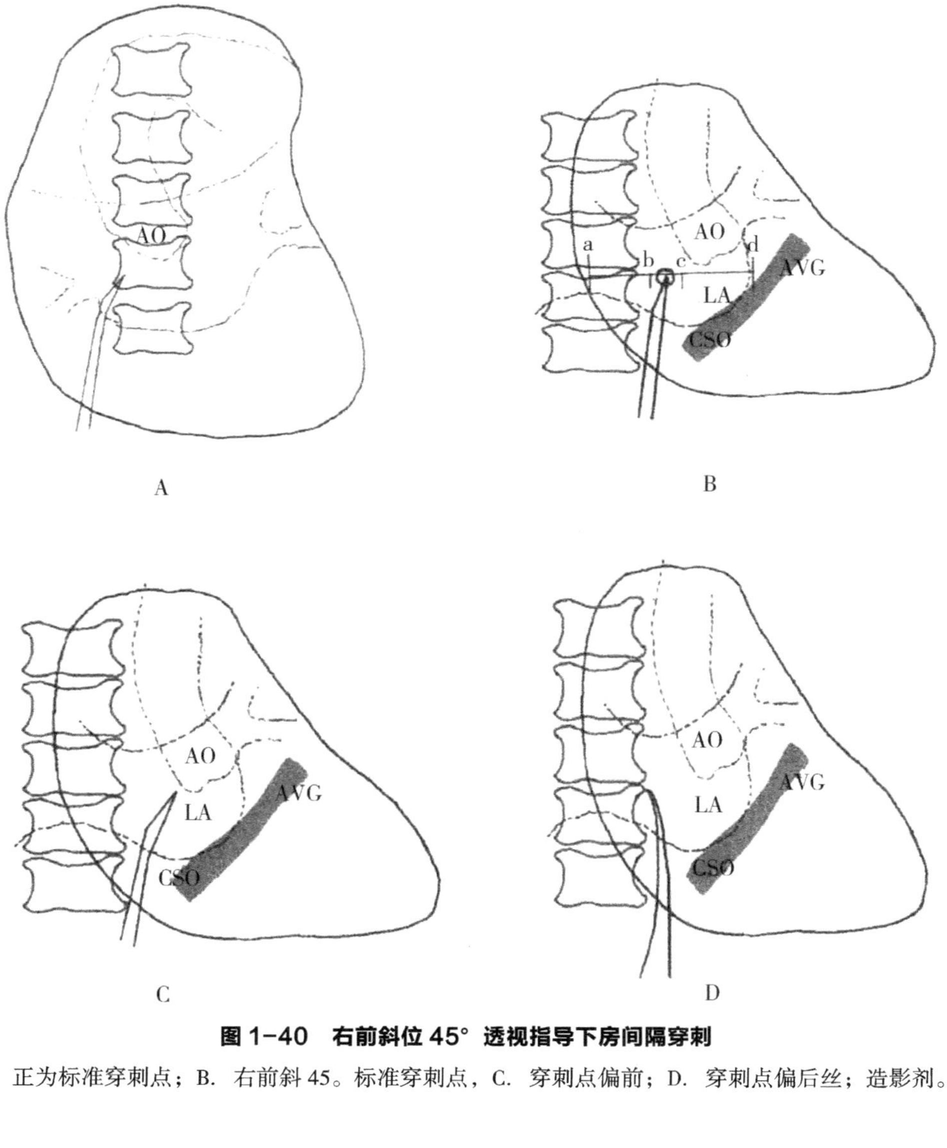

图 1-40　右前斜位 45° 透视指导下房间隔穿刺

A. 正为标准穿刺点；B. 右前斜 45。标准穿刺点，C. 穿刺点偏前；D. 穿刺点偏后丝；造影剂。

（3）穿刺过程：患者取仰卧位，以 Seldinger 法穿刺右股静脉，将 0.813mm（0.032in）导引钢丝送至上腔静脉，沿导引钢丝将 Mullins 鞘管或 Swartz 鞘管送至上腔静脉，套管头端指向左侧，退出导引钢丝，给 Brockenbrough 穿刺针腔充满 1 000U/mL 的肝素盐水，在后前位透视下经鞘管插入房间隔穿刺针，针尖指向 12 点位置（上方）推进，送达上腔静脉，但穿刺针需在鞘管头端内侧 0.5 ～ 1cm 处，若推送过程有阻力，应将穿刺针稍回撤并稍微改变方向后再推送。撤出房间隔穿刺针内的保护钢丝，接上已抽取造影剂的 10mL 注射器，推造影剂以验证导管通畅。然后边顺时针方向旋转穿刺针和鞘管，从下至上看为时钟 4 ～ 5 点的位置，边同步回撤，到卵圆窝时影像上可见穿刺针尖端向左突然移位（落入感），这就是初步定为的穿刺点，在后前位透视下，可沿头足方向适当调整穿刺点的高度。若套管顶在卵圆窝，则轻轻推进套管有阻力，且套管尾部有心搏感。在右前斜位 45° 透视下适当旋转穿刺针鞘，使穿刺针及鞘管头端影像伸直，此时鞘管尖的位置即是穿刺点的准确位置，这说明鞘管头端指向左后 45° 方向，即垂直于房间隔，并且在房间隔中央。确定穿刺点及穿刺方向后，右前斜位透视，嘱患者平静呼吸避免咳嗽，左手使穿刺鞘管轻轻抵向房间隔并与患者大腿固定，右手推进穿刺针 0.5 ～ 1cm，固定穿刺针，自穿刺针腔注入造影剂。若见造影剂呈线状喷出，并迅速向心尖侧弥散消失，则穿刺成功。也可测压进一步证实，显示左心房压力曲线，压力值高于右心房，会抽出鲜红色血液。若见造影剂滞留于穿刺局部或压力突降甚至消失，则示穿入心包腔，应立即退针至穿刺鞘管内观察。若无心脏压塞征象，可轻轻旋转穿刺鞘管和穿刺针，重新定位定向，再次试穿。若见造影剂向主动脉弓方向弥散或显示主动脉压力曲线，应立即退针至穿刺鞘管内观察，若无异常情况，可下移穿刺点 1cm，重新定位定向，再次穿刺。

（4）导入穿刺鞘管至左心房：一旦证实穿刺针进入左心房，则边注射造影剂边同步缩短距离（约 1cm）推送穿刺针和内外鞘管。固定穿刺针，边注射造影剂边同步短距离（约 1cm）推送内外鞘管。固定扩张管，边注射造影剂边轻轻推送外鞘管 1 ～ 2cm。造影剂喷射束在左心房后壁散开，任何时候穿刺鞘管远端与左心房后壁的距离都应大于 1cm，以防左心房后壁穿孔。左手固定外鞘管于患者大腿上，一并退出穿刺针和扩张管。经穿刺鞘管注入肝素 5 000U，完成房间隔穿刺。对房间隔较厚或穿刺点未在膜部者穿刺针通过房间隔后鞘管通过会遇较大阻力，此时应避免盲目用力推送，即使用力推送也应避免鞘管通过后惯性前进。

（5）注意事项：当一针穿刺失败时，首先可以微调穿刺点：将穿刺针撤入鞘管内，在右前斜位 45° 透视下，确保前段伸直前提下，适当旋转鞘管，适当调整穿刺点位置并再次穿刺，仍失败者需将鞘管送至上腔静脉重新按原方法定位。最好在导丝引导下将鞘管送至上腔静脉，经验丰富的术者亦可以直接将鞘管和穿刺针送至上腔静脉：将鞘管撤至右心房中部，保证穿刺针头端撤至鞘管内，同步旋转鞘管和穿刺针，使方向指示器指向 12 点方向（胸骨方向），然后一边左右摆动鞘管和穿刺针，一边推注造影剂，并向上腔静脉方向推送，以避免或及时发现鞘管刺入心房壁。通过鞘管在左心房内操作导管时也应注意，每次更换电生理导管时要先回抽鞘管内血液并用盐水冲鞘管，从鞘管内撤换电生理导管时不宜速度过快，以免负压进气，经鞘管送入电生理导管时要尽早透视，以免穿破左心房，因经鞘管送导管时力量传导至头端，尤其是进入左心耳时更易穿出。

五、并发症及处理

房间隔穿刺的并发症同术者的经验有关，对于熟练的术者来说，房间隔穿刺术并发症通常很少（针尖穿孔小于 1%，心脏压塞小于 1%，死亡小于 0.5%），多数并发症发生在初期的 50 次操作。房间隔穿刺最主要的并发症是心脏压塞。在房间隔穿刺点过于偏向前方时，有可能损伤三尖瓣和冠状静脉窦，造成心脏压塞。也有可能穿入主动脉，如果只是穿刺针穿入主动脉，立即退出，多数不会引起症状。如果已经将鞘管送入主动脉则需要外科手术。在房间隔穿刺点过于偏向后方时，可能穿透右心房后壁引起心脏压塞。尽管心脏压塞属于严重的并发症，但如果诊断及时。处理得当，可无严重不良后果。心脏压塞的主要表现为病人烦躁、淡漠甚至意识丧失，面色苍白、心率减慢、血压下降。症状的轻重同出血速度密切相关，有时少量的出血即可造成严重症状。在明确了已发生了心脏压塞的情况下，首先要穿刺引流，在行心包穿刺前应尽可能行超声心动图检查以明确诊断，可行超声引导下心包穿刺引流或 X 线透视与造影剂指示下的心包穿刺引流。如果引流后仍然出血不止，则应外科治疗。同时，通过房间隔鞘管在左心房内操作电生理导管过程中，应注意在每次更换电生理导管时，要先回抽鞘管内血液并用盐水冲洗鞘管，从鞘管内撤换电生理导管时不宜速度过快，以免负压进气，导管和针腔存有气泡和血块，左心房附壁血栓和肝素使用不足，都是导致栓塞的根源，术中应注意避免。

第二章

心电图

第一节　心电图基础

（一）心电图的临床应用

心脏机械收缩之前，先产生电激动，心房和心室的电激动可经人体组织传导至体表。心电图（electrocardiogram，ECG）是利用心电图机从体表记录心脏每一心动周期所产生电活动变化的曲线图形。

心电图主要反映心脏激动的电学活动，心律失常是心脏激动的起源异常和（或）传导异常的结果，因此心律失常发作时的心电图记录对其诊断分析具有肯定价值，是判断心律失常的金标准。由于心肌梗死具有特征性的心电图改变和演变过程，因此心电图成为诊断心肌梗死快速、简单、可靠而实用的方法。在诊断和指导治疗遗传性心律失常（如先天性长 QT 间期综合征、Brugada 综合征、儿茶酚胺敏感型多形性室性心动过速等）方面，心电图发挥着重要作用。房室肥大、药物和电解质紊乱都可引起一定的心电图变化，通过心电图检查有助于诊断。此外，心电图对心包炎、心肌病、心肌炎、肺栓塞、慢性肺源性心脏病、各种先天性心脏病等也都有其特定的诊断价值。心脏电生理检查时，常需要与体表心电图进行同步描记，帮助判断电生理现象和辅助诊断。对于瓣膜活动、心音变化、心肌功能状态等，心电图虽不能提供直接判断，但作为心动周期的时相标记，是这些检查的重要辅助手段。除了循环系统疾病之外，心电图也广泛应用于各种危重患者的抢救，手术麻醉，用药观察，航天、登山运动的心电监测等。

（二）心电图的导联和导联轴

在人体不同部位放置电极，并通过导联线与心电图机电流计的正负极相连，这种记录心电图的电路连接方法称为心电图导联。由于电极位置和连接方法不同，可组成不同的导联。目前临床广泛应用的是国际通用导联体系（lead system），即常规 12 导联体系，这一导联体系早在 1905 年由 Einthoven 建立 3 个标准导联，以后 Wilson 进一步研究增加了 3 个单极肢体导联和 6 个胸导联（有时由于临床工作需要，胸导联可适当增加），一直沿用至今。

1. 肢体导联（limb leads）　包括标准导联Ⅰ、Ⅱ、Ⅲ及加压单极肢体导联 aVR、aVL、aVF。标准导联为双极导联，测量两个电极所在部位之间的电位差。加压单极肢体导联属于单极导联，基本上代表检测部位的局部心肌的电位变化。肢体导联电极主要放置于右臂（R）、左臂（L）、左腿（F），连接此三点即成为所谓 Einthoven 三角（见图 2-1A、B）。在每一个标准导联正负极间均可画出一条假想的直线，称为导联轴。将三个标准导联（Ⅰ、Ⅱ、Ⅲ导联）与三个加压单极肢体导联（aVR、aVL、aVF 导联）的轴线保持方向和角度不变，统一绘制在同一个坐标图的轴中心点，构成额面六轴系统（hexaxial system）（见图 2-1C），也称 Bailey 六轴系统。此坐标系统采用 ±180° 的角度标志。以左侧为 0°，顺时针方向的角度为正，逆时针方向者为负。每个导联轴从中心点被分为正负两半，相邻导联间的夹角为 30°。肢体各导联的电极位置和正负极连接方式见图 2-2 和图 2-3。

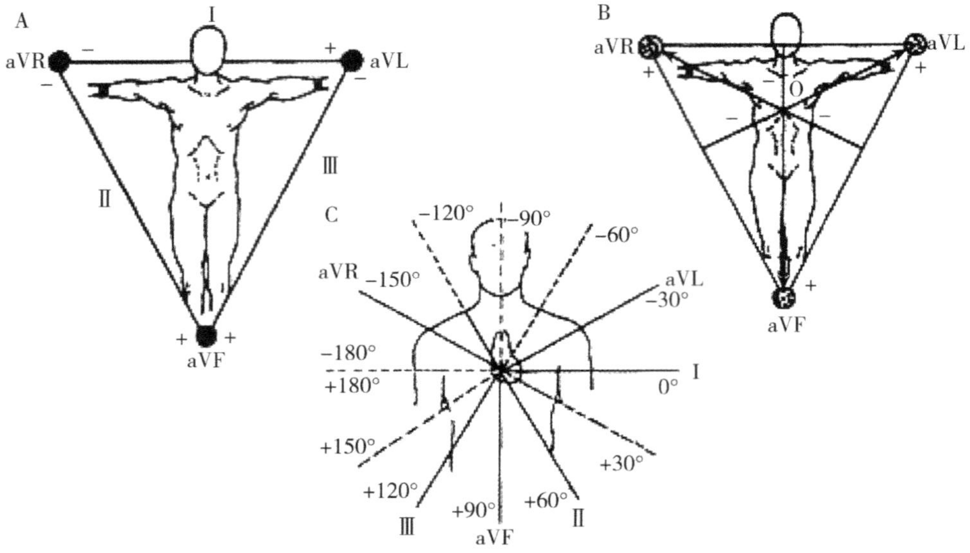

图 2-1　A. 标准导联的导联轴：B. 加压单极肢体导联的导联轴；C 肢体导联额面六轴系统

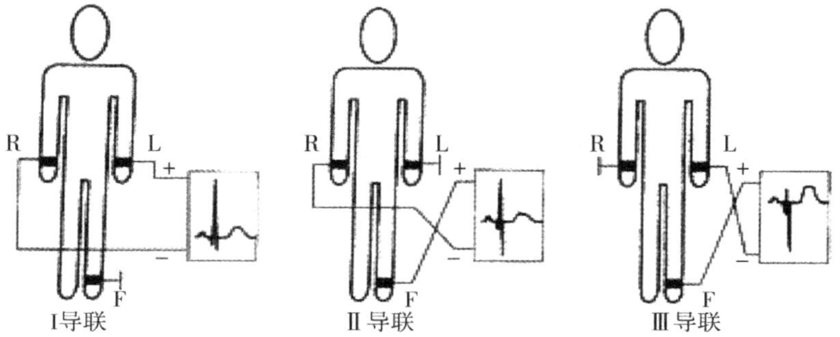

图 2-2　肢体标准导联的电极位置和正负极连接方式

I 导联：左臂（正极），右臂（负极）；Ⅱ导联：左腿（正极），右臂（负极）；Ⅲ导联：左腿（正极），左臂（负极）。L：左臂；R：右臂；F：左腿

2. 胸导联（chest leads）　属于单极导联，包括 V_1 ~ V_6 导联。正电极为安放于胸壁特定部位的探查电极，负电极为中心电端（central terminal），它是由肢体导联 3 个电极分别通过 5kΩ 电阻与负极连接构成的，这种连接方式可使中心电端电位接近零电位且较稳定（见图 2-4）。具体胸导联电极安放的位置为：V_1 位于胸骨右缘第 4 肋间，V_2 位于胸骨左缘第 4 肋间，V_3 位于 V_2 与 V_4 两点连线的中点，V_4 位于左锁骨中线与第 5 肋间相交处，V_5 位于左腋前线与 V_4 同一水平处，V_6 位于左腋中线与 V_4 同一水平处。临床上诊断急性冠脉综合征或其他特殊临床情况（小儿心电图或诊断右心病变）时，需加做 V_7 ~ V_9 导联及 V_{3R} ~ V_{5R} 导联，具体探查电极位置为：V_7 位于左腋后线 V_4 水平处，V_8 位于左肩胛线 V_4 水平处，V_9 位于左脊柱旁线 V_4 水平处。V_{3R} ~ V_{5R} 导联电极放置在右胸部与 V_3 ~ V_5 对称处。

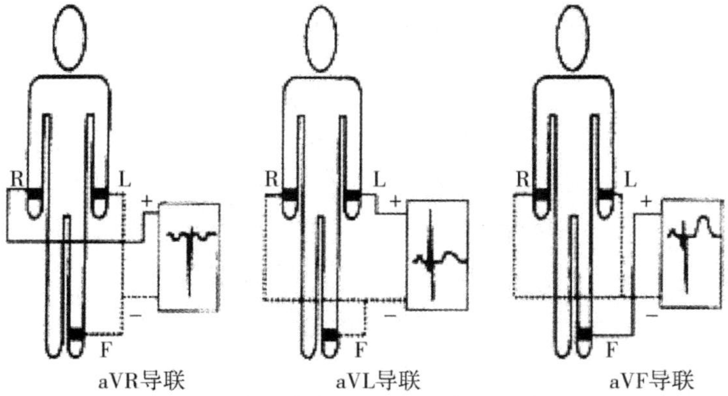

图 2-3　肢体加压单极导联的电极位置和正负极连接方式

实线表示 aVR、aVL、aVF 导联检测电极与正极连接，虚线表示其余二肢体电极同时与负极连接构成 qI 心电端

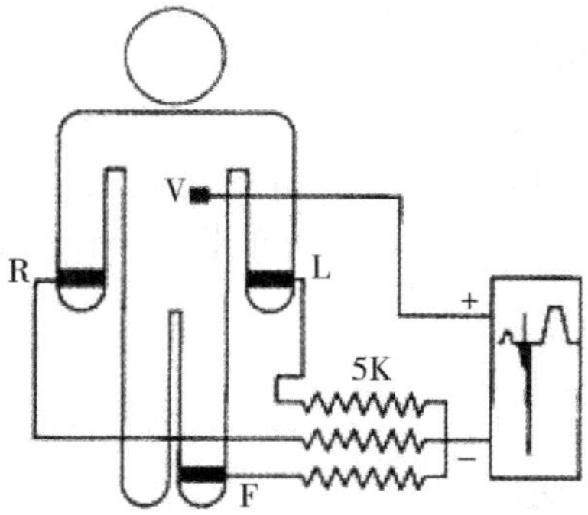

图 2-4　胸导联的电极位置和正负极连接方式

V 表示胸导联检测电极并与正极连接，3 个肢体导联电极分别通过 5K 电阻与负极连接构成中心电端

3. 平均心电轴

（1）心电轴概念：一般指的是额面上平均 QRS 波电轴（mean QRS axis），它是心室除极过程中全部瞬时向量的综合（平均 QRS 波向量），代表心室除极过程这一总时间内的平均电势方向和强度。通常可用任何两个肢体导联的 QRS 波群的电压或面积计算出心电轴。一般采用心电轴与 I 导联正（左）侧段之间的夹角表示平均心电轴的偏移方向。除测定 QRS 波群电轴外，P 波和 T 波电轴也可采用同样方法测定，但 P 波振幅小，不便测量，而且引起 T 波改变的因素太多，意义不够明确。

（2）测定方法：估测电轴是否发生偏移的方法有目测法、振幅法及查表法。其中最简单的方法是目测法：即观察 Ⅰ 和 Ⅲ 导联 QRS 波群的主波方向，若 Ⅰ 和 Ⅲ 导联的 QRS 主波均为正向波，可推断电轴不偏；若 Ⅰ 导联出现较深的负向波，Ⅲ 导联主波为正向波，则属于电轴右偏；若 Ⅲ 导联出现较深的负向波，Ⅰ 导联主波为正向波，则属于电轴左偏。精确的方法为振幅法：分别测算 Ⅰ 和 Ⅲ 导联的 QRS 波群振幅的代数和，然后将这两个数值分别在 Ⅰ 导联及 Ⅲ 导联上画出垂直线，求得两垂直线的交叉点。该交叉点与电偶中心 O 点相连即为心电轴，该轴与 Ⅰ 导联轴正侧的夹角即为心电轴的角度。另外，也可将 Ⅰ 和 Ⅲ 导联 QRS 波群振幅代数和的数值通过查表法直接求得心电轴。

（3）临床意义：正常额面 QRS 波心电轴在 0° ～ +90° 之间，少数正常人可有轻度左偏，但一般不超过 -30°，故心电轴在 - 30° ～ +90° 之间为大致正常；电轴位于 -30° ～ -90° 范围为心电轴左偏；位于 +90° ～ +180° 范围为心电轴右偏；位于 - 90° ～ -180° 范围，传统上称为电轴极度右偏，近年主张定义为“不确定电轴”（indeterminate axis），又称无人区电轴（见图 2-5）。心电轴的偏移，一般受心脏在胸腔内的解剖位置（垂位心、横位心）、左右心室的质量比例、心室内传导系统的功能状态等影响。膈肌高位或横位心、左室肥厚、左前分支阻滞等可使心电轴左偏；6 个月以内的婴儿或垂位心、右室肥厚、左后分支阻滞等可使心电轴右偏；不确定电轴可以发生在正常人（正常变异），亦可见于肺源性心脏病（肺心病）、冠心病、高血压等某些病理情况。

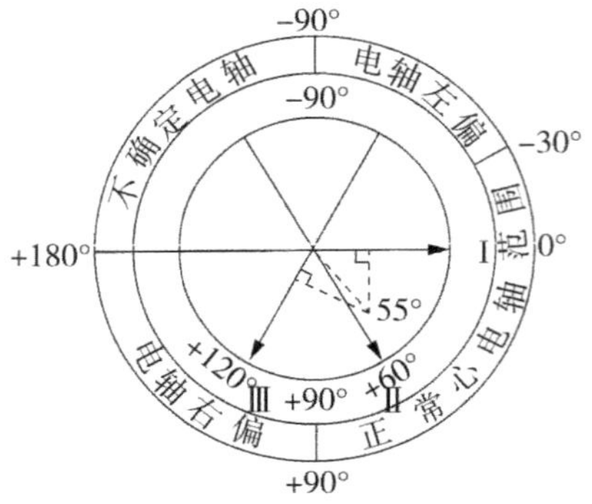

图 2-5　正常心电轴及其偏移

（4）心脏循长轴转位：自心尖部朝心底部方向观察，设想心脏可循其长轴做顺时针方向或逆时针方向转位。正常时 V_3 或 V_4 导联 R/S=1，为左、右心室过渡区波形。顺时针方向转位（clock-wise rotation）指的是 V_5、V_6 导联上出现 V_3 或 V_4 导联的波形。逆时针方向转位（counterclock-wise rotation）则表现 V_1、V_2 导联上出现 V_3 或 V_4 导联的波形。顺时针方向转位可见于右室肥厚，而逆时针方向转位可见于左室肥厚。但需要注意这种转位图形在正常人亦常可见到，提示此种图形改变有时为心电位的变化，而非由心脏在解剖上转位所致。

（三）心电图的波形特点和正常值

心电图波形示意图见图 2-6。

1. P 波代表左右心房除极的电位变化

（1）形态：一般在大部分导联上呈钝圆形，有时可出现小的切迹。心房激动起源于窦房结，以辐射状在心房内传导，因此心房除极的综合向量指向左、前、下，所以 P 波方向在Ⅰ、Ⅱ、aVF、V_4 ~ V_6 导联向上，aVR 导联向下，其余导联呈双向、倒置或低平均可。

（2）时间：正常人一般小于 0.12s，如 P 波有切迹，切迹的两个波峰之间不超过 0.03s。

（3）振幅：肢体导联一般小于 0.25mV，胸导联一般小于 0.2mV。

2. PR 间期　从 P 波的起点至 QRS 波群的起始部，反映心房开始除极至心室开始除极的时间。心率在正常范围内时，PR 间期为 0.12 ~ 0.20s。在幼儿及心动过速的情况下，PR 间期相应缩短。在老年人及心动过缓的情况下，PR 间期可略延长，但一般不超过 0.22s。

3. QRS 波群：代表心室肌除极的电位变化

（1）时间：正常成年人 QRS 波时限小于 0.12s，多数在 0.06 ~ 0.10s。

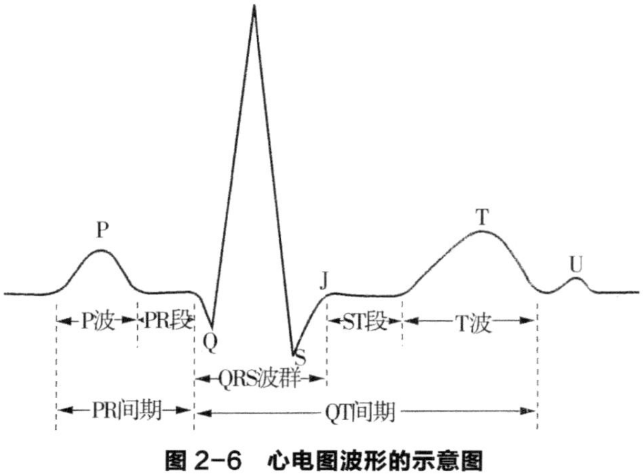

图 2-6　心电图波形的示意图

（2）形态和振幅：在胸导联，正常人从 V_1 至 V_6 导联 R 波振幅逐渐增高，S 波逐渐减小，V_1 的 R/S 小于 1，V_3 或 V_4 的 R/S 等于 1，V_5 的 R/S 大于 1。即正常人 V_1、V_2 导联多呈 rS 型，V_1 导联的 R 波一般不超过 1.0mV。V_5、V_6 导联 QRS 波群可呈 qR、qRs、Rs 或 R 型，且 R 波一般不超过 2.5mV。在肢体导联，Ⅰ、Ⅱ导联的 QRS 波群主波一般向上，Ⅲ导联的 QRS 波群主波方向多变。aVR 导联的 QRS 波群主波向下，可呈 QS、rS、rSr’或 Qr 型。aVL 与 aVF 导联的 QRS 波群可呈 qR、Rs 或 R 型，也可呈 rS 型。正常人 aVR 导联的 R 波一般小于 0.5mV，Ⅰ导联的 R 波小于 1.5mV，aVL 导联的 R 波小于 1.2mV，aVF 导联的 R 波小于 2.0mV。6 个肢体导联的 QRS 波群振幅（正向波与负向波振幅的绝对值之和）一般不应都小于 0.5mV，6 个胸导联的 QRS 波群振幅（正向波与负向波振幅的绝对值之和）一般不应都小于 0.8mV，否则称为低电压。

（3）R 峰时间（R peak time）：过去称为室壁激动时间或类本位曲折时间，指 QRS 波起点至 R 波顶端垂直线的时间间期。如有 R 波，则应测量至 R 波波峰；如 R 峰有切迹，应测量至切迹第二峰。正常成人 R 峰时间在 V_1、V_2 导联不超过 0.04s，在 V_5、V_6 导联不超过 0.05s。

（4）Q 波：除Ⅲ和 aVR 导联外，正常人的 Q 波时间一般不超过 0.03s（Ⅲ导联 Q 波的宽度可达 0.04s），Q 波深度不超过同导联中 R 波的 1/4。约 75% 的正常人在左胸导联上可有 Q 波，而 V_1、V_2 导联不应出现 Q 波，但偶尔可呈 QS 波。

4. J 点：QRS 波群的终末与 ST 段起始之交接点称为 J 点

J 点大多位于等电位线上，通常随 ST 段的偏移而发生移位。有时可冈心室除极尚未完全结束，部分心肌已开始复极致使 J 点上移。还可由于心动过速等原因，导致心房复极波（Ta 波）重叠于 QRS 波群的后段，从而发生 J 点下移。

5. ST 段　QRS 波群的终点至 T 波开始的线段，代表心室缓慢复极的过程。正常的 ST 段多为一等电位线，有时亦可有轻微的偏移，但在任一导联，ST 段下移一般不超过 0.05mV。成人 ST 段抬高在 V_2 和 V_3 导联较明显，可达 0.2mV 或更高（一般 V_2 导联不超过 0.3mV，V_3 导联不超过 0.5mV），且男性抬高程度一般大于女性。在 V_4 ~ V_6 导联及肢体导联不超过 0.1mV。对于部分正常人（尤其是年轻人）出现在 V_2 ~ V_5 导联及Ⅱ、Ⅲ、aVF 导联 J 点上抬、ST 段呈现凹面向上型抬高的心电图表现，通常称之为早期复极，大多属于正常变异，可能为局部心外膜区心肌细胞提前复极所致。

6. T 波代表心室快速复极时的电位变化

（1）形态：正常情况下，T 波的方向大多与 QRS 主波的方向一致。T 波方向在Ⅰ、Ⅱ、V_4 ~ V_6 导联向上，aVR 导联向下，Ⅲ、aVL、aVF、V_1 ~ V_3 导联可以向上、双向或向下。若 V_1 导联的 T 波方向向上，则 V_2 ~ V_6 导联就不应再向下。

（2）振幅：除Ⅲ、aVL、aVF、V_1 ~ V_3 导联外，其他导联 T 波振幅一般不应低于同导联 R 波振幅的 1/10。T 波在胸导联有时可高达 1.2 ~ 1.5mV 尚属正常。

7. QT 间期　指 QRS 波群的起点至 T 波终点的时间间期，代表心室肌除极和复极全过程所需的时间。QT 间期长短与心率的快慢密切相关，心率越快，QT 间期越短，反之则越长。心率在 60 ~ 100 次 /min 时，QT 间期的正常范围为 0.32 ~ 0.44s。由于 QT 间期受心率的影响很大，所以常用校正的 QT 间期（QTc），通常采用 Bazett 公式计算：QTc=QT/RR。QTc 就是 RR 间期为 1s 时的 QT 间期。传统的 QTc 的正常上限值设定为 0.44s，超过此时限即认为 QT 间期延长。一般女性的 QT 间期较男性略长：男性 QTc 间期 ≥ 0.45s，女性 QTc ≥ 0.46s。QT 间期另一个特点是不同导联之间 QT 间期存在一定的差异，正常人不同导联间 QT 间期差异最大可达 50ms，以 V_2、V_3 导联 QT 间期最长。

8. U 波　在 T 波之后 0.02 ~ 0.04s 出现的振幅很低小的波称为 U 波，代表心室后继电位，其产生机制目前仍未完全清楚。近年研究认为可能与心肌中层细胞（M 细胞）长动作电位、浦肯野纤维的复极化或心室肌舒张的机械作用有关。U 波方向大体与 T 波相一致。U 波在胸导联较易见到，以 V_2 ~ V_3 导联较为明显。U 波明显增高常见于低血钾。U 波倒置可见于高血压和冠心病。

第二节　心房肥大和心室肥厚

（一）心房肥大

心房肥大的病理改变多表现为心房的扩大而较少表现为心房肌肥厚。心房扩大引起心房肌纤维增长、增粗，以及房间传导束被牵拉和损伤，影响整个心房肌除极的综合向量。心电图上主要表现为P波振幅增高、除极时间延长及电轴偏移。P波代表左右心房除极的电位变化，起始30ms代表右心房除极，中间30 ~ 80ms代表左右心房共同除极，终末20ms代表左心房单独除极。

1. 右房肥大

正常情况下右心房先除极，左心房后除极。当右房肥大（right atrial enlargement）时，右房除极时间延长，往往与稍后除极的左房时间重叠，故总的心房除极时间并未延长，心电图主要表现为P波振幅增高（见图2–7）。

（1）P波振幅增高：Ⅱ、Ⅲ、aVF导联出现尖而高耸的P波，其振幅≥0.25mV，V_1导联P波直立时，振幅≥0.15mV，如P波呈双向时，其振幅的算术和≥0.20mV。心电图显示异常高尖的P波，又称“肺型P波”。

（2）P波时间：一般不超过0.10s。

（3）P波电轴：右偏超过 –75° ~ +90°。

（4）心房复极波异常改变：由于右心房除极向量增大，心房复极波（Ta波）也随之增大，其方向与P波相反，表现为PR段轻度下移。

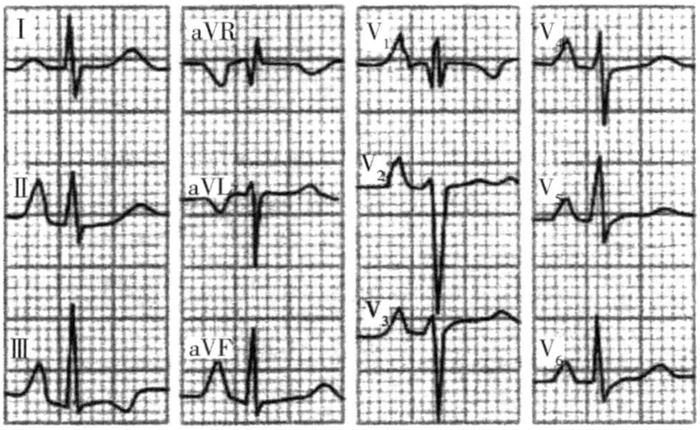

图2–7　右房肥大心电图

需要指出的是上述所谓“肺型P波”并非慢性肺心病所特有，临床上右心房的压力或容量负荷过重、右房内传导阻滞、低血钾等亦可出现，需要结合临床进行鉴别。

2. 左房肥大

正常情况下由于左房最后除极，当左房肥大（left atrial enlargement）时，心电图主要表现为P波时限延长（见图2–8）。

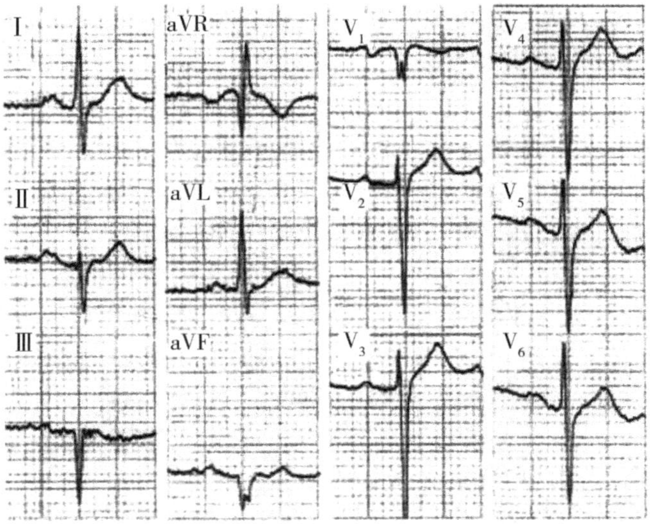

图 2-8　左房肥大心电图

（1）P 波增宽：时限≥ 0.12s，P 波常呈双峰型，两峰间距≥ 0.04s，以Ⅰ、Ⅱ、aVL 导联明显，又称“二尖瓣型 P 波”。

（2）PR 段缩短：P 波时间与 PR 段时间之比 >1.6（P/PR 段比值 >1.6）。

（3）PtfV_1 绝对值增大：V_1 导联上 P 波常表现先正而后出现深宽的负向波。将 V_1 导联负向 P 波的时间乘以负向 P 波振幅，称为 P 波终末电势（P-wave terminal force，Ptf）。左房肥大时，PtfV_1（绝对值）≥ 0.04mm · s。同样上述“二尖瓣型 P 波”，也并非二尖瓣疾病所特有，心房内传导阻滞、各种原因引起的左心房负荷过重、心房梗死也可出现 P 波双峰和 P 波时限≥ 0.12s 的心电图改变。

3. 双心房肥大

双心房肥大（biatrial enlargement）的心电图表现为（见图 2-9）。

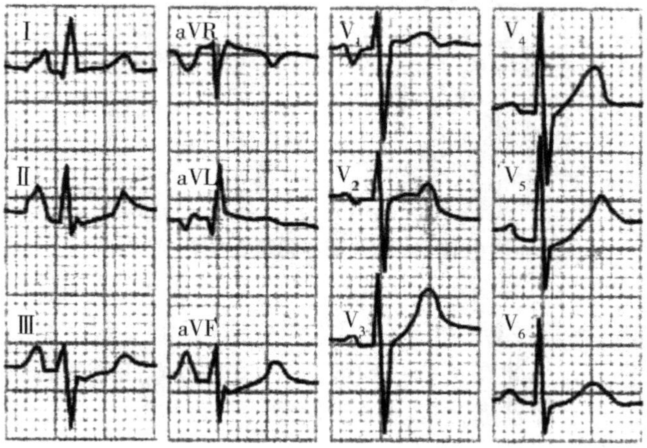

图 2-9　双房肥大心电图

（1）P 波增宽：时限≥ 0.12s，一般在Ⅰ、Ⅱ、aVR、V_3 ~ V_6 导联增宽明显。

（2）P 波增高：振幅≥ 0.25mV，V_1 导联 P 波高大双向，上下振幅均超过正常范围。需要指出的是，心电图诊断双心房肥大除必须具备上述两条心电图改变外，临床也必须有引起双心房肥大的病因及证据。

（二）心室肥厚

心室舒张期和（或）收缩期负荷过重所致的心室扩大和（或）肥厚，是器质性心脏病的常见后果，心室扩大和（或）肥厚引起心肌纤维增粗、增长，心肌细胞变性，以及心肌供血不足，都会影响到心肌的除极和复极过程，其心电图主要表现为：心室肌除极产生的电压增高；心电轴偏移；心肌激动的总时程延长和 ST–T 改变。

1. 左室肥厚

正常左心室壁明显厚于右心室，故心室除极综合向量表现为左心室占优势的特征。左室肥厚（left ventricular hypertrophy）时，可使左室优势的情况显得更为突出，引起面向左室的导联（Ⅰ、aVL、V_5 和 V_6）R 波振幅增加，而面向右室的导联（V_1 和 V_2）则出现较深的 S 波。左室肥厚时，心电图上可出现以下表现（见图 2–10）。

（1）QRS 波群电压增高，QRS 波群电压除与心室壁厚度有关外，还受年龄、性别、体型及心脏在胸腔中的位置影响。常用的左室肥厚电压标准如下，胸导联：Rvs 或 Rv6>2.5mV；Rv5+Sv_1>4.0mV（男性）或 >3.5mV（女性）。肢体导联：R1>1.5mV;RaVL>1.2mV；RavF>2.0mV；R_1+$S_{Ⅲ}$>2.5mV。Cornell 标准：RaVL+Sv_3>2.8mV（男性）或 >2.0mV（女性）。

（2）额面 QRS 波心电轴左偏：一般不超过 –30°。

（3）QRS 波时间延长：QRS 波时间可轻度延长到 0.10 ~ 0.11s，但一般仍小于 0.12s。

（4）继发性 ST–T 改变：在以 R 波为主的导联，其 ST 段可呈下斜型压低达 0.05mV 以上，T 波低平、双向或倒置。在以 S 波为主的导联（如 V_1 导联）则反而可见直立的 T 波。左室肥厚出现的 ST–T 改变多为继发性改变，亦可能同时伴有心肌缺血。当 QRS 波电压增高同时伴有 ST–T 改变者，传统上称左室肥厚伴劳损。

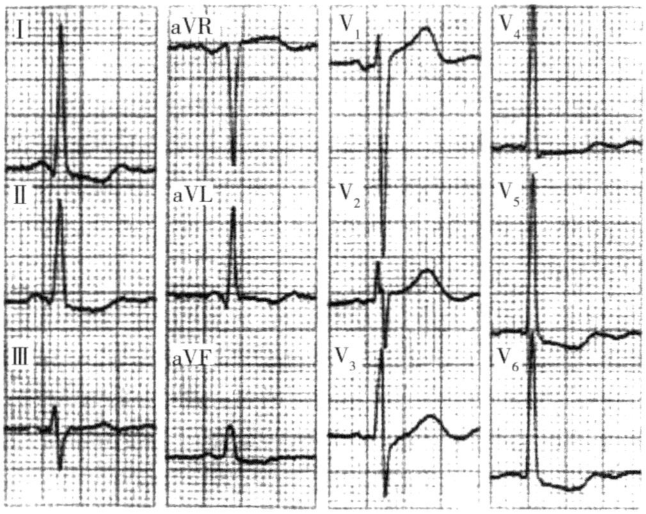

图 2–10　左室肥厚心电图

临床心电图诊断左室肥厚时需注意：由于心电图电压标准诊断左室肥厚的敏感性通常较低（<50%），而特异性较高（85% ~ 90%），因此在符合一项或几项 QRS 波电压增高标准的基础上，需结合其他阳性指标诊断左室肥厚，且符合条件越多，诊断可靠性越大。如仅有 QRS 波电压增高，而无其他任何阳性指标者，诊断左室肥大应慎重。

2. 右室肥厚

右室壁厚度仅有左室壁的 1/3，只有当右室壁的厚度达到相当程度时，才会使综合向量由左室优势转向为右室优势，并导致位于右室面导联（V_1、aVR）的 R 波增高，而位于左室面导联（Ⅰ、aVL、V_5）的 S 波变深。右室肥厚（right ventricular hypertrophy）的心电图表现（见图 2–11）如下。

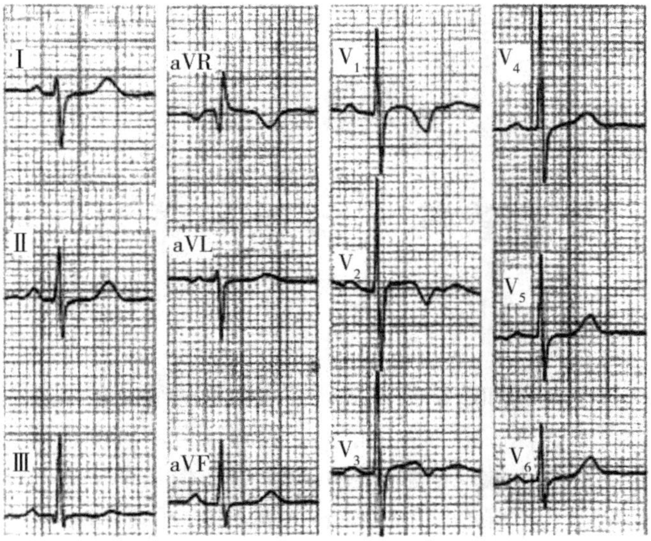

图 2-11　右室肥厚心电图

（1）QRS 波群电压：右胸前导联 R 波增高，V_1 导联 R/S ≥ 1，呈 R 型或 Rs 型，重度右室肥厚可使 V_1 导联呈 qR 型（除外心肌梗死）；V_5 导联 R/S ≤ 1 或 S 波比正常加深；aVR 导联以 R 波为主，R/q 或 R/S ≥ 1。$Rv_1+Sv_5>1.05mV$（重症 >1.2mV）；RavR>0.5mV。

（2）额面 QRS 波心电轴：心电轴右偏≥ +90° 。重症可 >+110° 。

（3）右心室“室壁激动时间”（VAT）：右心室室壁激动时间可 >0.03s。

（4）继发性 ST-T 改变：常同时伴有右胸导联（V_1、V_2）ST 段压低及 T 波倒置。临床诊断右室肥厚，有时定性诊断（依据 V_1 导联 QRS 波形态及电轴右偏等）比定量诊断更有价值。一般来说，阳性指标愈多，则诊断的可靠性越高。虽然心电图对诊断明显的右室肥厚准确性较高，但敏感性较低。

3. 双心室肥厚

由于心电图表现是心室激动综合向量相互抵消的结果，双心室肥厚（biven-tricular hypertrophy）的心电图表现并不是左、右心室异常表现相加，心电图可出现下列情况：

（1）大致正常心电图：由于双侧心室电压同时增高，增加的除极向量方向相反，互相抵消。

（2）单侧心室肥厚心电图：只表现出一侧心室肥厚，而另一侧心室肥厚的图形被掩盖。

（3）双侧心室肥厚心电图：既表现右室肥厚的心电图特征（如 V_1 导联 R 波为主，电轴右偏等），义存在左室肥厚的某些征象（如 V_5 导联 R/S>1，R 波振幅增高等）。因此，临床做出心室肥厚诊断时，需结合临床资料以及其他的检查结果，通过综合分析，才能得出正确结论。

第三章

心血管疾病防治新策略

近年来，对心血管疾病发病机制和防治措施的研究有很大进展。但是，仍然有许多问题未能得到解决。例如，有些药物虽然能降低血压，但不一定能阻止高血压靶器官的损伤，最终不能阻止高血压并发症的发生；大多数抗心律失常药能有效地消除室性心律失常，但长期使用对伴有室性心律失常的心肌梗死患者的预后并无改善，甚至恶化；强心药能改善心力衰竭患者的心脏功能，但不能改善心力衰竭患者的预后，即不能降低死亡率。这些问题的存在，说明以往心血管疾病的治疗策略尚需要改进，需要找出新的危险因素、提出新的防治策略。

第一节　降低血压波动性

一、血压波动性的基本概念

早在 18 世纪，人们就已经意识到血压不是恒定的，而是在一定范围内波动的。由于技术限制，对血压的波动情况缺乏深入的了解。1969 年，英国 Bevan 等首次运用动脉内插管技术对人的血压进行了连续监测。从此，人们对血压的自发性波动有所了解，并且在 20 世纪 80 年代初期逐渐形成了血压波动性（bloodpressure variability，BPV）的概念。BPV 的高低反映血压波动的程度。国内的一些临床书刊把 BPV 翻译成“血压变异性”。BPV 的测定要求血压是连续记录的。测定的时间长短可以根据研究目的而定，长至 24h，短至 30min。BPV 的量化指标通常以一段时间内血压均数的标准差（SD）来表示。因为血压有收缩压（SBP）、舒张压（DBP）和平均动脉压（MAP）之分，BPV 也相应地有 SBPV、DBPV 和 MAPV 之分。在没有特别指出时，BPV 一般是指 SBPV。在 20 世纪 80 年代初形成 BPV 概念的同时，发现高血压患者的 BPV 是高的。换言之，高血压患者不仅血压水平高，而且 BPV 也高。1987 年国际高血压联盟主席意大利学者 Mancia 和他的同事 Parati 报告了 BPV 与高血压患者的靶器官损伤有关。这项报告所显示的 BPV 的临床意义促使更多的学者对 BPV 研究感兴趣。

但是，动脉内插管技术属于创伤性研究，这使人体的 BPV 研究受到一定的限制。至于用动物来研究 BPV，难度较大。这是因为 BPV 的研究需要动物在清醒状态下连续、长时间地记录血压，这有赖于一项先进技术—计算机化清醒大鼠血压连续监测技术。这项技术的优点是动物清醒不麻醉，接近生理状态；动物可以在有限的范围内活动，避免捆绑制动引起的应激反应；可以长时间连续记录血压；全部数据由计算机处理。这项技术至今仍然是最先进、最实用的技术之一。1988 年，我们在上海建立了计算机化清醒大鼠血压连续监测技术，并立即开始了 BPV 的研究。在 20 世纪 90 年代初期，主要研究了 BPV 的神经体液调控机制。从 1993 年开始，我们将重点放在研究 BPV 与高血压靶器官损伤的关系上。近几年来，我们研究了药物降低 BPV 与器官损伤的关系，提出了把降低 BPV 作为高血压治疗的新策略。本文叙述的有关 BPV 动物实验内容都是我们实验室近几年的研究结果。

二、高血压性靶器官损伤

高血压病的并发症包括脑卒中、心力衰竭、肾衰竭等。近年来，把冠心病也看作是高血压的并发症，这些并发症可以致死或致残。但是，从高血压病的开始到并发症的发生，这个过程是漫长的。在这个过程中，除了高血压本身的小动脉硬化外，机体还发生了许多适应性的变化。例如，为了克服增高的射血阻力、左心室逐渐肥厚等。这些变化，不管起因如何，最终对机体都是不利的，我们把它称为“靶器官损伤”，现在更多的人称为“终末器官损伤”。高血压的靶器官损伤包括左心室肥厚、左心室重构、全身血管重构、肾小球萎缩和肾功能受损等。

高血压的治疗主要是降低血压。据我国的一些临床观察发现，血压（收缩压 / 舒张压）每降低9/4mmHg，可以使脑卒中减少 36%、冠心病减少 3%、人群总的主要心血管事件减少 34%，降压治疗的效果是显著的。很明显，这些效果的取得是由于长期的抗高血压药物治疗减轻、阻止或逆转了高血压的靶器官损伤（即器官保护作用）。由于高血压病病因不明，因此我们不可能治根（对因治疗），而只能对症治疗。但是，我们可以这样理解：降压是治标，减轻或阻止靶器官损伤是治本。高血压病如果治疗得当，预后良好。现在有 3 个问题：①在临床实践中是否所有能降低血压的药物都有器官保护作用？②在理论上除了血压水平是靶器官损伤的决定因素外，还有什么因素影响靶器官损伤？③如果有其他因素影响靶器官损伤，干预这些因素是否可以作为高血压病的治疗措施之一？对第一个问题的回答是否定的。血压波动性的研究将回答第二和第三个问题。

三、血压波动性与靶器官损伤

（一）血压不稳定导致器官损伤的直接证据

1987 年意大利学者报道了 BPV 与高血压患者靶器官损伤有关，这使 BPV 的研究具有重要的临床意义。然而，临床研究有一定的局限性。例如靶器官的损伤只能依靠间接指标（心电图、眼底观察等）来判定。我们采用自发性高血压大鼠（SHR）作为研究对象，直接取动物器官做分析，克服了临床研究中采用间接指标判定靶器官损伤的局限性。SHR 养到 60 周（接近老年），在麻醉下插动脉导管和静脉导管。两天后，将动物连到计算机化清醒自由活动大鼠血流动力学监测系统，在动物清醒的状态下，记录 24h 的血压，计算出 BPV。然后，处死动物，取出动物的心脏、肾脏、主动脉、脑等进行大体观察和显微镜下观察，给出器官损伤的半定量指标——靶器官损伤评分，对 BPV 与靶器官损伤的关系进行分析。在较大样本（n = 50）的 SHR 中，我们发现 BPV 与靶器官损伤的关系最为密切（相关系数达 0.6 以上）。而血压水平与靶器官损伤虽然也相关，但相关系数只有 0.3 左右。

（二）单纯性的 BPV 增高也可导致器官损伤

以上证明 BPV 与靶器官损伤的关系是在高血压的背景下进行的。如果没有高血压的背景，单纯性 BPV 增高是否能引起器官损伤？为回答这个问题，有学者以 SAD 大鼠作为研究对象，用计算机化清醒大鼠血压连续监测技术和形态学计算机图像定量测定法进行研究。SAD 是去窦弓神经（sinoaortic denervation）的缩写。动脉压力感受性反射是维持血压稳定最重要的机制，SAD 就是破坏该反射。SAD 后，动物的血压变得极不稳定，即 BPV 极度增高，而 24h 的平均血压并不增高。因此，SAD 可被视作单纯 BPV 增高的动物模型。从我们所得到的大量研究结果中发现，单纯性 BPV 增高也可以导致器官损伤，如 SAD 可导致心肌组织损伤、血管重构、肾损伤等。

（三）BPV 增高在器官损伤中的相对重要性

与血压水平增高引起的器官损伤比较，BPV 增高引起的器官损伤的相对重要性如何？是同样重要，还是不太重要？在我们以往发表的 4 项研究结果中，有 3 项显示 BPV 更重要，另一项显示血压更重要。最近，我们设计了两项实验。一是将 SHR 分两组，一组做 SAD 手术，另一组做假手术；同时将正常血压的 WKY 大鼠也分两组，分别做 SAD 手术与假手术。这样使动物的血压水平和 BPV 在 4 个组间形成不同的层次。血压水平不受 SAD 影响，两组 SHR 明显高于两组 WKY 大鼠；BPV 的高低是 WKY（假手术）< WKY（SAD）=SHR（假手术）< SHR（SAD）。最后，靶器官损伤的评分由低到高依次是：WKY（假手术）< WKY（SAD）< SHR（假手术）< SHR（SAD）。将 4 组动物合在一起做相关性分析，发现 BPV 对器官损伤的贡献高于血压水平。另外一个实验是把 SHR 和正常血压的 SD 大鼠杂交，研究其后代的血压、BPV 和器官损伤。相关性分析的结果显示，与器官损伤的相关系数 BPV 高于血压水平。这

些结果显示 BPV 在器官损伤中的重要性不亚于血压水平。

（四）BPV 增高引起的器官损伤的特点

总体上 BPV 增高引起的器官损伤与高血压引起的器官损伤相似，例如，心肌肥厚、心肌组织纤维化、血管重构、肾功能受损等。然而，结合时间进程等进行进一步的分析，发现 BPV 增高以引起主动脉肥厚为主要特征，而血压升高以引起左心室肥厚为特征。

（五）血压不稳定导致器官损伤的机制研究

根据我们实验室的工作积累，我们提出了四大机制。① BPV 增高的直接损伤作用，表现为对组织的灌注时高时低，并造成血管内皮细胞的损伤。我们的研究发现，SAD 动物的血管平滑肌的内皮细胞功能确实下降，同时，形态学检查也见到内皮细胞损伤；②体液调节系统被激活，其中肾素血管紧张素系统（RAS）最为重要。我们的研究发现 SAD 大鼠血中血管紧张素Ⅱ浓度正常，但主动脉、心、肾等组织中有升高趋势。用 RT-PCR 技术研究发现，SAD 后 16 周左心室和主动脉的 AT_1 受体的 mRNA 上调。③心肌细胞凋亡增加。我们的研究发现，SAD 大鼠心肌细胞凋亡指数明显增加，与调节凋亡有关的蛋白及其基冈的表达发生改变，如 bcl2 降低、Fas、Fas-L、Bas 增高。这些改变从 SAD 后 4 ～ 32 周持续存在。正常的心肌细胞死亡有利于心肌纤维化的形成。④炎症反应。我们发现 SAD 大鼠的血浆和组织中一些与炎症有关的因子增高，如 TNF-α、TXB_2、IL-1 等。用吲哚美辛治疗，使这些炎症因子下降，同时也能部分地阻止 SAD 后的器官损伤。以上四大机制并非相互平行，而是并联与串联的混合。

四、BPV 与高血压的药物治疗

（一）抗高血压药物对 BPV 的影响

高血压患者或高血压动物表现为血压高同时伴有 BPV 高。常用的抗高血压药物对 BPV 的影响如何，临床研究不多。国外有些报道，用 24h 动态血压，即每 15min 或 20min 测一次血压，然后计算 BPV，用来研究药物对 BPV 的影响。这样的方法用于研究 BPV，其准确性不够，不是本文讨论的内容。在急性实验中，我们观察到酮色林、尼群地平、氨氯地平、阿替洛尔、坎地沙坦，以及某些复方制剂均能不同程度地降低 BPV。我们研究较多的是酮色林，一个新型的抗高血压药，具有 5-HT_2 受体阻断作用和轻度的 α_1 受体阻断作用。我们证实它能降低 SHR 的 BPV。在随后的一系列研究中，发现它对 BPV 的影响主要是中枢作用，阻断 5-HT_2 受体，而与 α_1 受体关系不大。在慢性实验中，除了观察药物对 BPV 的影响之外，还观察对器官损伤的影响。

（二）抗高血压药物对 BPV 的影响与器官损伤的关系

给成年 SHR 用抗高血压药物治疗 4 个月，然后在清醒状态下记录 24h 的血压，计算 BPV，并测量 ABR 功能。然后取动物的各主要器官做病理学检查，做出器官损伤的评分。这是研究药物降低 BPV 与器官保护作用关系的最佳研究方法，在患者身上无法进行类似的研究。动物上仅有的几项研究均由本实验室完成：①尼群地平长期治疗降低 SHR 的 BPV，减轻器官损伤。与此相反，肼屈嗪虽然降低血压的程度与尼群地平相仿，但它不降低 BPV（在某些急性实验中甚至增高 BPV），对器官损伤无保护作用。②小剂量的酮色林长期治疗，不降低血压，但显著降低 SHR 的 BPV，明显地改善器官损伤。③尼群地平与阿替洛尔联用，具有明显的器官保护作用，这种作用与其降低 BPV 密切相关。④氨氯地平与阿替洛尔在降低 SHR 的血压和 BPV 上有明显的协同作用，在器官保护方面也有非常明显的协同作用。⑤坎地沙坦能显著地降低 SAD 大鼠的 BPV，具有明显的器官保护作用。这些结果表明降低 BPV 可以作为高血压治疗的新策略。

（三）降低 BPV 的方法

根据我们的研究结果可以将降低 BPV 的方法归纳为以下三点：①提倡使用长效的抗高血压药物，并不是说所有的长效抗高血压药物都能降低 BPV，但是，有一点是知道的，即短效药物有可能引起药源性血压不稳定。如一天服用 3 ～ 4 次的短效药物，由于血药浓度的变化，可以导致血压的波动。②研究本身能稳定血压的抗高血压药物，如酮色林等。③提倡联合用药，特别是作用机制不一致的两种或多种药物联用可明显地增强稳定血压的效应。如尼群地平和阿替洛尔合用、氨氯地平和阿替洛尔合用、复方氢氯噻嗪等，均能非常明显地降低 BPV。我们对这三种措施的评价是以联合用药为最佳方案，联合用药不但在降低血压方面具备协同作用，而且在稳定血压（降低 BPV）、减轻靶器官损伤等方面也有协同作用。

第二节 恢复受损的 ABR 功能

一、背景

动脉压力感受性反射（arterial baroreflex，ABR）是心血管活动最重要的调节机制。早期对 ABR 的研究多集中在生理学范畴。近年来，ABR 功能异常与心血管疾病的关系受到了人们的重视。对 ABR 功能异常在心血管疾病中重要性的认识，可粗略地划分为三个阶段。第一阶段：1980 年以前，认为 ABR 功能异常参与高血压的发病机制，人们对 ABR 的研究热情很高。在高血压的病理模型中，其中有一种高血压模型叫“神经源性高血压”，方法就是切断 ABR 的传入神经——去除主动脉神经和颈动脉窦神经（SAD）。第二阶段：20 世纪 80 年代初到 90 年代中期，研究证明 SAD 不引起持续性的高血压。这是由于清醒大鼠和清醒犬 24h 血压连续监测技术的发展，人们发现，SAD 后 24h 的血压平均值并不升高，只是血压变得不稳定，亦即 BPV 增高。以前人们测到的高血压，只是反映了动物在血压测量时应激状态下的血压高峰值。因此，神经源性高血压动物模型被取消，但 SAD 方法仍然有用，我们把它作为研究 BPV 的动物模型。这一阶段，ABR 在心血管疾病中的重要性有所下降。第三阶段：20 世纪 90 年代中期至今，对 ABR 功能异常的临床意义的重新认识。

早在 1988 年，意大利学者 La Rovere 等在 78 名男性心肌梗死患者第一次发作后 4 周测量了 ABR 的功能（baroreflex sensitivity，BRS）。经 24 个月的随访，有 6 名死亡。结果发现死亡者的 BRS 明显低于幸存者。如果将患者按 ABR 功能高低来划分，则发现 BRS 高于 3ms/mmHg 的患者死亡率是 3%，而 BRS 低于 3ms/mmHg 的患者的死亡率是 40%。动物实验中也获得类似的结果。同一实验室的 Schwartz 等将 192 条狗的冠脉前降支结扎以引起前壁心肌梗死，于梗死后 4 ～ 5 周测量 BRS。随后再短暂地阻断冠脉旋支，其中有 106 条狗产生室颤，它们的 BRS 明显低于不产生室颤的狗。而且易发生室颤的狗，其 BRS 在前降支结扎前就比其他动物的低。时过 10 年，La Rovere 等于 1998 年又报道了他们组织的一次更大规模的多中心研究，观察了 1 284 名患者，得到了类似的结果。ABR 功能与心力衰竭的预后也有密切关系。经过两年的随访观察，发现反射功能大于 3ms/mmHg，它的死亡率是 27%；如果小于 1.3ms/mmHg，死亡率高达 58%。这说明动脉压力感受性反射功能与心力衰竭的预后密切相关。

我们用计算机化清醒大鼠血压连续监测系统研究了自发性高血压大鼠（SHR）的 ABR 功能与器官损伤的关系。研究用 50 周龄的 SHR，在连续记录 24h 的血压并测定反射功能之后，处死动物，取心、肾、脑、主动脉等作大体检测和病理学检查。结果发现 ABR 功能与器官损伤的关系最为密切。

如果我们直接破坏动脉压力感受性反射（SAD）将对机体产生什么样的影响呢？从 1995 年开始，我们实验室对 SAD 后产生的器官损伤进行了一系列的研究。我们发现，SAD 大鼠可以出现心肌肥厚、肾小球损伤、血管重构等一系列器官损伤的表现。随后也对 SAD 引起的器官损伤的机制进行了研究，发现 SAD 后的器官损伤与下列因素有关：血压波动性升高、肾素 - 血管紧张素系统激活、心肌细胞凋亡增加以及炎症参与。可见 ABR 功能低下在心血管疾病中非常重要。

二、近期研究成果

（一）ABR 功能与心律失常的关系

在正常血压的 SD 大鼠，用 SAD 的方法破坏 ABR 功能。结果发现，ABR 功能缺陷的大鼠对乌头碱的敏感性增加，室性心律失常容易发生。在 SHR 和里昂株高血压大鼠（LH），与它们相应的对照鼠比较，更容易发生心律失常。心律失常的易发性与 ABR 功能低下有关。

（二）ABR 功能与脑卒中的关系

实验采用有脑卒中倾向的自发性高血压大鼠（SHR–SP）。该动物全部死于脑卒中，雄性动物活 9 个月，雌性动物活 13 个月。在 5 ~ 6 个月龄时测 ABR 功能（压力感受性反射敏感性，BRS），然后观察动物的死亡时间。研究发现，以 BRS 0.3ms/mmHg 为界将动物分成两组，两组的生存时间有非常大的差异。在 BRS 测定后 120d，BRS 在 0.3ms/mmHg 以上的动物的死亡率是 20%，而 BRS 在 0.3ms/mmHg 以下动物的死亡率为 64%。进一步的分析发现 BRS 对脑卒中发生的预测作用超过血压水平的预测作用。

（三）ABR 功能与动脉粥样硬化关系的研究

研究发现，SD 大鼠动脉粥样硬化的发生与 BRS 的高低呈显著的负相关；SAD 动物容易发生动脉粥样硬化，病变的程度比假手术动物显著严重。与假手术动物比较，SAD 动物在喂高脂后，血脂、载脂蛋白等均无改变，而 ICAM–1、VCAM –1 和 C– 反应蛋白的表达明显增加。这些变化提示炎症反应是 ABR 功能缺陷导致动脉粥样硬化易发生的机制之一。此外，还研究了 ABR 功能与休克的关系；ABR 功能与应激性胃溃疡的关系；ABR 功能低下导致血压波动性增高；ABR 功能低下导致心血管疾病预后不良的机制；改善 SHR–SP 的 BRS 的药物等。

三、ABR 功能受损导致心血管疾病预后不良的机制研究

自 1988 年报道 ABR 功能低下与心肌梗死的预后不良有关以来，三十多年过去，人们已经证明 ABR 功能受损导致心血管疾病的预后不良，但是机制不清楚。我们知道，ABR 反射弧的传出神经是交感神经和迷走神经。当交感神经失调控，BPV 增高，而高 BPV 对机体组织器官的损伤是明显的。用 SAD 手术进行 ABR 功能研究时，这一作用必须考虑。但是，通常人的研究是测定 BRS，我们在动物实验中，BRS 测定是很常用的方法。BRS 所测定的 ABR 功能主要是反射对心率的控制，在这个控制中，80% 以上是迷走神经的作用。早期的研究证明，高血压、糖尿病、心力衰竭、衰老等发生的 ABR 功能减退主要是迷走成分减退，而交感成分往往是正常的。神经活动分反射性活动与紧张性活动，以往的研究已经证明当 ABR 功能缺陷时，迷走神经的反射性活动降低。测定迷走神经的紧张性活动，通常采用阿托品试验。我们发现，正常大鼠注射阿托品后出现很明显的心率加快，而高血压大鼠（ABR 功能低下）或者 SAD（ABR 功能缺失）大鼠这种反应很弱，说明当 ABR 功能缺陷时，迷走神经的紧张性活动也降低。

迷走神经末梢释放的神经递质是乙酰胆碱。通常测定乙酰胆碱转运体以反映有功能的乙酰胆碱。乙酰胆碱除了作为神经递质外，在组织局部也可以合成乙酰胆碱及其转运体。我们的研究发现，当 ABR 功能缺陷时，大脑、心脏、主动脉、下肢血管等组织的乙酰胆碱转运体明显降低。乙酰胆碱作用于两类受体 –M 型受体和 N 型受体。N 是尼古丁的缩写。尼古丁的作用非常广泛，包括抗炎、抗凋亡、抗氧化应激和促进血管新生。其中有些作用是在肿瘤的研究中发现的。根据我们的实验结果，结合文献，上述作用基本上都是南尼古丁 α_2 受体介导的，尼古丁 α_2，受体是 N 型受体的一个亚型，由 5 个 α 亚单位构成。最近，我们重点研究了 ABR 功能与脑卒中关系中的细胞凋亡机制、ABR 功能与心肌梗死关系中的血管新生机制。初步的结果表明，α_2 受体功能不足是解释 ABR 功能低下导致许多心血管疾病预后不良的主要机制。

四、恢复 ABR 功能防治心血管疾病

抗高血压药物酮色林（ketanserin）是一种 5–HT_2A 受体阻断剂，兼有轻度的肾上腺素 α_2 受体阻断作用。我们对许多药物进行了研究，发现改善 BRS，酮色林的作用最强。对其作用机制也进行了许多研究，可以表述为：①酮色林的作用是通过阻断 5–HT_2A 受体，而非阻断肾上腺素 α_1 受体。②酮色林的作用是直接作用，而非通过降低血压而改善 BRS，因为不降压的小剂量酮色林即可改善 BRS。③酮色林的作用是中枢作用，而非外周作用。因为不能通过血脑屏障的 ritanserin 外周给药无作用，而脑室内给药有效。我们用小剂量的酮色林给 SHR–SP 大鼠终生服用，结果发现，小剂量酮色林可以显著延缓脑卒中的发生。因此，提出把改善 ABR 功能作为脑卒中预防的新策略。

第三节 炎症与心血管疾病

流行病学研究和动物实验研究均表明，炎症在心血管病（CVD）的发生和发展中起着重要作用。本文仅就炎症在高血压中的作用和抗炎治疗对心血管疾病的影响作些论述。

一、炎症与高血压

（一）临床研究

大规模前瞻性临床研究发现，高血压患者的血循环中炎症相关因子水平升高，而且这些因子的水平可预测高血压的发生。有研究发现，与正常血压者相比，原发性高血压患者血浆中炎症标记物（如C-反应蛋白）、细胞因子（如TNF-α、IL-6）、黏附分子（如P-selectin、sICAM -1）、趋化因子（如单核细胞趋化蛋白）等水平升高。另外，在临界高血压（120 ~ 139/80 ~ 90mmHg）患者身上也发现了类似的现象，与对照组比较，他们的血浆C-反应蛋白、TNF-α、淀粉状蛋白 -A、同型半胱氨酸水平和白细胞计数均偏高。为了确定这种低度（low-grade）慢性炎症是否可以预测高血压的发生和发展，抑或这种炎症状态是血压升高所造成的结果，研究人员开展了许多前瞻性研究。Engstrom 等的研究涉及 1 796 位没有高血压的正常人，他们发现血浆纤维蛋白素原、α_1-抗胰蛋白酶、铜蓝蛋白和 α-酸性黏蛋白水平偏高的人，后来发展成高血压的危险性也明显偏高。特别是那些同时有三种或以上蛋白水平偏高的人，后来发展成高血压的危险性高于只有一种蛋白水平偏高的人。最近，Sesso 等在一项随访 7、8 年、涉及 20 525 人妇女健康研究中发现，高敏感性C-反应蛋白（hs-CRP）水平可以预测高血压的发生，而且这种现象是不依赖于基础收缩压和舒张压水平的，在那些初始血压水平很低的人身上也能观察到。Niskanen 等在一项随访 11 年的研究也得到了类似结果，他们发现 hs-CRP 水平大于 3.0mg/L 的中年男人发生高血压的危险性高于 hs-CRP 水平小于 1.0mg/L 者。令人感兴趣的是，在这些研究中排除了代谢综合征的因素之后，这种低度炎症状态与高血压发生之间的关系依然具有统计学上的显著意义。

（二）基础研究

依传统观点，高血压作为内皮功能障碍和血管损伤的一个重要决定因素，可促进内皮细胞的炎症激活和动脉壁炎症细胞的募集。确实在研究中发现高血压动物模型的动脉中可出现炎症反应，其特征为细胞因子（IL-6、IL-1、TNF-α）、趋化因子（MCP-1）及黏附分子（ICAM -1、VCAM -1）的表达增加，而且该现象与核因子 - kappa B（nuclear factor -kappa B，NF-κB）系统的激活有关。导致这种炎症反应的机制尚不明确，可能与动脉壁的机械应激和体液因子（如 Ang Ⅱ）的促炎症作用有关。众多的基础和临床研究显示，Ang Ⅱ除了调节血管张力之外，在血管壁上还有促炎症反应的功能。Ang Ⅱ可促使 NF-KB 激活，进而触发炎症因子的产生；促进 NADPH 氧化酶激活，释放超氧阴离子等活性氧离子；减少 NO 产生，损害内皮依赖性血管舒张。研究显示，采用 Ang Ⅱ受体阻滞剂（ARB）治疗高血压模型动物可逆转 Ang Ⅱ对内皮功能的大多数有害效应，并减轻血管中的炎症激活水平。这些基础研究结果最近得到了临床研究的印证，临床上采用 ARB 治疗可降低循环血中某些炎症介质（如 IL-6、TNF-α、MCP-1 和C-反应蛋白）的水平。

最近的一些流行病学研究显示，全身性低度炎症状态在原发性高血压发病之前就已出现。那么炎症是否可以促进高血压的产生？目前，尚不能确定炎症本身是否可导致血管壁功能和结构的变化，并进而触发高血压的产生。但有研究发现某些循环血中炎症因子可能在血管调节中起着一定作用，比如，C-反应蛋白本身就可导致血管内皮功能失常。此外，C-反应蛋白还可与脂蛋白相互作用，促进单核细胞、血管平滑肌细胞和内皮细胞的炎症激活，触发血栓性并发症的产生，可能参与动脉粥样硬化的形成。细胞因子和趋化因子也可参与调节血管平滑肌细胞的增殖和迁移。

收缩压升高、舒张压降低（即脉压加大）被认为是中央动脉硬化的一种表现，硬化动脉的结构变化包括弹性纤维断裂、胶原增生和钙沉积。一般认为，动脉弹性降低是高血压造成的结果，但近来的一些研究显示，动脉硬化的出现可能早于血压的产生。最近的研究发现，脉搏波速度（大血管扩张性的指标）

与循环血中的某些炎症因子（如 C- 反应蛋白、IL-6 和 TNF- α）水平密切相关，可见炎症可能参与动脉硬化的形成。

研究表明，自发性高血压大鼠（SHR）的肾脏损伤伴随有肾脏的巨噬细胞和淋巴细胞浸润，这种肾小管间质性炎症在年幼动物中即可观察到，似乎要早于高血压的产生。另有研究显示，阻断 NF- κ B 激活可防止 SHR 肾脏中免疫细胞的募集，同时阻止了该动物高血压的发生。所以肾间质免疫细胞浸润有可能在高血压的发生和发展中扮演一定的病理角色。

（三）治疗学意义

目前越来越多的证据表明炎症与高血压及高血压器官损伤密切相关，只是对其中机制还不是非常了解。进一步研究高血压的炎症机制，无疑将有助于探索高血压治疗的新靶点、提出新的治疗策略，以减轻高血压患者的靶器官损伤，减少高血压的发病率和死亡率。最近，我们发现尼古丁 α_2 受体在高血压的器官损伤中起重要作用，该受体的激动剂有可能用于阻止高血压的器官损伤，从而预防并发症的发生。

二、抗炎治疗对心血管疾病的影响

（一）他汀类

他汀类除了有降脂作用外，还可通过抑制巨噬细胞功能产生有效的抗炎作用。他汀类是目前抑制血管炎症最有效的药物。在家兔动脉粥样硬化模型中，阿伐他汀可降低新生内膜炎症和动脉巨噬细胞浸润。

PRINCE（pravastatin inflammation/CRP evaluation）研究是一个前瞻性的一级预防双盲临床研究，涉及 1 702 名没有心血管疾病史的患者，其目的是确定普伐他汀是否有抗炎作用（以 C- 反应蛋白水平为炎症指标）。24 周后，药物治疗组患者的 C- 反应蛋白水平下降 16.9%（$P < 0.001$），而安慰剂组患者的 C- 反应蛋白水平没有变化。其实在药物治疗 12 周后 C- 反应蛋白水平就已显著下降（$P < 0.001$），而且该效应所有亚组中均可观察到，与患者的年龄、是否吸烟、体重指数、基础血脂水平、是否患糖尿病、是否服用阿司匹林等无关。无论在研究开始前还是在研究结束时，C- 反应蛋白水平与 LDL-C 水平之间均不存在相关关系。在一个涉及 1 182 名患者的二级预防研究中，也观察到类似的 C- 反应蛋白水平下降。可见普伐他汀具有不依赖于 LDL-C 水平的抗炎作用。为期 5 年、涉及 5 742 名患者的 AFCAPS-TexCAPS（air force/texas coroner atherosclerosisprevention study）研究，评价了洛伐他汀在一级预防中是否可预防急性冠状动脉事件。结果显示，C- 反应蛋白水平高的患者，其急性冠状动脉事件发生率也明显偏高。采用洛伐他汀治疗可降低 C- 反应蛋白水平达 14.8%（$P < 0.001$），该效应无法用患者血脂状态的变化进行解释。更重要的是，洛伐他汀可有效预防 C- 反应蛋白水平偏高患者的急性冠状动脉事件，而与患者的基础 LDL -C 水平和 TC ：HDL -C 比率无关。还发现，与 C- 反应蛋白水平较低而 LDL-C 水平较高的患者相比较，那些 C- 反应蛋白水平较高而 LDL -C 水平较低患者的急性冠状动脉事件发生率要明显偏高。另外，在 C- 反应蛋白水平偏高的患者中，洛伐他汀的预防急性冠状动脉事件作用也更为明显。

（二）COX-2 抑制剂

环加氧酶（COX）可将花生四烯酸转化为前列腺素。COX 有两种亚型。COX-2 在动脉粥样硬化斑块中表达上调，该酶通过诱导金属蛋白酶可能在动脉粥样硬化形成早期起作用。动物实验显示，选择性抑制 COX-2 可减轻血管的炎症反应，抑制单核细胞浸润，提高粥样硬化斑块的稳定性。在 NUT-2（the nonsterodal antiInflammatory drugs in unstable angina treatment）研究中，对于无 ST 段抬高的急性冠状动脉综合征患者，美洛昔康（选择性 COX-2 抑制剂）可降低心绞痛的发生和血管形成术的需要。但 COX-2 抑制剂无显著的抗血小板活性，而且有些研究显示，COX-2 抑制剂可能具有一些损害作用。所以，还需要大规模临床研究来进一步阐明 COX-2 抑制剂在预防心血管疾病中可能具有的风险和益处。

（三）PPAR- γ 激动剂

过氧化物酶体增殖体激活受体 γ（PPAR- γ）是脂蛋白代谢的一个主要调节者，协调着巨噬细胞对 Ox-LDL 的摄取和对胆固醇的加工处理。PPAR-γ 在巨噬细胞和泡沫细胞中高度表达。在体外实验中，PPAR-γ 激动剂可抑制内皮细胞因子的生成和黏附分子的表达，也可降低金属蛋白酶的生成并防止该酶结合到动脉粥样硬化斑块上。研究显示，选择性 PPAR-γ 激动剂可促进动脉粥样硬化家兔中粥样硬化斑块的消退和稳定。另有研究发现，PPAR-γ 激动剂可降低 2 型糖尿病患者的 C- 反应蛋白水平，而且该药的使用与患者纤溶酶原活化因子抑制剂 -1 水平的降低有关，可能会降低心血管疾病的风险。

第四章

抗高血压药

第一节　利尿药

利尿药（diuretics）除有利尿作用外，尚有降压作用。利尿药价廉；在小剂量应用时不良反应少，较为安全；利尿药对多数高血压患者有效，且不易产生耐药性；可单独应用作为首选药治疗轻度高血压，也可与其他抗高血压药合用治疗中度及重度高血压，因此利尿药仍是目前最常用的抗高血压药。

各种利尿药中以噻嗪类利尿药为最常用。

一、噻嗪类及噻样作用利尿药

1. 氢氯噻嗪（HCTZ）

（1）抗高血压作用：噻嗪类利尿药的抗高血压作用较弱，一般使收缩压、舒张压平均降低约10%，多数患者在用药后 2 ~ 4 周内见效，少数患者需更长时间才出现最大降压作用。对正常人通常无降压作用，对严重高血压患者也常不能达到满意的降压效果，但与其他抗高血压药物合用，能协同或增强其他抗高血压药的降压作用，且可克服这些药物引起的水钠潴留等不良反应。大规模临床试验证明，利尿药可降低高血压并发症如脑卒中、心力衰竭的发病率与死亡率。

（2）应用：利尿药从 20 世纪 50 年代后期，就已用于治疗高血压，当时所用剂量较大（HCTZ，25mg，bid），不良反应较多，至 90 年代初期其应用曾一度下降，以后，其抗高血压应用又回升，主要原因有三个：①通过大量临床观察证明，应用比以往剂量较小的利尿药（氢氯噻嗪 12.5 ~ 25mg/d）仍具有良好的抗高血压作用，且不良反应较少。噻嗪类的剂量 – 降压效应曲线坡度较平坦，而其剂量 – 不良反应曲线坡度较陡，氢氯噻嗪每日剂量在大于 50mg 时，并不能使降压作用进一步加强，而不良反应却明显增加。②多中心、随机、双盲临床试验证明，以小剂量利尿药作为基础的抗高血压治疗，可使老年高血压患者心血管事件的发生率与死亡率降低。③利尿药使有效血容量减少，这对良好控制高血压具有重要治疗意义。利尿药可单用或与其他抗高血压药如 β 受体阻断药、ACE 抑制剂、钙通道阻滞剂、直接舒张血管药合用治疗各期高血压。老年高血压或合并心衰、单纯收缩期高血压患者、黑色人种（常具有低血浆肾素活性）、肥胖（细胞外液容积常较高）高血压患者，对利尿药的降压反应较好。常用氢氯噻嗪口服，12.5 ~ 25mg/ 次，1 次 / 天，对肾功能正常的高血压患者能产生良好的降压作用，且较少产生低血钾及其他代谢方面（如对脂质代谢及葡萄糖耐受性的影响等）的不良反应。噻嗪类的降玉作用高峰出现较缓慢，故给药后需耐心观察。同类药物苄氟噻嗪（bendrofluazide）的作用比氢氯噻嗪强 10 倍，1.25mg 相当于氢氯噻嗪 12.5mg。环戊噻嗪（cyclopenthiazide）的作用更强，125 μ g 的作用相当于氢氯噻嗪 10mg。

（3）不良反应：大剂量利尿药可引起低血钾、低血镁、高血糖、高尿酸血症，并引起血浆脂质代谢的改变：总胆固醇（TC）、低密度脂蛋白胆固醇（LDL-C）、极低密度脂蛋白胆固醇（VLDL-C）、三酰甘油（TG）增高，勃起功能障碍（阳痿）等，但现在临床上用于抗高血压的利尿药剂量较小（如氢氯噻嗪 12.5 ~ 25mg/ 次，1 次 /d），因此，一般无明显上述不良反应。高脂血症及有痛风病史者忌用。

2. 氯噻酮

为非噻嗪类结构药，但其药理作用与噻嗪类相似，口服 12.5mg/ 次，1 次 /d，也能达降压效果，并可用于老年收缩期高血压患者，其降压作用和不良反应与 HCTZ 相似。

3. 吲达帕胺

吲达帕胺的化学结构与氯酞酮相似，为二氢吲哚衍生物而无噻嗪环。

（1）药理作用：吲达帕胺在肾脏的作用部位与氢氯噻嗪相似，作用于髓袢升支粗段皮质部和始段远曲小管，抑制 Na^+、Cl^-、水的再吸收，其利尿作用比氢氯噻嗪强。对血管平滑肌有直接松弛作用，在离体血管平滑肌标本上，吲达帕胺能抑制 NE、血管紧张素Ⅱ（Ang Ⅱ）所致收缩反应。其扩管作用机制可能与其抑制血管平滑肌细胞外钙离子内流，减少细胞内钙离子，或使血管内皮细胞产生 EDRF 等作用有关。吲达帕胺对高血压患者有良好降压作用，高血压患者口服吲达帕胺（2.5mg/d），在降低血压时，对心脏指数、肾血流量和肾小球滤过率均无明显改变，对脂质代谢与糖代谢也均无不良影响。还有报道吲达帕胺可使 HDL-C 增加，对 TC 及 LDL-C 则不增加，而使 LDL/HDL 比值下降。长期应用该药有逆转左室肥厚的作用。

（2）应用：适用于轻度及中度高血压，疗效达 69%，不良反应较氢氯噻嗪轻。少数患者用药后，因血中尿酸升高，而诱发痛风发作。治疗高血压，口服 2.5mg/ 次，1 次 /d，也可用其缓释剂（1.5mg/ 次，1 次 /d）。其缓释剂的血药浓度波动较小，易达稳态。吲达帕胺缓释剂 1.5mg/d 的降压疗效与吲达帕胺片剂 2.5mg/d、氨氯地平 5mg/d 的降压疗效相似。吲达帕胺缓释剂较少引起低血钾不良反应。

二、髓袢利尿药

对肾功能正常的高血压患者，髓袢利尿药如呋塞米（furosemide，呋喃苯胺酸）、布美他尼（bumetanide）的抗高血压作用并不比噻嗪类利尿药强，这可能是由于髓袢利尿的作用时间较短，一次给药不足使体内钠负平衡保持 24h。但即使一日两次给药，其抗高血压作用仍不如氢氯噻嗪，且产生强烈的利尿作用而不良反应增加。因此髓袢利尿药主要用于高血压危象，在这种情况下静注呋塞米降压作用出现快；也可用于氮质血症的肾功能不全高血压患者。

托拉塞米是一新的髓袢利尿药，可用于治疗心衰及高血压，口服生物利用度大于 80%，其消除 $t_{1/2}$ 较长（3 ~ 4h），在用低于利尿剂量时（口服，2.5mg/ 次，1 次 /d），可治疗轻度至中度原发性高血压，也可与其他抗高血压药合用，其降压疗效与氢氯噻嗪（25mg/d）相似，且不良反应较少。主要不良反应为眩晕、头痛、胃肠道反应、低血压、疲乏等，较少引起低血钾不良反应，对糖及脂质代谢、尿酸排泄也无明显影响。

三、留钾利尿药

留钾利尿药如螺内酯（spironolactone，安体舒通）可用于醛固酮增多症引起的高血压，近年研究还发现，醛固酮可使Ⅰ、Ⅱ型胶原的基因表达增强，胶原合成增多，使心肌间质纤维化及血管壁重构。螺内酯可阻止Ⅰ、Ⅲ型胶原生成，预防和逆转心肌间质纤维化及血管壁重构。氨苯蝶啶（triamterene）、阿米洛利（amilonde）也可与噻嗪类利尿药合用以减少低钾血症的发生。服用钾盐或肾功能不全者禁用留钾利尿药，以防止血钾过高。

第二节　血管紧张素转化酶抑制剂和血管紧张素Ⅱ受体阻断药

肾素血管紧张素系统（renin angiotensin system，RAS）是调节心血管生理功能的重要体液系统，在高血压的病因学中占有重要地位。RAS 主要由肾素、血管紧张素及其受体构成。肾素转化血管紧张素原为血管紧张素Ⅰ（Ang Ⅰ），Ang I 被 ACE 转化为 Ang Ⅱ。Ang Ⅱ作用于 AT_1 受体，产生收缩血管与促进醛固酮释放等作用，导致血压升高，与高血压发病有关，且与心血管重构、心力衰竭、动脉粥样硬化与肾小球硬化等心血管病的发病有关。

一、血管紧张素转化酶抑制剂

1965 年 Ferreira 等从巴西毒蛇的毒素中发现一种能增强缓激肽作用的肽类物质，称其为缓激肽增强因子，它对降解缓激肽的酶（激肽酶Ⅱ）有抑制作用。以后发现此肽类也能抑制 ACE 转化 Ang Ⅰ为 Ang Ⅱ，并证明 ACE 与激肽酶Ⅱ是同一物质。卡托普利（captopril）是第一个口服有效、用于临床的 ACE 抑制剂。自 1981 年卡托普利用于临床以来，ACE 抑制剂类药物的发展很快，现已批准在国内、外上市的药物有 10 余种，正在研制中的有 80 余种，ACE 抑制剂已成为临床上治疗高血压、慢性心功能不全等的重要药物。

1. 卡托普利

（1）药理作用：卡托普利对实验性高血压动物（肾性高血压大鼠、犬，肾素转基因高血压大鼠及自发性高血压大鼠）及高血压患者都有降压作用。卡托普利的降压作用与体内钠盐平衡状态有关，对低钠高肾素活性者，其降压作用较为明显。卡托普利使高血压患者的收缩压、舒张压均降低，在降压早期，血压下降的程度与给药前血浆肾素活性水平、Ang Ⅱ的浓度及给药后血中 Ang Ⅱ浓度的降低呈正相关。在连续用药时，血压有较大程度的下降，与给药前血浆肾素活性水平较少相关或甚至并不相关，而与血管中 ACE 的抑制程度相平行。卡托普利还可减弱因刺激交感神经或注射 NE 而引起的升压反应。卡托普利的降压作用是由于外周血管扩张、总外周阻力降低所致，心排出量不变或稍增加，降压时不伴有反射性心率加快，可能是取消了 Ang Ⅱ对交感神经传递的易化作用所致。肾血管对 Ang Ⅱ的收缩反应尤为敏感，因此应用卡托普利后，肾血管阻力降低，肾血流量增加，一般不影响肾小球滤过率，但对低钠、高血浆肾素活性者，则增加其肾小球滤过率。长期应用时脑血管阻力也降低，脑及冠状帆管的血流量一般仍能保持。卡托普利能增加大血管的顺应性，有利于其降低高血压患者的收缩压。在降压时，卡托普利使血中 Ang Ⅱ浓度降低，醛同酮分泌减少。并由于取消了 Ang Ⅱ对肾素释放的负反馈抑制，血浆肾素活性一般均增高，Ang Ⅱ的浓度也增高，血清钾浓度可轻度升高，是由于醛固酮分泌减少所致。卡托普利对脂质代谢及血中尿酸均无明显影响。

卡托普利还能逆转高血压左室心肌肥厚和抑制血管平滑肌细胞的肥大和增生，减少细胞外基质，抑制心血管组织重构。在各类抗高血压药物中，ACE 抑制剂逆转左室心肌肥厚的作用最为显著。

卡托普利还能推迟或防止糖尿病性肾病（diabetic nephropathy）的进展，高血压患者常合并糖尿病，出现尿蛋白和肾功能降低。卡托普利能降低肾小球对蛋白的通透性，改善胰岛素依赖性糖尿病的肾脏病变，使尿蛋白减少、肾功能改善。动物实验证明在糖尿病性肾病动物，卡托普利能扩张肾脏出球小动脉，使肾小球囊内压降低，但仍能保持肾血流量，从而改善肾小球损害。

卡托普利能改善慢性心功能不全患者心脏泵血功能，增加心脏排出量。并通过减轻心脏负荷、扩张冠状血管等作用，降低实验动物急性心肌梗死后梗死面积的扩展及左室的扩大，提高动物存活率。

（2）应用：可单独应用作为抗高血压药的首选药，治疗轻度、中度原发性或肾性高血压，也可与其他抗高血压药物如利尿药、钙通道阻滞剂、α_1受体阻断药等联合应用。单用时其降压疗效为 50% ~ 60%，在与其他抗高血压药合用时其降压疗效可增至 80% ~ 90%。利尿药使高血压患者的血压呈肾素依赖性，从而与 ACE 抑制剂合用时能明显增强 ACE 抑制剂的降压作用。卡托普利用于高血压，不仅能降低高血压患者的血压，且对高血压的靶器官损害也有保护作用，能逆转高血压左室肥厚和抑制血管平滑肌细胞肥大、增生与重构。老年高血压患者或高血压合并糖尿病患者，服用 ACE 抑制剂比钙通道阻滞剂较少发生心肌梗死与心衰。卡托普利还对肾脏有保护作用，能防止或延缓高血压并发糖尿病性肾病的进展。其他优点有无中枢不良反应；不影响性功能；无水钠潴留作用；不致直立性低血压；连续长期用药不产生耐受性；停药无反跳现象；能改善高血压患者的生活质量等。用于高血压治疗，先口服小剂量卡托普利（6.25 ~ 12.5mg/ 次），以免血压陡降，以后 25mg/ 次，2 ~ 3 次 /d。因食物能影响其吸收，因此需在进餐前 1h 服用。

（3）不良反应：主要不良反应为长期用药时出现的干咳，其发生率为 5% ~ 20%，发生于女性患者中较多；可能与缓激肽、P 物质、前列腺素等在体内的蓄积有关。常发生在给药后 1 周 ~ 6 个月内，对少数不能耐受者可致用药中断，一般在停药后4d内干咳消失。其他常见不良反应有皮疹、瘙痒、嗜酸性粒细胞增多、味觉缺失等，但都较短暂，可自行消失。少数患者用药后出现中性粒细胞减少（其发生率约为0.02%），在肾有实质性病变时较易发生蛋白尿。少数患者（0.1% ~ 0.2%）在服用卡托普利后出现血管神经性水肿，表现为咽喉、唇、口腔等部位急性水肿，常发生于用药后最初几小时内，但停药后症状常会迅速减轻或消失，必要时可用肾上腺素、抗组按药、皮质激素对症治疗。心衰或重度高血压患者，在应用利尿药基础上，首次应用卡托普利时可引起血压陡降，应予注意。卡托普利禁用于双侧肾动脉狭窄患者，因肾动脉狭窄患者依靠 Ang Ⅱ 收缩肾出球小动脉而保持肾小球的滤过率，卡托普利减少 Ang Ⅱ 的生成，取消了这一适应性自动调节机制，可使肾小球滤过率显著降低而致肾衰竭。心衰患者应用大量利尿药时，服用卡托普利也可使肾小球滤过率降低。卡托普利用于肾功能不全患者应适当调整剂量，并在用药后经常检查患者的血液和尿液。一般不会引起血钾过高，但给患者服用补钾或留钾利尿药时应予以注意。卡托普利对胎儿（妊娠中期及末期）有损害，因此，孕妇禁用卡托普利。

2. 依那普利

口服后在肝酯酶作用下，生成二羧酸活性代谢物依那普利拉（enalapril，MK422），对 ACE 的抑制作用比卡托普利强约10倍。作用出现较缓慢，口服后4 ~ 6h其作用达高峰，作用维持时间较长，可达24h以上，因此可1日给药1次。降压时外周血管阻力降低，心率和心排出量则无明显改变，肾血管阻力也降低，肾血流量增加，对肾小球滤过率无明显影响。在长期应用时，能逆转左室肥厚和改善大动脉的顺应性。依那普利对血糖和脂质代谢影响很小。用于抗高血压开始应用剂量为5mg/d，以后可根据病情，递增至10 ~ 20mg/次，1次/d。必要时可与利尿药、β受体阻断药、钙通道阻滞剂联合应用，肾功能不全者或与利尿药合用时剂量应适当减少。不良反应较少。少数患者用药后出现干咳、头痛、头晕、乏力、腹泻、皮疹、味觉缺失、蛋白尿、白细胞减少、血管神经性水肿等。肾动脉狭窄患者及孕妇禁用。

3. 雷米普利

口服吸收后在肝内代谢成其活性代谢物雷米普利拉（ramiprilat），对 ACE 产生抑制作用，体外试验抑制 ACE 的作用强度与贝那普利拉、喹那普利拉相似。降压作用起效较依那普利快，抑制 ACE 作用时间超过24h。雷米普利对多种实验性高血压动物均有显著持久的降压作用，降低外周血管及肾血管阻力，增加肾血流量。用于轻度至中度高血压患者，口服，2.5 ~ 20mg/次，1次/d，也可用于慢性心功能不全患者。

4. 赖诺普利

是依那普利的赖氨酸衍生物，是含羧基 ACE 抑制剂。体外试验证明赖诺普利抑制 ACE 的作用稍强于依那普利拉。$t_{1/2}$ 为12h，对 ACE 的抑制作用时间可达12 ~ 24h。主要通过肾清除。治疗高血压常用量为口服2.5 ~ 20mg/次，1次/d。

5. 培哚普利

在体内转化成其活性代谢物培哚普利拉，后者对 ACE 的抑制作用稍强于赖诺普利，降压作用持效时间可达24h以上。治疗高血压，口服，4 ~ 8mg/次，1次/d。

6. 贝那普利

在体内转化成其活性代谢物贝那普利拉（benazeprilat），为一强效、长效 ACE 抑制剂。体外试验其抑制 ACE 的作用比卡托普利、依那普利拉、赖诺普利及培哚普利拉强。其降压作用在给药后2 ~ 6h达峰值，持效24h以上。用于高血压，口服，10 ~ 20mg/次，1次/d。

7. 福辛普利

在体内转化成其活性代谢物福辛普利拉（fosinoprilat），对 ACE 的抑制作用比卡托普利强，但比其他 ACE 作用弱。消除 $t_{1/2}$ 为12h，经肝及肾消除的量几乎相等。用于治疗高血压，口服，10 ~ 20mg/次，1次/d。

8. 咪达普利（Imidapril）

在肝内转化为活性代谢物咪达普利拉；其降压作用比卡托普利强，而与依那普利的作用强度相似，降压作用时间也比卡托普利长。长期应用尚可减轻慢性心衰患者的运动能力和1型糖尿病患者尿蛋白排出率。消除 $t_{1/2}$ 为 8h，主要经肾排泄。用于治疗高血压，口服，5 ~ 10mg/ 次，1 次 /d。其他 ACE 抑制剂如群多普利拉（trandopril）、西拉普利（cilazapril，抑平舒，平苏，inhibace）、喹那普利（quinapril，accupril）、地拉普利（delapril，压得克，adecut）、阿拉普利（alacepril）等也可用于高血压治疗。

二、血管紧张素Ⅱ受体阻断药

1971 年发现血管紧张素肽类似物沙拉新（saralasin）能有效拮抗 Ang Ⅱ，但口服时生物利用度低，必须静脉注射给药，半衰期短，且有内在活性，对血管紧张素受体是一部分激动剂，因此其临床应用受限制。1982 年，非肽类血管紧张素受体（AT）阻断药的化学合成研究工作取得重要进展，发现先导化合物咪唑 -5- 乙酸衍生物（S-8307、S-8308）在大鼠能拮抗 Ang Ⅱ的升压作用，虽其作用较弱，但对 AT 受体具有高度特异性，且无内在活性。以后在此基础上，化学合成了第一个可供口服的非肽类血管紧张素受体阻断药氯沙坦（losartan），并在 1995 年被批准用于临床。随后有一批“沙坦”类（sartan）药物相继上市，如缬沙坦（valsartan）、厄贝沙坦（irbesartan）、坎地沙坦（candesartan）、依普罗沙坦（eprosartan）、替米沙坦（telmisartan）等。血管紧张素Ⅱ受体可分为 AT_1 及 AT_2 两种亚型受体。AT_1 受体对氯沙坦（loseutan）、缬沙坦（valsafian）的亲和力高（Ki ≤ 50nmol/L）；AT_2 受体对 PD123319 的亲和力高（Ki < 10nmol/L）。Ang Ⅱ的绝大多数作用是由 AT_1 受体介导的，而有关 AT_2 受体介导的生理功能至今还未全阐明。目前临床上用于治疗高血压的药物是 AT_1 受体阻断药。

1. 氯沙坦

（1）药理作用：氯沙坦对 AT_1 受体有选择性阻断作用，对 AT_1 受体的亲和力比其对 AT_2 受体的亲和力高 20 000 ~ 30 000 倍。放射配体结合试验测定，氯沙坦抑制 $[^{125}I]$Ang Ⅱ与 AT_2 受体结合的 IC=20.8nmol/L。在离体家兔主动脉条氯沙坦以竞争性拮抗方式抑制 Ang Ⅱ引起的收缩反应，pA_2=8.48。EXP3174 是氯沙坦的活性代谢物，其阻断 AT_1 受体作用比氯沙坦强 10 ~ 40 倍，在离体家兔主动脉条以非竞争性拮抗作用方式抑制 Ang Ⅱ引起的收缩反应，pA_2=10.09。在肾性高血压大鼠或清醒自发性高血压大鼠，灌胃给药或静脉注射氯沙坦均有降压作用。在肾素转基因大鼠 [TGR（$mREN_2$）27] 给予氯沙坦 10mg/（kg · d）口服，连续 1 个月，在使血压下降的同时，血浆中肾素活性及 Ang Ⅱ浓度升高。给麻醉的自发性高血压大鼠静脉注射氯沙坦 10mg/kg，使血压下降而对心率及心排出量均无影响。健康志愿者口服氯沙坦 40mg，耐受性良好，且能抑制静脉注射外源性 Apg Ⅰ或 Ang Ⅱ所致升压反应。氯沙坦（口服，50mg/ 次，1 次 /d）用于高血压患者其抗高血压疗效与依那普利（口服，20mg 次，1 次 /d）相似，给药后 3 ~ 6h 达最大降压作用，可持效 24h。高血压患者每日口服氯沙坦 54mg，降压谷 / 峰比值可达 60%。利尿药氢氯噻嗪与氯沙坦合用有协同作用，能增强氯沙坦的降压作用。在自发性高血压大鼠，氯沙坦长期用药还能抑制左室心肌肥厚和血管壁增厚。

氯沙坦对肾脏血流动力学的影响与 ACE 抑制剂相似，氯沙坦能拮抗 Ang Ⅱ对肾脏入球小动脉与出球小动脉的收缩作用。在肾素活性增高的大鼠，氯沙坦增加肾血流量与肾小球滤过率，并减少近曲小管对水分与 NaCl 的再吸收。氯沙坦对高血压、糖尿病合并肾功能不全患者也有保护作用。氯沙坦对肾脏还有促进尿酸的排泄作用，这对高血压患者应用利尿药有可能引起高尿酸血症者是有利的。

（2）应用：可用于高血压的治疗。单用时其降压疗效与利尿药、β 受体阻断药、钙通道阻滞剂、ACE 抑制剂相似，有效率可达 50% ~ 60%；在与利尿药合用时，其有效率增至 80%。氯沙坦也可用作抗高血压药的首选药物，或用于服用 ACE 抑制剂出现剧烈干咳而不能耐受的高血压患者。

氯沙坦用于抗高血压的常用量为口服，50mg/ 次，1 ~ 2 次 /d。将一日剂量增加至 100mg 以上，并不相应增加其降压作用。如未达到满意的降压效果（140/90mmHg 以下），可合用氢氯噻嗪（12.5mg/d），或改用其他作用类型的抗高血压药。对已用大剂量利尿药或血容量减少者，应适当减少氯沙坦的剂量（25mg/ 次，1 次 /d）。禁用于孕妇、哺乳妇女及肾动脉狭窄者。低血压、严重肾功能不全及肝病患者慎用。本药应避免与补钾或留钾利尿药合用。

（3）不良反应：氯沙坦耐受性良好，不良反应较少。可引起头晕以及剂量相关性体位性低血压。罕见皮疹、荨麻疹、血管神经性水肿 [包括面、唇和（或）舌肿胀]、腹泻及偏头痛，偶有高血钾，罕见ALT升高。低血压及电解质／体液平衡失调血管容量不足的患者（例如应用大剂量利尿药治疗的患者）可发生症状性低血压。

2. 缬沙坦

（1）药理作用：在离体兔主动脉条，缬沙坦剂量依赖性抑制Ang Ⅱ引起的收缩反应，IC50值为1.4nmol/L。放射配体结合试验证明，缬沙坦对AT_1受体有高度亲和力，缬沙坦阻断[^{125}I]标记的Ang Ⅱ与大鼠主动脉平滑肌细胞AT_1受体的结合的K值为2.4nmol/L，对AT_1受体的亲和力比其对AT_2受体的亲和力强24 000倍。给清醒肾性高血压大鼠灌胃给药，缬沙坦使血压下降30mmHg（ED30）的剂量为1.4mg/kg，灌胃给药后4h达最大降压值，降压持续时间超过24h，对心率则无明显影响。原发性高血压患者口服缬沙坦80mg，在给药后4 ~ 6h获最大降压效果，亦可持续24h，且不改变收缩压与舒张压的正常昼夜变化节律，降压的谷/峰比值达69%。随机双肩临床试验比较缬沙坦80mg（1次/d）和氨氯地平5mg（1次/d）的降压疗效相似。动物实验表明，缬沙坦长期给药也能逆转左室肥厚和血管壁增厚。原发性高血压合并左室肥厚患者服用缬沙坦80mg/d，连续8个月，超声心动图检查证实可使左室重量指数（LVMI）下降。

（2）应用：轻度、中度原发性高血压口服缬沙坦80mg/d，其降压疗效与依那普利20mg/d、氨氯地平5mg/d的疗效相似。缬沙坦口服，80mg/次，1次/d。如降压疗效不满意，可将剂量增至160mg/次，1次/d，或合用其他降压药（如氢氯噻嗪）。缬沙坦与氢氯噻嗪的复方制剂含缬沙坦80mg、氢氯噻嗪12.5mg或缬沙坦160mg，氢氯噻嗪12.5mg。

（3）不良反应：不良反应发生率较低，主要有头痛、头晕、疲劳等，咳嗽与安慰剂组相似，且不引起首剂低血压反应。低钠或血容量不足、肾动脉狭窄、严重肾功能不全、胆汁性肝硬化或胆道梗阻患者，服用缬沙坦有可能引起低血压的危险。用药期应慎用留钾利尿药与补钾药。妊娠与哺乳妇女禁用。

3. 厄贝沙坦

厄贝沙坦是一强效、长效的AT_1受体阻断药。放射配体结合试验测定厄贝沙坦抑制[^{125}I] Ang Ⅱ与AT_1受体结合的IC50为1.7nmol/L + 0.6nmol/L，对AT_1受体的选择性比AT_1受体高8 500 ~ 10 000倍。厄贝沙坦对AT_1受体的亲和力比氯沙坦强约10倍，而比氯沙坦的活性代谢物EXP3174作用稍强。在离体家兔主动脉条，厄贝沙坦拮抗Ang Ⅱ引起的收缩反应呈非竞争性拮抗方式。健康志愿者分别口服厄贝沙坦150mg、缬沙坦80mg、氯沙坦50mg，在给药后4h均能抑制静脉注射Ang Ⅱ的升压反应，但厄贝沙坦的抑制作用强于氯沙坦、缬沙坦，其作用时间也较长（>24h）。原发性高血压患者一次口服厄贝沙坦150mg，给药后3 ~ 4h降压作用达峰值，持效24h以上。24h动态血压检测，厄贝沙坦的降压谷/峰比值，收缩压为68%，舒张压为76%。厄贝沙坦还能抑制Ang Ⅱ对离体血管平滑肌细胞的促增生作用，并能逆转高血压动物的左室肥厚。厄贝沙坦能舒张肾血管，但不降低肾小球滤过率。对实验性肾衰竭大鼠，厄贝沙坦能改善肾小球硬化与减少尿蛋白排出。

口服易吸收，生物利用度为60% ~ 80%，其吸收不受食物的影响，给药后1.5 ~ 2h血浆药物浓度达峰值。厄贝沙坦不需经体内转化为活性代谢物，血浆蛋白结合率为90%，消除半衰期为11 ~ 15h。在体内主要经肝脏细胞色素P450（CYP）2C9氧化代谢，部分药物随尿及粪便排出体外。

该药可用于各期高血压的治疗，可单用或与其他抗高血压药物合用。其降压疗效与ACE抑制剂依那普利相似，氢氯噻嗪能增强其降压作用。厄贝沙坦用于高血压合并糖尿病性肾病患者，能减轻肾损害，减少尿蛋白，加肌酐清除率。

厄贝沙坦用于抗高血压的常用量为口服，150mg/次，1次/d，最高剂量为300mg/d。对因使用利尿药或血液透析而引起低钠与低血容量者，初用量应降为75mg/次，1次/d。如降压疗效不好，可合用氢氯噻嗪（12.5mg/d）。对老年人及轻度肝、肾功能不良者一般不必调整剂量。

4. 坎地沙坦

坎地沙坦是坎地沙坦酯（candesartan cilexetil）的活性代谢物，对AT_1受体具有强效、长效、选择性较高等特点。它对AT_1受体的亲和力比氯沙坦强50 ~ 80倍。在离体家兔主动脉条以非竞争性拮抗方式抑制Ang Ⅱ引起的收缩反应。高血压患者口服坎地沙坦酯4 ~ 16mg/次，1次/d，使收缩压、舒张压剂量依赖性下降，其降压效果可持续 24h 以上。降压谷 / 峰比值超过 80%。坎地沙坦与氯沙坦比较，氯沙坦的剂量—降压效应曲线较为平坦，在超过 50mg/d 时其剂量依赖性降压作用关系表现较差。长期治疗能逆转左室肥厚，对肾脏也有保护作用，对肾功能损害大鼠，能减少尿蛋白和改善肾功能。口服生物利用度为 42%，食物不影响其吸收。血浆蛋白结合率为 99.5%。口服后在体内迅速水解为其活性代谢物坎地沙坦，后者的血浆半衰期为 3 ～ 11h。坎地沙坦经肾及胆汁排出体外。

可用于高血压的治疗，坎地沙坦酯 8mg/d 的降压疗效与依那普利 20mg/d、氯沙坦 50mg/d、氨氯地平 5mg/d、氢氯噻嗪 25mg/d 的疗效相似。坎地沙坦酯与氨氯地平（5mg/d）或利尿药氢氯噻嗪（12.5 ～ 25mg/d）合用，有协同降压作用。

用于抗高血压的常用量为口服，坎地沙坦酯片剂 8 ～ 16mg/ 次，1 次 /d。中度或重度肝、肾功能不全者应适当调整给药剂量。禁忌证同其他 AT_1 受体阻断药。不良反应较少，头痛、眩晕、疲乏等不良反应的发生率与安慰剂组相似，咳嗽的发生率也显著低于服用依那普利组患者。

第三节　钙通道阻滞药

钙通道阻滞药（calcium channel blocker）也称钙拮抗剂（calcium antagonists），是一组在化学结构上可有很大不同的药物，但它们均能选择性阻滞电压依赖性钙通道的跨膜 Ca^{2+} 内流。现广泛用于治疗高血压、心绞痛、心律失常等疾病。

一、钙通道阻滞药概述

（1）药理作用：钙通道阻滞药作用于 L 型钙通道的 α_1 亚单位，后者（分子量为 16.5 万）已克隆，具有电压敏感区与离子通道功能。α_1 亚单位含有钙通道阻滞药的特异性结合部位。钙通道阻滞药能阻滞胞外 Ca^{2+} 经钙通道的跨膜内流，降低血管平滑肌细胞内游离 Ca^{2+}，从而使血管平滑肌松弛。在离体血管平滑肌标本实验中，钙通道阻滞药能抑制高钾去极化引起的收缩反应，一般认为高钾去极化引起的收缩反应是依赖于胞外 Ca^{2+} 的跨膜内流。用膜片钳实验方法也可证明钙通道阻滞药能抑制慢内向电流 Ica。其扩张血管作用主要发生于阻力血管（小动脉），钙通道阻滞药对骨骼肌血管及冠状动脉有明显扩张血管作用，对胃肠道、脑、肾等内脏的血管也有扩张作用。虽然二氢吡啶类药物可引起脸部皮肤潮红不良反应，但钙通道阻滞药对皮肤血管一般仅有轻度扩张作用。钙通道阻滞药不仅有扩张血管作用，并能减弱血管收缩物质如 NE 及 Ang Ⅱ的升压反应，拮抗内皮素对血管平滑肌的收缩反应；增加大血管的顺应性。钙通道阻滞药对静脉系统无扩张作用，此可解释其用于临床治疗高血压时，无明显直立性低血压不良反应。钙拮抗剂对实验性高血压动物及高血压患者均有降压作用，其抗高血压作用主要是由于扩张小动脉、降低外周血管阻力所致。从血流动力学角度分析，原发性高血压患者主要表现为外周血管阻力增加，并在长期病程中，使心排出量降低，钙通道阻滞药能扩张小动脉，降低外周阻力，因此，用于高血压治疗有其合理性。速效、短效的二氢吡啶类钙通道阻滞药如硝苯地平（nifedipine）的片剂或胶囊，口服后降压作用出现快，作用维持时间短，在降压时常伴有反射性心率增快，引起心悸。一些新的二氢吡啶类钙通道阻滞药如氨氯地平、拉西地平等对血管平滑肌的选择性较高，而对心肌收缩性及房室传导功能的影响较小。氨氯地平、拉西地平及硝苯地平的缓释剂或控释剂（硝苯地平 GITS）口服，也有良好降压效果，且具有缓效、长效作用，降压作用起效较慢，引起反射性心率增快反应也相应减少，降压作用维持时间较长。维拉帕米、地尔硫䓬由于其对心脏的直接负性作用较强，在降压时不引起反射性心率增快作用，而使心率与房室传导减慢。钙通道阻滞药一般在降低血压同时，并不降低重要器官如心、脑、肾的血流量，有时甚至改善之。尼莫地平及尼索地平分别对脑血管及冠状血管有较高的选择性扩张作用，增加脑血管及冠状动脉的血流量。马尼地平（manidipine）则对肾血管有选择性扩张作用。钙通道阻滞药在用药第 1 周有利尿作用，可累积丢失 8 ～ 10g 钠盐（不伴有钾的排泄增加）。在大鼠离体肾脏灌流标本上，在有血管收缩剂如去甲肾上腺素存在时，硝苯地平能抑制肾小管细胞对 Na^+ 的再吸收，并能选择性扩张肾脏人球小动脉，增加肾小球滤过率，具有“内在性利尿作用”。因此钙通道阻滞药与血管舒张药如米诺地尔、肼屈嗪不同，在降压时不引起水钠潴留。钙通道阻滞药一般不引起脂质代谢、血中尿酸及葡萄糖耐受性的改变，长期应用可逆转高血压患者的心肌肥厚和抑制血管壁重构，但这一作用不如卡托普利显著。在动物实验中还发现钙通道阻滞药能减少动脉粥样硬化病灶。

（2）应用：钙通道阻滞药不仅能降低高血压患者的血压水平，还能使脑卒中、心血管事件的发生率与死亡率降低。钙通道阻滞药可单独应用作为一线抗高血压药，也可与其他抗高血压药（利尿药、β受体阻断药、ACE 抑制剂）合用。已有一系列具有不同药效学及药动学特征的钙通道阻滞药及其缓释剂或控释剂可供临床应用治疗高血压（见表 4–1）。

表 4–1　选择性钙通道阻滞药的分类

药物(药物选择性)	第一代	第二代		第三代
		新制剂	新化学结构	
二氢吡啶类” (动脉 > 心脏)	硝苯地平 (nifedipine) 尼卡地平 (nicardipine)	硝苯地平 SR 硝苯地平 GITS 非洛地平 尼卡地平 SR	伊拉地平 (isradipine) 马尼地平 (manidipine) 尼瓦地平 (nilvadipine) 尼莫地平 (nimodipine) 尼索地平 (nisodipine) 尼群地平 (nitrendipine)	拉西地平 (lacidipine) 乐卡地平 (lercandipine)
苯烷胺类 (动脉≤心脏)	维拉帕米 (verapamil)	维拉帕米 SR		
地尔硫蕈类 (动脉 = 心脏)	地尔硫蕈 (diltiazem)	地尔硫蕈 SR		

注：ER: 延缓释放；SR: 持续释放；CITS：控制释放。

* 二氢吡啶类钙通道阻滞药对血管的选择性作用强度依次为：尼索地平 > 尼卡地平、依拉地平、非洛地平 > 硝苯地平、氨氯地平。

钙通道阻滞药一般对老年人、单纯收缩期高血压、黑色人种、低肾素活性的高血压患者疗效较好，且不影响血糖与脂质代谢，不良反应也较少，对靶器官（心、肾、血管）可能还有保护作用。老年单纯收缩期高血压患者服用钙通道阻滞药较少发生脑卒中。高血压合并冠心病患者应避免过度降压与引起反射性心率增快，因此不应使用短效钙通道阻滞药。对应用 β 受体阻断药无效或有 β 受体阻断药禁忌证的患者，可选用维拉帕米或地尔硫蕈。钙通道阻滞药也可用于高血压合并糖尿病患者，因其对糖、脂质代谢及肾功能均无不良影响。维拉帕米或地尔硫蕈可用于高血压伴有窦性或室上性心动过速患者。钙通道阻滞药还可用于由环孢素（cyclosporin）引起的高血压及高血压合并雷诺氏症或偏头痛患者。钙通道阻滞药的另一适应证为蛛网膜下出血，蛛网膜下出血可引起脑血管痉挛，并有发展为脑梗死的危险，可应用尼莫地平解除脑血管痉挛。钙通道阻滞药对难治性高血压也有良好的降压作用，硝苯地平也可用于高血压危象，但开始应用时，口服一次剂量不宜超过 5mg，以免血压急剧下降，引起脑缺血，尤其是对老年高血压患者。钙通道阻滞药与 β 受体阻断药合用时，β 受体阻断药可减弱硝苯地平等药物引起的反射性心率增快作用，而硝苯地平可减少 β 受体阻断药引起的雷诺氏症发作。钙通道阻滞药与 ACE 抑制剂合用，降压效力加强，可用于中度或重度高血压。维拉帕米与 β 受体阻断药合用时对心脏的抑制有协同作用，并使房室传导时间显著延长，故禁用。

（3）不良反应：钙通道阻滞药的不良反应主要与其过度血管扩张有关，如硝苯地平可引起反射性心率增快、头痛、脸部潮红、踝部水肿（毛细血管前血管扩张而不是水钠潴留所致）。短效、速效二氢吡啶类钙通道阻滞药不宜用于高血压合并冠心病患者，也不宜应用大剂量治疗原发性高血压患者。维拉帕米可抑制心脏传导系统和引起便秘（可能与维拉帕米引起多种受体包括 5–HT 受体的阻断作用有关）。还有报道钙通道阻滞药长期应用可引起牙龈增生，故应用时需注意口腔卫生。

二、常见钙通道阻滞药

1. 硝苯地平

硝苯地平是作用较强的速效、短效钙通道阻滞药，作用于细胞膜L型钙通道外侧入口处，减少通道开放数目，阻滞胞外Ca^{2+}内流，降低胞内游离Ca^{2+}的浓度而使血管平滑肌松弛、血压下降。对高血压实验动物及轻度、中度高血压患者均有降压作用，对严重高血压也有效。高血压患者口服或舌下含服硝苯地平片剂10mg，于给药后20 ~ 30min（口服）及3 ~ 15min（舌下给药）出现最大降压作用，血管阻力降低（前臂血流量增加）、心率增快。硝苯地平片剂口服易吸收，且较完全，首过效应显著，生物利用度为65%，血浆蛋白结合率为92% ~ 95%，表观分布容积（Vd）为1.32L/kg，$t_{1/2}$为2.5h。主要在肝内代谢，其代谢物可随尿排出体外，仅少量原形药物由肾排泄。给药后血药浓度及血压波动较大，易反射性兴奋交感神经引起心率增快、心悸不良反应，因此除少数急需降压者外，一般已不用，现常用者为硝苯地平的缓释剂或控释剂。硝苯地平缓释剂——硝苯地平缓释片（nifedipine retard，伲福达，艾可地平，nifuda，ecodipine）；或硝苯地平控释剂——硝苯地平控释片（拜新同控释片，adalat GITS）口服吸收较慢，血中药物浓度达峰值时间（tmax）分别为2.5 ~ 5及6h，而一般制剂tmax为0.5h。服用硝苯地平的缓释片剂20mg/次，2次/d，或硝苯地平的控释剂、硝苯地平GITS（gastrointestinal therapeutic system），30mg/次，1次/d，也可使高血压患者的血压下降，且由于硝苯地平缓释剂或控释剂口服吸收及起效较慢、血中药物浓度峰值较低，引起心率增快等不良反应较少。

2. 氨氯地平

氨氯地平也是一作用较强的钙通道阻滞药，口服后起效较慢，降压作用维持时间较长。一次口服5mg，血药峰值浓度为3ng/mL。给药后6 ~ 12h血药浓度达高峰，表观分布容积为21L/kg，消除半衰期为35 ~ 45h。每日给药一次，连续给药7 ~ 8日后血药浓度达稳态。主要在肝内代谢，仅约5%原形药物由尿液排出。肝功能不良者慎用。氨氯地平也可用于心绞痛患者。

3. 粉防己碱

粉防己碱是防己科植物粉防己根中的主要生物碱，属双苄基异喹啉类化合物。

粉防己碱主要用于治疗早期轻度高血压，亦可用于重症高血压及高血压危象。对正常麻醉动物及清醒实验性高血压动物均有明显降压作用。粉防己碱口服100mg/次，3次/d，有良好的降压效果。对重度及高血压危象可静脉注射，120 ~ 180mg/次，2次/d。口服粉防己碱治疗高血压不良反应较轻、较少，少数患者服药后有嗜睡、乏力、恶心及上腹部不适等。个别人服后大便次数增加，停药后症状可缓解。静脉注射部位可能发生疼痛或静脉，而且速度宜慢，以免血压剧降。

第四节　肾上腺素受体阻断药

肾上腺素受体阻断药包括β受体阻断药、α_1受体阻断药及α、β受体阻断药，其中以β受体阻断药较为常用，且可用作抗高血压的首选药。α_1受体阻断药适用于高血压合并前列腺肥大患者。

一、β受体阻断药

（一）β受体阻断药概述

β受体阻断药除用于治疗心绞痛及心律失常外，也常用于治疗高血压。β受体阻断药治疗高血压价廉、安全有效，大规模临床试验证明其亦能降低心血管并发症（脑卒中与心肌梗死）的发生率和死亡率，因此，仍是目前常用的抗高血压药。

（1）抗高血压作用：其降压作用强度与噻嗪类利尿药相似。无内在拟交感活性（intrmsic sympathomimetic activity，ISA）的β受体阻断药如普萘洛尔在用药初期，使心率减慢、心排出量降低，外周血管阻力增加。后者可能是由于对血管β_2受体的阻断作用，加上心脏功能受到抑制反射性兴奋交感神经、激动血管α_1受体的结果。血压不变或略降，除脑外多数器官的血流量（包括冠状动脉的总血流量）均降低，肾血流量及肾小球滤过率也轻度降低．在长期用药时外周血管阻力减低，心排出量仍降低而未恢复到给药前水平，因此收缩压及舒张压均下降。具有 ISA 的 β 受体阻断药如吲哚洛尔对静息心率的影响较小，心排出量降低的程度也较少，可能通过激动外周血管 β_2 受体而使血管舒张，血压下降与外周血管阻力的降低呈相应关系。

（2）降压作用机制：各种 β 受体阻断药均具有抗高血压作用，一般认为 β 受体阻断药的抗高血压作用主要与其 β 受体阻断作用有关。但关于其降压的确切作用机制仍未取得一致意见，可能是通过多种作用途径而产生降压作用，现摘要介绍如下。

①降低心排出量：β 受体阻断药（除某些具有 ISA 的 β 受体阻断药外）抑制心肌收缩性，减慢心率，使心排出量减少因而降低血压。但给药后这一作用出现较迅速，而降压作用出现较缓慢，心排出量的降低与降压作用的时程及程度并无相应关系。

②抑制肾素的释放：β 受体阻断药通过其 β 受体阻断作用抑制肾素释放，阻碍肾素－血管紧张素－醛固酮系统对血压的调节而发挥其抗高血压作用，但吲哚洛尔能降低血压而对血浆肾素活性影响很少。

③中枢作用：动物实验证明脑室内注射微量 β 受体阻断药引起血压下降、心率减慢与外周交感神经冲动发放减少，因而认为 β 受体阻断药通过改变中枢性血压调节机制而产生降压作用。但一些脂溶性低而难以通过血脑屏障的 β 受体阻断药如索他洛尔、阿替洛尔等口服时也有良好的降压作用。

④阻断突触前膜 β 受体：一般认为突触前膜 β 受体属 β_2 亚型，对突触前膜 β 受体的阻断作用使交感神经末梢释放去甲肾上腺素减少。

（3）应用：β 受体阻断药常用于原发性高血压，可单独应用作为抗高血压的首选药，也可与其他抗高血压药如利尿药、ACE 抑制剂、钙通道阻滞剂、α_1 受体阻断药合用；对年轻高血压患者、心排出量及肾素活性偏高者疗效较好，心肌梗死后患者、高血压伴有心绞痛、偏头痛、焦虑也是应用 β 受体阻断药的适应证。与其他抗高血压药物相比，其优点为不引起直立性低血压，较少引起头痛和心悸，且与利尿药合用时对多数高血压患者有效。但对黑色人种高血压患者的疗效较差，高血压合并有变异型心绞痛患者也不用 β 受体阻断药。

高血压患者选用何种 β 受体阻断药为宜，取决于 β 受体阻断药的药效及药代动力学特性及高血压患者的具体情况如有无其他并发症等。常用于抗高血压的 β 受体阻断药有普萘洛尔、美托洛尔、阿替洛尔、比索洛尔、倍他洛尔、纳多洛尔等。

（4）不良反应：普萘洛尔可使血浆 TG 中度升高，HDL-C 降低，但不改变血浆 TC。具有 ISA 的 β 受体阻断药及拉贝洛尔（兼有 α 受体阻断作用）对血脂代谢无显著影响，高血压伴有高血脂者应慎用无 ISA 的 β 受体阻断药。

高血压合并糖尿病的患者，应用非选择性 β 受体阻断药在发生胰岛素低血糖反应时，血糖恢复至正常水平的速率延缓。选择性 β_1 受体阻断药及具有 ISA 的 β 受体阻断药对低血糖反应的代偿机制影响较小。

高血压患者长期应用 β 受体阻断药，骤然停药，可使心绞痛加剧，甚至诱发急性心肌梗死，血压升高甚至超过给药前水平。因此，高血压患者长期应用 β 受体阻断药停药时必须逐渐减量（减药过程 10 ~ 14d）。

普萘洛尔降低肾血流量及肾小球滤过率，故高血压伴有肾病患者应用普萘洛尔时需注意定期测定肌酐及尿素氮水平。纳多洛尔可能通过其多巴胺样作用在降低心排出量的同时仍能保持肾脏血流量。

（二）常见 β 受体阻断药

1. 普萘洛尔

普萘洛尔对 β_1 及 β_3 受体有相等的亲和力，缺乏 ISA。口服吸收完全，肝脏首关效应显著，且个体差异较大，因此口服后血中药物浓度个体差异可达 20 倍。虽 $t_{1/2}$ 较短（约为 4h），但降压作用持续时间较长，因此可一日给药两次。普萘洛尔用于高血压开始应用小剂量，口服 20mg/d，以后可根据病情逐渐增量，直到出现满意疗效为止，国内普萘洛尔治疗高血压最高剂量为 80 ~ 160mg/d（分 2 ~ 3 次给药）。普萘洛尔最大降压作用出现较晚，常需数周时间。

2. 美托洛尔

对 β_1 受体有选择性阻断作用，但缺乏 ISA。口服易吸收，治疗高血压开始用药剂量，口服酒石酸美托洛尔片剂，50mg/ 次，1 次 /d，维持量为 100mg/d（分两次给药）。美托洛尔的控释剂能有效地控制 24h 血中药物浓度于恒定水平，可一日给药一次（50 ~ 100mg/ 次），且不良反应较少。

3. 阿替洛尔

也是一种选择性 β_1 受体阻断药，缺乏 ISA。治疗高血压剂量为开始口服 12.5mg/ 次，1 ~ 2 次 /d，以后可逐渐增加剂量至 50mg/ 次，2 次 /d。老年高血压患者及肾功能不良者，应适当减少用量。

4. 比索洛尔

对 β_1 受体的选择性比阿替洛尔高，缺乏 ISA。口服易吸收，治疗高血压可口服富马酸比索洛尔（片剂），常用剂量为 2.5 ~ 10mg/ 次，1 次 /d，最高剂量不超过 20mg/d。虽对 β_1 受体选择性较高，但哮喘患者仍需慎用。

5. 倍他洛尔

为作用较强与长时作用的 β 受体阻断药，对 β_1 受体的选择性比阿替洛尔、美托洛尔高；其 β 受体阻断作用强度也比普萘洛尔高，缺乏 ISA。消除 $t_{1/2}$ 较长（13 ~ 24h）。治疗高血压，常用剂量为 5 ~ 20mg/ 次，1 次 /d，口服。

6. 纳多洛尔（Nadolol）

纳多洛尔对 β_1 及 β_2 受体的亲和力近似，缺乏膜稳定作用及 ISA，其特点为 $t_{1/2}$ 较长（17 ~ 24h），是一长时作用的 β_1 受体阻断药。治疗高血压初用剂量为口服，40mg/d，以后可根据病情适当增加剂量（一般治疗量为 40 ~ 80mg/d），可一日给药一次，肾功能不全时药物在体内蓄积，故剂量应适当减少。

二、α_1 受体阻断药

酚妥拉明及酚苄明曾用于治疗高血压，但因其对 α_1 及 α_2 受体的选择性差，常引起心率加速等不良反应，因此目前除用于治疗嗜铬细胞瘤及充血性心力衰竭外，已不作为抗高血压药。仅 α_1 受体阻断药哌唑嗪、多沙唑嗪、特拉唑嗪等能选择性阻断血管平滑肌突触后膜 α_1 受体，用于治疗高血压，不良反应较少。

1. 哌唑嗪

哌唑嗪是喹唑啉衍生物，为选择性 α_1 受体阻断药。

（1）药理作用：哌唑嗪对小动脉及静脉血管均有舒张作用，高血压患者服用哌唑嗪在降压时使外周血管阻力降低，心排出量略升或不变，对肾血流量及肾小球滤过率无明显影响。长期应用时能改善脂质代谢，降低 TC、TG、LDL-C，升高 HDL-C；对糖代谢无影响。膀胱颈、前列腺包膜和腺体、尿道均有 α 受体，哌唑嗪可通过阻断 α 受体而使前列腺增生患者排尿困难症状减轻。

（2）应用：哌唑嗪可单独应用治疗轻度至中度原发性高血压或肾性高血压。对妊娠、肾功能不良或合并有糖尿病、呼吸系统疾病的高血压患者均无不良影响，对高血压合并前列腺肥大的老年患者，哌唑嗪在降压同时，能改善排尿困难症状。治疗高血压开始应用剂量为 0.5 ~ 1mg/ 次，2 ~ 3 次 /d（首剂为 0.5mg，睡前服），连用两周，然后逐渐增加剂量，一般治疗量为 2 ~ 20mg/d（分为一日 2 ~ 3 次服用），大多数患者超过 20mg/d，并不相应增加疗效。对于重度高血压哌唑嗪常与利尿药、β 受体阻断药合用，以增强降压效果。哌唑嗪与利尿药合用时，剂量应适当减小，对肝病患者也应适当减小剂量。

（3）不良反应：主要不良反应为首次应用时出现的所谓“首剂现象”，表现为严重的直立性低血压、眩晕、晕厥、心悸等，在首次给药后 30 ~ 90min 出现。这可能是由于阻滞内脏交感神经的收缩血管作用，使静脉舒张、回心血量减少所引起的。低钠饮食与合用 β 受体阻断药的患者较易发生。如果将首次剂量改为 0.5mg，临睡前服用，一般可防止或减轻这种不良反应。在给哌唑嗪前一天停止使用利尿药，也可减轻“首剂现象”。其他不良反应如头痛、嗜睡、心悸、口干、鼻塞、性功能障碍、乏力等，常在连续用药过程中自行减少。

2. 特拉唑嗪

特拉唑嗪的化学结构与哌唑嗪相似，对血管平滑肌突触后 α_1 受体有选择性阻断作用，但作用强度比哌唑嗪稍弱，其特点是消除 $t_{1/2}$ 较长，约为 12h，因此可一日给药 1 次。口服吸收完全，生物利用度约为 90%，因此易于控制用药剂量。给药后 1 ～ 2h 血中药物浓度达峰值，主要经肝脏代谢，并随胆汁排泄。可单独应用或与其他抗高血压药如利尿药、β 受体阻断药合用，治疗轻度至中度高血压患者。在降压时对心率并无显著影响，长期应用也能改善血中脂质代谢。特拉唑嗪也可通过阻断膀胱颈、前列腺包膜、尿道 α 受体，改善前列腺肥大患者排尿困难症状。用于抗高血压开始用药剂量为口服 1mg/次，1 次 /d，以后随血压水平，可逐渐增加剂量，一般剂量为 2 ～ 20mg/ 次，1 次 /d。用于良性前列腺肥大患者，初始剂量为 1 mg/d，睡前服用，可渐增至 5 ～ 10mg/d。不良反应主要为眩晕、头痛、乏力、鼻黏膜充血等，首剂反应较为少见。

3. 多沙唑嗪

多沙唑嗪对血管平滑肌突触后膜 α_1 受体的阻断作用强度仅为哌唑嗪的 1/2，但作用时间较长。多沙唑嗪通过其扩张血管、降低外周血管阻力而使高血压患者的站位及卧位血压下降，对心率及心排出量均无明显影响，并能增加肾血流量和改善血中脂质代谢。口服易吸收，生物利用度为 62% ～ 69%。口服 1mg 血中药物浓度在 3.6h 达峰值，主要在肝中经甲基化及羟化代谢，其代谢物可随胆汁排泄，$t_{1/2}$ 为 22h。可用于治疗轻度及中度高血压，口服 1 ～ 16mg/ 次，1 次 /d，平均维持量为 2 ～ 4mg/d，主要不良反应为眩晕、头痛、嗜睡、体位性眩晕等。

4. 曲马唑嗪

曲马唑嗪除对血管平滑肌突触后膜 α_1 受体有选择性阻断作用外，还有直接舒张血管作用。降压作用主要是由于外周血管扩张所致，并能使肾血管阻力降低，对心率无显著影响。口服易吸收，生物利用度为 61%，口服给药后 50 ～ 90min 血中药物浓度达峰值，消除 $t_{1/2}$ 为 2.7h，在体内转运与分布符合二室模型，主要经肝脏代谢，其代谢物及部分原形药物经肾排出。高血压患者口服曲马唑嗪后，降低站位血压较卧位血压更显著，开始用量口服 50mg/ 次，2 次 /d，以后可根据血压水平逐渐增加剂量，一般有效量为 200 ～ 350mg/d，引起直立性低血压较为少见。

三、α 受体与 β 受体阻断药

1. 拉贝洛尔

为非选择性 β 受体阻断药，兼有 α_1 受体阻断作用。其异构体地来洛尔（dilevalol）对外周 β_2 受体有 ISA。拉贝洛尔口服或静注对高血压患者都有降压作用，在降低血压和外周阻力时，并不减慢静息时的心率，对心排出量影响也较小。治疗高血压初用剂量为口服，100mg/ 次，2 次 /d，以后可每隔 2 ～ 3d 增加 100mg/ 次，2 次 /d，一般维持量为 200 ～ 400mg/ 次，2 次 /d。拉贝洛尔也可用于妊娠高血压患者，用于高血压危象，在严密监测血压情况下，静注 20mg（在几分钟内缓慢注射完），以后可视病情适当加量 40 ～ 80mg。大剂量可致直立性低血压，但心功能不全及支气管哮喘等不良反应并不常见，少数患者用药后可引起疲乏、眩晕、上腹部不适等症状。

2. 卡维地洛

卡维地洛兼有 α 和 β 受体阻断及钙拮抗作用。临床证实它是新的抗高血压药物，并对心绞痛和慢性充血性心力衰竭有明显疗效。高血压患者口服卡维地洛后，血压下降主要是外周血管阻力降低所致，对心排出量及心率影响较小。其疗效好，不良反应较少，可引起皮疹、眩晕、疲乏等，对患者的血糖、血脂无明显影响。卡维地洛用于治疗轻度及中度高血压，或伴有肾功能不全、糖尿病的高血压患者。开始用药剂量为口服 12.5mg/ 次，1 次 /d，以后可增至 25mg/ 次，1 次 /d，但最高剂量不超过 50mg/d。老年高血压患者应适当减少剂量（12.5mg/d），肝功能不全者忌用。

第五节　交感神经抑制药

一、主要作用于中枢部位的抗高血压药（中枢性降压药）

1. 可乐定

可乐定是二氯苯胺咪唑啉化合物，曾用做鼻黏膜血管收缩剂，后发现其有明显的降压作用而用做抗高血压药。

（1）药理作用：可乐定的降压作用中等偏强，口服后 30min 起效，2 ~ 4h 作用达高峰，持效 12h，并能抑制胃肠的分泌与运动，适用于兼有溃疡病的高血压患者。对中枢神经系统有明显的镇静作用。给麻醉动物静脉注射可乐定引起血压双相变化，先出现短暂的升压作用，随后为持久的降压作用，并伴有心率减慢。在口服时则无早期的升压作用而仅有降压作用，降压时心率减慢和心脏每分钟排出量减少，外周血管阻力降低。肾血管阻力可降低，但对肾血流量及肾小球滤过率一般无显著影响。

（2）应用：可用于中度高血压。常用量：口服，最初剂量为 0.075mg/ 次，2 次 /d，以后递增 0.075mg，一般中度高血压患者用量为 0.2 ~ 0.6mg/d，用于重度高血压患者其剂量为 0.6mg/d。可乐定与利尿药合用有协同作用。可乐定不宜用于中枢神经系统处于抑制状态的患者，也不能用于需高度集中注意力的工作者，如司机、驾驶员等。肾功能不良患者，药物在体内的消除速度减慢，应适当减少剂量，除用于抗高血压外，可乐定还可用于下情况以。

①减少阿片类药物戒断症状：能减少激动、自主神经系统与心血管系统症状，可乐定的最高剂量可用至 1 200 μ g/d，但在治疗过程中会出现低血压等不良反应。

②诊断嗜铬细胞瘤：可乐定能抑制交感神经元 NE 的释放，但不影响肾上腺髓质嗜铬细胞释放儿茶酚胺类物质。原发性高血压或肾上腺嗜铬细胞瘤患者，在口服可乐定 0.3mg 后 3h，若血中 NE 浓度未降至 500pg/mL 以下者，提示其可能患有肾上腺嗜铬细胞瘤。

（3）不良反应：常见不良反应有口干、嗜睡、眩晕、便秘等。口干可能是由于激动胆碱能神经突触前膜 α_2 受体使乙酰胆碱释放减少所致。少数患者用药后出现腮腺疼痛，其原因不明。久用可引起水钠潴留，是降压后引起肾血流量及肾小球滤过减少的结果，这使可乐定的降压作用减弱，合用利尿药能避免此缺点。长期服用可乐定突然停药时，可出现短时间的交感神经功能亢进现象，如心悸、出汗、头痛、精神激动、血压突然升高等，血及尿中儿茶酚胺量增加，产生这种停药反应的作用机制目前还不清楚，可能是由于长期服用可乐定后，突触前膜 α_2 受体的敏感性降低，负反馈减弱，突然停药后，NE 释放过多所致。在产生停药反应时可再用可乐定或用 α 受体阻断药酚妥拉明。

（4）药物相互作用：三环类化合物如丙米嗪、去甲丙米嗪及吩噻嗪类药物可在中枢部位通过竞争性拮抗作用，而取消可乐定的降压作用，因此不宜与可乐定合用。

2. 甲基多巴

（1）药理作用：甲基多巴的降压作用与可乐定相似，属中等偏强。可单用或与利尿药合用，对多数高血压患者均有降压效果。降压时伴有心率减慢、心排出量减少和外周血管阻力降低，其中肾血管阻力降低尤为明显。甲基多巴在降压时并不减少肾血流量或肾小球滤过率，因此特别适用于治疗肾功能不良的高血压患者。长期用药时还可逆转左室心肌肥厚。

（2）应用：甲基多巴主要用于中度高血压，尤适用于兼有肾功能不良的患者，常与噻嗪类利尿药合用，也可与其他抗高血压药合用治疗重度高血压。开始应用时，口服 0.25g/ 次，2 次 /d，以后可递增 0.25g，但最高剂量不应超过 3g/d。甲基多巴也可用于妊娠高血压患者。

（3）不良反应：常见不良反应有嗜睡、眩晕、口干、鼻塞、腹泻、性功能障碍等，长期应用时（1 年），有 10% ~ 20% 患者出现 Coomb 试验阳性反应，这是一种自身免疫性反应，其中少数患者出现溶血性贫血，需立即停药，停药后可缓慢恢复。肝细胞损害也可出现在长期用药过程中，但常发生于用药初期（两个月内），其症状类似于病毒性肝炎，如疲乏、畏食、血中转氨酶升高等，停药后可恢复，肝病患者忌用。

（4）药物相互作用：甲基多巴与三环类抗抑郁药合用，将失去其降压作用。与氟烷合用时应注意两者都对肝脏有毒性。甲基多巴具有增强氟哌啶醇的抗精神失常作用。甲基多巴尚可拮抗左旋多巴的治疗作用。

3. 胍法辛

胍法辛口服易吸收，其降压作用强度较可乐定弱，其剂量比可乐定大7 ~ 10倍，但因其$t_{1/2}$较长（21h），降压作用持续时间比可乐定长，可一日给药一次。适用于治疗中度高血压患者，尤其是老年高血压患者，可单用或与利尿药合用。其不良反应与可乐定相似，但停药反应较少。

胍那苄口服也易吸收，肝脏首过效应较为显著，血药浓度在口服后 2 ~ 5h 达峰值，在体内迅速被代谢，羟化和葡萄糖酸结合是其主要代谢途径，$t_{1/2}$为 4 ~ 6h，其代谢物主要经肾脏排泄。可用于治疗轻度至中度高血压。一般初用剂量为 4mg/ 次，2 次 /d，可每 1 ~ 2 周增加 4 ~ 8mg，最高剂量为 64mg/d。不良反应与可乐定相似，但停药反应较少，不引起水钠潴留，胍那苄作用于肾脏 α_2受体，抑制肾小管细胞对 Na^+ 及水的再吸收，并抑制抗利尿素的分泌而有利尿作用，长期用药时可使高血压患者体重轻度降低。对脂质代谢无不良影响，甚至轻度降低血中胆固醇。对肝肾功能一般也无明显影响。

4. 莫索尼定

莫索尼定属第二代中枢性降压药，选择性作用于中枢 RVLM Ⅰ 1 咪唑啉受体。同类药物尚有雷美尼定（rilmenidine），但后者对Ⅰ 1 咪唑啉受体的选择性及作用强度均不及莫索尼定。

（1）药理作用：莫索尼定对Ⅰ 1 咪唑啉受体有高度选择性和亲和力。在放射配体结合试验中根据所采用的组织标本、动物种类与放射配体的不同，莫索尼定对Ⅰ 1 咪唑啉受体的亲和力比其对 α_2受体的亲和力强 40 ~ 600 倍。

给 SD 大鼠 RVLM 部位微量注射莫索尼定，其降压强度与莫索尼定对 RVLM Ⅰ 1 咪唑啉受体的亲和力呈正相关。莫索尼定可通过激动 RVLM Ⅰ 1 咪唑啉受体而使外周交感神经活性降低、血管扩张和血压下降。给自发性高血压大鼠 RVLM 区域注射微量（50pmol）莫索尼定也可引起显著降压作用，并可被预先使用Ⅰ 1 咪唑啉受体阻断药 efaroxan 所拮抗，α_2受体阻断药 SK&F86466 的拮抗作用则较弱。

高血压患者一次口服 0.2 ~ 0.4mg 莫索尼定，在给药后 2 ~ 4h 血压下降达最低值，可使收缩压、舒张压分别降低 10% ~ 15% 及 10% ~ 18%，持效 24h。血压下降主要是由于外周血管阻力降低所致，对心率、心排出量、搏出量及肺动脉压均无明显影响。在血压降低时，血中 NE、肾上腺素浓度、肾素活性也下降。莫索尼定对脂质代谢无不良影响，且可改善胰岛素抗性及对血糖的控制。莫索尼定还可通过其作用于肾脏Ⅰ 1 咪唑啉受体而产生排钠利尿作用。长期用药时（6 个月以上）能逆转高血压患者左室心肌肥厚。用于慢性心功能不全，可降低后负荷、改善心搏出量。

（2）应用：可用于治疗轻度至中度高血压患者。口服 0.2mg/ 次，1 ~ 2 次 /d，其降压疗效与可乐定 0.2mg/ 次，1 ~ 2 次 /d，或硝苯地平缓释剂 20mg/ 次，1 ~次 /d，阿替洛尔 50 ~ 100mg/d，依那普利 10 ~ 20mg/d 的疗效相等，剂量增加 1 倍时（0.4mg/d），有效率可达 80%。

（3）不良反应：对高血压患者莫索尼定的抗高血压作用强度与可乐定相似，但由于莫索尼定对中枢及外周 α_2受体的作用较弱，因此嗜睡、口干等不良反应比可乐定少见。长期药突然停药时，也未见停药反应。少数患者用药后，出现眩晕、消化道不适症状。

二、交感神经末梢抑制药

交感神经末梢抑制药作用于去甲肾上腺素能神经末梢部位，耗竭其递质 NE，阻滞外周去甲肾上腺素能神经对血管平滑肌的收缩作用，从而降低血压。

1. 利血平

利血平是夹竹桃科萝芙木根中的一种生物碱。中国萝芙木（*Rauwoljia vertcillata*）生长于云南、广东、广西及海南岛等地，根中含有生物碱利血平、阿马利新（ajmalicine）、阿马林（ajmaline）、萝芙碱（raunescine）、育亨宾（yohimbine）等。中国萝芙木所含的总生物碱制剂称“降压灵”，降压灵（verticilum）的降压作用较利血平为弱，不良反应较少，可用于早期轻度高血压。

（1）药理作用：利血平有轻度降压作用。作用缓慢而持久，口服治疗量约经 1 周才开始出现降压作用，2 ～ 3 周达最高效应，停药后尚能持效 3 ～ 4 周，肌内注射 4h 后作用达高峰，静脉注射因能直接舒张小动脉，作用较快，约 1h 后见效。利血平降压时伴有心率减慢，阿托品可取消利血平减慢心率的作用，但并不影响利血平的降压作用。用药后心排出量及外周血管阻力都降低。利血平每日 0.5mg 已达最大效应，超过此剂量并不能使降压效应进一步加强，只能延长其降压作用时间与增加副作用。对中枢神经系统有镇静、安定作用，类似氯丙嗪而较弱，但不用于精神病的治疗。

（2）应用：利血平对轻度高血压有效，可与利尿药合用。常用量为口服 0.05 ～ 0.1mg/ 次；极量为口服，0.25mg/ 次，1 次 /d。由于利血平的不良反应较多，现已少用。

（3）不良反应：常见不良反应有鼻塞、乏力、体重增加、心率减慢、嗜睡、胃酸分泌增多、胃肠运动增加和大便次数增多等。这些反应多数是由交感神经功能降低而副交感神经功能相对占优势所引起的。对胃、十二指肠溃疡病患者，能使溃疡病复发或上消化道出血。长期用药后偶见精神抑郁。有溃疡病和精神抑郁病史者忌用利血平。

2. 胍乙啶

胍乙啶的降压作用强而持久，口服后起效较慢，给药后 3 ～ 4 日降压作用达高峰，停药后可维持 1 ～ 2 周。降压时伴有心率减慢，肾、脑血流量均减少。胍乙啶不易透过血脑屏障，因此无中枢镇静作用。口服吸收慢而不规则，首关效应显著，生物利用度为 3% ～ 50%，$t_{1/2}$ 为 5 日，约有 50% 的药物在体内被代谢，其余部分以原形自肾排出。用于治疗舒张压较高的重度高血压患者，开始用量 10mg，1 ～ 2 次 /d，每 1 ～ 2 周随血压水平可增 10mg，直至见效（一般为 20 ～ 60mg/d），也可用于其他抗高血压药无效的严重高血压病例。胍乙啶的不良反应较多，常见的不良反应为直立性低血压，可致眩晕或晕厥。伴有严重动脉粥样硬化及心、脑、肾供血不足的高血压患者不宜应用，以免降压过甚时引起这些器官的严重供血不足。其他不良反应有头晕、乏力、鼻塞、呕吐、腹泻、男性患者射精困难、水钠潴留等。

三、神经节阻滞剂

神经节阻滞剂阻滞神经冲动在交感神经节中传导，从而产生降压作用，由于舒张动脉及静脉血管使外周阻力降低，回心血量和心排出量减少。因不良反应多且较严重，现已少用，仅短期用于主动脉壁间动脉瘤及外科手术时作控制性降压。可用樟磺咪芬（trimetaphan camsilate，三甲噻吩，阿方那特，arfonad），静脉滴注 0.3 ～ 5mg/min，给药后 5min 内即降压，停药后 15min 内作用即消失，可产生视力模糊、口干、肠麻痹、排尿障碍等不良反应，大剂量时可引起呼吸停止，故静滴剂量不应超过 5mg/min。

第六节　血管舒张药

一、直接舒张血管药

1. 肼屈嗪

（1）药理作用：能直接松弛小动脉平滑肌，使外周阻力降低和血压下降，对静脉血管的影响较弱。降压时能反射性兴奋交感神经系统，而使心率增加、心收缩力增强，并增加血浆肾素活性与体液潴留，所有这些作用减弱其抗高血压作用。对脑动脉、冠脉、肾动脉也有扩管作用，使肾血流与肾小球滤过率略为增加，而对皮肤血管作用较小。

（2）应用：对中度原发性高血压，合并应用利尿药和 β 受体阻断药可获得良好疗效。但该药不宜单独应用，老年患者应用此药时须特别注意。合并冠心病患者因可致心肌缺血，亦宜慎用。肼屈嗪可用于妊娠期高血压，但妊娠早期则须慎用，因可与 DNA 结合导致 Ames 试验阳性。有主动脉瘤和心肌缺血患者应视为禁忌证。肼屈嗪口服剂量为 25mg/ 次，2 次 /d。以后按需要可增至 50mg/ 次，2 次 /d。双肼屈嗪用于高血压口服 12.5 ～ 25mg/ 次，2 次 /d。常制成复方制剂应用，如安达血平（阿达芬，adelserpine）、复方降压片、降压静等。

（3）不良反应：口服双肼屈嗪后有两类不良反应。一类与药理作用相关，包括头痛、恶心、脸部潮红、低血压、心悸、心动过速、眩晕与心绞痛等，在单独应用时可致水钠潴留及充血性心力衰竭的发展。当合并应用 β 受体阻断药与利尿药时，则双肼屈嗪可良好耐受。第二种类型不良反应乃免疫反应所致，长期大量应用可引起红斑性狼疮样综合征，多见于慢乙酰化型女性患者。双肼屈嗪药理作用与肼屈嗪相同，但不良反应较少。

2. 硝普钠

（1）药理作用：硝普钠也是一个直接作用的血管舒张药，且易分解，静脉给药时，立刻产生收缩压与舒张压下降，前后负荷减轻。给药后的血流动力学反应乃由于静脉与动脉阻力减少的合并作用所致。当患者左室功能正常时，静脉淤血对心排出量的影响超过后负荷减轻，于是心排出量倾向下降。相反，若患者左室功能严重受损，而心室舒张性扩张时，硝普钠通过降低动脉阻抗而使心排出量增加。

硝普钠是一个无选择性血管舒张药，对血流的区域分布影响较小。一般而言，肾血流与肾小球滤过率维持不变，血浆肾素活性增加。与其他血管舒张药如肼屈嗪、二氮嗪等不同，硝普钠只轻微增加心率，而心肌氧耗量明显降低。

（2）应用：本药用于高血压急症及高血压危象、高血压脑病、恶性高血压等，以及高血压合并急性心肌梗死或冠状动脉功能不全者。因能减低前负荷与后负荷，使心肌耗氧量下降，从而使心肌缺血减轻，对高血压伴有心衰者亦甚适宜。硝普钠亦常用于麻醉时产生控制性低血压。常用粉针剂，每瓶 50mg，临用前用 5% 葡萄糖液 3 ～ 5mL 溶解，再用 500mL 葡萄糖液稀释，在避光输液瓶中静脉滴注。静滴剂量按每分钟 1μg/kg 速度输入，一般不超过每分钟 3μg/kg。配制时间超过 4h 的溶液不宜使用。

（3）不良反应：常见不良反应有呕吐、出汗、不安、头痛、心悸等。多数是滴注速度过快引起血压下降过低所致，停止给药或减量后可消退。当本药使用时间过长、用量过大，或肾功能减退时，可造成体内硫氰酸盐浓度过高，产生乏力、畏食、恶心、耳鸣、肌痉挛、定向障碍、精神变态、癫痫发作、昏迷等中毒症状。长期使用可导致甲状腺功能减退，同时给予硫代硫酸钠可预防氰化物的蓄积，而药物的效力不受影响。

二、钾通道开放剂

由于实验技术及方法学改进，如膜片钳实验方法的建立，发现一些动物毒素如蜂毒明肽（apamin）、卡利多毒素（蝎毒，charybdotoxin）具有特异性阻滞钾通道作用，导致对钾通道开放剂（potassium channel openers）的研究有迅速进展。吡那地尔（pinacidil）、克罗卡林（cromakalim）、尼可地尔（nicorandil）为第一代钾通道开放剂，并正在发展新的钾通道开放剂米诺地尔（minoxidil）及二氮嗪（diazoxide）也有促进血管平滑肌细胞膜钾通道开放作用。

1. 米诺地尔

（1）药理作用：米诺地尔舒张小动脉，降低外周阻力，从而使血压降低，对容量血管无明显作用。其降压作用比肼屈嗪强而持久。降压时也能反射性引起交感神经兴奋，而使心率加快、心收缩力和心排出量增加。血浆肾素分泌也增加，水钠潴留主要是由于肾脏灌流压降低和肾小管对 Na^+ 及水的再吸收增加所致。用药后皮肤、骨骼肌、消化道、心脏等部位的血流量都增加。

关于其降压作用机制，可能是由于米诺地尔在体内代谢为米诺地尔 NO 硫酸盐，后者激活 ATP 敏感钾通道，使钾通道开放，促进胞内 K^+ 外流，引起血管平滑细胞膜超极化，从而使血管平滑松弛和血压下降。

（2）应用：用于重度原发性和肾性高血压，在应用其他降压药无效时加用本品。治疗高血压开始口服 2.5mg/ 次，1 ～ 2 次 /d，逐渐增至 5 ～ 10mg/ 次，1 ～ 2 次 /d，一般不超过 40mg/d。

（3）不良反应：米诺地尔的不良反应较少，有水钠潴留、心率加速等，每日用量 10mg 以上，连用数月 80% 患者出现多毛症（开始于面部，可扩展至外耳道、背部、四肢等部位），其机制未明，可能与皮肤血流增多有关。

2. 二氮嗪

化学结构与噻嗪类利尿药相似，静脉注射降压作用出现快而强，但无利尿作用。

（1）药理作用：主要影响小动脉，对静脉系统并无作用，通过激活血管平滑肌 ATP 敏感 K^+ 通道，促进胞内 K^+ 外流，使血管平滑肌细胞膜超极化，从而使血管平滑肌松弛、外周阻力降低和血压下降。降压时也反射性兴奋交感神经，使心率加快、心排出量增加、肾素分泌增多、水钠潴留。

（2）应用：用于治疗高血压危象或高血压脑病，静脉注射后 1min 内见效，3 ~ 5min 降压作用最明显，一次静注 300mg 有时可引起血压下降过低与心脑缺血，改为每 10 ~ 15min 小量静注 50 ~ 100mg 二氮嗪，则较少产生低血压症。

（3）不良反应：静注可致静脉炎引起静脉疼痛。也可引起水钠潴留，心率加快。禁用于急性肺水肿、缺血性心肌病患者。二氮嗪能抑制胰岛 B 细胞分泌胰岛素而使血糖升高，这也可能与其激活 ATP 敏感的 K^+ 通道有关。在连续数日用药时，应测定血糖。

3. 吡那地尔

（1）药理作用：吡那地尔开放血管平滑肌细胞膜钾通道，使胞内 K^+ 外流，血管平滑肌细胞膜超极化，细胞膜电位更负，电压依赖性 Ca^{2+} 通道不易开放，减少胞内 Ca^{2+}，从而使血管平滑肌松弛和血压下降。

高血压患者口服吡那地尔后，外周血管阻力降低，收缩压和舒张压均下降，心率反射性加快。服用其片剂在给药后 1 ~ 3h 血压下降达最低值，但持效较短（6h 内）；如服用其控释胶囊制剂，降压作用可延长至 8 ~ 12h，因此可 1 日给药两次。吡那地尔尚可改善脂质代谢，降低血中 TC、TG、LDL，增加 HDL，并能逆转高血压左室心肌肥厚。

（2）应用：用于轻度至中度原发性高血压。与利尿药、β 受体阻断药合用，能提高其抗高血压疗效和减轻其水肿与心率加快等不良反应。开始应用口服 12.5mg/ 次，2 次 /d，一般维持量为 12.5 ~ 25mg/ 次，2 次 /d。老年、肝肾功能不良或合用 β 受体阻断药、利尿药的高血压患者，吡那地尔的剂量应适当减少。

（3）不良反应：常见不良反应有头痛、心悸、嗜睡等，有 25% ~ 50% 患者出现水肿；其他不良反应包括体重增加、多毛症、心电图示无症状的 T 波改变、疲乏、直立性低血压、脸部潮红、鼻黏膜充血等。

三、其他血管舒张药：乌拉地尔

（1）药理作用：乌拉地尔能舒张小动脉、降低外周阻力，使平均动脉压、收缩压及舒张压均明显降低，降压幅度与剂量相关，其降压作用无耐受性。乌拉地尔可改善血循环，降压同时也降低肾血管阻力，增加肾脏血流量，由于外周阻力降低，故减轻了心脏负荷，对心率影响极小，不降低心排出量，不干扰血糖和血脂质代谢，不影响心、脑、肾的血液供应，不引起水钠潴留。

乌拉地尔具有外周和中枢降压双重作用机制，外周扩张血管主要为阻断突触后 α_1 受体，降低外周阻力而降压。中枢作用则主要通过激动 5-HTIA 受体，降低心血管中枢的交感反馈调节而起降压作用，同时抑制反射性心率增快。

（2）应用：口服缓释胶囊适用于各期高血压治疗，60mg/ 次，2 次 /d，维持量 60mg/ 次，1 次 /d。针剂静注可用于各种高血压急症及手术中作控制性降压使用，首次静注 25mg。

（3）不良反应：偶见头晕、恶心、疲劳、瘙痒及失眠等。

第五章

心内科常见急危重症

第一节　急性心肌梗死

一、概述

急性心肌梗死（acute myocardial infarction，AMI）是指因持续而严重的心肌缺血所致的部分心肌急性坏死。在临床上常表现为胸痛、急性循环功能障碍，以及反映心肌急性损伤、缺血和坏死一系列特征性心电图演变。AMI 是危害人类健康的世界范围性问题。

二、病因和发病机制

基本病因是冠状动脉粥样硬化（偶为冠状动脉栓塞、炎症、先天性畸形、痉挛和冠状动脉口阻塞所致），造成一支或多支血管管腔狭窄和心肌血供不足，而侧支循环未充分建立。在此基础上，一旦血供急剧减少或中断，使心肌严重而持久地急性缺血达 1h 以上，即可发生心肌梗死。心肌梗死绝大多数的是由于不稳定的粥样斑块破溃，继而出血和管腔内血栓形成，而使管腔闭塞；少数情况下粥样斑块内或其下发生出血或血管持续痉挛，也可使冠状动脉完全闭塞。

促使斑块破裂出血及血栓形成的诱因有：

（1）晨起 6 时至 12 时交感神经活动增加，机体应激反应性增强，心肌收缩力、心率、血压增高，冠状动脉张力增高。

（2）在饱餐特别是进食多量脂肪后，血脂增高，血黏稠度增高。

（3）重体力活动、情绪过分激动、血压剧升或用力大便时，致左心室负荷明显加重。

（4）休克、脱水、出血、外科手术或严重心律失常，致心排血量骤降，冠状动脉灌流量锐减。

心肌梗死可发生在频发心绞痛的患者，也可发生在原来从无症状者中。心肌梗死后发生的严重心律失常、休克或心力衰竭，均可使冠状动脉灌流量进一步降低，心肌坏死范围扩大。

三、病理

冠状动脉病变绝大多数心肌梗死患者冠脉内均可见在粥样斑块的基础上有血栓形成使管腔闭塞，但是由冠状动脉痉挛引起管腔闭塞者中，个别患者可无明显粥样硬化病变。此外，梗死的发生与原来冠状动脉受粥样硬化病变累及的支数及其所造成管腔狭窄程度之间未必呈平行关系。

心肌病变冠状动脉闭塞后 20 ~ 30min，受其供血的心肌即有少数坏死，开始了急性心肌梗死的病理过程。1 ~ 2h 之间绝大部分心肌呈凝固性坏死，心肌间质则充血、水肿，伴多量炎症细胞浸润。之后，坏死的心肌纤维逐渐溶解，形成肌溶灶，随后渐有肉芽组织形成。大块的心肌梗死累及心室壁的全层或大部分者常见，心电图上相继出现 ST 段抬高和 T 波倒置、Q 波，称为 Q 波性心肌梗死。它可波及心包引起心包炎症，波及心内膜诱致心室腔内附壁血栓形成。心电图上不出现 Q 波的称为非 Q 波性心肌梗死，较少见。它包括冠状动脉闭塞不完全或自行再通形成小范围心肌梗死呈灶性分布，但急性期心电图上仍有 ST 段抬高者；缺血坏死仅累及心室壁的内层，不到心室壁厚度的一半伴有 ST 段压低，过去称为心内膜下心肌梗死者；范围更小的心肌梗死可无 ST 段变化，而只有动态的 T 波变化。

如上所述，过去将 AmL 分为 Q 波心梗和非 Q 波心梗是一种回顾性分类，已不适合临床工作的需要，目前强调以 ST 段是否抬高进行分类，因心电图上 Q 波形成已是心肌坏死的表现，而从心肌急性缺血到坏死其中有一个发展过程。实际上当心肌缺血心电图上出现相应区域 ST 段抬高时，已表明此时对应的冠脉已经闭塞而导致心肌全层损伤，伴有心肌坏死标记物升高，临床上诊断为ST段抬高性心梗（STEMI）。此类患者绝大多数进展为较大面积心肌 Q 波心梗。胸痛如不伴有 ST 段抬高，常提示相应的冠状动脉尚未完全闭塞，心肌缺血损伤尚未波及心肌全层，心电图可表现为 ST 段下移及或 T 波倒置等。此类患者如同时有血中心肌标记物或心肌酶升高，仍说明有心肌坏死，只是范围较小尚未波及心肌全层，临床上列为非 ST 段抬高性心梗（NSTEMI）。此类心梗如果处置不当，也可进展为 ST 段抬高性心梗，为了将透壁性心梗的干预性再灌注治疗得以尽早实施，以争取更多的心肌存活；也为了防止非透壁心梗进一步恶化，目前在临床上一般视 ST 段抬高性心梗等同于 Q 波心梗，而无 ST 段抬高者因处理方案上不同于 Q 波心梗，而类似于不稳定型心绞痛而专列为 NSTEMI。继发性病理变化在心腔内压力的作用下，坏死心壁向外膨出，可产生心脏破裂（心室游离壁破裂、心室间隔穿孔或乳头肌断裂）或逐渐形成心室壁瘤。坏死组织 1 ~ 2 周后开始吸收，并逐渐纤维化，在 6 ~ 8 周形成瘢痕愈合，称为陈旧性或愈合性心肌梗死（OMI 或 HMI）。

四、病理生理

主要出现左心室舒张和收缩功能障碍的一些血流动力学变化，其严重度和持续时间取决于梗死的部位、程度和范围。心脏收缩力减弱、顺应性减低、心肌收缩不协调，左心室压力曲线最大上升速度（dp/dt）减低，左心室舒张末期压增高、舒张和收缩末期容量增多。射血分数减低，心搏量和心排血量下降，心率增快或有心律失常，血压下降，动脉血氧含量降低。心肌重塑出现心脏扩大或心力衰竭（先左心衰竭然后全心衰竭），可发生心源性休克。右心室梗死在心肌梗死患者中少见，其主要病理生理改变是右心衰竭的血流动力学变化，右心房压力增高，高于左心室舒张末期压，心排血量减低，血压下降。

急性心肌梗死引起的心力衰竭称为泵衰竭，按 Kiijip 分级法可分为：Ⅰ级尚无明显心力衰竭；Ⅱ级有左心衰竭，肺部啰音 < 50% 肺野；Ⅲ级有急性肺水肿，全肺大、小、干、湿啰音；Ⅳ级有心源性休克等不同程度或阶段的血流动力学变化。心源性休克是泵衰竭的严重阶段，但如兼有肺水肿和心源性休克则情况最严重。

心室重塑（remodeling）作为心肌梗死的后续改变，左心室体积增大、形状改变及梗死节段心肌变薄和非梗死节段心肌的增厚，对心室的收缩效应及电活动均有持续不断的影响，在心肌梗死急性期后的治疗中不应忽视对心室重塑的干预。

五、临床表现

与梗死的大小、部位、侧支循环情况密切有关。

（一）先兆

50% ~ 81.2% 患者在发病前数日有乏力，胸部不适，活动时心悸、气急、烦躁、心绞痛等前驱症状，其中以新发生心绞痛（初发型心绞痛）或原有心绞痛加重（恶化型心绞痛）为最突出。心绞痛发作较以往频繁、性质较剧、持续较久、硝酸甘油疗效差、诱发因素不明显。同时心电图示 ST 段一时性明显抬高（变异型心绞痛）或压低，T 波倒置或增高（“假性正常化”）即前述不稳定型心绞痛情况，如及时住院处理，可使部分患者避免发生心肌梗死。

（二）症状

1. 疼痛

疼痛是最先出现的症状，多发生于清晨，疼痛部位和性质与心绞痛相同，但诱因多不明显，且常发生于安静时，程度较重，持续时间较长，可达数小时或更长，休息和含用硝酸甘油片多不能缓解。患者常烦躁不安、出汗、恐惧，或有濒死感。少数患者无疼痛，一开始即表现为休克或急性心力衰竭。部分患者疼痛位于上腹部，被误认为胃穿孔、急性胰腺炎等急腹症；部分患者疼痛放射至下颌、颈部、背部上方，被误认为骨关节痛。

2. 全身症状

有发热、心动过速、白细胞增高和红细胞沉降率增快等，由坏死物质吸收所引起。一般在疼痛发生后 24 ~ 48h 出现，程度与梗死范围常呈正相关，体温一般在 38℃左右，很少超过 39℃，持续约一周。

3. 胃肠道症状

疼痛剧烈时常伴有频繁的恶心、呕吐和上腹胀痛，与迷走神经受坏死心肌刺激和心排血量降低组织灌注不足等有关。肠胀气亦不少见。重症者可发生呃逆。

4. 心律失常

心律失常见于 75% ~ 95% 的患者，多发生在起病 1 ~ 2 天，而以 24h 内最多见，可伴乏力、头晕、晕厥等症状。各种心律失常中以室性心律失常最多，尤其是室性期前收缩，如室性期前收缩频发（ > 5 次 /min），成对出现或呈短阵室性心动过速，多源性或落在前一心搏的易损期时（R 在 T 波上），常为心室颤动的先兆。室颤是急性心肌梗死早期，特别是入院前主要的死因。房室传导阻滞和束支传导阻滞也较多见，室上性心律失常则较少，多发生在心力衰竭者中。前壁心肌梗死如发生房室传导阻滞表明梗死范围广泛，情况严重。

5. 低血压和休克

疼痛期中血压下降常见，未必是休克。如疼痛缓解而收缩压仍低于 80mmHg，有烦躁不安、面色苍白、皮肤湿冷、脉细而快、大汗淋漓、尿量减少（ < 20mL/h），神志迟钝，甚至晕厥者，则为休克表现。休克多在起病后数小时至 1 周内发生，见于约 20% 的患者，主要是心源性，为心肌广泛（40% 以上）坏死，心排血量急剧下降所致，神经反射引起的周围血管扩张属次要，有些患者尚有血容量不足的因素参与。

6. 心力衰竭

主要是急性左心衰竭，可在起病最初几天内发生，或在疼痛、休克好转阶段出现，为梗死后心脏舒缩力显著减弱或不协调所致，发生率为 32% ~ 48%。出现呼吸困难、咳嗽、发绀、烦躁等症状，严重者可发生肺水肿，随后可发生颈静脉怒张、肝大、水肿等右心衰竭表现。右心室心肌梗死者可一开始即出现右心衰竭表现，伴血压下降。

（三）体征

1. 心脏体征

心脏浊音界可正常也可轻度至中度增大；心率多增快，少数也可减慢；心尖区第一心音减弱；可出现第四心音（心房性）奔马律，少数有第三心音（心室性）奔马律；10% ~ 20% 患者在起病第 2 ~ 3d 出现心包摩擦音，为反应性纤维性心包炎所致；心尖区可出现粗糙的收缩期杂音或伴收缩中晚期喀喇音，为二尖瓣乳头肌功能失调或断裂所致；可有各种心律失常。

2. 血压

除极早期血压可增高外，几乎所有患者都有血压降低。起病前有高血压者，血压可降至正常；起病前无高血压者，血压可降至正常以下，且可能不再恢复到起病前的水平。

3. 其他

可有与心律失常、休克或心力衰竭有关的其他体征。

六、实验室和其他检查

心电图常有进行性的改变。对心肌梗死的诊断、定位、定范围、估计病情演变和预后都有帮助。

（一）心电图

询问缺血性胸痛病史和即刻描记心电图是筛查 AMI 的主要方法。急诊应在 10min 内完成临床检查和 18 导联 ECG，做出 AMI 的诊断。

1. 特征性改变

ST 段抬高性心肌梗死者其心电图表现特点为：

① ST 段抬高呈弓背向上型，在面向坏死区周围心肌损伤区的导联上出现。

②宽而深的 Q 波（病理性 Q 波），在面向透壁心肌坏死区的导联上出现。

③ T 波倒置，在面向损伤区周围心肌缺血区的导联上出现。在背向心肌梗死区的导联则出现相反的改变，即 R 波增高、ST 段压低和 T 波直立并增高。

非 ST 段抬高心肌梗死者心电图有两种类型：①无病理性 Q 波，有普遍性 ST 段压低≥ 0.1mV，但 aVR 之导联（有时还有 V_1 导联）ST 段抬高，或有对称性 T 波倒置为心内膜下心肌梗死所致。②无病理性 Q 波，也无 ST 段变化，仅有 T 波倒置改变。

2. 动态性改变 ST 段抬高性心肌梗死

（1）起病数小时内，可尚无异常或出现异常高大两支不对称的 T 波。

（2）数小时后，ST 段明显抬高，弓背向上，与直立的 T 波连接，形成单相曲线。数小时至 2 日内出现病理性 Q 波，同时 R 波减低，是为急性期改变。Q 波在 3 ~ 4d 内稳定不变，以后 70% ~ 80% 永久存在。

（3）在早期如不进行治疗干预，ST 段抬高持续数日至两周左右，逐渐回到基线水平，T 波则变为平坦或倒置，是为亚急性期改变。

（4）数周至数月后，T 波呈 V 形倒置，两支对称，波谷尖锐，是为慢性期改变。T 波倒置可永久存在，也可在数月至数年内逐渐恢复。非 ST 段抬高心肌梗死中上述的类型：①先是 ST 段普遍压低（除 aVR，有时 V_1 导联外），继而 T 波倒置加深呈对称型，但始终不出现 Q 波。ST 段和 T 波的改变持续数日或数周后恢复。类型② T 波改变在 1 ~ 6 个月内恢复。

3. 定位和定范围

ST 段抬高性心肌梗死的定位和定范围可根据出现特征性改变的导联数来判断。

（二）放射性核素检查

利用坏死心肌细胞中的钙离子能结合放射性锝焦磷酸盐或坏死心肌细胞的肌凝蛋白可与其特异抗体结合的特点，静脉注射 ^{99m}Tc– 焦磷酸盐或 ^{111}In – 抗肌凝蛋白单克隆抗体，进行“热点”扫描或照相；利用坏死心肌血供断绝和瘢痕组织中无血管以致 ^{201}TI 或 ^{99m}Tc–MIBI 不能进入细胞的特点，静脉注射这种放射性核素进行“冷点”扫描或照相；均可显示心肌梗死的部位和范围。前者主要用于急性期，后者用于慢性期。用门电路 γ 闪烁照相法进行放射性核素心腔造影（常用 ^{99m}Tc – 标记的红细胞或白蛋白），可观察心室壁的运动和左心室的射血分数，有助于判断心室功能、诊断梗死后造成的室壁运动失调和心室壁瘤。目前多用单光子发射计算机化体层显像（SPECT）来检查，新的方法正电子发射体层显像（PET）可观察心肌的代谢变化，判断心肌的死活可能效果更好。

（三）超声心动图

切面和 M 型超声心动图也有助于了解心室壁的运动和左心室功能，诊断室壁瘤和乳头肌功能失调等。

（四）实验室检查

（1）起病 24 ~ 48h 后白细胞可增至（10 ~ 20）× 10^9/L，中性粒细胞增多，嗜酸性粒细胞减少或消失；红细胞沉降率增快；C 反应蛋白（CRP）增高均可持续 1 ~ 3 周。起病数小时至 2 日内血中游离脂肪酸增高。

（2）血心肌坏死标记物增高：①肌红蛋白起病后 2h 内升高，12h 内达高峰；24 ~ 48h 内恢复正常。②肌钙蛋白 I（cTnI）或 T（cTnT）起病 3 ~ 4h 后升高，cTnI 于 11 ~ 24h 达高峰，7 ~ 10d 降至正常，cTnT 于 24 ~ 48h 达高峰，10 ~ 14d 降至正常。这些心肌结构蛋白含量的增高是诊断心肌梗死的敏感指标。③肌酸激酶同工酶 CK–MB 升高。在起病后 4h 内增高，16 ~ 24h 达高峰，3 ~ 4d 恢复正常，其增高的程度能较准确地反映梗死的范围，其高峰出现时间是否提前有助于判断溶栓治疗是否成功。对心肌坏死标记物的测定应进行综合评价，如肌红蛋白在 AMI 后出现最早，也十分敏感，但特异性不很强；cTnI 和 cTnT 出现稍延迟，而特异性很高，在症状出现后 6h 内测定为阴性则 6h 后应再复查，其缺点是持续时间可长达 10 ~ 14d，对在此期间出现胸痛，判断是否有新的梗死不利。CK–MB 虽不如 cTnI、cTnT 敏感，但对早期（小于 4h）AMI 的诊断有较重要价值。

以往沿用多年的 AMI 心肌酶测定包括：①肌酸激酶（CK）。②天门冬酸氨基转移酶（AST）。③乳酸脱氢酶（LDH），其特异性及敏感性均远不如上述心肌坏死标记物，但仍有一定的参考价值。三者在 AMI 发病后 6 ~ 10h 开始升高，按序分别于 12h、24h 及 2 ~ 3d 内达高峰，又分别于 3 ~ 4d、3 ~ 6d 及 1 ~ 2 周内回降至正常。

七、诊断和鉴别诊断

根据典型的临床表现，特征性的心电图改变以及实验室检查发现诊断本病并不困难。对老年患者，突然发生严重心律失常、休克、心力衰竭而原因未明，或突然发生较重而持久的胸闷或胸痛者，都应考虑本病的可能性。宜先按急性心肌梗死来处理，并短期内进行心电图、血清心肌酶测定和肌钙蛋白测定等的动态观察以确定诊断。对非 ST 段抬高的心肌梗死，血清肌钙蛋白测定的诊断价值更大。鉴别诊断要考虑以下一些疾病。

（一）心绞痛

心绞痛疼痛部位与心肌梗死基本相同，但较轻，时间较短（一般不超过 30min），口服硝酸甘油能缓解，无气喘及肺水肿，主要心电图无动态演变，血清心肌坏死标记物正常。

（二）急性心包炎

尤其是急性非特异性心包炎可有较剧烈而持久的心前区疼痛。但心包炎的疼痛与发热同时出现，呼吸和咳嗽时加重，早期即有心包摩擦音，后者和疼痛在心包腔出现渗液时均消失；全身症状一般不如心肌梗死严重；心电图除 aVR 外，其余导联均有 ST 段弓背向下的抬高，T 波倒置，无异常 Q 波出现。

（三）急性肺动脉栓塞

可发生胸痛、咯血、呼吸困难和休克。但有右心负荷急剧增加的表现如发绀、肺动脉瓣区第二心音亢进、颈静脉充盈、肝大、下肢水肿等。心电图示 I 导联 S 波加深，Ⅲ导联 Q 波显著，T 波倒置，右胸导联 T 波倒置等改变，可资鉴别。

（四）急腹症

急性胰腺炎、消化性溃疡穿孔、急性胆囊炎、胆石症等，均有上腹部疼痛，可能伴休克。仔细询问病史、作体格检查、心电图检查、血清心肌酶和肌钙蛋白测定可协助鉴别。

（五）主动脉夹层

胸痛一开始即达高峰，常放射到背、肋、腹、腰和下肢，两上肢的血压和脉搏可有明显差别，可有下肢暂时性瘫痪、偏瘫和主动脉瓣关闭不全的表现，但无血清心肌坏死标记物升高等可资鉴别。二维超声心动图检查、X 线或磁共振体层显像有助于诊断。

八、并发症

（一）乳头肌功能失调或断裂（dysfunction or rupture of papillary muscle）

该病总发生率可高达 50%。二尖瓣乳头肌因缺血、坏死等使收缩功能发生障碍，造成不同程度的二尖瓣脱垂并关闭不全，心尖区出现收缩中晚期喀喇音和吹风样收缩期杂音，第一心音可不减弱，可引起心力衰竭。轻症者，可以恢复，其杂音可消失。乳头肌整体断裂极少见，多发生在二尖瓣后乳头肌，见于下壁心肌梗死，心力衰竭明显，可迅速发生肺水肿在数日内死亡。

（二）心脏破裂（rupture of the heart）

该病少见，常在起病 1 周内出现，多为心室游离壁破裂，造成心包积血引起急性心脏压塞而猝死。偶为心室间隔破裂造成穿孔，在胸骨左缘第 3 ~ 4 肋间出现响亮的收缩期杂音，常伴有震颤，可引起心力衰竭和休克而在数日内死亡。心脏破裂也可为亚急性，患者能存活数月。

（三）栓塞（embolism）

该病发生率 1% ~ 6%，见于起病后 1 ~ 2 周，如为左心室附壁血栓脱落所致，则引起脑、肾、脾或四肢等动脉栓塞。由下肢静脉血栓形成部分脱落所致，则产生肺动脉栓塞。

（四）心室壁瘤（cardiac aneurysm）或称室壁瘤

该病主要见于左心室，发生率 5% ~ 20%。体格检查可见左侧心界扩大，心脏搏动范围较广，可有收缩期杂音。瘤内发生附壁血栓时，心音减弱。心电图 ST 段持续抬高。X 线透视、摄影、超声心动图、放射性核素心脏血池显像以及左心室造影可见局部心缘突出，搏动减弱或有反常搏动。

（五）心肌梗死后综合征（postinfarction syndrome）

该病发生率约 10%。于心肌梗死后数周至数月内出现，可反复发生，表现为心包炎、胸膜炎或肺炎，有发热、胸痛等症状，可能为机体对坏死物质的过敏反应。

九、治疗

对 ST 段抬高的 AMI，强调及早发现，及早住院，并加强住院前的就地处理。STEMI 患者的诊断应及时准确，不必等待心肌酶的结果。治疗应以血运重建包括溶栓和急诊经皮冠脉介入治疗（PCI）为主，药物治疗为辅。目标是实现闭塞的冠脉再通，发病≤ 3h 者，只要无禁忌证和时间耽误，溶栓和 PCI 均可，发病 > 3h 者则宜首选 PCI。对于重症 STEMI 并发了心源性休克或心力衰竭患者，主张积极的 PCI 治疗。

（一）常规措施

疑诊 AMI 患者应在入院后立即开始常规治疗，并与诊断同时进行。

1. 监护和一般治疗

（1）休息：急性期绝对卧床休息，保持环境安静。减少探视，防止不良刺激，解除焦虑。

（2）监测：在冠心病监护室进行心电图、血压和呼吸的监测，除颤仪应随时处于备用状态。对于严重泵衰者还监测肺毛细血管压和静脉压。密切观察心律、心率、血压和心功能的变化，为适时做出治疗措施，避免猝死提供客观资料。监测人员必须极端负责，既不放过任何有意义的变化，也保证患者安静和休息。

（3）吸氧：无并发症应采用鼻导管给氧，有左心衰、肺水肿或有机械并发症者给予面罩给氧，严重低氧血症者应给予气管插管并机械通气。

（4）护理：急性期 12h 卧床休息，若无并发症，24h 内应鼓励患者在床上行肢体活动，若无低血压，第 3d 就可在病房内走动；梗死后第 4 ~ 5d，逐步增加活动直至每天 3 次步行 100 ~ 150m。

（5）建立静脉通道：保持给药途径畅通。

（6）阿司匹林：禁忌证者即服水溶性阿司匹林或嚼服肠溶阿司匹林 150 ~ 300mg，然后每日 1 次，3 日后改为 75 ~ 150mg，每日 1 次长期服用。如果阿司匹林过敏，或如果阿司匹林无效，可以其他抗血小板药物如双嘧达莫、噻氯匹定或氯吡格雷替代。

（7）饮食和通便：AMI 患者应禁食至胸痛消失，由流食、半流食逐渐过渡到低盐低脂饮食。心梗患者防止便秘，避免用力排便导致心律失常或是心脏破裂等。

2. 解除疼痛

疼痛会使交感神经过于兴奋，心肌耗氧量增加，并导致血压升高，心律失常发生和心功能恶化。因此出现剧烈胸痛应给予有效镇痛，可给吗啡静脉注射，可 5min 后重复一次，总量不超过 15mg。出现呼吸抑制可给纳洛酮 0.4mg 拮抗，可间隔 3min 静脉注射。

3. 消除心律失常

心律失常必须及时消除，以免演变为严重心律失常甚至猝死。

（1）发生心室颤动或持续多形室性心动过速时，尽快采用非同步或同步直流电除颤或复律。室性心动过速药物疗效不满意时也应及早用同步直流电复律。

（2）一旦发现室性期前收缩或室性心动过速，立即用利多卡因 50 ~ 100mg 静脉注射，每 5 ~ 10min 重复一次，至早搏消失或总量已达 300mg，继以 1 ~ 3mg/min 的速度静脉滴注维持（100mg 加入 5% 葡萄糖液 100mL，滴注 1 ~ 3mL/min）。如室性心律失常反复者可用胺碘酮。

（3）对缓慢性心律失常可用阿托品 0.5 ~ 1mg 肌肉或静脉注射，必要时 3 ~ 5min 间隔应用，总量小于 2.5mg。

（4）房室传导阻滞发展到第二度或第三度，伴有血流动力学障碍者宜用人工心脏起搏器作临时的经静脉心内膜右心室起搏治疗，待传导阻滞消失后撤除。

（5）室上性快速心律失常用维拉帕米、地尔硫䓬、美托洛尔、洋地黄制剂、胺碘酮等药物治疗不能控制时，可考虑用同步直流电转复治疗。

4. 控制休克

根据休克纯属心源性，或尚有周围血管舒缩障碍，或血容量不足等因素存在，而分别处理。

（1）补充血容量：估计有血容量不足或中心静脉压和肺动脉楔压低者，用右旋糖酐 40 或 5% ~ 10% 葡萄糖液静脉滴注，输液后如中心静脉压上升 > 18cmH_2O，肺小动脉楔压 > 15 ~ 18mmHg，则应停止。右心室梗死时，中心静脉压的升高则未必是补充血容量的禁忌。

（2）应用升压药：补充血容量后血压仍不升，而肺小动脉楔压和心排血量正常时，提示周围血管张力不足，可用多巴胺起始剂量 3 ~ 5μg/（kg. min）静脉滴注，或去甲肾上腺素 2 ~ 8μg/min，亦可选用多巴酚丁胺，起始剂量 3 ~ 10μg/（kg·min）。

（3）应用血管扩张剂：经上述处理血压仍不升，而肺动脉楔压（PCWP）增高，心排血量低或周围血管显著收缩以致四肢厥冷并有发绀时，硝普钠 15μg/min 开始，每 5min 逐渐增量至 PCWP 降至 15 ~ 18mmHg。硝酸甘油 10 ~ 20μg/min 开始，每 5 ~ 10min 增加 5 ~ 10μg/min 直至左室充盈压下降。

（4）其他：治疗休克的其他措施包括纠正酸中毒、避免脑缺血、保护肾功能，必要时应用洋地黄制剂等。为了降低心源性休克的死亡率，有条件的医院主张用主动脉内气囊反搏术进行辅助循环，然后做选择性冠状动脉造影，随即施行介入治疗或主动脉 – 冠状动脉旁路移植手术，可挽救一些患者的生命。

5. 治疗心力衰竭

主要是治疗急性左心衰竭，以应用吗啡（或哌替啶）和利尿剂为主，亦可选用血管扩张剂减轻左心室的负荷，或用多巴酚丁胺 10μg/（kg·min）静脉滴注，或用短效血管紧张素转换酶抑制剂从小剂量开始等治疗。洋地黄制剂可能引起室性心律失常宜慎用。由于最早期出现的心力衰竭主要是坏死心肌间质充血、水肿引起顺应性下降所致，而左心室舒张末期容量尚不增大，因此在梗死发生后 24h 内宜尽量避免使用洋地黄制剂。有右心室梗死的患者应慎用利尿剂。

6. 其他治疗

下列疗法可能有助于挽救濒死心肌，防止梗死扩大，缩小缺血范围，加快愈合的作用，但尚未完全成熟或疗效尚有争论，可根据患者具体情况考虑选用。

（1）β 受体阻滞剂和钙通道阻滞剂：在起病的早期，没有禁忌证的患者，无论是否同时行纤溶治疗或直接 PCI，都要立即给予口服 β 受体阻滞剂治疗，主要包括美托洛尔、阿替洛尔或普萘洛尔等 β 受体阻滞剂，尤其是前壁心肌梗死伴有交感神经功能亢进者，可能防止梗死范围的扩大，改善急、慢性期的预后，但应注意其对心脏收缩功能的抑制。没有禁忌证的 STEMI 患者，尤其是有心动过速或高血压的患者，可以迅速给予静脉注射 β 受体阻滞剂治疗。钙通道阻滞剂中的地尔硫䓬可能有类似效果。

（2）血管紧张素转换酶抑制剂和血管紧张素受体阻滞剂：在起病早期应用，从低剂量开始，如卡托普利（起始 6.25 mg，然后 12.5 ~ 25 mg，2 次 /d）、依那普利（2.5mg，2 次 /d）、雷米普利（5 ~ 10mg，1 次 /d）、福辛普利（10mg，1 次 /d）等，有助于改善恢复期心肌的重塑，降低心力衰竭的发生率，从而降低死亡率。如不能耐受血管紧张素转换酶抑制剂者可选用血管紧张素Ⅱ受体阻滞剂氯沙坦和缬沙坦等。

（3）极化液疗法：氯化钾 1.5g、胰岛素 10U 加入 10% 葡萄糖液 500mL 中，静脉滴注，1 ~ 2 次 /d，7 ~ 14d 为一疗程。可促进心肌摄取和代谢葡萄糖，使钾离子进入细胞内，恢复细胞膜的极化状态，以利心脏的正常收缩、减少心律失常，并促使心电图上抬高的 ST 段回到等电位线。近年还有建议在上述溶液中再加入硫酸镁 5g。

（4）抗凝疗法：目前多用在溶解血栓疗法之后，单独应用者少。在梗死范围较广、复发性梗死或有梗死先兆者可考虑应用。有出血、出血倾向或出血既往史、严重肝肾功能不全、活动性消化性溃疡、血压过高、新近手术而创口未愈者禁用。先用肝素或低分子量肝素。维持凝血时间在正常的两倍左右（试管法 20 ~ 30min，APTT 法 60 ~ 80s，ACT 法 300s 左右），继而口服氯吡格雷或阿司匹林。

（二）再灌注心肌

起病 3 ~ 6h 最多在 12h 内，使闭塞的冠状动脉再通，心肌得到再灌注，濒临坏死的心肌可能得以存活或使坏死范围缩小，对梗死后心肌重塑有利，预后改善，是一种积极的治疗措施。

1. 介入治疗（PCI）

具备施行介入治疗条件的医院：①能在患者住院 90min 内施行 PCI。②心导管室每年施行 PCI 大于 100 例并有心外科待命的条件。③施术者每年独立施行 PCI 大于 30 例。④急性心肌梗死直接 PTCA 成功率在 90% 以上。⑤在所有送到心导管室的患者中，能完成 PCI 者达 85% 以上，在患者抵达急诊室明确诊断之后，对需施行直接 PCI 者边给予常规治疗和做术前准备，边将患者送到心导管室。

2. 直接 PTCA 适应证

① ST 段抬高和新出现左束支传导阻滞（影响 ST 段的分析）的心肌梗死。② ST 段抬高的心肌梗死并发心源性休克。③适合再灌注治疗而有溶栓治疗禁忌证者。④无 ST 段抬高的心肌梗死，但梗死相关动脉严重狭窄，血流≤ TIMI Ⅱ级。应注意：①发病 12h 以上不宜施行 PCI。②不宜对非梗死相关的动脉施行 PCI。③要具有经验者施术，以避免延误时机。有心源性休克者宜先行主动脉内球囊反搏术，待血压稳定后再施术。

3. 支架置入术

近年认为其效果优于直接 PTCA，可在施行直接 PTCA 的患者中考虑较广泛地应用。

4. 补救性 PCI

溶栓治疗后仍有明显胸痛，抬高的 ST 段无明显降低者，应尽快进行冠状动脉造影，如显示 TIMI 0 ~ Ⅱ级血流，说明相关动脉未再通，宜立即施行补救性 PCI。

5. 溶栓治疗

再通者的 PCI 溶栓治疗成功的患者，如无缺血复发表现，可在 7 ~ 10d 后行冠状动脉造影，如残留的狭窄病变适宜于 PCI 可行 PCI 治疗。

6. 溶栓疗法

无条件施行介入治疗或因患者就诊延误、转送患者到可施行介入治疗的单位将会错过再灌注时机，如无禁忌证应立即（接诊患者后 30min 内）行本法治疗。

（1）适应证：①无禁忌证，症状小于 12h 并且至少 2 个相邻胸前导联或至少 2 个邻近肢体导联的 ST 段抬高超过 0.1mV 的 STEMI 患者，给予溶栓治疗。②无禁忌证，症状小于 12h 并且新出现或推测新出现左束支传导阻滞的 STEMI 患者，给予溶栓治疗。③无禁忌证，症状小于 12h 并且 ECG 结果符合正后壁心肌梗死的 STEMI 患者，给予溶栓治疗。④无禁忌证，持续缺血性症状在 12 ~ 24h 内，并且至少 2 个相邻胸前导联或至少 2 个邻近肢体导联的 ST 段抬高超过 0.1mV 的 STEMI 患者，给予溶栓治疗。

（2）禁忌证：①既往发生过出血性脑卒中，1 年内发生过缺血性脑卒中或脑血管事件。②颅内肿瘤。③近期（2 ~ 4 周）有活动性内脏出血。④可疑为主动脉夹层。⑤入院时严重且未控制的高血压（大于 180/110mmHg）或慢性严重高血压病史。⑥目前正在使用治疗剂量的抗凝药或已知有出血倾向。⑦近期（2 ~ 4 周）创伤史，包括头部外伤、创伤性心肺复苏或较长时间（大于 10min）的心肺复苏。⑧近期（小于 3 周）外科大手术。⑨近期（小于 2 周）曾有在不能压迫部位的大血管行穿刺术。

（3）溶栓药物的应用：以纤维蛋白溶酶激活剂激活血栓中纤维蛋白溶酶原，使转变为纤维蛋白溶酶而溶解冠状动脉内的血栓。国内常用：①尿激酶（urokinase，UK） 30min 内静脉滴注 150 万 ~ 200 万 U。②链激酶（streptokinase，SK）或重组链激酶（rSK）以 150 万 U 静脉滴注，在 60min 内滴完。③重组组织型纤维蛋白溶酶原激活剂（recombinant tissue-typeplasminogen activator，rt-PA）100mg 在 90min 内静脉给予：先静脉注入 8mg，继而 90min 内静脉滴注 42mg。用 rt-PA 前先用肝素 5 000U 静脉注射，用药后继续以肝素每小时 700 ~ 1 000U 持续静脉滴注共 48h，以后改为皮下注射 7 500U 每 12h 一次，连用 3 ~ 5d。用链激酶时，应注意寒战、发热等过敏反应。根据冠状动脉造影直接判断，或根据：①心电图抬高的 ST 段于 2h 内回降大于 50%。②胸痛 2h 内基本消失。③ 2h 内出现再灌注性心律失常。④血清 CK-MB 酶峰值提前出现（14h 内），间接判断血栓溶解。

7. 紧急主动脉－冠状动脉旁路移植术

介入治疗失败或溶栓治疗无效有手术指征者，宜争取 6 ~ 8h 内施行主动脉－冠状动脉旁路移植术。再灌注损伤：急性缺血心肌再灌注时，可出现再灌注损伤，常表现为再灌注性心律失常。各种快速、缓慢性心律失常均可出现，应做好相应的抢救准备。但出现严重心律失常的情况少见，最常见的为一过性非阵发性室性心动过速，对此不必行特殊处理。

（三）恢复期的处理

如病情稳定，体力增进，可考虑出院。近年主张出院前做症状限制性运动负荷心电图、放射性核素和（或）超声显像检查，如显示心肌缺血或心功能较差，宜行冠状动脉造影检查考虑进一步处理。心室晚电位检查有助于预测发生严重室性心律失常的可能性。近年又提倡急性心肌梗死恢复后，进行康复治疗，逐步作适当的体育锻炼，有利于体力和工作能力的增进。经 2 ~ 4 个月的体力活动锻炼后，酌情恢复部分或轻工作，以后部分患者可恢复全天工作，但应避免过重体力劳动或精神过度紧张。

（四）并发症的处理

并发栓塞时，用溶解血栓和（或）抗凝疗法。心室壁瘤如影响心功能或引起严重心律失常，宜手术切除或同时做主动脉－冠状动脉旁路移植手术。心脏破裂和乳头肌功能严重失调都可考虑手术治疗，但手术死亡率高。心肌梗死后综合征可用糖皮质激素或阿司匹林、吲哚美辛等治疗。

（五）右心室心肌梗死的处理

治疗措施与左心室梗死略有不同。右心室心肌梗死引起右心衰竭伴低血压，而无左心衰竭的表现时，宜扩张血容量。在血流动力学监测下静脉滴注输液，直到低血压得到纠治或肺毛细血管压达 15 ~ 18mmHg。如输液 1 ~ 2L 低血压未能纠正可用正性肌力药以多巴酚丁胺为优。不宜用利尿药。伴有房室传导阻滞者可予以临时起搏。

（六）非 ST 段抬高心肌梗死的处理

无 ST 段抬高心肌梗死其住院期病死率较低，但再梗死率、心绞痛再发生率和远期病死率则较高。治疗措施与 ST 段抬高性心肌梗死有所区别。非 ST 段抬高的心肌梗死也多是非 Q 波性，此类患者不宜溶栓治疗。其中低危险组（无并发症、血流动力稳定、不伴反复胸痛者）以阿司匹林和肝素尤其是低分子量肝素治疗为主；中危险组（伴持续或反复胸痛，心电图无变化或 ST 段压低 1mm 上下者）和高危险组（并发心源性休克、肺水肿或持续低血压）则以介入治疗为首选。其余治疗原则同上。

十、预后

预后与梗死范围的大小与侧支循环产生的情况以及治疗是否及时有关。急性期住院病死率过去一般为 30% 左右，采用监护治疗后降至 15% 左右，采用溶栓疗法后再降至 8% 左右，住院 90min 内施行介入治疗后进一步降至 4% 左右。死亡多发生在第一周内，尤其在数小时内，发生严重心律失常、休克或心力衰竭者，病死率尤高。非 ST 段抬高性心肌梗死近期预后虽佳，但长期预后则较差，可由于相关冠状动脉进展至完全阻塞或一度再通后再度阻塞以致再梗死或猝死。

十一、预防

以下预防措施亦适用于心绞痛患者。预防动脉粥样硬化和冠心病，属一级预防，已有冠心病及心肌梗死病史者还应预防再次梗死及其他心血管事件称之为二级预防。二级预防应全面综合考虑，为便于记忆可归纳为以 A、B、C、D、E 为符号的五个方面：

A. aspirin 抗血小板聚集（或氯吡格雷，噻氯匹定），anti-anginals 抗心绞痛，硝酸类制剂。

B. beta-blocker 预防心律失常，减轻心脏负荷等，blood pressure control 控制好血压。

C. cholesterol lowing 控制血脂水平，cigarettes quiting 戒烟。

D. diet control 控制饮食，diabetes treatment 治疗糖尿病。

E. education 普及有关冠心病的教育，包括患者及家属 exercise 鼓励有计划的、适当的运动锻炼。

第二节　严重心律失常

心律失常（Cardiac arrhythmia）临床极为常见，其临床意义依其发生原因、伴随临床情况、有无器质性心脏病和血流动力学障碍等因素而异。严重心律失常通常指可引起严重血流动力学障碍、短暂意识丧失或猝死等危急状态的心律失常。因此，如何早期识别和及时处理有十分重要的临床意义。示准 12 导联心电图及持续心电监测（holter monitoring）是诊断心律失常最重要的方法。通过确定有无 P 波，分析 P 波和 QRS 波的形态、频率、节律、振幅，以及 P–R 间期或 R–P 间期和 P 波和 QRS 波的互相关系做出相应诊断。

梯形图是表示心脏除极与传导顺序的模式图，可以显示起搏点的位置和传导情况，临床常用来检验和解释复杂心律失常的诊断是否正确、合理。其表示方法是在心电图的下方以横线分隔成 3 ~ 5 区以代表窦房结、心房、房室交界区和心室，以直线和斜线代表各种心脏结构中发生的电活动，始于 P 波和 QRS 波的直线分别表示心房与心室的除极，斜线表示传导，连接 A，V 的斜线代表房室传导时间，斜线的角度代表传导的速度，与斜线垂直的短线表示传导阻滞（见图 5–1），其中窦房结除极和窦房传导时间以及房室交界区或心室起搏点逆行传导的时间仅仅是假设。

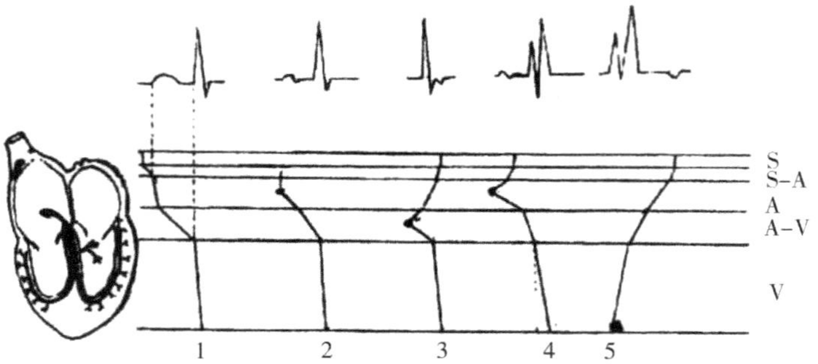

图 5–1　梯形图示起搏点及传导情况

S：窦房结；S–A: 窦房传导；A：心房除极；A–V: 房室传导 V 心室除极；梯形图解释：1. 正常心电图；2. 房性早搏；3. 交界性早搏；4. 房性早搏伴室内差异性传导；5. 室性早搏

一、快速型心律失常

快速型心律失常按其起源可分为室上性和室性两类，前者包括室上性早搏、室上性心动过速、心房扑动、心房纤颤；后者包括室性早搏、室性心动过速、心室扑动和心室纤颤。

（一）阵发性室上性心动过速

阵发性室上性心动过速（paroxysmal superventricular tachycardia，PSVT）简称室上速，系指希氏束分叉以上的心脏组织参与和由不同机理引起的一组心动过速。通常包括窦房结折返性心动过速（sinus node reentrant tachycardia SNRT）、房内折返性心动过速（intra – atrialreentrant tachycardia，IART）、房室结折返性心动过速（atrial–ventricular node reentrant tachycardia，AVNRT）、房室折返性心动过速（atrial–ventricular reentrant tachycardia，AVRT），其中房室结折返性心动过速和房室折返性心动过速约占全部室上速的 90% 以上。自律性房性心动过速（automatic atrial tachycardia，AAT）、紊乱性房性心动过速（chaoticatrial tarchvcardia，CAT）以及房内折返性心动过速。

1. 临床表现

器质性心脏病和全身性疾病均可发生室上速，但大多数患者无肯定的器质性心脏病。表现为心动过速突然发作、突然终止，持续时间长短不一，短则数秒钟，长则数小时，甚至数天。发作时患者有心悸、焦虑、恐惧、乏力、眩晕、甚至昏厥，并可诱发心绞痛、心功能不全或休克等。症状的轻重与发作时患者的心室率、持续时间和是否有器质性心脏病等有关。

2. 心电图特点

（1）连续 3 个以上快速 QRS 波，频率 150 ~ 250 次 /min，节律规则。

（2）QRS 波形态和时限正常，当伴室内差异性传导时，QRS 波增宽。

（3）若可见 P’波，P’波呈逆传型（ⅡⅢ aVF 导联倒置），可位于 QRS 波前，QRS 波中或 QRS 波后，P’波与 QRS 波有恒定关系。AVNRT 时 R–P’间期 < 60 ~ 70ms，AVRT 时 R–P’间期 > 110 ~ 120ms。由于心室率极快，P’波常重叠于 QRS–T 波群中而不易被识别。

（4）ST–T 有继发性改变。心电生理检查证实有房室结双径路或房室旁路，心房、心室程序刺激可诱发或终止心动过速。

3. 治疗

（1）迷走神经刺激法适用于无明显血流动力学障碍的年轻患者，可作为室上速急诊治疗的第一步，常用的方法有颈动脉窦按摩（患者仰卧位，先按摩右侧，无效时再按摩左侧，切莫双侧同时按摩）、Valsalva 动作（深吸气后屏息，再用力作呼气动作）、刺激咽喉部诱导恶心等，刺激过程中应监测心音或脉搏，一旦心动过速终止即停止刺激。

（2）药物治疗：减慢房室结和旁路传导和延长不应期的药物因能阻断折返激动通常都能终止室上速。其中洋地黄类、钙通道阻滞剂、β 受体阻滞剂和腺苷主要抑制房室结慢通道的前向传导，而ⅠA 和ⅠC 类药物可抑制快通道的逆向传导（见表 5–1）。

表 5–1　减慢房室结及旁道的传导和延长其不应期的药物

影响部位	药物
旁道	ⅠA 类（普鲁卡因胺）
	Ⅱ类（艾司洛尔，普萘洛尔）
	Ⅳ类（维拉帕米，地尔硫䓬）
房室结	腺苷类
	洋地黄类
旁道和房室结	ⅠC 类（普罗帕酮）
	Ⅰ类（胺碘酮）

①维拉帕米（Verapamil）：适用于无严重血流动力学障碍和无窦房结功能不全者，对正常 QRS 波型室上速效果较好。首剂 5mg，稀释后缓慢静脉注射，15min 后仍未转复者可重复 5mg。静注剂量过大或速度过快时可引起血压骤降、心搏骤停等严重后果。

②三磷酸腺苷（ATP）：为强迷走神经激动剂，对窦房结、房室结均有明显的抑制作用，起效快，半衰期短。首剂 10 ~ 20mg，在 3 ~ 5s 内快速静脉注射，3 ~ 5min 后未能转复者可重复 20 ~ 30mg。注射时，患者一般都有一过性胸闷、脸红、头昏等反应，偶可有较长时间的窦性停搏、房室传导阻滞、室性心律失常等，故应在心电图监视下用药，并保留静脉通道。禁用于冠心病、病窦综合征、传导系统病变、支气管哮喘或老年患者。

③普罗帕酮（Propafenone）：可抑制房室结及房室旁道的传导，故对室上速有较好的转复作用。首剂 70mg，缓慢（5 ~ 10min）静脉推注，如无效，30min 后再给 35 ~ 70mg。心功能不全和室内传导障碍者相对禁忌或慎用。

④毛花甙丙（西地兰）：仅用于房室结折返性心动过速合并心功能不全者，首剂 0.4 ~ 0.8mg，稀释后静脉注射，无效者 2 ~ 4h 可再给 0.2 ~ 0.4mg，24h 总量可达 1.2 ~ 1.4mg。但起效慢，转复有效率仅 50% 左右。逆向型房室折返性心动过速其折返环路经旁道顺传，经房室结逆传，故呈宽 QRS 波型心动过速，部分患者易演变为经旁道前传的房颤。洋地黄、维拉帕米因缩短房室旁道不应期、加快旁道前传而加快心室率，从而导致严重血流动力学障碍和诱发致命性心律失常，故应禁用，而宜选用延长旁道不应期的药物如普罗帕酮、普鲁卡因胺或胺碘酮等。

（3）电复律：药物治疗无效或有严重血流动力学障碍（合并心绞痛、低血压、心力衰竭）表现者应立即电复律治疗，能量 50 ~ 100J。由洋地黄中毒引起的室上速或已用洋地黄者，则不宜电复律治疗。可选用经食管心房调搏或体外无创起搏或经静脉心腔起搏。

（4）经导管射频消融（radiofrequency catheter ablation，RFCA）：对反复发作或药物难于奏效或不能长期服药的房室结折返性心动过速或房室折返性心动过速宜作射频消融术，以期根治。

（二）房性心动过速

房性心动过速（atrial tachycardia）简称房速。按发生机制分为自律性房速（automaticatrial tachycardia，AAT）、房内折返性心动过速（intra – atrial reentranttachycardia，IART）、和紊乱性房性心动过速（chaotic atria1 tachycardia，CAT）三种。

1. 临床表现

常发生于有明显器质性心脏病的患者，如冠心病（伴或不伴心肌梗死）、心肌病、慢性阻塞性肺病、心脏瓣膜性病变、急性感染、饮酒过度、低血钾、低氧血症及洋地黄中毒。主要症状是心悸不适和相应的心脏病症状，可呈阵发性或持续性发作。无休止发作者可致心动过速性心肌病。

2. 心电图特点

（1）自律性房性心动过速：① P’波电轴和形态与窦性 P 波不同。② P’波频率 100 ~ 180 次 /min，发作起始时 P’波频率逐渐加速（温醒现象）。③ P’–R 间期受心动过速频率的影响，发生房室传导阻滞时不能终止发作。④心动过速不能被房性期前刺激诱发或终止。

（2）房内折返性心动过速：① P’波电轴和形态与窦性 P 波不同。② P’波频率 100 ~ 240 次 /min，节律匀齐。③ P’–R 间期受心动过速频率的影响，发生房室传导阻滞时不能终止发作。④心动过速能被房性期前刺激诱发或终止。

（3）紊乱性房性心动过速：①三种或三种以上不同形态的 P 波，P’–P’间期和 P’–R 间期不规则。② P’波频率 100 ~ 130 次 /min。③ P’–P’之间有等电位线，大部分 P’波能下传心室，部分 P’波有下传受阻。

3. 治疗

房性心动过速的治疗主要是针对基础疾病和诱发因素的治疗，短阵房速通常不引起严重血流动力学障碍，如患者有不能耐受的症状时则需治疗。正在接受洋地黄治疗的患者如发生房性心动过速，首先应排除洋地黄中毒。非洋地黄引起者，则可选用洋地黄、β 受体阻滞剂、维拉帕米、胺碘酮、普罗帕酮等治疗。

（三）心房扑动

心房扑动（atrial flutter）简称房扑，是一种快速而规则的心房电活动引起快而协调的心房收缩，并以不同比例传入心室。阵发性房扑可发生于无器质性心脏病者，持续性房扑几乎均发生于器质性心脏病者。

1. 临床表现

症状与患者的基础心脏病和心室率有关，心室率不快者可无症状，伴极快心室率时可有黑朦、昏厥、低血压并可诱发心绞痛或充血性心力衰竭。体格检查时可见快速的颈静脉扑动，心尖搏动规则或不规则，第一心音强度随房室传导比例不同而改变。

2. 心电图特点

以房扑的房率和扑动波方向分为两型。Ⅰ型较常见，约占 95%。

（1）Ⅰ型房扑：① P 波消失，代之以 250 ~ 350 次 /min 波形和振幅相同、间隔匀齐的锯齿样心房扑动波（F 波），F 波间无等电位线。② F 波在Ⅱ、Ⅲ、aVF 导联呈负向，V_1 导联呈正向。③房室传导比例 2 ~ 4 ∶ 1，以 2 ∶ 1 传导最常见，心室率 150 次 /min 左右。④ QRS 波形态与窦性相同，如发生室内差异性传导时，QRS 波增宽。

（2）Ⅱ型房扑：① F 波频率 340 ~ 430 次 /min，F 波间无等电位线。②Ⅱ、Ⅲ、aVF 导联 F 波正向，V_1 导联 F 波负向。③ QRS 波呈室上性。

3. 治疗

心房扑动的急诊治疗包括减慢心室率和复律治疗，Ⅱ型房扑的治疗同心房纤颤。房扑伴血流动力学障碍者宜选择低电能（10 ～ 50J）同步电复律或快速心房起搏。药物治疗用于血流动力学尚稳定的患者。钙通道阻滞剂和 β 受体阻滞剂能有效减慢心室率，快作用洋地黄制剂则用于心功能不全者，但房扑患者对洋地黄的耐量较大，可能需要较大剂量才能达到减慢心室率目的。

Ⅰ A 类、IC 类和Ⅲ类抗心律失常药物有恢复窦性心律和预防复发的作用。但需在洋地黄、β 受体阻滞剂、钙通道阻滞剂减慢心室率的基础上应用。因Ⅰ类药物能减慢房扑波的频率，使房室传导加快，可造成扑动波 1 ： 1 下传心室的严重后果。

（四）心房纤颤

心房纤颤（atrial fibrillation）简称房颤，是临床常见的心律失常。阵发性房颤可见于正常人，持续性房颤多见于器质性心脏病患者。

1. 临床表现

房颤的主要危害是：①引起心悸不适。②引起或加重心功能不全。③血栓栓塞。房颤初始，患者恐惧不安、心悸不适，心室率极快时可出现心绞痛、昏厥或心功能不全的表现。慢性持续性房颤的症状因心室率、有无器质性心脏病和血栓栓塞并发症而异，心音强弱不等，心律极不规则和脉搏短绌是房颤的主要体征。

2. 心电图特点

① P 波消失，代之以形态、振幅、间距不规则的心房颤动波（f 波），频率 350 ～ 600 次 /min。② QRS 波形态与窦性相同，R–R 间期绝对不匀齐，心室率一般为 100 ～ 160 次 /min。心房纤颤合并有房室旁道前传、束支阻滞、室内差异性传导时 QRS 波增宽，应与室性心动过速鉴别。

3. 治疗

心房纤颤的急诊治疗包括治疗基础心脏病和纠正诱发因素、控制心室率、恢复窦性心律和预防血栓栓塞。各类房颤的治疗选择略有不同（见表 5–2）。

表 5–2　心房纤颤的分类和治疗

类型	临床特点	治疗
阵发性房颤	持续通常 <48h (2~7d) 能自行转回窦性心律 >2~7d，不能自行转回	应用Ⅰc 类或Ⅰ类抗心律失常药转复和(或)在发作期采用控制心室率的方法
持续性房颤	窦性心律，药物或其他复律术能转回窦性心律	抗心律失常药 + 电复律术 + 华法林
永久性房颤	不能转复为窦性心律	控制心室率 + 华法林或阿司匹林

阵发性房颤发作时常有心室率过快而致血流动力学不稳定，每需紧急处理，因房颤持续时间越长，越容易导致心房电重构而致不易转复为窦性节律。如房颤伴快速心室率引起低血压、心功能不全、心绞痛或预激综合征经旁道前传的房颤，宜紧急施行电复律。药物转复常用ⅠA、ⅠC、Ⅲ类抗心律失常药，有器质性心脏病、心功能不全的患者首选胺碘酮（Amiodarone），无器质性心脏病者可首选Ⅰ类抗心律失常药。依布利特（Ibutilide）、多非利特（Dofetilide）及阿米利特（Ayimilide）终止持续性房颤也有一定效果，必要时可供选用。

控制房颤的心室率常用洋地黄、钙通道阻滞剂及 B 受体阻滞剂静脉注射。其中洋地黄主要用于慢性房颤。具有预激综合征的房颤患者则禁用洋地黄和钙通道阻滞剂。慢性持续性房颤有较高的栓塞并发症，故超过 48h 未自行复律的持续性房颤，应使用华法林（Warfarine）等抗凝药物，并使凝血酶原时间国际标准化比值（intemational nor–mal ratio，INR）维持在 2.0 ～ 3.0 之间。不适宜用华法林或属血栓栓塞事件的极低危人群如较为年轻、无高血压、糖尿病、脑血管疾病、瓣膜病或充血性心力衰竭病史者，则选用阿可匹林。

（五）室性心动过速

室性心动过速（vent 血 ulartachycardia，VT）简称室速，是指发生于希氏束分叉以下的快速连续性室性异位激动。可由自律性异常、折返激动或触发活动等不同机制所引起。按心动过速持续时间分为持续性（大于 30s）和非持续性（30s 内自行终止）。按心电图表现分为单形性、多形性、双向性、并行心律性、分支阻滞性、自主性和尖端扭转性室速等，其中以单形性室速最为常见。

90% 以上室性心动过速患者有器质性心脏病或明确诱因。主要见于冠心病、心肌病，其他原因包括电解质紊乱、二尖瓣脱垂、药物中毒、Q–T 间期延长。少数室速无器质性心脏病证据，称为特发性室性心动过速。

1. 临床表现

室性心动过速因发作时心脏基础病变、心功能状态、室速的频率和持续时间不同，其临床表现和预后迥异。非持续性室速患者症状轻微，持续性室速者则常有血流动力学障碍的表现，常见的有心慌、胸闷、气促、眩晕和低血压等，严重者可出现昏厥、休克、急性左心衰竭或心室纤颤而猝死。室性心动过速时由于房室分离，第一心音强弱不等，有时可闻及大炮音，颈静脉搏动强弱不一，间歇出现较强的颈静脉搏动波 – α 波。

2. 心电图特点

（1）连续出现 3 个或 3 个以上宽大畸形 QRS 波，频率≥ 100 次 /min，节律基本规则，T 波与 QRS 主波方向相反（见图 5–2）。

（2）P 波与宽大畸形的 QRS 波无固定关系，形成房室分离，房率小于室率。但因 P 波常融于畸形的 QRS 波中，故难以辨认。

（3）完全或部分心室夺获：室性心动过速时，有时窦性激动可下传完全夺获心脏，表现为窄 QRS 波，其前有 P 波，P–R 间期 > 0.12s。窦性激动与异位激动同时兴奋心肌时表现为部分夺获，图形介于窦性和室性之间，称为室性融合波。室性心动过速与室上性心动过速伴室内差异性传导的心电图表现十分相似，两者的临床意义和处理完全不同，故需注意鉴别（见表 5–3）。

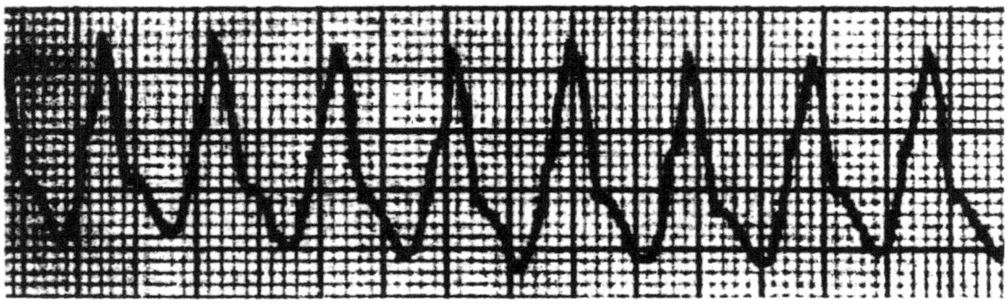

图 5–2　室性心动过速

表 5–3　室速和室上速伴室内差异性传导的心电图鉴别

鉴别要点	室速	室上速
发作时有提前的 P 波	（–）	（+）
心室夺获	（+）	（–）
室性融合波	（+）	（–）
房室分离	（+）	（–）
QRS 波时限	> 140ms	< 140ms
QRS 波电轴	左偏（RBBB 型右偏）	正常
胸前导联主波同一性	（+）（正向同向性更有意义）	不定
QRS 波形态		
RBBB 型		
V_1 导联：三相波 (r<R’)	（–）	（+）
三相波 (R>r’)	（+）	（–）

续　表

鉴别要点	室速	室上速
单相 R 波	(+)	(-)
双相 qR 波	(+)	(-)
V_6 导联：R<S 型	(+)	(-)
R 或 Rs 型	(-)	(+)
LBBB 型		
V_1 或 V_2 导联：r 波 >30ms	(+)	(-)
S 波顿挫或切迹	(+)	(-)
R 波至 S 波谷时间 >60ms (+)	(-)	(-)
V_6 导联：qR 或 QR	(+)	(-)
单相 R 波	(-)	(+)
迷走刺激可减慢或终止心动过速	(-)	(+)
长－短周期顺序现象	(-)	(+)

3. 治疗

大多数室性心动过速发作时症状较重，持续性室性心动过速，特别是心室率极快的无脉性室速，临床表现凶险，常可转为心室纤颤而发生猝死，故必须及时有效地终止。室性心动过速的急诊治疗包括：立即中止室速发作；寻找和消除诱发因素；积极治疗原发病；预防室速复发和心脏性猝死。

直流电复律是终止室性心动过速安全和有效的治疗措施。持续性室速伴严重的血流动力学障碍而出现低血压、休克、心绞痛、心力衰竭，脑血流灌注不足等症状时，电复律可作为首选的治疗措施。复律电能 50 ～ 100J。洋地黄中毒引起的室性心动过速则不宜电复律。室性心动过速如无显著血流动力学障碍或伴有昏厥的非持续性室性心动过速可选药物治疗。常用利多卡因、普罗帕酮、普罗卡因胺，无效可选用胺碘酮。

（1）利多卡因（Lidocaine）：首剂 50 ～ 100mg，静脉注射，必要时 5 ～ 10min 后可重复静注 50 ～ 100mg，但 1h 总量不超过 300mg，有效后可用 1– 3mg/min 静脉滴注维持。

（2）普罗帕酮（Propafenone）：一般用 1.0 ～ 1.5mg/kg（多用 35 ～ 70mg），稀释后缓慢静脉注射，无效时可在 10 ～ 20min 后重复一次；必要时以 0.5 ～ 1.0mg/min 静滴维持，总量不超过 280mg。

（3）普鲁卡因胺（Procainamide）：稀释后静脉滴注，每 5min 静注 100mg，直至有效或总量达 1 000mg。有效后继以 1 ～ 4mg/min 静脉维持。

（4）胺碘酮（Amiodarone）：负荷量 2.5 ～ 5mg/kg，常用 150mg 稀释于 5% 葡萄糖液 100mL 中缓慢静脉注射 10min，或以 15 mg/min 由输液泵注入，有效后 0.5 ～ 1mg/min 静脉滴注维持 24h，总量不宜超过 1 000mg。

对各种抗心律失常治疗无效的持续性单形性室性心动过速，可采用导管射频消融治疗或植入心律复律除颤器（ICD）。

（六）心室扑动和心室纤颤

心室扑动（Ventricular flutter）和心室纤颤（Ventricular fibrillation），简称室扑和室颤。心室扑动时，心室率极快但收缩无效；室颤，心室律更快且不规则。因此，室扑、室颤时，心脏已丧失了射血功能，体内血液循环已中断。各种严重器质性心脏病及其他全身性疾病的晚期都可以出现室扑和室颤，也可见于心脏手术、麻醉、触电、雷击及药物中毒时。

1. 临床表现

室扑和室颤时，患者意识丧失、抽搐、呼吸缓慢不规则或停止，心音和大血管搏动消失、血压无法测出以及瞳孔散大、对光反射消失。如不及时抢救，迅即死亡。

2. 心电图特点

（1）心室扑动：P 波消失，出现连续宽大和比较规则的正弦波状的心室扑动波，QRS 波与 T 波难以分辨；心室扑动波频率 150 ～ 300 次 /min，通常为 200 次 /min。

（2）心室纤颤：P-QRS -T 波消失，代之以形态、振幅和间隔完全不规则的小波、波幅常 < 0.2mv；纤颤波频率 250 ～ 500 次 /min。

3. 治疗

室扑和室颤的诊断一旦确立，应立即按心肺脑复苏的原则建立有效呼吸和人工循环，并尽快非同步直流电除颤，必要时可连续 3 次，依次电能为 200J、300J、360J。无效者可在持续胸外按压和人工通气的同时静脉推注肾上腺素 1mg，每 3 ～ 5min 一次，每次给药后 30 ～ 60s 内再次电除颤（360J），必要时辅以利多卡因，溴苄胺等。

二、缓慢型心律失常

缓慢性心律失常主要发生部位是窦房结、房室结和心室内。发生于窦房结的缓慢型心律失常包括窦性心动过缓、窦性停搏和窦房传导阻滞。发生于房室结者则为房室传导阻滞；室内传导阻滞包括右束支、左束支、左前分支和左后分支阻滞。

（一）窦性心动过缓

窦性心动过缓（Sinus bradycardia）简称窦缓。常见于健康人睡眠状态或训练有素的运动员。病理性见于病态窦房结综合征、颅内压增高、阻塞性黄疸、甲状腺功能减退及药物影响，如 β 受体阻滞剂、钙通道阻滞剂、洋地黄、胺碘酮、奎尼丁、利血平等。显著窦缓者有头晕、乏力，严重者可有晕厥、低血压、心绞痛和心功能不全等。

1. 心电图特点

（1）窦性 P 波，频率 < 60 次 /min。

（2）P 波与 QRS 波关系恒定，P-R 间期 0.12 ～ 0.20s。

（3）常有窦性心律不齐。

2. 治疗

无症状者不需治疗，病理状态发生的窦缓主要针对病因治疗，必要时适当应用阿托品、麻黄碱等，严重而持久的窦性心动过缓则需要起搏治疗。

（二）窦性停搏

窦房结在一段时间内不发放冲动被称为窦性停搏（Sinus arrest），又称窦性静止（Sinus standstill）。

1. 临床表现

窦性停搏可见于迷走神经张力突然升高，如按摩颈动脉窦、按压眼球、刺激咽喉引起呕吐时，但多数系由病态窦房结综合征、冠心病及抗心律失常药如奎尼丁、胺碘酮等引起。停搏时间较长者可致眩晕、黑矇或短暂意识丧失，严重者甚至抽搐。

2. 心电图特点

（1）在正常窦性心律，突然出现显著的长间歇。

（2）长间歇中无 P-QRS -T 波。

（3）长间歇与基本的 P-P 间期无倍数关系。

（4）长间歇中可见房室交界性或室性逸搏。

3. 治疗

有症状的窦性停搏，治疗主要针对病因，如纠正高钾血症、停用可能引起窦性停搏相关药物。症状明显者在病因治疗的同时可短时应用阿托品、异丙肾上腺素等药物治疗。有昏厥发作者，则应予心脏起搏治疗。

（三）窦房阻滞

窦房阻滞（Sinuatrial block）指窦房结的冲动向心房传导时发生延缓或阻滞。

1. 临床表现

正常人迷走神经张力过高或颈动脉窦过敏者，可发生窦房阻滞，但多为累及窦房结或窦房结周围组织的病变所致，如冠心病、心肌病、心肌炎及退行性病变等，高钾血症和药物影响如奎尼丁、洋地黄等亦可致窦房阻滞。临床症状依窦房阻滞程度而异，轻者有心悸、停搏感，若有长间歇者，可出现头晕、黑矇或昏厥等症状。

2. 心电图特点

（1）一度窦房阻滞：由于常规心电图无法记录到窦房结的电活动，因此常规心电图难以诊断。

（2）二度Ⅰ型窦房阻滞：① P–P 间期逐渐缩短，直至 P 波“脱落”，出现长 P–P 间期。② P 波脱落前的 P–P 间期最短。③ P 波脱落后的 P–P 间期大于脱落前的 P–P 间期。④有 P 波脱落的长 P–P 间期小于基本 P–P 间期的两倍。

（3）二度Ⅱ型窦房阻滞：① P–P 间期规则。②突然出现长 P–P 间期。③长 P–P 间期是基本 P–P 周期的倍数。④长 P–P 间期内无 P–QRS–T 波。

（4）三度窦房传导阻滞很难与窦性停搏鉴别。

3. 治疗

由短暂的迷走神经张力增高引起的窦房阻滞，通常不需处理。由心脏病变引起者则应针对原发病治疗，阿托品和异丙肾上腺素可短期改善症状，若为病态窦房结综合征患者则应考虑心脏起搏治疗。

（四）房室传导阻滞

房室传导阻滞（atrioventricular block，AVB）是指激动从心房传至心室过程中发生传导延迟或阻断。按阻滞程度，可分为一度、二度和三度房室传导阻滞。

1. 临床表现

房室传导阻滞多由器质性心脏病引起，如冠心病、心肌病、心肌炎、结缔组织病和原发性传导束纤维化或退行性变等，也可由风湿热、电解质紊乱和药物中毒引起。一度或二度Ⅰ型房室传导阻滞偶见于迷走神经张力增高的健康人。临床症状和严重度因房室传导阻滞的程度和原发病而异。一度房室传导阻滞常无症状；二度房室传导阻滞常有心悸、疲乏；二度Ⅱ型、高度或三度房室传导阻滞心室率缓慢者则常有眩晕、黑矇、昏厥、心绞痛、甚至发生阿 – 斯综合征（Adams–Stoke syndrome）或猝死。第一心音减弱常是一度房室传导阻滞的体征；二度房室传导阻滞则有间歇性心搏脱漏；三度房室传导阻滞时，第一心音强弱不等，可闻及“大炮音”，并见颈静脉间歇性巨大搏动波。

2. 心电图特点

（1）一度房室传导阻滞：P–R 间期 > 0.20s，无 QRS 波脱落。

（2）二度Ⅰ型房室传导阻滞：也称莫氏Ⅰ型（Mobitz type Ⅰ AV block）或文氏型（Wenckebach block）：① P–R 间期逐渐延长，直至 P 波后脱落 QRS 波。② R–R 间期逐渐缩短，直至 P 波受阻。③包含受阻 P 波在内的长 R–R 间期小于正常窦性 P–P 间期的两倍。

（3）二度Ⅱ型房宣传导阻滞：又称莫氏Ⅱ型房室阻滞（Mobitz type Ⅱ AVblock）。P–R 间期恒定（可正常也可延长）。②间断或周期性出现 P 波后 QRS 波脱落，可呈 2 ∶ 1、3 ∶ 1 脱落。③含未下传 P 波的长 R–R 间期为短 R–R 间期的两倍。④发生在希氏束内的Ⅱ型阻滞 QRS 波大多正常，发生于希氏束远端和束支的Ⅱ型阻滞，则 ORS 波宽大、畸形，呈束支传导阻滞型。

（4）三度房室传导阻滞：又称完全性房室传导阻滞，即心房的激动完全不能下传至心室，心室由阻滞部位以下的逸搏点控制。心电图表现为：①房室分离，P–P 间期和 R–R 间期有各自规律，P 波与 QRS 波无关。② P 波频率 > QRS 波频率。③ QRS 波缓慢，若阻滞水平高，心室起搏点位于希氏束分叉以上，QRS 波不增宽，频率 40 ~ 60 次 /min；若心室起搏点位于希氏束分叉以下，则 QRS 波宽大、频率 < 40 次 /min。

3. 治疗

（1）病因治疗：急性发生的房室传导阻滞，最常见于急性心肌梗死、心肌炎、药物（β受体阻滞剂、钙通道阻滞剂、洋地黄和抗心律失常药）、电解质紊乱（高钾血症和高钙血症）等，应针对原发病作相应治疗。

（2）增快心室律，促进房室传导：一度房室传导阻滞和二度Ⅰ型房室传导阻滞心室率不太慢和无症状者，通常无须应用抗心律失常药物，必要时可选用阿托品口服或肌注。二度Ⅱ型以上房室传寻阻滞心室率缓慢，可选用异丙肾上腺素 1 ~ 2mg 加入 5% 葡萄糖液 500mL 中缓慢静滴，或 1 ~ 2μg/min 由输液泵注入，依治疗反应调整剂量，以使心室率提高至 50 ~ 60 次 /min，剂量过大可诱发室性心动过速，甚至室颤。

阿托品适用于阻滞部位在房室结的房室传导阻滞，能增加高部位心室起搏点的自律性，从而增加心室传导阻滞的心室率，常用 0.5mg ~ 2.0mg 静脉注射，若能终止传导阻滞或将心室率提高至 50 次 /min，可继续给药，但不宜超过 48h，以免发生阿托品毒性反应。二度Ⅱ型房室传导阻滞伴 QRS 波增宽者，则不宜用阿托品。肾上腺皮质激素通过减轻传导系统的炎症和水肿常用于治疗手术、急性心肌炎和其他感染所引起的急性三度房室传导阻滞，临床常用氢化可的松 100 ~ 200mg 或地塞米松 10 ~ 20mg 加入葡萄糖液中短期静脉滴注。

（3）心脏起搏：三度房室传导阻滞或二度Ⅱ型房室传导阻滞药物治疗无效或有血流动力障碍及晕厥者应立即临时性或永久性心脏起搏治疗。

第六章

高血压

第一节　高血压的危险因素

原发性高血压又称高血压，即指收缩压≥140mmHg和(或)舒张压≥90mmHg，而未发现明确病因者。

一、超重和肥胖

体重指数（BMI）是体重与身高平方的比值，其计算公式为BMI=体重（kg）/身高^2（m^2）。中国成人正常体重指数（BMI:kg/m^2）为19～24，体重指数≥24为超重，≥28为肥胖。许多研究均表明超重或肥胖是血压升高的重要独立危险因素。超重或肥胖者有交感神经活性升高，减轻体重有利于降低血浆去甲肾上腺素及肾上腺素水平。人群体重指数的差别对人群的血压水平和高血压患病率有显著影响，我国人群血压水平和高血压患病率北方高于南方，与人群体重指数差异相平行。

二、膳食营养因素

（一）电解质

1. 钠盐与血压

人群平均收缩压与平均尿钠呈直线正相关。在一般情况下，24h尿钠可较好地反映摄钠量。在日均摄钠量每增加1g时，则平均收缩压约增加2mmHg，平均舒张压约升高1.7mmHg。世界卫生组织建议，成人每人每日摄盐量应控制在5g以下，而目前我国人群的平均摄盐量在7～20g。人体摄入过多的钠盐可造成体内水钠潴留，导致血管平滑肌肿胀，血管腔变细，血管阻力增高。同时血容量增加，导致血压增高。

2. 钾盐与血压

钾对血压有独立于钠及其他因素的作用。在男性血浆中钾每降低1mmoL/L时，收缩压及舒张压分别升高4mmHg及2mmHg。1mmol/L钾的降压作用为1mmol/L钠的升压作用的3倍，钾与血压呈负相关。我国人群钾摄入量普遍低于两方国家，这可能与我国传统的烹调方法有关。由此可见，我国膳食高钠低钾是高血压高发的因素之一。国外有些临床研究证明，限钠补钾可使高血压患者的血压降低、体重下降，且能抑制肾素释放和增加前列环素的合成。

3. 钙与血压

膳食中钙不足可使血压升高。流行病学研究证明，日摄钙小于300mg者的血压平均比日摄钙大于800mg者高2～30mmHg。当人群日均摄钙每增加100mg时，则平均收缩压和舒张压水平分别下降2.5mmHg及1.3mmHg。营养学家建议，成人每日摄钙量标准应为800mg，而我国人群普遍摄钙量低。当膳食低钙时，其钠/钾比值的升血压作用更为显著。在体内，影响代谢的原因很多，如甲状旁腺激素、维生素D水平等。研究表明，同一人群内，个体间膳食钙摄入量与血压呈负关联而与尿钙呈正相关。

4. 镁与血压

在流行病学、实验研究及临床效应等方面均反映出体内镁与血压呈负相关。缺镁可引起血管痉挛及体内收缩因子反应增强。镁离子具有抗凝、降脂及扩血管等作用，在降压同时可提高对心脏的保护作用。

5. 电解质的相互影响

高钾可促进排钠，高钠可增加尿钾和尿钙的排出，而高钠高钙饮食时，尿钾少于高钠低钙饮食的人群。

（二）脂肪酸

流行病学资料表明，降低膳食总脂肪，减少饱和脂肪酸，增加多不饱和脂肪酸可使人群血压下降。当多不饱和脂肪酸与饱和脂肪酸的比值由 0.25 增高至 1.0 时，则可使人群血压下降 8mmHg。膳食中的不饱和脂肪酸大部分来自植物油。此外，鱼类也富含长链 n-3 多不饱和脂肪酸。

（三）蛋白质氨基酸

鱼类蛋白有降压及预防脑卒中的作用，膳食中的酪氨酸不足可引起血压升高，各种兽禽肉类含酪氨酸较多。

（四）微量元素

与血压有关的微量元素为镉。长期饮用含镉高的水可使血压升高。膳食中的锌可防止镉的升压作用。

三、不良的生活方式和行为

（一）吸烟和饮酒

饮酒与血压之间的关系取决于每日的饮酒量。每日饮酒超过一定量后，不论性别及民族，血压即随着摄酒量的增加而升高，特别是收缩压。大量饮酒的升压作用主要反映了心排血量与心率增加，可能是交感神经活性增强的结果。酒还改变细胞膜，也许通过抑制钠离子转运促使较多的钙离子进入细胞内。摄少量酒的人冠心病发病机会减少，可能反映了脂质指标的改善，减少容易发生血栓形成的因素以及改善胰岛素抵抗。吸烟通过尼古丁引起肾上腺素能神经末梢释放去甲肾上腺素，从而升高血压。另外，吸烟使桡动脉顺应性急性明显降低，这种作用不依赖于血压升高。吸烟者戒烟时，血压可出现轻度升高，可能反映了体重增加。

（二）体力活动

体力活动有助于防止高血压，已经患高血压者通过有节律的等张运动可以降低血压，这种关联可能涉及胰岛素抵抗。从事体力活动多的职业或经常进行运动锻炼的人不论收缩压或舒张压都相对低一些。

（三）睡眠呼吸暂停

睡眠呼吸暂停是肥胖者引起高血压的原因之一。鼾症、睡眠呼吸暂停与高血压密切关联，因呼吸暂停时缺氧使交感神经活性增强。

四、社会心理因素

许多研究表明，不同的社会结构、职业分工、经济条件、文化程度及各种社会生活事件的影响均与高血压的发生有关。心理因素对高血压的发病起一定的作用。长时间的情绪紧张如各种负性（消极）精神状态（焦虑、恐惧、愤怒、抑郁等）都能导致血压升高，此外还和性格特征与缺陷有关。高血压患者的性格缺陷为愤怒常被压抑，不显露，情感易激动，好高骛远等。

第二节　血压测量

一、血压测量的原理和方法

（一）原理

血压测量是临床常用的诊断技术，也是诊断评价高血压患者及其严重程度的主要手段。血压测量法可分为直接测量法（又称有创/侵入法，Invaslve measurement）和间接测量法（又称无创/侵入法，non-Invaslve measurement）。直接测量法被认为是金标准，是生理学实验中测量血压的经典方法。该法是将导管的一端插入动脉，将导管的另一端连至一根装有水银的 U 形管，从 U 形管两边水银面高度的差值即可读得测定部位的血压值。由于水银的物理特性，只能测定动脉平均压而不能测得瞬间压力波动。现有多种类型的压力换能器，可将压强能的变化转变为电能的变化，并精确地测出心动周期中各瞬间的血压值。现代的动脉内直接测压法是 1966 年由 Scott 设计，Bevan 和 Litter 进行改进，可以记录到逐次心跳的连续动脉压力；由于是直接测得，数据最为准确，同时可以采血、静脉输液，但可导致出血、感染、栓塞、局部血肿等。这种有创方法在临床上仅限于严重休克及大手术患者的血压监测。间接测量法测量血压采用装有气囊的袖带，在充气后阻断血流，然后检测放气过程中血流开始间断通过和完全通过的信号，这时气囊内的压力分别代表动脉壁上的收缩压和舒张压。通过检测动脉血管壁的运动、搏动的血液或血管容积等参数，间接测量血压。间接测量法测量血压也可分为间歇式和连续式。间歇式测得的是某特定时刻的血压值。由于每次心跳及每一时间点血液对动脉管壁的压力均存在变化，此方法测出的收缩压和舒张压不是同一次心脏搏动中的数值，测得的结果有波动性。连续式可以提供每搏血压及连续的动脉压力波形。根据检测血流信号方法的不同，血压测量法也可分为示波法、听诊法、振动法、触诊法、超声法、次声法、容积搏动示波法、血管无负荷法和脉搏波速法等，下面分别予以介绍。

1. 示波法（oscillographic method）

也称振荡法，早在 100 多年前，人们就注意到上肢充气袖带下动脉的搏动情况与加压袖带的放气过程有关，搏动可以被传递到水银 / 无液气压计或其他记录系统，根据记录到的振动来判定收缩压和舒张压。1876 年，Marey 首先采用此种方法记录血流冲击血管壁产生的袖带内压力振荡，其原理是记录血流冲击血管壁产生的袖带内压力振荡波，加压袖带被充气至高于收缩压时，袖带下动脉完全塌陷，没有血液通过，此时袖带下只有微弱的波动（这是袖带上部近心端动脉的波动），袖带放气过程中，血管由完全塌陷到部分扩张，有血液通过时波动幅度会突然增加，开始出现振荡波时袖带压定为收缩压。继续放气时，血压波动幅度由小变大，振荡波幅度最大时定为平均压，达到极值后开始减小，振幅骤然减小处的袖带压力为舒张压。这种判断标准曾在 20 世纪初较为流行，但实践证明，出现振幅骤然增加或减小的那一点并不容易判定。近年来，随着技术的进步，此方法几经改进又被关注和使用起来。现有多种自动、半自动随身血压计就是根据示波法原理设计的。这种方法的优点是不需在肱动脉部位安放传感器，袖带位置移动不影响测量，外界噪音对测量也无干扰。目前许多型号电子血压计和监护仪大多采用此种测量原理，在绝大多数人可获得较准确的读数，但在有些人中则有较大误差，低频机械振动可以干扰袖带内压力振荡波，如肌肉收缩运动。

2. 柯氏音法

1905 年，俄国医生 Korotkoff 改用听诊器检测加压袖带下的血流振动波信号，其原理是当血流间断性通过时，产生一组音质和响度逐渐变化并与心脏搏动同步的声音，即柯氏音（Korotkoff sound）。柯氏音产生的机制尚不明确，多数认为是动脉壁振动和血流涡流所致。该方法由血压计、气囊袖带和听诊器组成，现今在临床上得到广泛的认可和应用。水银血压计被临床工作人员视为血压测量的“金标准”，并作为其他方法测量准确与否的参照。通常将袖带缚于上臂，并加压至桡动脉搏动消失再升高 30mmHg 左右。听诊器胸件置于上肢动脉远心端的袖带下缘，然后以 2 ~ 3mmHg/s 的速度减压，在此过程中可以听到柯氏音。

根据音质和响度，柯氏音可分为 5 个时相。第Ⅰ时相，第一次听到的轻而清晰的拍击声；第Ⅱ时相，较响的钝浊音；第Ⅲ时相，重新出现较清脆的抨击音；第Ⅳ时相，音调变得沉闷，响度轻而短暂的低频音；第Ⅴ时相，声音突然消失。除非利用仪器进行分析，否则人耳常常难以仔细分辨第Ⅰ、Ⅱ、Ⅲ时相柯氏音。有时第Ⅳ时相也不明显，难以听清楚。目前临床测量血压一般采用柯氏音法，将第Ⅰ时相定为收缩压，第Ⅴ时相定为舒张压。但有些儿童和孕妇的柯氏音会一直持续到袖带压为 0，此时可将柯氏音突然变弱处（第Ⅳ时相起始处）的袖带压作为舒张压。曾有多项研究比较了柯氏音法与动脉内直接测量法，发现二者之间有较好的相关性，相关系数 >0.9，但二者之间有较显著的差异。柯氏音法测量血压，收缩压值比舒张压值更可靠，因为柯氏音消失常难以精确地识别。理论上柯氏音第Ⅳ时相更接近舒张压，但实际上以柯氏音第Ⅳ时相确定舒张压并不优于第Ⅴ时相，与动脉内直接测得的舒张压相比较，第Ⅳ时相（变音）平均高 8mmHg 左右，容易出现观察误差，而第Ⅴ时相（消失音）平均只高 2mmHg。

人工听诊法的准确度受人为因素影响较大，如袖带放置位置、对柯氏音的识别、袖带放气速度等，另外，袖带的大小、血压计的校准等都将影响测压的准确性。但若由训练有素的观察者用标准水银血压计测量，测得的血压特别是舒张压，与其他电子式无创测量法所测结果相比，准确度更高，是目前临床医护人员广泛使用的血压测量方法。市场上现有许多自动听诊血压计，其原理与人工听诊相似，只是使用麦克风取代听诊器检测造成柯氏音的动脉振荡。其关键技术是减小各种人为和外来的噪声，以便更好地识别出柯氏音。较复杂一些的自动血压计中应用了一些参照量如心电图信号等以提高柯氏音的检出能力，但多数全自动或半自动血压计的准确度并不十分令人满意，故未作为临床常规测量仪，而更多地作为家庭自测使用。

在手术室和监护室中使用的可预调测量间隔的自动虚血压计一般以柯氏音法和示波法复合检测，互为参照。示波法和柯氏音法是血压测量中两种最基本的方法，其他方法均是在此理论基础上改变对动脉管壁运动的感应而发明的。

3. 柯氏音信号分析法（analysis of korotkoff sound）

由于听取柯氏音受测量者主观因素影响，1988 年 Pickering 首创一种特殊设计的传感器以代替听诊器，记录分析柯氏音波形。柯氏音有三种成分，分别命名为 K1、K2、K3 是低频信号。K2 是一种高频信号，它的出现相对于收缩压，它的消失相对于舒张压。研究表明柯氏音信号分析法测得的数据比柯氏音法更接近于直接动脉内测得的数据。

4. 触诊法（palpatory method）

触诊法是不用听诊器的血压测量方法。测试者触摸被测者桡动脉，同时通过充气袖带给手臂加压，脉搏消失时对应的袖带压被认为是收缩压，至于舒张压，并未得到临床广泛的认同。依触诊原理制成的自动血压计以传感器取代医生的手指检测脉搏的搏动。

5. 超声法（ultrasonic method）

1967 年 Ware 开始采用多普勒超声技术替代听诊法检测血流信号。在袖带下距袖带远心端 1/3 袖带宽处放置两个传感器，一个传感器向动脉发出超声波，另一个接收反射波，当血流开始通过，动脉壁位移引起多普勒超声时相改变或出现血流信号时记录为收缩压，动脉壁位移明显减弱时为舒张压。这一技术特别适用于新生儿、婴儿和休克状态的患者，因为此类人群柯氏音检测较困难。此方法的准确程度取决于传感器的位置，可测出其他方法难以测出的低血压状态的血压值。

6. 次声法（infrasonic method）

次声法是柯氏音法的一种演变，通过分析柯氏振动在大约 5 ~ 35Hz 频段内的低频信号的光谱能量变化判定收缩压和舒张压，其结果并不十分可靠。

7. 动脉张力测量法（tonometry method）

本方法的理论基础是如果贴近骨骼的浅层动脉被一个外部的刚性受压板部分压成平面，且保持这种状态，则动脉壁四周各方向上的张力就完全不起作用，动脉内压就与作用于外部压板上的压力成比例。这种比例关系若由另一种方法测得的血压来校准，则可以连续测出每跳血压值。本测量法的局限性在于，对放置仪器的位置有严格要求，任何移位都会造成记录幅度的波动，从而不得不重新放置和校准。现在市售张力血压检测器将张力计作用于桡动脉，并将其捆扎在手腕部，使其位置相对同定。压力传感器由电阻传感器排列组成，校准用的参考方法是示波法。

8. 容量钳夹法（volume cramp）

1973 年 Penaz 首创这种方法，通过光电容积描记检测手指动脉搏动信号，利用自动控制技术不断迅速地调整手指指套气囊内压力，使其与动脉壁的侧压力相等，这样从气囊内压力变化就可测得血压。这种方法主要用于无创性连续监测每个心动周期的血压. Finapres 和 Portapres 札压监测仪采用的就是这种原理。

9. 血管无负荷法（vascular unloading method）

本方法理论基础是如果动脉处于无负荷状态，则外压将等于动脉压，即跨动脉壁压力为 0。处于无负荷状态的动脉不会改变内径和容积。当外压等于平均动脉压时，动脉无负荷状态容积作为动脉基准容积。这种方法的典型应用是将手指中部或基部插入具有液体填充加压袋的测量盒内，盒内有光电体积捕记器检测动脉容积。如果使光电检测器的输出一直保持管壁无负荷状态下的血管容积值，则加压袋内压强就等于动脉血压。加压袋压强由快速反应控制系统操纵，以维持动脉容积，使无负荷状态一直得以保持。

本方法可以测量心脏同一搏动中的收缩压和舒张压，且能够不失真地测出血压波形。测量精度较高，可连续测量，适用于婴幼儿和老人，缺点是被测者手指有较强的约束感。Medwave Inc 制造了另一种血管无负荷法血压计，采用一个具有弹性振动膜的充油腔室，将振动膜放在贴近桡动脉的皮肤上，控制腔室压力，确定并保持动脉壁无负荷状态，此时腔室压强就等于动脉压。

10. 脉搏波速法（pulse-wave velocity method）

本法是根据脉搏波沿动脉传播的速率随动脉压增加而增加的特点提出的。通过脉搏波速的变化推知动脉压的变化。这种关系经另一种测量血压的方法参照校准，可以得到连续的血压值。脉搏波速可通过脉搏波在动脉中两点间传递时间计算出来。作为校准的方法可以是示波法和人工听诊法，鉴别脉搏波的光度测定传感器可以放在前额、手指或手腕、耳等处。

11. 双袖带波形分析法（two-cuff waveform analysis method）

该方法在一侧同时采用上臂袖带（袖带 1）和手腕袖带（袖带 2），袖带内放置压力传感器，袖带 1 以 2 ~ 4mmHg/s 速度均匀放气，当压力传感器探测到袖带 2 内有明显的波动信号时，将袖带 2 迅速放气至 0。此后，袖带 2 内压力信号就是血管的波动信号，当探测到袖带 2 内的压力波出现反向跳动时，测量结束。双袖带波形分析法判断血压是基于每个被测个体的动脉搏动波形，与常规无创自动血压计相比，其收缩压和舒张压的特征表现更明显，测量准确性提高。本方法对收缩压和舒张压的判断比听诊法更准确，一般单袖带法的压力波形分析缺乏压力波跳变特征，双袖带的振动波形中压力波跳变特征非常明显，从而为准确判断提供了可靠的保障。其缺点是测量方法复杂，若袖带 2 的放气起始时刻选择错误，将无法实现自动血压的判定。

12. 皮肤血压测量法

皮肤血压测定计是根据光敏传感器检测肢体皮肤血流信号原理设计的。当袖带充气高于收缩压后，皮肤缺血发白，放气至某一压力时，小动脉突然充血，皮肤变红，信号通过光电放大后进行血压测量，检出收缩压，该方法对研究小动脉（阻力血管）的血压调控有一定价值。

13. 其他测量血压新方法

因航天、潜海等特种医学的需求，无创连续监测血压技术受到重视，采用激光束、电磁波等直接照射肱动脉检测血压的技术正在研究中。综上所述，有创法可以更准确的测量血压。无创法尽管很多，但因其准确性、可靠性较差，真正被临床所接受和认可的并不多。在众多无创血压测量技术中，成为主流、有代表性的有柯氏音法、示波法。无创血压测量技术的发展方向是进一步提高自动化程度和精确度。

另外，伴随医疗保健水平的提高，对可以连续检测血压的随身携带的血压仪将会有更多需求。轻便、不影响被测者日常生活、能连续记录更多有价值血压数据的血压检测计必将大有前途。

（二）常用无创血压测量器械

1. 水银柱式血压计

1896 年意大利 Riva - Rotici 发明了第一台袖带式血压计，它与柯氏音法一起组成了目前临床测量血压的标准方法。袖带水银柱式血压计是临床常用的标准血压计，可作为其他类型血压计的定标或校准仪，价格低廉、操作简单，但存在水银泄漏、挥发污染等缺点，且应用此类血压计的测量者容易产生对数字的偏爱，特别是 0、5，这样就严重影响了测量结果，而且歪曲了血压的频率分布曲线，失去了统计学意义。

2. 气压表式（弹簧式）血压计

采用气压表替代水银柱显示压力值，也是袖带式，比较轻便，容易携带，适于家庭、出诊、野战时使用。但是必须定期与水银柱式血压计进行校准。随着使用时间延长，弹簧老化，机械装置难以保证读数准确，通常读数会偏低（相差 4mmHg 左右），至少 6 个月要校准一次。

3. 随机零点血压计

目前广泛采用袖带加压标准水银柱式血压计测量血压，不可避免地受到主观因素影响，为了避免这一缺陷，1970 年 Wright 改良了水银柱式血压计，将 0 ~ 300mmHg 的水银柱式血压计和附加的零点转换装置相连接，零点转换装置带有一个水银容器，通过一横隔龙头与横隔膜腔相连，横隔的运动受一凸轮所限制（凸轮不能为测量者所见），其位置由旋转的一圆轮调节。当横隔龙头关闭时，可按常规方法测量收缩压和舒张压，但水银柱能依据容器内余留的水银量而使水银柱下降至 0 ~ 60mmHg 的水平，这样必须在测量后才知道真实的"零点"从而避免误差，血压计在 0 ~ 60mmHg 之间随机设定水银柱零点值，在测量血压后再减去零点值，获得实际血压读数，这样可以避免测量者的主观误差，这种血压计存在系统误差，一般比不设定随机零点的水银柱式血压计低 1 ~ 3mmHg，常用于流行病学研究。

4. 袖珍电子血压计

市面上有多种品牌和不同型号的电子血压计，采用微电脑控制的简易测压装置，适合家庭或外出随身携带自测血压。电子血压计一般采用压力振荡波原理测量血压，高灵敏压力传感器采样，由于不需要掌握柯氏音听诊技术，只要袖带充气后仪器自动显示或打印血压读数，有些具有储备、输出打印功能。因此可以比较方便地自我测量血压。根据是否需手动充气，电子血压计分为半自动式与全自动式；根据袖带充气加压部位，又分为上臂式、手腕式与指套式。上臂式可靠性较好，手腕式与指套式准确性较差，一般不推荐使用。此类血压计通常易受到被检查者体位、上臂位置、袖带松紧度等因素影响，重复性和准确性较差。通过对袖带式电子血压计和袖带加压标准水银柱式血压计比较研究发现，前者测定的收缩压约高 3 ~ 5mmHg，二者的舒张压差别不大，手腕式和指套式电子血压计一般测量值低于水银柱式血压计。

5. 动态血压监测仪

动态血压监测仪分为间歇性和连续性两种。前者每隔 15 ~ 30min 自动测量血压，数据储存在监测仪中，由电子计算机进行数据处理分析；后者监测每个心动周期的血压值，利用容量钳夹法在相邻两个手指上交替采集血压读数。动态血压监测仪在体力活动或运动以及外界有较大振动时不能获得血压读数，压力波振荡法对低频机械振动尤其敏感。

（三）血压测量步骤和具体要求

目前常用的有三种血压测量类型，即诊室血压、自我测量血压与动态血压监测。诊室血压是目前临床诊断高血压和分级的标准方法，由医护人员在标准条件下按统一的规范进行测量。通常将在上臂所测得的肱动脉压力代表主动脉压。临床上通常采用间接法测量上臂肱动脉部位的血压，除非特别注明，一般所谓血压指的是肱动脉血压，如果在其他部位测量血压，需加以说明。

1. 血压测量步骤

①首先要求患者坐在安静的房间里，5min 后再开始测量。②至少测量两次，间隔 1 ~ 2min，若两次测量结果相差比较大，应再次测量。③采用标准袖带（长 35cm、宽 12 ~ 13cm）。当患者上臂较粗或较细时，应分别采用较大或较小的袖带，儿童应采用较小的袖带。④无论患者采取何种体位，上臂均应置于心脏水平。⑤分别采用柯氏第 I 音和第 V 音（消失音）确定收缩压和舒张压。

2. 具体要求

①选择符合计量标准的水银柱式血压计或者经国际标准（BHS 和 AAMI）检验合格的电子血压计进行测量。②使用大小合适的袖带，袖带气囊至少应包裹 80% 上臂。大多数人的臂围为 25 ~ 35cm，应使用长 35cm、宽 12 ~ 13cm 规格气囊的袖带；肥胖者或臂围大者应使用大规格袖带；儿童应使用小规格袖带。各种袖带规格及适用对象见表 6–1。③被测量者至少安静休息 5min，在测量前 30min 内禁止吸烟或饮咖啡，排空膀胱。④被测量者取坐位，最好坐靠背椅，裸露右上臂，上臂与心脏处在同一水平。如果怀疑外周血管病，首次就诊时应测量四肢血压。特殊情况下可以取卧位或站立位。老年人、糖尿病患者及出现体位性低血压情况者，应加测站立位血压，站立位血压应在卧位改为站立位后 2min 和 5min 时测量。⑤将袖带紧紧贴缚在被测者的上臂，袖带的下缘应在肘弯上 2.5cm。将听诊器胸件置于肱动脉搏动处。⑥测量时，快速充气，使气囊内压力达到桡动脉搏动消失后再升高 30mmHg 以恒定的速

率（2 ~ 3mmHg/s）缓慢放气。在心率缓慢者，放气速率应更慢些。获得舒张压读数后，快速放气至零点。⑦在放气过程中仔细听取柯氏音，观察柯氏音第Ⅰ时相（第一音）和第Ⅴ时相（消失音）水银柱凸面的垂直高度。收缩压读数取柯氏音第Ⅰ时相，舒张压读数取柯氏音第Ⅴ时相。小于 12 岁儿童、妊娠妇女、严重贫血者、甲状腺功能亢进者、主动脉瓣关闭不全者及柯氏音不消失者，以柯氏音第Ⅳ时相（变音）定为舒张压。⑧血压单位在临床使用时采用毫米汞柱（mmHg），在我国正式出版物中注明毫米汞柱与千帕斯卡（kPa）的换算关系，1mmHg=0.133kPa。⑨应相隔 1 ~ 2min 重复测量，取 2 次读数的平均值记录。如果收缩压或舒张压的 2 次读数相差 5mmHg 以上，应再次测量，取 3 次读数的平均值记录。

表 6-1　各种袖带尺寸及适用对象

上臂周径 (em)	对象	气囊宽度 (em)	气囊长度 (cm)
5~7.5	新生儿	3	5
7.5~13	婴儿	5	8
13~20	儿童	8	13
20~32	成人（普通）	13	24
32 ~42	成人（大号）	17	32
42~50	大腿	20	42

3. 特殊情况下的血压测量

（1）老年人的血压测量：老年人的特点是容易出现单纯收缩期高血压、直立性低血压、动脉粥样硬化严重者的假性高血压（见表现为 Osler 试验阳性，即充气超过收缩压 20mmHg 以上，在无听诊音时仍可以触及桡动脉搏动）、双上肢血压差别大、血压波动大、测压时易出现明显听诊间歇等，有听诊间歇者应同时触诊脉搏。非同日测量血压 3 次，每次测量 3 遍才能确认有无高血压。一般在餐后 2h 测量血压，防止出现餐后假性低血压。注意测量双上肢血压、卧位血压、立位血压及 24h 动态血压。

（2）婴幼儿及青少年的血压测量：14 岁以上青少年用成人血压测量法，3 岁以上儿童用水银柱式血压计测量（听诊柯氏音第Ⅳ时相），3 岁以下儿童用自动血压计测量，新生儿、婴儿用皮肤潮红法测量。测量前避免剧烈活动，测量时避免哭闹，应非同日测量血压 3 次，每次测量 3 遍。儿童血压测量应特别注意选择合适的袖带。

（3）肥胖者的血压测量：选择宽而长的袖带，袖带宽度大于 20cm。建议肥胖者测量前臂血压，袖带置于前臂，气囊中心距鹰嘴 13cm 左右，在桡动脉处听诊或触诊。

（4）妊娠期的血压测量：测血压时应取侧卧位或坐位，不要取平卧位，要避免因子宫压迫静脉回流使血压下降。国际妊娠期高血压协会（SHDP）建议：妊娠期高血压患者测量血压时，需取 15° ~ 30° 侧卧位，采用水银柱式血压计连续测量 2 次，每次相隔 4h 以上，舒张压以柯氏第Ⅳ时相为准。若两次舒张压均值为 90mmHg 或有一次为 110mmHg 可定为妊娠期高血压疾病。

（5）心律失常者的血压测量：偶发期前收缩影响不大，但频发期前收缩或心房颤动时血压随心动周期有波动，应多次（一般 6 次）测量取平均值以减少误差。

（6）下肢动脉血压测量：下肢动脉血压的测量主要用于当上肢受伤、残缺、烧伤或其他原因导致上肢血压不能测量时，或需上下肢血压对比时。测量下肢血压时的常见体位有 4 种，即平卧位、俯卧位、侧卧位和屈膝仰卧位，一致认可俯卧位，而对平卧位、侧卧位和屈膝仰卧位则看法不一。测量时，患者应休息 5min 以上。俯卧位时不能用力，下肢肌肉放松，裤口宽松，将袖带平整缚于大腿下部。气囊纵轴中线压于胴动脉上，下缘距腘窝 4cm 处，松紧以可伸进一指为准；听诊器胸件置于腘窝中点腘动脉搏动最强的部位，与皮肤紧密接触，以左手固定，勿塞于袖带下。右手挤压充气球，轻轻加压，使水银逐渐上升，当水银柱顶点达腘动脉搏动消失后再升高 30mmHg，然后以恒定的速率（2 ~ 6mmHg/s）缓慢放气，使水银柱缓慢下降，中途不能再打气，以一次为准。当听到第一次搏动音时水银柱顶点指示的刻度为收缩压，搏动音突然消失时水银柱顶点指示的刻度为舒张压。正常参考值：下肢血压比上肢血压高 20 ～ 40mmHg。

（7）立位血压测量：立位血压测量应由第三者手持水银柱式血压计置于心脏水平，按常规方法听诊测量，也可采用床边自动血压监测仪手动控制测量。分别测量站立后 2min 和 5min 时的血压。

二、自测血压

自测血压是指受测者自我或是由非医护职业的家人、朋友帮助下完成的血压测量。自测血压可以提供日常生活状态下真实可靠的血压测量，也可提供特殊时刻的血压水平及其变化，可以减少医院环境造成的紧张，避免诊室血压的白大衣效应，对临界高血压的诊断有辅助价值。在评估血压水平及其严重程度、诊断单纯性诊室高血压（白大衣性高血压）、评价降压效应、改善治疗依从性、增强诊治的主动参与性方面有独特优势。在评价血压水平和指导降压治疗上已经成为诊室偶测血压的重要补充，是临床实践不可缺少的一部分。对血压正常的人建议定期测量血压（20 ～ 29 岁，每两年一次；30 岁以上每年至少一次）。自测血压可以采用袖带水银柱式血压计、压力表式血压计，但必须经过学习和培训柯氏音法。可以使用自动或半自动的袖带式电子血压计，应选用符合国际 AAMI 和 BHS 标准的电子血压计。自测血压时要测量 2 次取均值，同时应详细记录测量血压的日期、时间；服药名称、时间、种类、剂量；测压时的心率、活动情况和症状等。血压读数的报告方式可采用每周或每月的平均值。家庭自测血压低于诊室血压，家庭自测血压 135/85mmHg 相当于诊室血压 140/90mmHg。目前尚无统一的自测血压正常值，推荐 135/85mmHg 为正常参考值上限。

了解家庭自测血压的正确测量方法和技术，以提高准确性，应注意以下事项：①测量前 30min 避免喝咖啡、酒及吸烟，坐靠背椅休息 3 ～ 5min，测压前勿说话。②自测血压者应了解 24h 血压波动规律，包括血压谷 / 峰时间，对血压某时刻一过性轻度波动不要过于紧张，以免精神紧张导致血压升高。③若经常自测血压，应选择每天同一时间测量。④使用大小合适的袖带，袖带安放位置要合适。⑤测量时手臂要保持在心脏水平，最好将手臂伸直放在桌上舒适的位置。⑥晨起时的血压测量值为基础血压，重复性好，有重要参考价值，应记录并反馈给医生。⑦如果血压不稳定或处于降压药物调整期，建议血压波动大者可增加血压监测次数供医生参考，血压较高时应重复测量数次后及时就医，不可自行调整降压药物种类和剂量。⑧旅行出差期间的血压测量最好采用自动电子血压计。⑨测量者应接受一定训练，并请医生指导。血压计应至少每年校准一次。

三、动态血压监测

1966 年，英国的 Bevan 首次用携带式动态血压监测仪记录 24h 动态血压。1982 年由 Pickering 用于临床。动态血压监测是用特殊的血压测量和记录装置在一定的时间间隔，一般 20 ～ 30min 测量血压一次，连续观察 24h。可反映不同生理节律和外界环境时的血压变化，无测量者偏差及“白大衣效应”，可全面、详尽地观察一天中血压的动态变化。其结果与高血压并发症的相关性良好，有助于合理进行降压治疗、疗效评价和预后判断，以及鉴别抗高血压药物试验中有无安慰剂效应等。动态血压的应用，使高血压的研究及临床诊断、治疗和预后评估进入了一个崭新的阶段。临床上广义的动态血压监测（ambulatory blood pressure monitoring，ABPM）是指各种连续性或间歇性的，有创性或无创性的监测血压的方法，包括采用多功能床边监护仪的有创性血流动力学连续监测，或无创性自动充气的上臂袖带血压床边程控测量。可用于自动监测患者血压的仪器有很多种（多数带示波器），也包括采用水银柱式血压计和随身携带的电子血压计进行密切的血压测量。狭义的动态血压监测一般是指通过随身携带的袖珍无创性动态血压监测仪，在不影响日常生活和夜间睡眠的情况下，24h 自动程控定时测量血压，储存数据供计算机软件采样分析统计血压参数的血压监测方法。动态血压测量时应注意以下问题：测量时间间隔一般应设定为 15 ～ 30min，也可根据需要设定所需的时间间隔；指导患者日常活动，避免剧烈运动；测血压时患者上臂要保持伸展和静止状态；若首次检查由于伪迹较多而使读数小于预期值的 80%，应再次测量；可根据 24h 平均血压、日间血压或夜间血压进行临床决策参考，但倾向于应用 24h 平均血压。

（一）监测方法

ABPM 通常采用上臂袖带间断自动充气间接测量，根据压力振荡法或柯氏音法原理拾取信号并记录储存。也有采用指端部位，根据容积估记或脉搏波传递推算血压值。动态血压监测仪准确性的临床考核是比较该仪器与水银柱式血压计测量所得读数的差异，其方法是在同一上臂、同一血压袖带经三通管连接水银柱式血压计和动态血压监测仪进行测量。根据英国高血压学会（BHS）制定的评价方案和美国医疗器械联合会（AAMI）的标准进行评价。BHS 方案采用 A、B、C、D 等级法，两种仪器所测血压读数差异≤ 5mmHg、≤ 10mmHg、≤ 15mmHg 的次数的百分率必须超过 45%、70%、90% 方可进入临床使用。AAMI 采用的标准是两种仪器测得的血压读数的平均差异必须≤（5 ± 8）mmHg。但目前动态血压监测尚存在一些局限性：①采用上臂袖带充气测压法，因为有测压间隔，只能获得非连续性血压值，不能获得全部 24h 的血压波动资料，无法获取短时间内血压波动的信息，而且收缩压和舒张压不在同一心动周期内。采用振荡示波法原理的监测仪在测压时要尽量保持肢体静止，避免上肢的肌肉收缩活动，否则袖带内压力波形会受干扰。采用柯氏音法的监测仪，要避免袖带位置移动，否则拾音器无法感知柯氏音，会导致数据丢失。②动态血压监测过程中的仪器噪音虽已得到显著改善，但对患者的日常生活，尤其是睡眠仍有影响，从而影响到血压水平。③ 10% ~ 15% 的数据因可信度较差，在分析时要舍弃。一般在分析统计参数时采用以下舍弃标准：收缩压 >260mmHg 或 <60mmHg，舒张压 >150mmHg 或 <40mmHg，脉压 >150mmHg 或 <20mmHg。④动态血压监测的有效血压读数次数应达到监测次数的 80% 以上，测压空白时间段不应超过 2h，否则结果的可靠性和重复性较差。⑤动态血压监测的参数分析尚未建立合理、科学的解释标准，正常值也无统一标准，国际上正进行大样本的人群调查，短时间内只能从临床正常者中获得参考值。

（二）动态血压的参数

包括血压水平、血压变异性和血压昼夜节律三部分。

1. 血压水平

①平均血压：通常采用 24h 血压平均值、白昼血压平均值、夜间血压平均值。24h、白昼与夜间血压平均值在非同日检测时重复性相对较好。动态血压的正常值推荐以下国内参考标准：24h 血压平均值 <130/80mmHg，白昼血压平均值 <135/85mmHg，夜间血压平均值 <125/75mmHg。正常情况下，夜间血压平均值比白昼血压平均值低 10% ~ 15%。②血压负荷值（blood pressure load value）：指血压超过某个阈值水平的次数比例。一般将白昼的阈值定为收缩压 >140mmHg，舒张压 >90mmHg；夜间的阈值定为收缩压 >120mmHg，舒张压 >80mmHg。血压负荷值是血压升高幅度和时间的二维综合指标，有较高的预测高血压靶器官损害的敏感性，但是非同日检测时的重复性相对较差，而且有最大值 100% 的限制。比较精确的指标可以采用曲线下面积，即计算 24 个时间区间收缩压或舒张压曲线下面积之和。各个区间的面积采用梯形面积法近似求出。

2. 血压变异性（BPV）

ABPM 可以获得短时和长时（24h）血压变异性信号。一般以时域指标（即标准差）反映变异的幅度，以频数指标反映变异的速度。上臂袖带测压法在短时间内的血压读数小于 256 次，无法进行频数分析。因此，目前短时血压变异性采用整个 24h 内每 30min 血压标准差的平均值，长时血压变异性采用 24h 血压的标准差。为了比较不同血压水平的血压变异性，也有采用血压变异系数，即标准差 / 平均值，可分别求出 24h、白昼、夜间血压变异系数，表示不同时间阶段的血压波动幅度。

3. 血压昼夜节律

反映血压昼夜节律变化的指标有血压波动曲线图和夜间血压下降率。正常时血压在 24h 内呈生理的节律性波动，健康个体和多数高血压患者的血压呈现白昼高、夜间低的规律性变化，日间平均血压通常高于 24h 平均血压，夜间平均血压通常低于 24h 平均血压，夜间睡眠血压低于白昼血压 10% ~ 20%，正常人波动范围可达 30 ~ 40mmHg，血压在凌晨 2 ~ 3 点时处于最低谷，凌晨血压明显升高。白天血压处于相对较高水平，多呈双峰，双峰出现在上午 8 ~ 9 时和下午 4 ~ 6 时。24h 动态血压的这种昼高、夜低的趋势图呈现双峰 – 谷的“勺型（dipper）”，即有一明显的夜间谷，夜间血压较白天血压低

10%。反之，那些夜间谷变浅，夜间血压均值较白天下降 <10%，或无明显的夜间谷，甚至夜间血压高于白天血压者，称为“非勺型（nondipper）”。日本学者把血压的 24h 变化趋势进一步分为深勺型、勺型、非勺型和反勺型。具体的划分标准是：①深勺型：夜间血压下降幅度≥白天血压的 20%；②勺型：夜间血压下降幅度≥ 10%，但 <20%；③非勺型：夜间血压下降幅度≥ 0，但 <10%；④反勺型：夜间血压无任何下降。大多数轻中度原发性高血压患者的血压昼夜波动曲线与正常人相似，但血压水平高且波动大。血压的昼夜节律性变异缩小，血压夜间谷变浅，见于某些类型的高血压、自主神经失调、睡眠呼吸暂停、某些内分泌疾患，以及某些老年人等。研究证明，血压呈非勺型或反勺型改变的患者，心、脑等靶器官损害程度明显大于呈勺型者，预后也差。高血压患者的血压昼夜波动曲线也相似，但整体水平较高，波动幅度也较高，大致可分为四种类型：①正常昼夜节律型：大多数轻中度高血压患者在夜间睡眠时血压有相当明显的下降，但随着年龄增长，昼夜波动幅度变小；②昼夜节律减弱或消失型：多见于 3 级高血压或伴有心、脑、肾靶器官损害者，以及睡眠呼吸暂停综合征和严重睡眠障碍者；③夜间血压升高型：见于严重自主神经功能障碍者和部分有动脉粥样硬化的高龄老年人，表现为白昼血压低下或直立性低血压，夜间血压持续升高；④“嗜铬细胞瘤”型：见于嗜铬细胞瘤、肾血管性高血压、糖尿病伴高血压和极少数原发性高血压患者，常表现为发作性血压明显升高和直立性低血压。

目前采用夜间血压下降百分率，即（白昼均值 – 夜间均值）/ 白昼均值，用于判断动态血压的昼夜节律状况；采用清晨血压骤升速率，即清晨 6 ~ 8 点的血压上升幅度 / 时间，反映清晨血压的波动程度。多数学者认为夜间血压下降百分率 <10% 定义为血压昼夜节律异常，但此标准似乎范围太宽，重复性也差。

（三）临床意义

动态血压监测在临床上可用于诊断白大衣性高血压、隐蔽性高血压、顽固难治性高血压、发作性高血压或低血压，评估血压升高严重程度，目前仍主要用于临床研究，例如评估心血管调节机制、预后意义、新药或治疗方案疗效考核等，但不能取代诊室血压测量。

1. 诊断白大衣性高血压

1940 年，Ayman 等首先观察到高血压患者在诊室和家庭测量的血压值之间有差异，即诊室血压或办公室血压高于家庭或诊室外血压，这种现象称为白大衣效应，其机制是由于患者对医院环境和医务人员的警觉反应所致。这种反应部分与就诊环境有关，多数与测量者有关。白大衣性高血压的定义是，多次诊室外白昼血压的平均值小于 135/85mmHg，而诊室血压大于 140/90mmHg。研究显示，大多数患者有“白大衣效应”。然而，显示白大衣效应的多数患者也存在诊室外血压升高，以致在任何情况下均表现为高血压。多组研究显示，诊室内诊断为高血压的患者大约 20% 为“白大衣性高血压”，普通人群的发生率为 15% ~ 30%，妊娠妇女约为 30%，老年人白大衣性高血压常更显著。为了避免混淆，1996 年世界卫生组织专家委员会推荐使用“单纯诊室高血压”。如果比较诊室血压值与白昼动态血压值，可分为以下四种类型：①均正常：见于正常健康者；②均增高：见于大部分高血压患者；③诊室血压升高：白昼动态血压正常，称为“白大衣性高血压”；④诊室血压正常：白昼动态血压值升高，表现为对日常生活中的应激状况有较强的升压反应，称为“逆白大衣效应”。

2. 判断高血压患者的病情程度

血压水平、血压昼夜节律、血压变异性。

3. 评价抗高血压治疗

动态血压监测的重复性较好，在监测降压治疗效应方面比常规测压更具有优势，是考核药物降压疗效的一种可靠手段。对限盐、减轻体重、运动等非药物治疗方面的有效性也能进行评价。动态血压评价降压疗效的参考标准：24h 收缩压及舒张压均值分别降低 10 ~ 12mmHg 及 5 ~ 8mmHg 以上，或治疗后 24h 动态血压曲线呈现完全向下分离或大部分时间连续性向下分离可视为有效。评价抗高血压药物的降压疗效时，可以采用计算降压效应的谷 / 峰比值（trough/peak，T/P ratio）来反映 24h 血压控制的能力。根据美国食品与药物管理局（FDA）的定义，谷峰比值是降压的谷效应值与峰效应值之间的比值。峰值指给药后达药物峰浓度时的最大血压降低值；谷值指下一次给药前的血压降低值（均与治疗前比较）。FDA 规定长效降压药的谷峰比值 <50% 不能上市，谷峰比值在 60% 以上为宜。动态血压监测可以观察

静息、运动、工作、应激、睡眠、服药等不同状态下的血压水平，可以观察药物作用高峰与持续时间。通过对治疗过程中血压水平、符峰比值等的评估来调整治疗方案。动态血压分析还有助于降压药物的选择。一项回顾性研究发现，α 受体阻滞剂、β 受体阻滞剂、交感神经抑制剂使夜间血压下降较小，ACEI 使夜间血压下降较明显，CCB 或利尿剂对白昼血压及夜间血压下降程度大致相同。

4. 分析心肌缺血或心律失常诱因

如果同时进行 Holter 和动态血压监测检查，可观察心肌缺血、心律失常与血压升高、血压降低之间的因果关系或顺序关系。明确这种关系有利于制订合理的抗心肌缺血和抗心律失常治疗方案。

5. 临床试验应用

动态血压监测有良好的重复性，可以减少诊室测压过程带来的变异，容易观察治疗前后的药物疗效，减少药物安慰剂效应。减少测压的变异还可以降低血压波动的标准差，从而提高临床试验的准确性，减少试验的样本量。

四、血压的变异性

血压变异性即血压波动性，是个体在单位时间内血压波动的程度，反映血压随心血管的反应性、昼夜节律、行为及心理变化而变化的程度，如兴奋、恐惧或运动时，由于交感神经活性增加，血压尤其是收缩压可明显增高，剧烈运动时收缩压甚至可高达 180 ~ 200mmHg，舒张压可高达 100mmHg。停止运动可使血压急剧下降，是因为腹肌松弛所致，以后又出现血压的第二次升高。大多数轻中度高血压患者，血压昼夜波动曲线与正常人类似，但总体水平较高，波动幅度较大。24h 内的血压波动幅度平均为 1.5 ~ 2mmHg。血压的变异性根据时间长短分为：短期变异性（short-term variability）、长期变异性（long-term variability）、季节变异性（seasonal variability）。

（一）短期变异性

短期变异性指小于 24h 的短时间内的血压波动性。只有采用动脉内插管或进行无创性 Finapres 连续监测才能准确测定。血压的短期变异受两个因素的控制，一是行为和环境刺激所致的非节律性、无规律性的变化；二是心血管系统和呼吸运动固有节律（生物钟）引起的血压节律性波动。血压的短期变异性通常采用 1min 或 30min 内收缩压、舒张压和平均动脉压的均值和标准差，并结合相应时间段心率的变化进行分析。随着年龄的增长，由于压力感受器的敏感性降低，血压的短期变异性将逐渐增加，而心率变异性减小。

（二）长期变异性

长期变异性指在一天中，即 24h 内的血压波动变化。与短期变异性相似，也包括节律性变化和非节律性变化两部分。非节律性变化与许多行为和环境因素的影响有关，受自主神经系统的调节，如体位、体力活动强度、情绪波动等。而节律性变化受中枢神经系统控制，与机体固有的生理节奏一致，受许多神经 - 体液因素，如儿茶酚胺、肾素 - 血管紧张素 - 醛固酮系统、肾上腺皮质激素等昼夜节律的影响，表现出明显的规律性。

（三）季节变异性

季节变异性指血压随四季的更替而变化。各年龄组人群均表现出冬季血压升高，收缩压和舒张压均升高，而夏季血压相对要低一些，随年龄增加，这一趋势更加明显。血压的季节性变化机制尚不清楚，但可以看出，血压与环境温度呈负相关，安静状态下，环境温度每降低 1℃，收缩压和舒张压分别升高 1.3mmHg 和 1.6mmHg。

第三节 高血压的临床评估

一、高血压的易患因素

（一）遗传因素

遗传因素在高血压发病中起重要作用。多数学者认为，高血压属多基因遗传病，呈遗传易感性与环境因素相结合的发病模式。所涉及的基因有近百种。应用转基因细胞和动物把可能致高血压和抑高血压的基因 cDNA 导入正常血压的动物和细胞，观察外源性基因在被导入后的表达状态，与其血压调控之间的关系。这是探索高血压的关键基因的重要方法之一。有资料表明，遗传性高血压大鼠后代都患高血压。

高血压人群流行病遗传性背景调查，对于研究高血压关键基因具有十分重要的意义。尤其对双生子的研究及对同胞群的研究是最重要的方法。孪生子研究表明，单卵双生子间血压相关系数为 0.55，双卵双生子间为 0.25。家系调查结果表明，双亲血压正常者其子女患高血压的概率为 3%；而双亲均为高血压者，其子女患高血压的概率则为 45%，是血压正常者子女的 15 倍。

目前已知可能与高血压有关的基因可分为以下几类：①促进血管收缩与平滑肌细胞增殖有关的基因，包括肾素、血管紧张素及其受体、血管紧张素转化酶、醛固酮合成酶、内皮素及其受体、加压素及其受体、神经肽 Y 及其受体、儿茶酚胺及其受体、5- 羟色胺合成酶及其受体；②促进血管舒张或抑制血管平滑肌细胞增殖的有关基冈，包括心钠素及其受体、激肽释放酶和激肽、NO 合成酶、前列腺素合成酶、速激肽及其受体、降钙素基因相关肽及其受体等；③生长因子和细胞因子有关基因，包括胰岛素及其受体、IGF 及其受体、EGF 及其受体、VEGF 及其受体、γ- 干扰素、IL-12、IL-8 等及其受体；④调节及信息传递体系基因、癌基因、抗癌基因、Ca^{2+} 通道、Ca^{2+} 泵及 Na^{+}-Ca^{2+} 交换体、G 蛋白及其相关蛋白质、磷脂酶体系、蛋白激酶体系等。根据高血压涉及的基因不同，进行高血压分型和基因诊断，预测高血压发病，寻找高危人群，从而进行早期防治，甚至基因治疗。

（二）神经内分泌因素

1. 交感神经张力过高

交感神经兴奋作用于心脏 β 受体时，则可使心率增快，心肌收缩力增强，结果导致心排血量增加；作用于血管 α 受体，则可使小动脉收缩，外周血管阻力增高，最终导致血压升高。因此，交感神经张力过高的人容易患高血压。

2. 生物活性多肽水平过高

近年来，发现心血管系统内第三类神经——肽能神经，其末梢释放生物活性多肽，调节心肌和血管的运动。主要包括神经肽酪氨酸（neuropeptide Y，NYP），降钙素基因相关肽（calcitonin gene related peptide，CGRP），P 物质和 K 物质缓激肽。这些神经递质水平过高易导致血压升高。

NYP 以房室结含量最高，其次为冠状动脉周围和心肌纤维。心脏内的 NYP 神经元主要在心脏神经节内，其末梢分布于窦房结、房室结、心房和心室肌及冠状动脉系统。切除星状神经节后，心内的 NYP 含量则明显减少甚至消失。在心血管系统中，NYP 神经纤维主要分布在动脉，围绕大的弹性动脉和肌性动脉并形成网络，在静脉血管分布较少。NYP 可释放于血中，血浆浓度为 1 ~ 5mmol/mL。

NYP 是交感神经去甲肾上腺素的辅递质，与儿茶酚胺共存于交感神经纤维之中。刺激交感神经不仅可使儿茶酚胺释放，而且还可促使 NYP 的分泌。NYP 可增加儿茶酚胺的缩血管作用，还能通过交感神经突触前受体抑制儿茶酚胺的释放，因此 NYP 是交感神经递质释放的调节者。此外，NYP 还可降低血管对舒血管物质的反应。总之，NYP 可致血压升高。NYP 对血管的作用有赖于细胞内 Ca^{2+} 的存在。因此，钙拮抗剂可明显降低 NYP 的缩血管作用。肾上腺髓质嗜铬细胞瘤患者血浆 NYP 水平明显高于正常人。CGRP 主要分布在中枢神经和外周神经系统中，是一种神经递质。其神经纤维广泛分布于心血管系统中。CGRP 具有强大的扩血管作用，是体内最强的舒血管活性多肽。有强烈的扩张冠状动脉的作用，其作用比硝酸甘油强 240 倍，且不依赖血管内皮的完整性，即对已发生的动脉粥样硬化的冠状动脉也有明显的扩张作用。

CGRP 可增加心肌收缩力，使心排血量增加，此外，还有正性变时作用使心率增快。它的这一作用可部分被普萘洛尔阻滞，但其正性肌力作用不受 β 受体阻滞剂的影响。CGRP 释放减少，是引起血升高的一个重要因素。CGRP 有可能成为治疗高血压，防治心绞痛，保护心肌，改善心功能的有效药物。

P 物质和 K 物质主要分布在中枢神经系统、消化系统及心血管系统。心脏内的 P 物质主要受星状神经节和迷走神经的支配。将 P 物质注入脑室可引起血压升高，心率增快，同时血中儿茶酚胺浓度升高，该作用可被 α 受体阻滞剂所减弱，提示 P 物质的中枢性升压作用是由于兴奋了交感神经系统所致。此外，P 物质还有扩张冠状动脉、增加心排血量的作用，这些作用可被 5- 羟色胺所减弱。K 物质对心血管系统的作用远大于 P 物质。除上述神经肽外，在中枢神经系统内的神经肽如血管紧张肽、脑啡肽、内啡肽、血管加压素、神经降压肽及强啡肽等可能与心血管系统的功能调节和高血压的发病机制均有联系。

3. 高胰岛素血症

人们早已发现，糖尿病患者的高血压和冠状动脉粥样硬化性心脏病（冠心病）的发病率较高，高血压常伴有高胰岛素血症。高胰岛素血症引起高血压的机制可能包括：①高胰岛素血症引起肾小管重吸收钠增加，使体内总钠增多，导致细胞外液容量增多，机体为维持钠平衡，通过提高肾小球灌注压，促进尿液排泄，从而使血压升高；②胰岛素增强交感神经活性，交感神经活性增强可增加肾小管对钠的重吸收，提高心排血量和外周血管阻力，导致血压上升；③胰岛素刺激 H^+-Na^+ 交换，该过程与 Ca^{2+} 交换有关，使细胞内 Na^+、Ca^{2+} 增加，由此增强血管平滑肌对血管加压物质如去甲肾上腺素、血管紧张素Ⅱ和血容量扩张的敏感性，引起血压升高；④胰岛素可刺激血管壁增生肥厚，使血管腔变窄，外周血管阻力增加导致血压上升。

（三）肾素 - 血管紧张素 - 醛固酮系统异常

肾素 - 血管紧张素 - 醛同酮系统，简称肾素系统（RAAS），是调节血压和血容量的激素系统，也是一个复杂的血压反馈控制系统。鉴于它和肾脏及其他调压激素之间的密切联系，它对高血压的发病、血压维持、治疗及预后等方面均有重要意义。肾素由肾小球旁细胞分泌后，在循环中与血浆底物即血管紧张素原作用，产生一种无活性的血管紧张素Ⅰ（ATI），后者被转化酶作用，生成血管紧张素Ⅱ（ATn）。ATn 再通过氨肽酶作用变成血管紧张素Ⅲ（AT Ⅲ），最终继续分解成为无活性的物质由肾脏排出。ATII 的生理效应是 RAAS 最主要的功能。ATn 是已知的内源性升压物质中，作用最强的激素。它的升压作用比去甲肾上腺素强 5 ~ 10 倍，在维持血压及血容量平衡中起关键性作用。很久以来，一直认为 RAAS 是一个循环的内分泌系统。近年来发现不仅在肾脏而且在若干肾外组织也存在着肾素样物质。用免疫组织化学技术确定了肾素、AT Ⅱ、转化酶（ACE）及 ATn 受体在下述组织中的定位，即肾上腺、心脏、血管壁及脑组织中。此外，血管紧张素转化酶抑制剂（ACEI）的临床作用，显示出不仅能抑制循环 RAAS，同时也可抑制组织中的 AT Ⅱ的生成。局部组织产生的肾素血管紧张素通过自分泌和旁分泌强有力的调节着组织的功能。

关于循环 RAAS 与组织 RAAS 在心血管平衡调节中的假说，据现有资料，某些学者认为血循环中的 RAAS 主要行使短期的心肾平衡调节。而血管阻力的控制及局部组织功能则受组织 RAAS 的影响。在一定程度上 RAAS 与交感神经系统相似，而局部组织的 RAAS 在心血管功能失代偿时，可被激活而参与平衡的维持。

（四）外周血管结构及功能异常

1. 血管张力增高管壁重塑

目前认为，循环的自身调节失衡，导致小动脉和小静脉张力增高，是高血压发生的重要原因。高血压患者总外周血管阻力增高不仅与血管张力增高有关，其物质基础与血管组织结构改变密切相关，主要表现为血管壁增厚，管壁中层平滑肌细胞肥大、增生和阻力血管变得稀疏及减少。

2. 血管平滑肌细胞离子运转异常

细胞膜 Na^+-K^+-ATP 酶活性受抑制，使细胞内 Na^+ 浓度升高。细胞 Ca^{2+} 内流和外流间不平衡，促使细胞内 Ca^{2+} 增加，而后者又可抑制钠泵，影响血管平滑肌的生长发育，从而引起细胞内 Na^+ 增加和血管结构变化。当细胞膜稳定性降低时，一方面可引起血管壁对血管活性物质的敏感性增高，易发生血管收缩；另一方面，又促使细胞膜去极化，使电压依赖性的钙通道被激活，Ca^{2+}内流，血管收缩，血压升高。

3. 内皮素合成增加

血管内皮分泌的强缩血管肽——内皮素（endothelin）对控制体循环血压及局部血流可能起重要作用。当内皮素合成增加就可导致血管痉挛、血压升高，血管内皮同时还分泌内皮舒张因子，使血管舒张。当内皮损伤时，舒张因子生成障碍，也可导致血压升高。

4. 血管壁的敏感性和反应性的改变

血管壁对血管活性物质的敏感性和反应性增强发生在血压升高之前，这种改变主要是由于血管平滑肌细胞膜特性的异常。如细胞膜对Ca^{2+}通透性增高，膜电位降低、膜稳定性下降，膜对Na^{+}的通透性增高，膜转运系统异常等。有许多因素可影响血管壁的敏感性和反应性，如高盐可使血管壁对AT Ⅱ的缩血管反应性增高，ANP可使平滑肌细胞对NE和AT Ⅱ的缩血管反应减弱甚至消失。血管壁的敏感性和反应性增高是引起血管张力升高的重要原因。

5. 血管受体改变

当血管壁β受体数目减少，活性降低，或α受体占优势时，均可使血管收缩，血压升高。

二、血压的评估

（一）评估目的与内容

高血压诊断性评估的目的是利于高血压原因的鉴别诊断、心血管危险因素的评估，并指导诊断措施及预后判断等，主要内容包括：

1. 确定血压水平及其他心血管病危险因素

心血管事件的发生，与血压水平及其他心血管危险因素密切相关，这些危险因素包括：男性>55岁、女性>65岁，吸烟，血脂异常。早发心血管病家族史，腹型肥胖或肥胖，缺乏体力活动，高敏C反应蛋白≥3mg/L等。

2. 判断高血压的原因

明确有无继发性高血压成人高血压中5%～10%可查出高血压的具体原因。以下线索提示有继发性高血压可能：①严重或顽固性高血压；②年轻时发病；③原来控制良好的高血压突然恶化；④突然发病；⑤合并周围血管病的高血压，可通过临床病史、体格检查和常规实验室检查可对继发性高血压进行简单筛查，并对高度可疑患者进行特异性诊断程序。

3. 寻找靶器官损害以及相关临床的情况

靶器官损害对高血压患者总心血管病危险的判断是十分重要的，故应仔细寻找靶器官损害的证据，包括心脏、血管、肾脏、脑和眼底等。

（二）评估方法

1. 家族史和临床病史

全面的病史采集极为重要，应包括：①家族史：询问患者有无高血压、糖尿病、血脂异常、冠心病、脑卒中或肾脏病的家族史；②病程：患高血压的时间、血压水平、是否接受过抗高血压治疗及其疗效和副作用；③症状及既往史：目前及既往有无冠心病、心力衰竭、脑血管病、外周血管病、糖尿病、痛风、血脂异常、支气管痉挛、睡眠呼吸暂停综合征、性功能异常和肾脏疾病等的症状或病史及其治疗情况；④有无提示继发性高血压的症状；⑤生活方式：仔细了解膳食中的脂肪、盐、酒摄入量，吸烟支数、体力活动量；询问成年后体重增加情况；⑥药物致高血压：详细询问曾否服用可能升高血压的药物，如口服避孕药、非甾体类抗炎药、甘草等；⑦心理社会因素：详细了解可能影响高血压病程及疗效的个人心理、社会和环境因素，包括家庭情况、工作环境及文化程度。

2. 体格检查

仔细的体格检查有助于发现继发性高血压的线索及靶器官损害的情况。包括正确测量四肢血压，测量体重指数（BMI），测量腰围及臀围，检查眼底，观察有无Cushing面容、神经纤维瘤性皮肤斑、甲状腺功能亢进性突眼征、下肢水肿，听诊颈动脉、胸主动脉、腹部动脉及股动脉有无杂音，甲状腺触诊，全面的心肺检查，检查腹部有无肾脏扩大、肿块，四肢动脉搏动，神经系统检查。

3. 实验室检查

高血压的实验室检查围绕心血管危险因素、继发性高血压的筛查和靶器官损害的评估进行，主要包括：①常规检查：血常规、血生化（钾、空腹血糖、血清总胆固醇、甘油三酯、高密度脂蛋白胆固醇、低密度脂蛋白胆固醇和尿酸、肌酐）、尿液分析（尿蛋白、糖和尿沉渣镜检）、心电图。②推荐检查项目：超声心动图、颈动脉和股动脉超声、餐后血糖（当空腹血糖≥ 6.1mmol/L 或 110mg/dL 时测量）、C 反应蛋白（高敏感）、微量白蛋白尿（糖尿病患者必查项目）、尿蛋白定量（若纤维素试纸检查为阳性者检查此项目）、眼底检查和胸片、睡眠呼吸监测（睡眠呼吸暂停综合征）。③继发性高血压筛查项目：疑及继发性高血压者，根据需要分别进行血浆肾素活性、血及尿醛固酮、血及尿儿茶酚胺、动脉造影、肾和肾上腺超声、CT 或 MRI 等。

4. 血压测量

血压测量是诊断高血压及评估其严重程度的主要手段，目前主要用以下三种方法：

（1）诊所血压：诊所血压是目前临床诊断高血压和分级的标准方法，由医护人员在标准条件下按统一的规范进行测量。首先要求患者坐在安静的房间里，5min 后再开始测量；至少测量两次，间隔 1 ~ 2min，若两次测量结果相差比较大，应再次测量；采用标准袖带（12 ~ 13cm 长，35cm 宽），当患者上臂较粗或较细时，应分别采用较大或较小的袖带；无论患者采取何种体位，上臂均应置于心脏水平；分别采用 Korotkoff 第Ⅰ音和第Ⅴ音（消失音）确定收缩压和舒张压；首诊时应当测量双臂血压，因外周血管病可以导致左右两侧血压的不同，以听诊方法测量时应以较高一侧的读数为准；对老人、糖尿病患者或其他常有或疑似体位性低血压的患者，应测量直立位 1min 和 5min 后的血压。

（2）自测血压：自测血压在评估血压水平及严重程度、评价降压效应、改善治疗依从性、增强治疗的主动性等方面具有独特优点，且无白大衣效应、可重复性较好，因此在评价血压水平和指导降压治疗上已成为诊所血压的重要补充。然而，对于精神焦虑或根据血压读数常自行改变治疗方案的患者，不建议自测血压。正常上限参考值：135/85mmHg。

（3）动态血压：动态血压在临床上可用于诊断白大衣性高血压、隐蔽性高血压、顽固难治性高血压、发作性高血压或低血压，评估血压升高严重程度等。国内参考标准：24h 平均值 <130/80mmHg，白昼平均值 <135/85mmHg，夜间平均值 <125/75mmHg。正常情况下，夜间血压均值比白昼血压值低 10% ~ 15%。可根据 24h 平均血压、日间血压或夜间血压进行临床决策参考，但倾向于应用 24h 平均血压。

三、高血压的分级与危险性分层

（一）高血压的分级

血压水平与心血管发病危险之间的关系是连续的，在未用抗高血压药情况下，收缩压≥ 140mmHg 和（或）舒张压≥ 90mmHg 即可诊断高血压。根据 2005 年中国高血压防治指南，按诊所血压水平将高血压分为 1、2 和 3 级，具体血压水平的定义和分类见表 6–2。

表 6–2　血压水平的定义和分类

类别	收缩压 (mmHg)	舒张压 (mmHg)
正常血压	< 120	< 80
正常高值	120~ 139	80~ 89
高血压	≥ 140	≥ 90
1 级高血压 (轻度)	140~ 159	90~99
2 级高血压 (中度)	160~ 179	100~ 109
3 级高血压 (重度)	≥ 180	≥ 110
单纯收缩期高向压	≥ 140	<90

（二）高血压的危险性分层

高血压的预后与危险性除与血压水平相关外，还与其他心血管危险因素、靶器官损害、并存临床情况（如心脑血管病、肾病及糖尿病）及患者个人情况及经济条件等有关。根据 10 年内发生心血管事件危险性的高低，将高血压分为低危组、中危组、高危组和很高危组 4 组（见表 6–3），以评估高血压的预后及指导治疗：

低危组：男性年龄 <55 岁、女性年龄 <65 岁，高血压 1 级、无其他危险因素者，属低危组。典型情况下，10 年随访中患者发生主要心血管事件的危险 <15%。

中危组：高血压 2 级或 1 ~ 2 级同时有 1 ~ 2 个危险因素，患者应否给予药物治疗，开始药物治疗前应经多长时间的观察，医生需予十分缜密的判断。典型情况下，该组患者随后 10 年内发生主要心血管事件的危险约为 15% ~ 20%，若患者属高血压 1 级，兼有一种危险因素，10 年内发生心血管事件危险为 15%。

高危组：高血压水平属 1 级或 2 级，兼有三种或更多危险因素、兼患糖尿病或靶器官损害或高血压水平属 3 级但无其他危险因素患者属高危组。典型情况下，他们随后 10 年间发生主要心血管事件的危险为 20% ~ 30%。

很高危组：高血压 3 级同时有 1 种以上危险因素或兼患糖尿病或靶器官损害，或高血压 1 ~ 3 级并有临床相关疾病。典型情况下，随后 10 年间发生主要心血管事件的危险最高，达大于或等于 30%，应迅速开始最积极的治疗。

表 6–3　高血压危险分层

其他危险因素和病史	血压（mmHg）		
	1 级高血压 SBP 140~159 或 DBP 90~99	2 级高血压 SBP 160~179 或 DBP 100~109	3 级高血压 SBP ≥ 180 或 DBP ≥ 110
Ⅰ. 无其他危险因素	低危	中危	高危
Ⅱ.1~2 个危险因素	中危	中危	很高危
Ⅲ. ≥ 3 个危险因素、靶器官损害或糖尿病	高危	高危	很高危
Ⅳ. 并存的临床情况	很高危	很高危	很高危

第四节　继发性高血压概述

继发性高血压在高血压中占 5% ~ 10%，但随着诊断手段的不断提高，这一比例仍在上升；同时，继发性高血压在中重度高血压和难治性高血压中占有更大的比例；继发性高血压的识别是高血玉临床诊治中最常遇到的问题之一。继发性高血压病因繁多，至少有 50 种以上的疾病可导致继发性高血压。常见的继发性高血压主要包括：肾实质性高血压、肾血管高血压、嗜铬细胞瘤、原发性醛固酮增多症、Cushing 综合征、妊娠高血压、睡眠呼吸暂停综合征、药物引起高血压等。由于多数继发性高血玉可通过病因治疗得以根治，因此继发性高血压的识别和诊断具有重要的意义。本文重点探讨几种最重要的继发性高血压类型的临床特征、诊断依据及治疗措施。继发性高血压的临床表现不同于无并发症的原发性高血压，常存在某些特殊的表现或“不合常理”的特征，有时被称为“不合常理”高血压，这常常是临床怀疑继发性高血压的最初线索。存在“不合常理”的高血压患者应注意继发性高血压的排查。

继发性高血压的特征

（1）起病在 30 岁以前或 50 岁以后。

（2）重度高血压（>180/110mmHg）。

（3）继发性高血压的临床表现。

①无诱因或利尿引起的低钾血症表现。

②腹部血管杂音。

③血压波动伴头痛、心动过速、出汗、震颤。
④水肿、贫血等肾脏疾病表现。
⑤打鼾、白日嗜睡、肥胖。
（4）明显靶器官损害。
①眼底表现 2 级以上。
②血肌酐增高或蛋白尿。
③心脏增大或左心室肥厚。
④血管活性物质异常。
⑤儿茶酚胺。
⑥醛固酮。
⑦肾素活性。
⑧皮质醇。
（5）对通常有效的治疗反应差。

第七章

冠心病

第一节　不稳定型心绞痛

一、定义

临床上将原来的初发型心绞痛、恶化型心绞痛和各型自发性心绞痛广义地统称为不稳定型心绞痛（UAP）。其特点是疼痛发作频率增加、程度加重、持续时间延长、发作诱因改变，甚至休息时亦出现持续时间较长的心绞痛。含化硝酸甘油效果差，或无效。本型心绞痛介于稳定型心绞痛和急性心肌梗死之间，易发展为心肌梗死，但无心肌梗死的心电图及血清酶学改变。不稳定型心绞痛是介于稳定型心绞痛和急性心肌梗死之间的一组临床心绞痛综合征。有学者认为除了稳定的劳力性心绞痛为稳定型心绞痛外，其他所有的心绞痛均属于不稳定型心绞痛，包括初发劳力型心绞痛、恶化劳力型心绞痛、卧位型心绞痛、夜间发作的心绞痛、变异型心绞痛、梗死前心绞痛、梗死后心绞痛和混合型心绞痛。如果劳力性和自发性心绞痛同时发生在一个患者身上，则称为混合型心绞痛。不稳定型心绞痛具有独特的病理生理机制及临床预后，如果得不到恰当及时的治疗，可能发展为急性心肌梗死。

二、病因及发病机制

日前认为有五种因素与不稳定型心绞痛有关，它们相互关联。

（一）冠脉粥样硬化斑块上有非阻塞性血栓

为最常见的发病原因，冠脉内粥样硬化斑块破裂诱发血小板聚集及血栓形成，血栓形成和自溶过程的动态不平衡过程，导致冠脉发生不稳定的不完全性阻塞。

（二）动力性冠脉阻塞

在冠脉器质性狭窄基础上，病变局部的冠脉发生异常收缩、痉挛导致冠脉功能性狭窄，进一步加重心肌缺血，产生不稳定型心绞痛。这种局限性痉挛与内皮细胞功能紊乱、血管收缩反应过度有关，常发生在冠脉粥样硬化的斑块部位。

（三）冠状动脉严重狭窄

冠脉以斑块导致的固定性狭窄为主，不伴有痉挛或血栓形成，见于某些冠脉斑块逐渐增大、管腔狭窄进行性加重的患者，或 PCI 术后再狭窄的患者。

（四）冠状动脉炎症

近年来研究认为斑块发生破裂与其局部的炎症反应有十分密切的关系。在炎症反应中感染因素可能也起一定作用，其感染物可能是巨细胞病毒和肺炎衣原体。这些患者炎症递质标志物水平检测常有明显增高。

（五）全身疾病加重的不稳定型心绞痛

在原有冠脉粥样硬化性狭窄基础上，由于外源性诱发因素影响冠脉血管导致心肌氧的供求失衡，心绞痛恶化加重。常见原因有：①心肌需氧增加，如发热、心动过速、甲亢等。②冠脉血流减少，如低血压、休克。③心肌氧释放减少，如贫血、低氧血症。

三、临床表现

（一）症状

临床上不稳定型心绞痛可表现为新近发生（1个月内）的劳力型心绞痛，或原有稳定型心绞痛的主要特征近期内发生了变化，如心前区疼痛发作更频繁、程度更严重、时间也延长，轻微活动甚至在休息也发作。少数不稳定型心绞痛患者可无胸部不适表现，仅表现为颌、耳、颈、臂或上胸部发作性疼痛不适，或表现为发作性呼吸困难，其他还可表现为发作性恶心、呕吐、出汗和不能解释的疲乏症状。

（二）体格检查

一般无特异性体征。心肌缺血发作时可发现反常的左室心尖搏动，听诊有心率增快和第一心音减弱，可闻及第三心音、第四心音或二尖瓣反流性杂音。当心绞痛发作时间较长，或心肌缺血较严重时，可发生左室功能不全的表现，如双肺底细小水泡音、甚至急性肺水肿或伴低血压，也可发生各种心律失常。

体检的主要目的是努力寻找诱发不稳定型心绞痛的原因，如难以控制的高血压、低血压、心律失常、梗阻性肥厚型心肌病、贫血、发热、甲状腺功能亢进、肺部疾病等，并确定心绞痛对患者血流动力学的影响，如对生命体征、心功能、乳头肌功能或二尖瓣功能等的影响，这些体征的存在高度提示预后不良。

体检对胸痛患者的鉴别诊断至关重要，有几种疾病状态如得不到及时准确诊断，即可能出现严重后果。如背痛、胸痛、脉搏不整，心脏听诊发现主动脉瓣关闭不全的杂音，提示主动脉夹层破裂，心包摩擦音提示急性心包炎，而奇脉提示心脏压塞，气胸表现为气管移位、急性呼吸困难、胸膜疼痛和呼吸音改变等。

（三）临床类型

1. 静息心绞痛

心绞痛发生在休息时，发作时间较长，含服硝酸甘油效果欠佳，病程1个月以内。

2. 初发劳力型心绞痛

新近发生的严重心绞痛（发病时间在1个月以内），CCS（加拿大心脏病学会的劳力型心绞痛分级标准，见表7-1）分级，Ⅲ级以上的心绞痛为初发性心绞痛，尤其注意近48h内有无静息心绞痛发作及其发作频率变化。

表7-1　加拿大心脏病学会的劳力型心绞痛分级标准

分级	特点
Ⅰ级	一般日常活动例如走路、登楼不引起心绞痛，心绞痛发生在剧烈、速度快或长时间的体力活动或运动后
Ⅱ级	日常活动轻度受限，心绞痛发生在快步行走、登楼、餐后行走、冷空气中行走、逆风行走或情绪波动后活动
Ⅲ级	日常活动明显受限，心绞痛发生在路一般速度行走时
Ⅳ级	轻微活动即可诱发心绞痛患者不能做任何体力活动，但休息时无心绞痛发作

3. 恶化劳力型心绞痛

既往诊断的心绞痛，最近发作次数频繁、持续时间延长或痛阈降低（CCS分级增加Ⅰ级以上或CCS分级Ⅲ级以上）。

4. 心肌梗死后心绞痛

急性心肌梗死后24h以后至1个月内发生的心绞痛。

5. 变异型心绞痛

休息或一般活动时发生的心绞痛，发作时ECG显示暂时性ST段抬高。

四、辅助检查

（一）心电图

不稳定型心绞痛患者中，常有伴随症状而出现的短暂的ST段偏移伴或不伴有T波倒置，但不是所有不稳定型心绞痛患者都发生这种 ECG 改变。ECG 变化随着胸痛的缓解而常完全或部分恢复。症状缓解后，ST 段抬高或降低、或 T 波倒置不能完全恢复，是预后不良的标志。伴随症状产生的 ST 段、T 波改变持续超过 12h 者可能提示非 ST 段抬高心肌梗死。此外临床表现拟诊为不稳定型心绞痛的患者，胸导联 T 波呈明显对称性倒置（≥ 0.2mV），高度提示急性心肌缺血，可能系前降支严重狭窄所致。胸痛患者 ECG 正常也不能排除不稳定型心绞痛可能。若发作时倒置的 T 波呈伪性改变（假正常化），发作后 T 波恢复原倒置状态；或以前心电图正常者近期内出现心前区多导联 T 波深倒，在排除非 Q 波性心肌梗死后结合临床也应考虑不稳定型心绞痛的诊断。不稳定型心绞痛患者中有 75% ~ 88% 的一过性 ST 段改变不伴有相关症状，为无痛性心肌缺血。动态心电图检查不仅有助于检出上述心肌缺血的动态变化，还可用于不稳定型心绞痛患者常规抗心绞痛药物治疗的评估以及是否需要进行冠状动脉造影和血管重建术的参考指标。

（二）心脏生化标记物

心脏肌钙蛋白：肌钙蛋白复合物包括 3 个亚单位，即肌钙蛋白 T（TnT）、肌钙蛋白 I（TnI）和肌钙蛋白 C（TnC），目前只有 TnT 和 TnI 应用于临床。约有 35% 不稳定型心绞痛患者显示血清 TnT 水平增高，但其增高的幅度与持续的时间与 AMI 有差别。AMI 患者 TnT>3.0ng/mL 者占 88%，非 Q 波心肌梗死中仅占 17%，不稳定型心绞痛中无 TnT>3.0ng/mL 者。因此，TnT 升高的幅度和持续时间可作为不稳定型心绞痛与 AMI 的鉴别诊断之参考。不稳定型心绞痛患者 TnT 和 TnI 升高者较正常者预后差。临床怀疑不稳定型心绞痛者 TnT 定性试验为阳性结果者表明有心肌损伤（相当于 TnT>0.05μg/L），但如为阴性结果并不能排除不稳定型心绞痛的可能性。

（三）冠状动脉造影

目前仍是诊断冠心病的金标准。在长期稳定型心绞痛的基础上出现的不稳定型心绞痛常提示为多支冠脉病变，而新发的静息心绞痛可能为单支冠脉病变。冠脉造影结果正常提示可能是冠脉痉挛、冠脉内血栓自发性溶解、微循环系统异常等原因引起，或冠脉造影病变漏诊。不稳定型心绞痛有以下情况时应视为冠脉造影强适应证：①近期内心绞痛反复发作，胸痛持续时间较长，药物治疗效果不满意者可考虑及时行冠状动脉造影，以决定是否急诊介入性治疗或急诊冠状动脉旁路移植术（CABG）。②原有劳力性心绞痛近期内突然出现休息时频繁发作者。③近期活动耐量明显减低，特别是低于 Bruce Ⅱ级或 4METs 者。④梗死后心绞痛。⑤原有陈旧性心肌梗死，近期出现由非梗死区缺血所致的劳力性心绞痛。⑥严重心律失常、LVEF < 40% 或充血性心力衰竭。

（四）螺旋 CT 血管造影（CTA）

近年来，多层螺旋 CT 尤其是 64 排螺旋 CT 冠状动脉成像（CTA）在冠心病诊断中正在推广应用。CTA 能够清晰显示冠脉主干及其分支狭窄、钙化、开口起源异常及桥血管病变。有资料显示，CTA 诊断冠状动脉病变的灵敏度 96.33%、特异度 98.16%，阳性预测值 97.22%，阴性预测值 97.56%。其中对左主干、左前降支病变及大于 75% 的病变灵敏度最高，分别达到 100% 和 94.4%。CTA 对冠状动脉狭窄病变、桥血管、开口畸形、支架管腔、斑块形态均显影良好，对钙化病变诊断率优于冠状动脉造影，阴性者不能排除冠心病，阳性者应进一步行冠状动脉造影检查。另外，CTA 也可以作为冠心病高危人群无创性筛选检查及冠脉支架术后随访手段。

（五）其他

其他非创伤性检查包括运动平板试验、运动放射性核素心肌灌注扫描、药物负荷试验、超声心动图等，也有助于诊断。通过非创伤性检查可以帮助决定冠状动脉造影单支临界性病变是否需要做介入性治疗，明确缺血相关血管，为血运重建治疗提供依据。同时可以提供有否存活心肌的证据，也可作为经皮腔内冠状动脉成形术（PTCA）后判断有否再狭窄的重要对比资料。但不稳定型心绞痛急性期应避免做任何形式的负荷试验，这些检查宜放在病情稳定后进行。

五、诊断

（一）诊断依据

对同时具备下述情形者，应诊断为不稳定型心绞痛。

（1）临床新出现或恶化的心肌缺血症状表现（心绞痛、急性左心衰竭）或心电图心肌缺血图形。

（2）无或仅有轻度的心肌酶（肌酸激酶同工酶）或 TnT、TnI 增高（未超过 2 倍正常值），且心电图无 ST 段持续抬高。应根据心绞痛发作的性质、特点、发作时体征和发作时心电图改变以及冠心病危险因素等，结合临床综合判断，以提高诊断的准确性。心绞痛发作时心电图 ST 段抬高或压低的动态变化或左束支阻滞等具有诊断价值。

（二）危险分层

不稳定型心绞痛的诊断确立后，应进一步进行危险分层，以便于对其进行预后评估和干预措施的选择。

1. 中华医学会心血管分会关于不稳定型心绞痛的危险度分层

根据心绞痛发作情况，发作时 ST 段下移程度以及发作时患者的一些特殊体征变化，将不稳定型心绞痛患者分为高、中、低危险组（见表 7-2）。

表 7-2　不稳定型心绞痛临床危险度分层

组别	心绞痛类型	发作时 ST 降低幅（mm）	持续时间（min）	肌钙蛋白 T 或 I
低危险组	初发、恶化劳力型，无静息时发作	≤ 1	< 20	正常
中危险组	1 个月内出现的静息心绞痛，但 48h 内无发作者（多数由劳力型心绞痛进展而来）或梗死后心绞痛	> 1	< 20	正常或轻度升高
高危险组	48h 内反复发作静息心绞痛或梗死后心绞痛	> 1	> 20	升高

注：①陈旧性心肌梗死患者其危险度分层上调一级，若心绞痛是南非梗死区缺血所致时，应视为高危险组。②左心室射血分数（LVEF）< 40%，应视为高危险组。③若心绞痛发作时并发左心功能不全、二尖瓣反流、严重心律失常或低血压 [SBP ≤ 12.0kPa（90mmHg）]，应视为高危险组。④当横向指标不一致时，按危险度高的指标归类。例如：心绞痛类型为低危险组，但心绞痛发作时 ST 段压低 >1mm，应归入中危险组。

2. 美国 ACC/AHA 关于不稳定型心绞痛 / 非 ST 段抬高心肌梗死危险分层见表 7-3。

表 7-3　ACC/AHA 关于不稳定型心绞痛 / 非 ST 段抬高心肌梗死的危险分层

危险分层	高危（至少有下列特征之一）	中危（无高危特点但有以下特征之一）	低危（无高中危特点但有下列特点之一）
①病史	近 48h 内加重的缺血性胸痛发作	既往 MI、外围血管或脑血管病，或 CABG，曾用过阿司匹林	近 2 周内发生的 CCS 分级血级或以上伴有高、中度冠脉病变可能者
②胸痛性质	静息心绞痛 > 20min	静息心绞痛 > 20min，现已缓解，有高、中度冠脉病变可能性，静息心绞痛 <20min，经休息或含服硝酸甘油缓解	无自发性心绞痛 > 20min 持续发作
③临床体征或发现	第三心音、新的或加重的奔马律，左室功能不全 (EF <40%)，二尖瓣反流，严重心律失常或低血压 [SBP ≤ 12. 0kPa (90mmHg)] 或存在与缺血有关的肺水肿，年龄 >75 岁	年龄 >75 岁	

续 表

危险分层	高危（至少有下列特征之一）	中危（无高危特点但有以下特征之一）	低危（无高中危特点但有下列特点之一）
④ ECG 变化	休息时胸痛发作伴 ST 段变化 >0.1mV；新出现 Q 波，束支传导阻滞；持续性室性心动过速	T 波倒置 >0.2mV，病理性 Q 波	胸痛期间 ECG 正常或无变化
⑤肌钙蛋白监测	明显增高 (TnT 或 Tnl > 0.1 μ g/ml)	轻度升高（即 TnT>0.01，但 <0.1 μ g/ml)	正常

六、鉴别诊断

在确定患者为心绞痛发作后，还应对其是否稳定做出判断。

与稳定型心绞痛相比，不稳定型心绞痛症状特点是短期内疼痛发作频率增加、无规律，程度加重、持续时间延长、发作诱因改变或不明显，甚至休息时亦出现持续时间较长的心绞痛，含化硝酸甘油效果差，或无效，或出现了新的症状如呼吸困难、头晕甚至晕厥等。不稳定型心绞痛的常见临床类型包括初发劳力型心绞痛、恶化劳力型心绞痛、卧位型心绞痛、夜间发作的心绞痛、变异型心绞痛、梗死前心绞痛、梗死后心绞痛和混合型心绞痛。

临床上，常将不稳定型心绞痛和非 ST 段抬高心肌梗死（NSTEMI）以及 ST 段抬高心肌梗死（STEMI）统称为急性冠脉综合征。

不稳定型心绞痛和非 ST 段抬高心肌梗死（NSTEMI）是在病因和临床表现上相似，但严重程度不同而又密切相关的两种临床综合征，其主要区别在于缺血是否严重到导致足够量的心肌损害，以至于能检测到心肌损害的标记物肌钙蛋白（TnI、TnT）或肌酸激酶同工酶（CK-MB）水平升高，如果反执心肌坏死的标记物在正常范围内或仅轻微增高（未超过 2 倍正常值），就诊断为不稳定型心绞痛，而当心肌坏死标记物超过正常值 2 倍时，则诊断为 NSTEMI。

不稳定型心绞痛和 ST 段抬高心肌梗死（STEMI）的区别，在于后者在胸痛发作的同时出现典型的 ST 段抬高并具有相应的动态改变过程和心肌酶学改变。

七、治疗

不稳定型心绞痛的治疗目标是控制心肌缺血发作和预防急性心肌梗死。治疗措施包括内科药物治疗、冠状动脉介入治疗（PCI）和外科冠状动脉旁路移植手术（CABG）。

（一）一般治疗

对于符合不稳定型心绞痛诊断的患者应及时收住院治疗（最好收入监护病房），急性期卧床休息 1 ~ 3d，吸氧，持续心电监测。对于低危险组患者留观期间未再发生心绞痛，心电图也无缺血改变，无左心衰竭的临床证据，留观 12 ~ 24h 期间未发现有 CK-MB 升高，TnT 或 TnI 正常者，可在留观 24 ~ 48h 后出院。对于中危或高危组的患者特别是 TnT 或 TnI 升高者，住院时间相对延长，内科治疗亦应强化。

（二）药物治疗

1. 控制心绞痛发作

（1）硝酸酯类：硝酸甘油主要通过扩张静脉，减轻心脏前负荷来缓解心绞痛发作。心绞痛发作时应舌下含化硝酸甘油，初次含硝酸甘油的患者以先含 0.5mg 为宜。对于已有含服经验的患者，心绞痛发作时若含 0.5mg 无效，可在 3 ~ 5min 追加 1 次，若连续含硝酸甘油 1.5 ~ 2.0mg 仍不能控制疼痛症状，需应用强镇痛药以缓解疼痛，并随即采用硝酸甘油或硝酸异山梨酯静脉滴注，硝酸甘油的剂量以 5 μ g/min 开始，以后每 5 ~ 10min 增加 5 μ g/min，直至症状缓解或收缩压降低 1.3kPa（10mmHg），最高剂量一般不超过 80 ~ 100 μ g/min，一旦患者出现头痛或血压降低 [SBP<12.0kPa（90mmHg）] 应迅速减少静脉滴注的

剂量。维持静脉滴注的剂量以 10 ~ 30μg/min 为宜。对于中危和高危险组的患者，硝酸甘油持续静脉滴注 24 ~ 48h 即可，以免产生耐药性而降低疗效。

常用口服硝酸酯类药物：心绞痛缓解后可改为硝酸酯类口服药物。常用药物有硝酸异山梨酯（消心痛）和 5- 单硝酸异山梨酯。硝酸异山梨酯作用的持续时间为 4 ~ 5h，故以每日 3 ~ 4 次口服为妥，对劳力性心绞痛患者应集中在白天给药。5- 单硝酸异山梨酯可采用每日 2 次给药。若白天和夜间或清晨均有心绞痛发作者，硝酸异山梨酯可每 6h 给药 1 次，但宜短期治疗以避免耐药性。对于频繁发作的不稳定型心绞痛患者口服硝酸异山梨酯短效药物的疗效常优于服用 5- 单硝类的长效药物。硝酸异山梨酯的使用剂量可以从 10mg/ 次开始，当症状控制不满意时可逐渐加大剂量，一般不超过 40mg/ 次，只要患者心绞痛发作时口含硝酸甘油有效，即是增加硝酸异山梨酯剂量的指征，若患者反复口含硝酸甘油不能缓解症状，常提示患者有极为严重的冠状动脉阻塞病变，此时即使加大硝酸异山梨酯剂量也不一定能取得良好效果。

（2）β 受体阻滞药：通过减慢心率、降低血压和抑制心肌收缩力而降低心肌耗氧量，从而缓解心绞痛症状，对改善近、远期预后有益。

对不稳定型心绞痛患者控制心绞痛症状以及改善其近、远期预后均有好处，除有禁忌证外，主张常规服用。首选具有心脏选择性的药物，如阿替洛尔、美托洛尔和比索洛尔等。除少数症状严重者可采用静脉推注 β 受体阻滞药外，一般主张直接口服给药。剂量应个体化，根据症状、心率及血压情况调整剂量。阿替洛尔常用剂量为 12.5 ~ 25mg/ 次，每日 2 次，美托洛尔常用剂量为 25 ~ 50mg/ 次，每日 2~3 次，比索洛尔常用剂量为 5 ~ 10mg 每日 1 次，不伴有劳力性心绞痛的变异性心绞痛不主张使用。

（3）钙拮抗药：通过扩张外周血管和解除冠状动脉痉挛而缓解心绞痛，也能改善心室舒张功能和心室顺应性。非二氢吡啶类有减慢心率和减慢房室传导作用。常用药物有两类：①二氢吡啶类钙拮抗药：硝苯地平对缓解冠状动脉痉挛有独到的效果，故为变异性心绞痛的首选用药，一般剂量为 10 ~ 20mg/ 次，每 6h 1 次，若仍不能有效控制变异性心绞痛的发作还可与地尔硫革合用，以产生更强的解除冠状动脉痉挛的作用，当病情稳定后可改为缓释和控释制剂。对合并高血压病者，应与 β 受体阻滞药合用。②非二氢吡啶类钙拮抗药：地尔硫革有减慢心率、降低心肌收缩力的作用，故较硝苯地平更常用于控制心绞痛发作。一般使用剂量为 30 ~ 60mg/ 次，每日 3 ~ 4 次。该药可与硝酸酯类合用，亦可与 β 受体阻滞药合用，但与后者合用时需密切注意心率和心功能变化。如心绞痛反复发作，静脉滴注硝酸甘油不能控制时，可试用地尔硫革短期静脉滴注，使用方法为 5 ~ 15μg/（kg·min），可持续静滴 24 ~ 48h，在静滴过程中需密切观察心率、血压的变化，如静息心率低于 50/min，应减少剂量或停用。钙通道阻滞药用于控制下列患者的进行性缺血或复发性缺血症状：①已经使用足量硝酸酯类和 β 受体阻滞药的患者。②不能耐受硝酸酯类和 β 受体阻滞药的患者。③变异性心绞痛的患者。因此，对于严重不稳定型心绞痛患者常需联合应用硝酸酯类、β 受体阻滞药和钙拮抗药。

2. 抗血小板治疗

阿司匹林为首选药物。急性期剂量应在 150 ~ 300mg/d，可达到快速抑制血小板聚集的作用，3d 后可改为小剂量即 50 – 150mg/d 维持治疗，对于存在阿司匹林禁忌证的患者，可采用氯吡格雷替代治疗，使用时应注意经常检查血象，一旦出现明显白细胞或血小板降低应立即停药。

（1）阿司匹林：阿司匹林对不稳定型心绞痛治疗目的是通过抑制血小板的环氧化酶快速阻断血小板血栓素 A_2 的形成。因小剂量阿司匹林（50 ~ 75mg）需数天才能发挥作用，故目前主张：①尽早使用，一般应在急诊室服用第一次。②为尽快达到治疗性血药浓度，第一次应采用咀嚼法，促进药物在口腔颊部黏膜吸收。③剂量 300mg，每日 1 次，5d 后改为 100mg，每日 1 次，很可能需终身服用。

（2）氯吡格雷：为第二代抗血小板聚集的药物，通过选择性地与血小板表面腺苷酸环化酶偶联的 ADP 受体结合而不可逆地抑制血小板的聚集，且不影响阿司匹林阻滞的环氧化酶通道，与阿司匹林合用可明显增加抗凝效果，对阿司匹林过敏者可单独使用。噻氯匹定的最严重副作用是中性粒细胞减少，见于连续治疗 2 周以上的患者，易出现血小板减少和出血时间延长，亦可引起血栓性血小板减少性紫癜，而氯吡格雷则不明显，目前在临床上已基本取代噻氯匹定。目前对于不稳定型心绞痛患者和接受介入治疗的患者多主张强化血小板治疗，即二联抗血小板治疗，在常规服用阿司匹林的基础上立即给予氯吡格雷治疗至少 1 个月，亦可延长至 9 个月。

（3）血小板糖蛋白Ⅱb/Ⅲa 受体抑制药：为第三代血小板抑制药，主要通过占据血小板表面的糖蛋白Ⅱb/Ⅲa 受体，抑制纤维蛋白原结合而防止血小板聚集，但其口服制剂疗效及安全性令人失望。静脉制剂主要有阿昔单抗和非抗体复合物替罗非班、lamifiban、xemilofiban、eptifiban、lafradafiban 等，其在注射停止后数小时作用消失。目前临床常用药物有盐酸替罗非班注射液，是一种非肽类的血小板糖蛋白Ⅱb/Ⅲa 受体的可逆性拮抗药，能有效地阻止纤维蛋白原与血小板表面的糖蛋白Ⅱb/Ⅲa 受体结合，从而阻断血小板的交联和聚集。盐酸替罗非班对血小板功能的抑制的时间与药物的血浆浓度相平行，停药后血小板功能迅速恢复到基线水平。在不稳定型心绞痛患者盐酸替罗非班静脉输注可分两步，在肝素和阿司匹林应用条件下，可先给以负荷量 0.4μg/（kg·min）（30min），而后以 0.1μg/（kg·min）维持静脉点滴 48h。对于高度血栓倾向的冠脉血管成形术患者盐酸替罗非班两步输注方案为负荷量 10μg/kg 于 5min 内静脉推注，然后以 0.15μg/（kg·min）维持 16 ～ 24h。

3. 抗凝血酶治疗

目前临床使用的抗凝药物有普通肝素、低分子肝素和水蛭素，其他人工合成或口服的抗凝药正在研究或临床观察中。

（1）普通肝素：是常用的抗凝药，通过激活抗凝血酶而发挥抗栓作用，静脉滴注肝素会迅速产生抗凝作用，但个体差异较大，故临床需化验部分凝血活酶时间（APTT）。一般将 APTT 延长至 60 ～ 90s 作为治疗窗口。多数学者认为，在 ST 段不抬高的急性冠状动脉综合征，治疗时间为 3 ～ 5d，具体用法为 75U/kg 体重，静脉滴注维持，使 APTT 在正常的 1.5 ～ 2 倍。

（2）低分子肝素：低分子肝素是由普通肝素裂解制成的小分子复合物，分子量在 2 500 ～ 7 000。具有以下特点：抗凝血酶作用弱于肝素，但保持了抗因子 Xa 的作用，因而抗因子 Xa 和凝血酶的作用更加均衡；抗凝效果可以预测，不需要检测 APTT；与血浆和组织蛋白的亲和力弱，生物利用度高；皮下注射，给药方便；促进更多的组织因子途径抑制物生成，更好地抑制因子Ⅶ和组织因子复合物，从而增加抗凝效果等。许多研究均表明低分子肝素在不稳定型心绞痛和非 ST 段抬高心肌梗死的治疗中起作用至少等同或优于经静脉应用普通肝素。低分子肝素因生产厂家不同而规格各异，一般推荐量按不同厂家产品以千克体重计算皮下注射，连用一周或更长。

（3）水蛭素：是从药用水蛭唾液中分离出来的第一个直接抗凝血酶制药，通过重组技术合成的是重组水蛭素。重组水蛭素理论上优点有：无须通过 AT-Ⅲ激活凝血酶；不被血浆蛋白中和；能抑制凝血块黏附的凝血酶；对某一剂量有相对稳定的 APTT，但主要经肾脏排泄，在肾功能不全者可导致不可预料的蓄积。多数试验证实水蛭素能有效降低死亡与非致死性心肌梗死的发生率，但出血危险有所增加。

（4）抗血栓治疗的联合应用：①阿司匹林 + ADP 受体拮抗药：阿司匹林与 ADP 受体拮抗药的抗血小板作用机制不同，一般认为，联合应用可以提高疗效。CURE 试验表明，与单用阿司匹林相比，氯吡格雷联合使用阿司匹林可使死亡和非致死性心肌梗死降低 20%，减少冠状动脉重建需要和心绞痛复发。②阿司匹林加肝素：RISC 试验结果表明，男性非 ST 段抬高心肌梗死患者使用阿司匹林明显降低死亡或心肌梗死的危险，单独使用肝素没有受益，阿司匹林加普通肝素联合治疗的最初 5d 事件发生率最低。目前资料显示，普通肝素或低分子肝素与阿司匹林联合使用疗效优于单用阿司匹林；阿司匹林加低分子肝素等同于甚至可能优于阿司匹林加普通肝素。③肝素加血小板 GP Ⅱb/Ⅲa 抑制药：PUR-SUTT 试验结果显示，与单独应用血小板 GP IIb/Ⅲa 抑制药相比，未联合使用肝素的患者事件发生率较高。目前多主张联合应用肝素与血小板 GPIIb/Ⅲa 抑制药。由于两者连用可延长 APTT，肝素剂量应小于推荐剂量。④阿司匹林加肝素加血小板 GP Ⅱb/Ⅲa 抑制药：合并急性缺血的非 ST 段抬高心肌梗死的高危患者，主张三联抗血栓治疗，是目前最有效的抗血栓治疗方案。持续性或伴有其他高危特征的胸痛患者及准备做早期介入治疗的患者，应给予该方案。

4. 调脂治疗

血脂增高的干预治疗除调整饮食、控制体重、体育锻炼、控制精神紧张、戒烟、控制糖尿病等非药物干预手段外，调脂药物治疗是最重要的环节。近代治疗急性冠脉综合征的最大进展之一就是3-羟基-3甲基戊二酰辅酶A（HMGCoA）还原酶抑制药（他汀类）药物的开发和应用，该类药物除降低总胆固醇（TC）、低密度脂蛋白胆固醇（LDL-C）、三酰甘油（TG）和升高高密度脂蛋白胆固醇（HDL-C）外，还有缩小斑块内脂质核、加固斑块纤维帽、改善内皮细胞功能、减少斑块炎性细胞数日、防止斑块破裂等作用，从而减少冠脉事件，另外还能通过改善内皮功能减弱凝血倾向，防止血栓形成，防止脂蛋白氧化，起到了抗动脉粥样硬化和抗血栓作用。随着长期的大样本的实验结果出现，已经显示他汀类强化降脂治疗和PTCA加常规治疗可同样安全有效地减少缺血事件。所有他汀类药物均有相同的不良反应，即胃肠道功能紊乱、肌痛及肝损害，儿童、孕妇及哺乳期妇女不宜应用。常见他汀类降调脂药见表7-4。

表7-4　临床常见他汀类药物剂量

药物	常用剂量(mg/次)	用法
阿托伐他汀(立普妥)	10~80	每天1次，口服
辛伐他汀(舒将之)	10~80	每天1次，口服
洛伐他汀(美将之)	20~80	每天1次，口服
普伐他汀(普拉固)	20~40	每天1次，口服
氟伐他汀(来适可)	40~80	每天1次，口服

5. 溶血栓治疗

国际多中心大样本的临床试验（TIMI Ⅲb）业已证明采用AMI的溶栓方法治疗不稳定型心绞痛反而有增加AMI发生率的倾向，故已不主张采用。至于小剂量尿激酶与充分抗血小板和抗凝血酶治疗相结合是否对不稳定型心绞痛有益，仍有待临床进一步研究。

6. 不稳定型心绞痛出院后的治疗

不稳定心绞痛患者出院后仍需定期门诊随诊。低危险组的患者1～2个月随访1次，中、高危险组的患者无论是否行介入性治疗都应1个月随访1次，如果病情无变化，随访半年即可。

UA患者出院后仍需继续服阿司匹林、β受体阻滞药。阿司匹林宜采用小剂量，每日50～150mg即可，β受体阻滞药宜逐渐增量至最大可耐受剂量。在冠心病的二级预防中阿司匹林和降胆固醇治疗是最重要的。降低胆固醇的治疗应参照国内降血脂治疗的建议，即血清胆固醇>4.68mmol/L（180mg/dL）或低密度脂蛋白胆固醇>2.60mmol/L（100mg/dL）均应服他汀类降胆固醇药物，并达到有效治疗的目标。血浆三酰甘油>2.26mmol/L（200mg/dL）的冠心病患者一般也需要服降低三酰甘油的药物。其他二级预防的措施包括向患者宣教戒烟、治疗高血压和糖尿病、控制危险因素、改变不良的生活方式、合理安排膳食、适度增加活动量、减少体重等。

八、影响不稳定型心绞痛预后的因素

（1）左心室功能：为最强的独立危险因素，左心室功能越差，预后也越差，因为这些患者的心脏很难耐受进一步的缺血或梗死。

（2）冠状动脉病变的部位和范围：左主干病变和右冠开口病变最具危险性，三支冠脉病变的危险性大于双支或单支者，前降支病变危险大于右冠或回旋支病变，近段病变危险性大于远端病变。

（3）年龄：年龄是一个独立的危险因素，主要与老年人的心脏储备功能下降和其他重要器官功能降低有关。

（4）合并其他器质性疾病或危险因素：不稳定型心绞痛患者如合并肾衰竭、慢性阻塞性肺疾患、糖尿病、高血压、高血脂、脑血管病以及恶性肿瘤等，均可影响不稳定型心绞痛患者的预后，其中肾状态还明显与PCI术预后有关。

第二节　缺血性心肌病

缺血性心肌病（ischemic cardiomyopathy，ICM）是冠心病的一种特殊类型或晚期阶段，是指由冠状动脉粥样硬化引起长期心肌缺血，导致心肌弥漫性纤维化，形成与原发性扩张型心肌病类似的临床综合征，出现收缩或舒张功能失常，或两者兼有，但不能用冠状动脉病变程度和缺血来解释。1970 年 Burch 等首先将其命名为缺血性心肌病。

一、发病机制

冠状动脉粥样硬化性心脏病、先天性冠状动脉异常、冠状动脉微血管病变（继发糖尿病时）和冠状动脉栓塞导致心肌缺血造成心肌细胞坏死、心肌顿抑或心肌冬眠，继而心肌瘢痕形成，剩余的存活心肌必须超负荷工作，最终导致心室扩张和肥厚，从而产生收缩性或舒张性心力衰竭。交感神经和肾素－血管紧张素－醛固酮系统的激活是缺血性心肌病心力衰竭的重要发病机制。近年来发现，血管内皮细胞功能不全、心肌细胞凋亡、脂肪酸 β 氧化及葡萄糖氧化的异常和线粒体膜电位的变化在缺血性心肌病心力衰竭的发生、发展过程中起着重要的作用。

二、临床表现与辅助检查

根据 ICM 的临床表现不同，将其分为限制型 ICM 和扩张型 ICM。限制型 ICM 属于本病的早期阶段，患者心肌虽有广泛纤维化，但心肌收缩功能尚好，心脏扩大尚不明显，临床上心绞痛已近消失，常以急性左心衰竭发作为突出表现。扩张型 ICM 为病程的晚期阶段，患者心脏已明显增大，临床上以慢性充血性心力衰竭为主要表现。一般认为，扩张型 ICM 是由限制型 ICM 逐渐发展而来的。充血性心力衰竭的症状呈进行性进展，由劳力性呼吸困难发展至夜间阵发性呼吸困难及端坐呼吸，常有倦怠和乏力，周围性水肿和腹水出现较晚。部分患者开始以心绞痛为主要临床表现，以后逐渐减轻甚至消失，而以心力衰竭为主要临床表现。体征为充血性心力衰竭的表现。预后不良，存活率低。X 线表现：全心或左心增大，肺血流重新分布，严重病例可见间质性或肺泡性肺水肿和胸膜渗出征象。

心电图：可为窦性心动过速、心房颤动、室性期前收缩、ST–T 异常及既往心肌梗死的 Q 波。

超声心动图：左室明显扩大，左室常呈不对称的几何形状改变；心肌厚薄不均，密度增高；室壁运动呈明显节段性运动障碍为主，可表现僵硬、扭曲甚至矛盾运动；房室瓣开放，心肌缺血引起乳头肌功能不全，二尖瓣关闭不全，左室增大，二尖瓣开放幅度减小。常伴有瓣膜、瓣环、腱索、乳头肌钙化，主动脉壁及心内膜钙化；左心功能以舒张功能减低为主，收缩功能异常通常晚于舒张功能异常，收缩功能障碍表现为舒张末期及收缩末期容积增多，心室射血分数明显降低。

核素心肌显像：可有心肌梗死和可逆性心肌缺血；左室收缩功能损害以局部为主，造成室壁各段之间收缩不协调甚至反向运动，射血分数下降。冠状动脉造影：可见多支冠状动脉弥漫性严重狭窄或闭塞。

三、诊断

1. 肯定条件

①有明确的冠心病证据，如心绞痛病史，心肌梗死 6 个月以上，冠状动脉造影结果阳性等；②心脏明显扩大；③心力衰竭反复发作。

2. 否定条件

①需要除外冠心病并发症引起的情况，如室壁瘤、室间隔穿孔、乳头肌功能不全及心律失常等；②需要除外其他心脏病或其他原因引起的心脏扩大和心力衰竭，如扩张型心肌病、风湿性心脏病、高血压性心脏病、酒精性心肌病、克山病、长期贫血、甲状腺功能亢进及心脏结节病等。

四、鉴别诊断

临床上需与 ICM 进行鉴别的心肌病变主要有扩张型心肌病、酒精性心肌病及克山病。

1. 扩张型心肌病

扩张型心肌病是一种原因不明的心肌病，其临床特征与 ICM 非常相似，鉴别诊断也相当困难，特别是 50 岁以上的患者，若伴有心绞痛则极易误诊为 ICM。由于扩张型心肌病与 ICM 的治疗原则不同，故对二者进行正确的鉴别具有重要的临床意义。

（1）年龄及病史：扩张型心肌病发病年龄较轻，常有心肌炎病史；而 ICM 发病年龄较大，多数有心绞痛或心肌梗死病史，常伴有高血压、高脂血症及糖尿病等。

（2）心电图检查：扩张型心肌病常伴有完全性左束支传导阻滞，心电图 ST–T 改变也多为非特异性而无定位诊断价值。

（3）胸部 X 线检查：扩张型心肌病患者心影呈普大型，心胸比多在 0.6 以上，透视下见心脏搏动明显减弱，晚期常有胸腔积液、心包积液征象。ICM 患者虽有心影明显增大，但多数呈主动脉型心脏，并伴有升主动脉增宽及主动脉结钙化等。

（4）心脏形态学对比：扩张型心肌病因心肌广泛受累，常表现为 4 个心腔呈普遍性显著扩大；而 ICM 常以左心房及左心室扩大为主，并常伴有主动脉瓣及瓣环增厚、钙化。

（5）室壁厚度及运动状态比较：扩张型心肌病患者室壁厚度弥漫性变薄，室壁运动弥漫性减弱；而 ICM 患者心肌缺血部位与病变冠状动脉分布走行密切相关，缺血严重部位则出现室壁变薄及运动减弱，故常见室壁厚度局限性变薄、室壁运动呈节段性减弱或消失。

（6）血流动力学变化：扩张型心肌病患者因心脏呈普遍性显著扩大，常继发各瓣膜及瓣膜支架结构改变而引起多个瓣口明显反流；而 ICM 患者因以左心房及左心室扩大为主，常伴二尖瓣口反流。

（7）扩张型心肌病患者因心肌病变弥漫广泛，左心室扩大明显及心肌收缩无力，故心脏收缩功能明显降低；而 ICM 患者虽左心室射血分数及短轴缩短率均有降低，但其程度则较扩张型心肌病轻。

（8）周围动脉超声探查：扩张型心肌病仅少数患者的颈动脉与股动脉斑块呈阳性，而 ICM 患者颈动脉与股动脉斑块则多数阳性。

（9）放射性核素检查：一般认为，ICM 比扩张型心肌病患者的心肌损伤更重，纤维化程度更高。因此行 ^{99m}Tc– 甲氧基异丁基异腈（MIBI）心肌灌注显像检查，扩张型心肌病多显示为不呈节段性分布的、散在的稀疏区，范围小、程度轻，表现为较多小片样缺损或花斑样改变；而 ICM 患者多呈按冠状动脉分布的节段性灌注异常，心肌血流灌注受损程度重、范围大；当灌注缺损范围大于左心室壁的 40% 时，则对 ICM 的诊断有较高价值。

（10）冠状动脉造影：扩张型心肌病患者冠状动脉造影往往正常。

2. 酒精性心肌病

酒精性心肌病是由于长期大量饮酒所致的心肌病变，主要表现为心脏扩大、心力衰竭及心律失常等，临床上与扩张型 ICM 有许多相似之处。以下特点有助于二者的鉴别：

（1）有长期、大量饮酒史。

（2）多为 30 ～ 50 岁男性，且多伴有酒精性肝硬化。

（3）停止饮酒 3 ～ 6 个月后，病情可逐渐逆转或停止恶化，增大的心脏可见缩小。

3. 克山病

克山病是一种原因不明的地方性心肌病，其临床表现与辅助检查所见均与扩张型 ICM 有许多相似之处，但其有明显的地域性，绝大多数患者为农业人口中的生育期妇女及断奶后的学龄前儿童，而 ICM 则以老年人多见。

五、治疗原则及进展

1. 药物治疗

在控制冠心病的易患因素的基础上，给予硝酸酯类药物、β 受体阻滞剂缓解心绞痛，改善心肌缺血症状。以心力衰竭为主要表现，应予利尿剂、血管紧张素转化酶抑制药或血管紧张素受体拮抗剂、醛固酮受体拮抗剂，必要时予正性肌力药（洋地黄）以控制心力衰竭，病情较稳定者应尽早给予 β 受体阻滞剂，从小剂量开始。心力衰竭常合并高凝状态，易发生静脉血栓和肺栓塞，临床上主要应用华法林抗凝治疗。对合并心房颤动高危患者，ACTIVEA 研究显示氯吡格雷和阿司匹林联合应用可有效预防心房颤动的血管事件，可作为华法林安全的替代治疗。

优化能量代谢的药物曲美他嗪通过促进缺血心肌对葡萄糖的利用，减少对脂肪酸的利用来提高细胞产能的效率，从而保护冬眠心肌，促进心功能的恢复。

2. 经皮冠状动脉介入术（PCI）

冠状动脉造影发现 2 支血管病变尤其伴左前降支近端严重狭窄和左室功能损害，药物不能稳定病情，频繁的心绞痛发作，新发的或恶化的二尖瓣反流，均应行 PCI 治疗。PCI 较单纯药物治疗能更好地改善心功能，提高生活质量。

3. 冠状动脉旁路移植术（CABG）

冠状动脉造影发现左主干病变或三支弥漫性病变，尤其伴 2 型糖尿病者，应首选 CABG。

4. 心脏再同步化治疗（cardiac resynchronization therapy，CRT）

心脏再同步化治疗通过改善心脏不协调运动，增加左室充盈时间，减少室间隔矛盾运动，减少二尖瓣反流，从而改善心力衰竭患者的心功能，增加运动耐量，甚至逆转左室重构。患者有中到重度心力衰竭症状（NYHA Ⅲ ~ Ⅳ级），窦性心律的心脏失同步化（完全性左束支传导阻滞，QRS 间期 ≥ 120ms），严重的左室收缩功能不全（LVEF ≤ 35%），尤其是合并三度房室传导阻滞者，在经过合理的药物治疗后没有改善，可考虑 CRT，如果要合并恶性室性心律失常可同时行 CRT-D 治疗。CRT 虽能改善心功能，但不能改善由冠状动脉缺血导致的心肌冬眠和心室重塑。有 30% 的患者对 CRT 无应答。

5. 干细胞治疗

近年来大量研究表明，具有分化和增殖能力的干细胞移植通过直接分化为心肌细胞、血管内反细胞，改善心肌间质成分、旁分泌功能等机制，可以修复缺血性心肌病坏死心肌组织，促进血管新生，改善心脏功能。动物实验证实以上效果后随即开展了一期和二期的临床试验，但至今干细胞治疗仍未应用于临床。FOCUS-CCTRN 临床试验并未得到理想的预期效果。目前，干细胞种类、数量、增殖能力、移植途径、干细胞移植后的归巢、干细胞和基因的联合治疗等问题在干细胞治疗大规模应用于临床之前尚需进一步研究。

6. 心脏移植

完善的内科治疗及常规心脏手术均无法治愈的各种终末期心力衰竭，其他重要脏器无不可逆性病变或影响长期生存的因素，肺动脉压不高的病例即可施行心脏移植，但是供体来源和移植后排斥反应是心脏移植面临的重大问题。

总之，ICM 是冠心病终末期的一种类型，预后较差，现有的任何单一治疗手段都不能取得最令人满意的效果。临床首先应充分评价存活心肌的范围及数量，选择最佳的治疗策略，通常是几种治疗方法联合应用，才能最大程度改善预后。

第八章

心律失常

第一节　室上性心动过速

室上性心动过速（室上速，SVT）是最常见的一种心动过速，其电生理机制也是认识得最清楚的。根据电生理分类，SVT 由房室结折返、房室折返和房性心动过速组成。本文主要针对狭义上的室上速，即房室结折返和房室折返性心动过速的电生理机制及射频消融进行简单介绍。

一、房室结折返性心动过速（AVNRT）

AVNRT 的电生理基础是房室结双径路。房室结双径路被认为是房室结传导功能性纵向分离的电生理现象，可能与房室结的复杂结构形成了非均一性的各向异性有关。

1. 房室结双径路的诊断

典型的房室结双径路表现为：在高位右房的 S_1S_2 刺激中，当 S_1S_2 缩短 10 ~ 20ms，而出现 A_2H_2 突然延长 50ms 以上，即出现房室传导的跳跃现象。若跳跃值仅 50ms，诊断应慎重。此时若同时伴有心房回波或诱发 SVT，且能除外隐匿性旁路和房内折返；或连续两个跳跃值都是 50ms，则可诊断。当高位右房的 S_1S_2 刺激无跳跃现象，应加做以下检查。当出现下述表现时，亦可诊断。

（1）心房其他部位（如冠状窦）S_1S_2 刺激出现跳跃现象。

（2）RVA 的 S_1S_2 刺激出现 V_2A_2 的跳跃现象，快慢型 AVNRT 患者常有此现象。

（3）给 S_2S_3 刺激，或刺激迷走神经，或给予阿托品、异丙肾上腺素、腺苷三磷酸等药物后，出现跳跃现象，或诱发出 AVNRT。

此外，若观察到以下现象，也是诊断房室结双径路的证据。

（1）窦性心律或相似频率心房起搏时，发现长短两种 PR 或 AH 间期，二者相差在 50ms 以上。

（2）心房或心室期前刺激，偶尔观察到双重反应（1 ： 2 传导），前者表现为 1 个 A_2 后面有两个 V_2，后者为 1 个 V_2 后有两个 A_2。

（3）心房或心室快速起搏，房室结正传或逆传出现 3 ： 2 以上的文氏传导时，观察到 AH 或 VA 间期出现跳跃式延长，跳跃值在 50ms 以上。

2. AVNRT 的类型与电生理特性

虽然房室结双径路是 AVNRT 的电生理基础，但要形成 AVNRT，还需要快径路与慢径路在不应期与传导速度上严格的匹配。这就是为什么临床上没有 SVT 的病例，电生理检查中，25% 可以出现房室结双径路现象的原因。根据快慢径路在 AVNRT 中传导方向的不同，可以分为两型：慢快型和快慢型。

（1）慢快型：又称常见型，约占 AVNRT 的 95%。它的电生理特点是正传发生在慢径路，而逆传发生在快径路。由于快速的逆传，使心房的激动发生在心室激动的同时，或稍后，或稍前。因此，心电图上逆行 P 波大多数重叠在 QRS 波中（占 48%）或紧随其后（占 46%），少数构成 QRS 波的起始部（占 2%）。在心内电生理记录可以发现，逆传心房激动呈中心型，最早激动出现在房室交界区 [即记录希氏束电图（HBE）的部位]；HBE 的 AH ＞ HA 间期，VA ＜ 70ms，甚至为负值。

（2）快慢型：又称少见型，仅占 AVNRT 的 5%。它的电生理特点是正传发生在快径路，逆传发生在慢径路，因而逆 P’7 波远离 QRS 波，而形成长的 RP’间期。心内电生理检查，逆传心房激动也是中心型，但最早激动点是冠状静脉窦（CS）口；HBE 的 AH < HA 间期。此时，需与房性心动过速、慢传导的隐匿性房室旁路参与的房室折返性心动过速（即 PJRT）相鉴别。

3. AVNRT 诊断要点

（1）常见型 AVNRT

①房性、室性期前刺激，或用引起房室结正向文氏周期的频率进行心房起搏，可诱发和终止。

②心房程序刺激，房室结正向传导出现跳跃现象。

③发作依赖于临界长度的 AH 间期，即慢径路一定程度的正向缓慢传导。

④逆向性心房激动最早点在房室连接区，HBE 的 VA 间期为 -40 ~ +70ms。

⑤逆行 P’波重叠在 QRS 波中，或紧随其后，少数构成 QRS 波的起始波。

⑥心房、希氏束与心室不是折返所必需，兴奋迷走神经可减慢，然后终止 SVT。

（2）少见型 AVNRT

①房性、室性期前刺激，或用引起房室结逆向文氏周期的频率进行心室起搏，可诱发和终止。

②心室程序刺激，房室结逆向传导出现跳跃现象。

③发作依赖于临界长度的 HA 间期，即慢径路一定程度的逆向缓慢传导。

④逆向性心房激动最早点在 CS 口。

⑤逆行 P’7 波的 RP’间期长于 P’R 间期。

⑥心房、希氏束和心室不是折返所必需，兴奋迷走神经可减慢并终止 SVT，且均阻滞于逆向传导的慢径路。

4. AVNRT 的心电图表现

（1）慢快型 AVNRT 的心电图有以下表现

① P 波埋于 QRS 波中。各导联无 P’波，但由于 P’波的记录与辨认有时非常困难，因而仅凭心电图判断有无 P’波常常难以做到。

② SVT 时的心电图与窦性心律时比较。常常可以发现 QRS 波群在Ⅱ、Ⅲ、aVF 导联多 1 个 S 波（假 S 现象），在 V_2 导联多 1 个 r’波（假 r’现象），这两种现象虽然出现率不太高，但诊断的可靠性相当高。

③若各导联有 P’波，RP’间期 < 80ms，与 AVRT 的区别在于后者的 RP 间期 > 80ms。当 RP’间期在 80ms 左右时，诊断应谨慎，因二者在此范围中有重叠。

（2）快慢型 AVNRT 的心电图表现与房速（AT）和 PJRT 一样，仅凭心电图无法区分。此外，由于 AVNRT 多见于女性，女：男约为 7 ： 3，因而仅凭心电因诊断男性患者为 AVNRT 应谨慎。

5. AVNRT 的鉴别诊断

AVNRT 需要与间隔部位起源的房速（AT）或间隔部旁路参与的房室折返性心动过速（AVRT）以及加速性结性心律失常相鉴别。

（1）心动过速时心房与心室激动的时间关系：V-A 间期 < 65ms 可排除 AVRT，但不能区别开 AVNRT 和 AT。

（2）室房传导特征：心室程序刺激无递减传导特性，强烈提示有房室旁路，但如有明确递减传导特性，不能排除慢旁路的存在。

（3）希氏束旁刺激：刺激方法是以较高电压（脉宽）刺激希氏束旁同时夺获心室肌和希氏束或右束支（HB-RB），然后逐渐降低电压，使起搏只夺获心室肌，不夺获 HB-RB，观察心房激动顺序，刺激信号至 A 波（SA）以及 H-A 间期变化。如 S-A 间期和心房激动顺序均不变，提示房室旁路逆传；如 S-A 间期延长，H-A 间期不变，而且心房激动顺序也不变，提示无房室旁路，激动经房室结逆传；如心房激动顺序不同提示既有旁路也有房室结逆传。

（4）心动过速时希氏束不应期内心室期前刺激（RS_2 刺激）：希氏束不应期内心室期前刺激影响心房激动（使心房激动提前或推后）或终止心动过速时未夺获心房，均提示房室之间除房室结之外还有其他连接，即房室旁路，但刺激部位远离旁路时会有假阴性。

（5）心室超速起搏可以拖带心动过速，并有 QRS 融合波者提示 AVRT。以上几个方面的检查有助于 AVNRT 与 AVRT 的鉴别，在排除 AVRT 之后，间隔部起源心动过速的鉴别主要集中在房速与 AVNRT 之间。如心室超速起搏不夺获心房常提示为房速，若能夺获心房，但停止心室起搏后心房激动呈 A–A–V 关系也提示心动过速为房速。非间隔起源房速易于鉴别，心房激动顺序呈偏心性，区别于不同类型的 AVNRT。

6. 典型 AVNRT 的消融

慢径消融治疗 AVNRT 的成功率高，房室传导阻滞发生率低，已成为 AVNRT 的首选治疗方法。不同类型 AVNRT 均可通过慢径消融取得成功，消融可以通过解剖定位或慢径电位指导完成，而目前最常用的方法是将两种方法结合，通过解剖法首先进行初步定位，之后结合心内电图标测，寻找关键的靶点。解剖定位指导的消融方法：首先将标测消融导管送至心室，慢慢向下并回撤导管至 CS 开口水平，之后回撤并顺时针旋转使消融导管顶端位于 CS 开口和三尖瓣环之间，并稳定贴靠，局部心内电图呈小 A，大 V 波，A/V 在 0.25 ：1 ~ 0.7 ：1 之间，A 波通常碎裂、多幅。

慢径电位指导的消融方法：心内电图指导下的慢径消融是指将标测导管置于 CS 开口和三尖瓣环之间，标测所谓的慢径电位区域作为消融靶点。Jackman 和 Haissaguerre 分别介绍了两种不同形态的慢径电位。Jackman 等描述的慢径电位是一种尖锐快波，窦性心律时位于小 A 波终末部，通常只能在 CS 口周围 < 5mm 的直径范围内记录到。Haissaguerre 等描述的慢径电位是一种缓慢、低频、低幅波，在 CS 口前面的后间隔或中间隔区域可以记录到。消融终点：①房室结前传跳跃现象消失，并且不能诱发 AVNRT；②房室结前传跳跃现象未消失，跳跃后心房回波存在或消失，但在静滴异丙肾上腺素条件下不能诱发心动过速；③消融后新出现的持续性一度或一度以上房室传导阻滞。消融成功标准：①房室结前传跳跃现象消失，并且不能诱发 AVNRT；②房室结前传跳跃现象未消失，跳跃后心房回波存在或消失，但在静滴异丙肾上腺素条件下不能诱发心动过速；③消融后无一度以上房室传导阻滞。

二、室折返性心动过速（AVRT）

AVRT 的电生理机制是由于房室间存在附加旁路，导致电兴奋在心房、心脏传导系统、心室和房室旁路所组成的大折返环中做环形运动，因此，AVRT 的解剖学基础是房室旁路。房室旁路的产生是由于胚胎发育时，二尖瓣环和三尖瓣环这两个纤维环未能完全闭合，在未闭合处便出现心房肌与心室肌相连，即房室旁路。左前间隔处是主动脉瓣环与二尖瓣环间的纤维连续（亦称心室膜）、二尖瓣环在此处不会发生不闭合。因而，除此处之外，二尖瓣环与三尖瓣环的任何部位都能出现房室旁路。

1. 房室旁路的电生理特性

如前所述，房室旁路的组织学本质是普通心肌，因而它的电生理特性与心房肌和心室肌基本相同，而与心脏传导系统不同。其与房室结传导特性的区别在于，前者表现为全或无传导，而后者是递减传导（亦称温氏传导），即房室旁路的传导时间不随期前刺激的提前而延长，而房室结呈现明显延长。这是鉴别是否存在房室旁路的最根本的电生理依据。

房室旁路的传导方向，可以是双向，也可以是单向。单向中，大多数为仅有逆向传导，少数为仅有正向传导，这可能是由于旁路的心室端电动势大于心房端的缘故。旁路的传导可以持续存在，也可以间断存在。当旁路有双向传导时，患者表现为典型的预激综合征：窦性心律时的心电图有 δ 波（心室预激），且有 SVT 发作。当旁路仅有正向传导时，患者表现为仅有心室预激，而无 SVT（此时临床不应诊断预激综合征，应诊断为心室预激）。当旁路仅有逆向传导时，患者无心室预激，而仅有 SVT（此时临床最好采用隐匿性房室旁路的诊断而不用隐匿性预激综合征的诊断，因为患者没有心室预激）。当旁路存在时，是否发生 SVT，还取决于旁路的不应期、传导速度与房室结是否匹配。一船来说，正传不应期旁路长于房室结，而逆传不应期旁路则短于或等于房室结。这正是 AVRT 中大多数为顺向型，极个别是逆向型的原因。

在间歇性预激中，患者表现为一段时间心电图有 δ 波，一段时间 δ 波消失。这有两种可能：①旁路的正向传导呈间歇性；②旁路的正传实际上始终存在，但由于旁路位于左侧，当房室结传导较快时，δ 波过小而误认为 δ 波消失；当房室结传导较慢时，δ 波加大而显现。另外，δ 波也可表现为与心跳按一定比例出现，多数为 2 ：1 这是由于旁路的正传不应期过长所致。

所谓隐匿性预激也有两种情况，一种是隐匿性旁路，一种是左侧显性旁路，但由于房室结正传始终较快，δ 波太小而误认为是隐匿性预激，后者在刺激迷走神经或注射腺苷三磷酸后就表现为显性预激。

根据近年电生理的研究，无一人能证实 James 束（即房结束）的存在。心电图中 PR 间期 < 0.12s 而无 SVT 者，实际上都是房室结传导过快。所谓 L-G-L 综合征（PR 间期 < 0.12s，且有 SVT 发作），实际上是房室结传导过快伴 AVNRT 或 AVRT。因此，James 束实际上可能并不存在，只是根据心电图无 δ 波的短 PR 间期的一种推论而已。另一种特殊旁路 Iahaim 束，以往根据心电图有 δ 波，但 PR 间期 > 0.12s 推论它应该是结室束或束室束。但近年电生理研究和射频消融术已证实，结室束或束室束是极少见的，它大多数是连接于右房与右束支远端之间的房束旁路，但它的传导特性不全或没有，而具有一定程度的递减传导。它一般只有正传而无逆传，因而多引起逆向型房室折返性心动过速。从电生理特性和组织学考虑，Mahaim 束实际上是异常存在的发育不健全的副房室传导系统。还有一种特殊的慢传导的隐匿性旁路，其逆传十分缓慢，当冲动经旁路、心房抵达房室结时，房室结不应期已过，又可使冲动下传。因而，这种患者的 SVT 十分容易发作且不易终止，故称为无休止的房室交界区折返性心动过速（PJRT）。虽然发作时心电图类似于房速或 AVNRT，但实质上仍是 AVRT。据近年来电生理研究和射频消融术的结果，PJRT 的旁路大多数位于冠状静脉窦口附近，与房室结双径路的慢径路位置相同，因而还需与快慢型 AVNRT 鉴别。少数也可位于其他部位，如前间隔或游离壁。

总之，就大多数的房室旁路而言，其全或无传导特性明显地有别于房室结的显著递减性传导特性。但对于少数特殊旁路或少数房室结传导能力过强者，这种传导特性的区别变得很不明显，对于这些个别患者在进行心电生理检查和射频消融术时，应特别注意仔细鉴别，以免误判。

2. AVRT 的类型

（1）顺向型 AVRT（0-AVRT）：此型 AVRT 是以房室传导系统为前传支，房室旁路为逆传支的房室间大折返。其发生的条件为：房室旁路的前传不应期长于房室结，而逆传不应期短于房室结，而且房室传导系统（主要是房室结）的前传速度较慢。由于大多数旁路的不应期都有上述特点，而房室结的前传速度与不应期又能受自主神经影响而满足上述条件，因此，约 95% 的 AVRT 者都是顺向型的，由于隐性旁路只能逆传，因而它参与的 AVRT 必然都是顺向型的。

（2）逆向型 AVRT（A-AVRT）：A- AVRT 是少见的房室折返性心动过速，发生于房室旁路有前向传导功能的患者。电生理检查中经心房和心室刺激均能诱发和终止这种房室折返性心动过速。心动过速的前传支为显性房室旁路，由此引起心室激动顺序异常而显示宽大畸形的 QRS 波，结合心腔内各部位电图的特点易与 0-AVRT 合并功能性束支传导阻滞和室性心动过速鉴别。目前电生理研究和射频消融结果均证实 A-AVRT 患者常存在多条房室旁路，而且心动过速的前传支和逆传支由不同部位的房室旁路构成。

（3）持续性交界性心动过速（PJRT）：PJRT 实际上是一种特殊的房室折返性心动过速，具有递减传导性能的房室旁路参与室房传导是心动过速的电生理基础。PJRT 的 P 波或 A 波远离 QRS 波或 V 波，而位于下一个心室激动波之前，与部分房性心动过速和少见型房室结折返性心动过速有某些相似之处，消融前进行鉴别诊断甚为重要。①鉴别室房传导途径：心室多频率或不同 S_1S_2 间期刺激时其室房之间没有 H 波，这一特点说明室房传导不是沿 AVN -HPS 途径传导。因此观察 H 波清楚的 HBE 导联在心室刺激时无逆传 H 波，提示存在房室旁路室房传导。②比较心房顺序：心室刺激或心动过速的心房激动顺序异常无疑可确定心动过速的性质。房室慢旁路仅少数位于左、右游离壁，多数位于间隔区（尤其是冠状静脉窦口附近）。因此应在冠状静脉窦口附近详细标测，寻找到最早心房激动部位有助于诊断。③心动过速与 H 波同步刺激心室是否改变心房激动周期（AA 间期）：房性心动过速或房室结折返性心动过速，与 H 波同步刺激心室因恰逢希氏束不应期而不能逆传至心房，故 AA 间期不受影响。如为房室折返性心动过速，则于希氏束不应期刺激心室仍能逆传至心房，并使 AA 间期改变。由于 PJRT 系房室慢旁路逆向传导，因此心室刺激可使 AA 间期缩短或延长。

（4）多旁路参与的 AVRT：多条房室旁路并不少见，约占预激综合征患者的 10%。电生理检查中，出现下述情况提示存在多条旁路：①前传的 δ 波在窦性心律、房颤或不同心房部位起搏时，出现改变；②逆向心房激动有两个以上最早兴奋点；③顺向型 AVRT 伴间歇性前传融合波；④前传预激的位置与顺向型 AVRT 时逆传心房的最早激动位置不符合；⑤逆向型 AVRT 的前传支为间隔旁路（因为典型的逆向型 AVRT 的前传支都是游离壁旁路）和（或）逆向型 AVRT 的周长明显短于同一患者的顺向型 AVRT 的周长。在多旁路参与的 AVRT 中，各条旁路所起的作用可能是不同的，可以是两种顺向型 AVRT，以其中一条为主，另一条为辅，也可是仅一种顺向型 AVRT，另一条旁路只是旁观者，当主旁路被阻断后，次旁路才参与形成 AVRT。以上情况是最常见的多旁路情况。有时两条旁路可以是一条作为前传支，另一条作为逆传支，形成不典型的逆向型 AVRT。遇到多旁路患者应进行详尽的电生理检查。若进行射频消融术，应首先阻断引起 AVRT 或 δ 波明显的旁路，然后，在情况变得比较简单后，再确定另一条旁路的位置并消融。

3. 左侧房室旁路消融术

左侧旁路包括左游离壁（简称左壁）、左后间隔和极少数左中间隔旁路。左壁旁路，特别是左侧壁旁路最常见，而且操作也较其他部位的旁路简单。大多数左侧旁路消融术采取左室途径，即经股动脉左室二尖瓣环消融，义称为逆主动脉途径。

（1）股动脉置鞘：常选取右侧股动脉穿刺置入鞘管，鞘管内径应比大头导管外径大 1F。股动脉置入鞘管后应注意抗凝，常规注射肝素 3 000 ~ 5 000IU，手术延长时应补充肝素 1 000IU。

（2）导管跨瓣：大头导管经鞘管进入动脉逆行至主动脉弓处应操纵尾端手柄，使导管尖端弯曲成弧，继续推送导管至主动脉瓣上，顺时针轻旋并推进导管，多数病例中能较容易地跨过主动脉瓣进入左室。

（3）二尖瓣环标测：导管进入左室后，应在右前斜位透视，使导管尖端位于二尖瓣环下并接触瓣环。局部电图记录到清楚的 A 波和高大的 V 波，提示大头导管尖端从心室侧接触瓣环。进一步操作可在右前斜或左前斜透视下标测二尖瓣环的不同部位。

（4）有效消融靶点：放电消融 10s 内可阻断房室旁路，延长放电 30s 以上可完全阻断房室旁路的部位为有效消融靶点。

靶电图的识别：靶电图是指大头电极在放电成功部位（即“靶点”）双极记录到的心内电图。从二尖瓣环不同部位的横截面得知，在游离壁部位心房肌紧靠房室环而且与其他组织相比，所占比例较大，而在左后间隔部位，心房肌距房室环较远，所占比例也较少。因此，游离壁部位的靶电图，A 波较大，其与 V 波振幅之比应为 1 ∶ 4 ~ 1 ∶ 2；而左后间隔部位的靶电图，A 波较小，A ∶ V 为 1 ∶ 6 ~ 1 ∶ 4，甚至刚能见到 A 波就能成功。对于显性旁路，除了 A 波达到上述标准外，A 波还应与 V 波相连，二者间无等电位线。此外，记录到旁路电位. V 波起始点早于体表心电图的 QRS 波起始点，亦是可供参考的靶电图标准。隐匿性旁路与显性旁路逆传功能的标测，可采用窦 – 室 – 窦标测法。前后窦性心律的靶电图，其 A 波大小应达到上述标准；中间心室起搏的靶电图，V 波应与其后的 A 波相连，二者间无等电位线。

（5）放电消融旁路：当靶电图符合上述标准后，即可试消融 110s。显性旁路在窦性心律下放电，同时注意体表心电图 δ 波是否消失。由于左侧旁路绝大多数为 A 型预激，因而最好选择 V_1 导联进行观察。δ 波消失时，原有的以 R 波为主的图形立即变成以 S 波为主的图形，变化十分明显，容易发现。也可以观察冠状静脉窦内电图，当 δ 波消失时，原来相连的 A 波与 V 波立即分开，二者之间出现距离，这种变化也十分明显，容易发现。隐匿性旁路一般采用在心室起搏下放电，起搏周长多用 400ms，频率过快可能引起大头电极移位。试放电中注意观察冠状静脉窦内电图，VA 逆传但不能保持 1 ∶ 1，或虽然是 1 ∶ 1，但 V 波与 A 波间距离突然加大都表明放电成功。试消融成功后，继续加强消融 60s 以上。

（6）穿间隔左房途径：利用房间隔穿刺术，可建立股静脉至左房途径达到于二尖瓣心房侧消融左游离壁房室旁路的目的。完成心腔内置管和消融前电生理评价后，进行房间隔穿刺术，大头导管再经鞘管进入左房进行消融。

（7）并发症：左侧旁路消融术的并发症发生率为 0.86% ~ 4%，可分为三大类型：①血管穿刺所致并发症，股动脉损伤最常见；②瓣膜损伤和心脏穿孔；③与射频消融直接有关的并发症。

4. 右壁旁路消融术

消融术要点：

（1）由于房室环在透视下无标志，只能依据靶电图来判定大头电极是否在瓣环的心房侧。靶电图的标准为：A 波与 V 波紧密相连，二者振幅之比为 1 ∶ 3 ~ 2 ∶ 3。显性预激的靶电图在实际观察中，最大的困难是不易确定哪个成分是 A 波，哪个成分是 V 波。正确的方法是同步记录冠状静脉窦内电图，将靶电图与之对照，凡在冠状静脉窦内电图 A 波之前的为靶电图 A 波成分，与 A 波同时发生的为靶电图 V 波成分。

（2）由于大头电极在显性旁路附近记录到的电图区别不大，只有相互比较才能看出。因此，在经验不足时，最好用两根大头导管在旁路附近做交替标测：固定二者之中记录的 V 波较早的导管，移动 V 波较晚的导管，直到找不到 V 波更早的位置。隐匿性旁路应采用前述的窦 - 室 - 窦标测法。一旦确定旁路位置，最好在荧光屏上做标记，并保持电极头与患者体位不变。操纵大头导管的方法一般是先将大头电极送至房室环的心室侧，并保持在标记的旁路处，观察着记录的心内电图缓慢后撤，待 A 波振幅够大时停止后撤，然后利用轻微旋转大头导管来控制大头电极位于瓣环房侧，顺时针方向旋转可使大头电极略向心室方向移动，逆时针方向旋转则向心房方向移动。

（3）由于大头电极在房室环心房侧都难以紧贴心内膜，故输出功率应增大，一般选用 30 ~ 35W，甚至可增至 50W。若在放电过程中出现 δ 波时隐时现的情况，说明大头电极不稳定，此时术者应用手指稳住导管，同时加大输出功率，延长放电时间。最好能更换新的加硬导管，提高稳定度，使 δ 波在放电的 10s 内消失，且无时隐时现的情况。

5. 旁路阻断的验证方法与标准

（1）前传阻断：体表心电图 δ 波消失和心内电图的 A 波与 V 波之间距离明显加大。

（2）逆传阻断：相同频率的心室起搏，消融前 1 ∶ 1 逆传在消融后再不能保持，或虽然保持 1 ∶ 1 逆传，但 V 波与逆传 A 波间的距离明显加大。判断有困难时，加做心室程序刺激，室房逆传由消融前的全或无传导变为消融后的递减传导。显性旁路必须同时达到上述（1）（2）两条，隐匿性旁路只需达到第（2）条即可。

第二节　室性心动过速

室性心动过速（室速，ventricular tachycardia）是指起源于希氏束以下水平的左、右心室或心脏的特殊传导系统的快速性心律失常，是急诊科和心内科医师经常面临的临床问题。室速包括多种机制和类型，其中一些类型对患者无特殊损害，而另一些则可能直接威胁患者生命。

室速常发生于各种器质性心脏病患者。最常见为冠心病，特别是曾有心肌梗死的患者。其次是心肌病、心力衰竭、心瓣膜疾病等，其他病因包括代谢障碍、电解质紊乱、长 QT 间期综合征等，偶可发生在无器质性心脏病者。

一、临床表现

室速的临床症状取决于发作时的心室率、持续时间，基础心脏病变和心功能状况等。非持续性室速的患者可无明显症状。持续性室速常伴有明显血流动力学障碍与心肌缺血。临床症状包括低血压、气促、晕厥等。

二、分型

1. 根据心动过速时 QRS 波形态分类

（1）单形室速：室速的 QRS 波形态一致。

（2）多形性室速：有多个不同 QRS 波形态的室速。

2. 根据室速持续时间分类

（1）持续性室速：发作时间超过 30s，需药物或电复律终止。

（2）非持续性室速：能够在 30s 内自行终止的室速。

（3）室速风暴：24h 发作至少 3 次以上的持续性室速，需要电复律才能终止。

3. 根据室速的机制分类

（1）瘢痕折返性室速：起源于心肌的瘢痕区的室速，并具有折返性室速的电生理特征。

（2）大折返性室速：折返环的范围较广，直径可达数厘米。

（3）局灶性室速：有最早起源点，且由此激动点向四周传播。其机制包括自律性机制、触发机制和小折返机制。

（4）特发性室速：指发生在无明显器质性心脏病患者中的室速。

三、发病率

无明显基础心脏疾病人群的非持续性室速患病率较低，为 1% ~ 3%，且无显著性别差异。在冠心病患者中，非持续性室速的发作取决于疾病的不同时期。经冠状动脉造影证实心肌缺血的慢性冠心病患者约 5% 发生非持续性室速。其他结构性心脏病也可导致室速发病率明显增加，肥厚型心肌病为 20% ~ 28%，左心室肥厚患者为 2% ~ 12%，非缺血性扩张型心肌病患者可高达 80%。

四、心电图特征

室速的心电图特征为：① 3 个或 3 个以上的室性期前收缩连续出现；② QRS 波群形态畸形，时限超过 0.12s；ST–T 波方向与 QRS 波群主波方向相反；③心室率通常为 100 ~ 250 次 /min；心律规则，但亦可略不规则；④心房独立活动与 QRS 波群无固定关系，形成室房分离，偶尔个别或所有心室激动逆传夺获心房；⑤通常发作突然开始；⑥心室夺获与室性融合波：室速发作时少数室上性激动可下传心室，产生心室夺获，表现为在 P 波之后，提前发生一次正常的 QRS 波群。室性融合波的 QRS 波群形态介于窦性与异位心室搏动之间，其意义为部分夺获心室。心室夺获与室性融合波的存在对确立室性心动过速诊断提供重要依据。需要注意的是，非持续性的宽 QRS 波心动过速也可能是室上性心动过速伴差异性传导。Brugada 四步法是临床常用的判断宽 QRS 波心动过速性质的流程，具有较高的敏感性和特异性：①若所有胸前导联均无 RS 波形，诊断为室速，否则进入第 2 步；②若任一胸前导联 RS 波谷时限 > 100ms，诊断为室速，否则进入第 3 步；③存在房室分离诊断为室速，否则进入第 4 步；④ QRS 波呈右束支传导阻滞型（V_1、V_2 导联呈 R、QR、RS 型，V_6 导联呈 QR、QS 或 R/S < 1），QRS 波呈左束支传导阻滞型（V、V_2 导联的 R 波 > 30ms 或 RS 时限 > 60ms，V_6 导联呈 QR、QS 型），诊断为室速。

Vereckei 等提出的新的宽 QRS 波心动过速 4 步法鉴别流程让人耳目一新，该法使宽 QRS 波心动过速的鉴别诊断进一步简化，尤其适合急诊应用。aVR 单导联鉴别宽 QRS 波心动过速的 4 步新流程内容包括：① QRS 波起始为 R 波时诊断室速，否则进入第 2 步；② QRS 波起始 r 波或 q 波的时限 > 40ms 为室速，否则进入第 3 步；③ QRS 波呈 QS 形态时，起始部分有顿挫为室速，否则进入第 4 步；④ QRS 波的 Vi/Vt 值≤ 1 为室速，Vi/Vt 值 > 1 为室上速。

五、发生机制

室速发生的机制包括局灶性室速和瘢痕相关性折返。局灶性室速有一个最早发生室性激动的起源点，激动从该部位向各处传导。自律性、触发活动或微折返为其发生基础。瘢痕相关性折返是指具有折返特征的、起源于某个通过心电特征或心肌影像学确认的心肌瘢痕区的心律失常。瘢痕相关性折返是由瘢痕区域的折返所造成的。室速的机制决定着标测和消融靶点策略选择。对于特发性室速来说，局灶性起源或折返通路的关键位置通常只处于很小的范围内，散在的损伤即可消除室速；对于瘢痕相关性室速来说，消融切断室速的关键峡部。

六、治疗

1. 非持续性短暂室速

无器质性心脏病患者发生非持续性短暂室速，如无症状或血流动力学影响，处理的原则与室性期前收缩相同；有器质性心脏病的非持续性室速应考虑治疗，主要针对病因治疗，抗心律失常药物亦可以选用。

2. 持续性室速

无论有无器质性心脏病，均应给予治疗。

（1）若患者无显著的血流动力学障碍，终止室速发作首选利多卡因，其次胺碘酮、普鲁卡因胺、普罗帕酮（心律平）、苯妥英钠、嗅苄胺等，均应静脉使用。首先给予静脉注射负荷量：①利多卡因 50 ~ 100mg，②胺碘酮 150 ~ 300mg，③普罗帕酮 70mg，选择其中之一，继而静脉持续滴注维持。

（2）若患者有显著的血流动力学障碍如低血压、休克、心绞痛、充血性心力衰竭或脑血流灌注不足的症状，终止室速发作首选直流电复律。

3. 室性心动过速的导管消融治疗

近十几年来，导管消融被证实是特发性室速和室性早搏唯一有效的根治方法，且随着三维标测系统的发展和灌注消融导管等技术的出现，在多中心临床试验中也显示出导管消融明显减少或消除结构性心脏病室速的反复发作。对导管消融的综合建议见表 8-1。

表 8-1 室性心动过速导管消融的适应证

结构性心脏病患者 (包括既往心肌梗死、扩张型心肌病、AVRC/D)
推荐室速导管消融：
1. 有症状的持续单形性室速，包括 ICD 终止的室速，若使用抗心律失常药物治疗后以及抗心律失常药物不耐受或不接受者。
2. 非短暂可逆原因所致的室速或室速风暴时。
3. 频发可引起心室功能障碍的室性早搏或室速的患者。
4. 束支折返性或束支间折返性室速。
5. 抗心律失常治疗效果欠佳的反复发作的持续多形性室速和室颤，存在可标测消融的疑似触发灶。
考虑导管消融：
1. 患者至少发作一次室速，使用过至少一种Ⅰ类或Ⅲ类抗心律失常药物。
2. 既往心肌梗死患者，反复发作室速，左室射血分数 <30%，预期寿命超过 1 年，适合选择胺碘酮以外治疗。
3. 既往心肌梗死而残存左室射血分数尚可 (>35%) 的血流动力学能耐受的室速者，即使抗心律失常药物治疗失败，无结构性心脏病患者。
推荐特发性室速患者导管消融：
1. 造成严重症状的单形性室速。
2. 抗心律失常药物疗效欠佳、不耐受或不接受药物治疗的单形性室速患者。
3. 抗心律失常治疗效果欠佳的反复发作的持续多形性室速和室颤 (电风暴), 存在可标测消融的疑似触发灶
室速导管消融的禁忌证。
1. 存在活动的心室内血栓 (可考虑行心外膜消融)。
2. 非导致及加重心室功能不全的无症状室早和 (或) 单形性室速。
3. 由短暂可逆原因所致的室速，如急性缺血、高钾血症或药物引起的尖端扭转型室速。

导管消融治疗旨在破坏室速产生或维持的病理性基质、关键折返环。对心动过速起源进行定位的技术主要依据为大多数室速为心内膜下起源，对室速进行定位的方法包括，通过分析室速发作时心电图的形态，心内膜激动顺序标测，心内膜起搏标测，瘢痕区标测，以及孤立电位标测。

根据室速发作时标准 12 导联心电图的 QRS 波形态，能够分辨或识别室速的起源。根据心梗的部位、室速的束支传导阻滞形态、QRS 波额面电轴、胸前导联的演变形式等，能够显著缩小分析室速起源的范围。室速消融的步骤为：第一步，选择血管途径，右室起源的室速经静脉途径，左室起源室速经动脉逆行途径或穿刺房间隔途径；第二步诱发室速；第三步进行标测和消融；第四部进行检验，判断心律失常是否能再被诱发。

4. 埋藏式心脏复律除颤器（ICD）治疗

目前植入 ICD 已成为治疗室性快速性心律失常最有效的方法之一，能够成功地预防心脏性猝死，降低心血管疾病死亡率（见表 8–2）。

表 8–2　室性心动过速置入 ICD 的适应证

推荐室速 ICD 治疗：
1. 非可逆性原因引起的室颤或血流动力学不稳定的持续性室速所致的心搏骤停。
2. 伴有器质性心脏病的自发的持续性室性心动过速，无论血流动力学是否稳定。
3. 原因不明的晕厥，在心电生理检查时能诱发有血流动力学显著改变的持续性室速或室颤。
4. 心肌梗死所致非持续室速，左室 EF<40% 且心电生理检查能诱发出室颤或持续性室速。
室速考虑 ICD 治疗：
1. 心室功能正常或接近正常的持续性室速。
2. 服用 β 受体阻滞剂期间发生晕厥和（或）室速的长 QT 间期综合征。
3. 儿茶酚胺敏感型室速，服用 β 受体阻滞剂后仍出现晕厥和（或）室速。
不推荐 ICD 治疗的室速：
1. 合并 WPW 综合征的房性心律失常、右室或左室流出道室速、特发性室速，或无器质性心脏病的分支相关性室速，经手术或导管消融可治愈者。
2. 没有器质性心脏病，由完全可逆病因导致的室性快速性心律失常（如电解质紊乱、药物或创伤）。

七、特殊类型的室性心动过速

（一）加速性心室自主节律

亦称缓慢性室速，其发生机制与自律性增加有关。心电图通常表现为连续发生 3 ~ 10 个起源于心室的 QRS 波群，心率常为 60 ~ 110 次 /min。心动过速的开始与终止呈渐进性，跟随于一个室性期前收缩之后，或当心室起搏点加速至超过窦性频率时发生。由于心室与窦房结两个起搏点轮流控制心室节律，融合波常出现于心律失常的开始与终止时，心室夺获亦很常见。

本型室速常发生于心脏病患者，特别是急性心肌梗死再灌注期间、心脏手术、心肌病、风湿热与洋地黄中毒，发作短暂或间歇，患者一般无症状，亦不影响预后，通常无须抗心律失常治疗。

（二）尖端扭转型室速

尖端扭转型室速（torsades de pointes）是多形性室性心动过速的一个特殊类型，因发作时 QRS 波群的振幅与波峰呈周期性改变，宛如围绕等电位线连续扭转而得名，频率 200~250 次 /min。其他特征包括：QT 间期通常超过 0.5s，U 波显著。当室性期前收缩发生在舒张晚期、落在前面 T 波的终末部可诱发此类室速。此外，在长—短周期序列之后亦易引发尖端扭转型室速。尖端扭转型室速亦可进展为心室颤动和猝死。临床上，无 QT 间期延长的多形性室速亦有类似尖端扭转的形态变化，但并非真的尖端扭转，两者的治疗原则完全不同。本型室速的病因可为先天性、电解质紊乱（如低钾血症、低镁血症）、抗心律失常药物（如ⅠA 类或Ⅲ类）、吩噻嗪和三环类抗抑郁药、颅内病变、心动过缓（特别是三度房室传导阻滞）等。

应努力寻找和去除导致 QT 间期延长的病因和停用有关药物。ⅠA 类或Ⅲ类抗心律失常药物可使 QT 间期更加延长，故不宜应用。亦可使用临时心房或心室起搏。起搏前可先试用异丙肾上腺素或阿托品。利多卡因、美西律或苯妥英钠等常无效。先天性长 QT 间期综合征治疗应选用 β 受体阻滞剂。对于基础心室率明显缓慢者，可起搏治疗，联合应用 β 受体阻滞剂。药物治疗无效者，可考虑左颈胸交感神经切断术，或植入 ICD 治疗。

第九章

心肌病

第一节　扩张型心肌病

扩张型心肌病（dilated cardiomyopathy，DCM）是以左心室、右心室或双侧心室扩大和心肌收缩功能障碍为特征的心肌病，常伴有心力衰竭和心律失常，是心肌病中最常见的类型。我国扩张型心肌病发病率为 13/110 万 ~ 84/110 万，可见于各个年龄段，以 20 ~ 50 岁高发，男性多于女性（约 2.5 ∶ 1）。病死率较高，死亡原因多为心力衰竭和严重心律失常。

一、病因和发病机制

病因可为特发性、家族遗传性、病毒性和（或）免疫性、酒精 / 中毒性等。30% ~ 50% 的扩张型心肌病有基因突变和家族遗传背景。近年来认为持续病毒感染可能是心肌细胞损害和免疫介导心肌损伤的重要原因。此外，一些特异性心肌病，如围生期、酒精性、抗癌药物所致、代谢性和神经内分泌性心肌病的主要临床表现与扩张型心肌病相似，提示这些因素也可能参与本病的发病过程。

二、病理生理

心肌细胞肥大、变性、纤维化导致心肌收缩力下降，早期由于反射性神经内分泌激活，通过心率加快维持正常的心排血量，后期出现左心室排空受限、左心室舒张末期压力升高、心脏射血减少、心腔扩大等不同程度的左心衰竭；心腔扩大可导致瓣环扩大，瓣叶无法对合而出现瓣膜关闭不全；由于心肌收缩力减弱，室壁运动减弱，容易形成附壁血栓，血栓脱落可造成栓塞；由于心腔内压力增大和心肌组织的广泛病变，心肌内部容易发生折返和异常电活动，导致心律失常发生。

三、临床表现

各个年龄均可发病，但以中年居多，初诊年龄多在 30 ~ 50 岁。起病多缓慢。一部分患者无自觉症状，仅在体检时被发现心腔扩大、心功能损害，而无心力衰竭的临床表现。一段时间后，症状逐步出现，这一时间有时可长达 10 年以上。症状以心力衰竭为主，大多数患者表现为不同程度的劳力性呼吸困难、心悸、乏力等左心衰竭的表现，也可有肝大、腹胀、周围水肿等右心衰竭的表现。常合并各种心律失常，部分患者发生栓塞或猝死。体格检查主要为心力衰竭的表现，主要为心界扩大（呈“球形心”）；常听到第三心音或第四心音，心率快时呈奔马律，主要与心肌病变心肌顺应性下降有关；心尖部或三尖瓣区可出现由相对性二尖瓣或三尖瓣关闭不全所致的全收缩期吹风样杂音，心功能改善后杂音可减轻。双肺底湿啰音，可有肝大、下垂部位水肿、胸腔积液和腹水。血压正常或稍低，脉压减小。

四、辅助检查

1. 心电图

可见 P 波增高或双峰，QRS 波低电压，多数导联有 ST-T 改变，少数可见病理性 Q 波，部位多在前间隔（V_1、V_2）导联，为心肌纤维化所致。常见各种心律失常，如心房颤动、室性心律失常、房室传导阻滞和束支传导阻滞等。

2. 胸部 X 线

心影增大，晚期呈“球形心”，可伴肺淤血征和胸腔积液。

3. 超声心动图

早期心脏轻度扩大，后期各心腔明显扩大，以左心室为著，伴左心室流出道增宽。室壁运动普遍减弱，左心室射血分数（LVEF）减少，瓣膜一般无增厚、钙化、粘连，但瓣膜运动减低，运动曲线呈“钻石样”改变，瓣环扩大可导致相对性二尖瓣、三尖瓣关闭不全。附壁血栓多发生在左心室心尖部。

4. 磁共振检查

表现为左心室容积增大，射血分数、短轴缩短率降低。Cd-DTPA 增强后 T_1 加权图上有局灶异常高信号，且射血分数与心肌异常高信号显著相关。

5. 放射性核素检查

放射性核素血池扫描可见左心室容积增大，左心室射血分数降低。放射性核素心肌显影表现为室壁运动弥漫减弱，可见散在、灶性放射性减低。

6. 心导管检查和心血管造影

血流动力学无特征性变化，可有左心室舒张末期压力增高。冠状动脉造影和左心室造影有助于与冠心病鉴别。中老年发病首先要排除冠状动脉粥样硬化所致的缺血性心肌病。心肌病患者冠状动脉造影多无异常，心室造影可见心腔扩大，室壁运动减弱，射血分数减少。

7. 心内膜心肌活检

可见心肌细胞肥大、变性、间质纤维化等。对诊断扩张型心肌病虽缺乏特异性，但有助于与特异性心肌病和急性心肌炎鉴别。

五、诊断与鉴别诊断

本病缺乏特异性诊断标准，临床表现为心脏扩大、心律失常、收缩性心力衰竭的患者，如超声心动图证实有心腔扩大、室壁运动弥漫减弱、射血分数减少，即应考虑本病可能，但需排除各种病因引起的器质性心脏病，如冠状动脉造影除外缺血性心肌病，通过病因、病史及相关辅助检查排除病毒性心肌炎、风湿性心脏瓣膜疾病及各种特异性心肌病等。

六、治疗

治疗原则是保护心功能、改善症状、提高生存率和生存质量。

1. 部分病例

部分病例由病毒性心肌炎演变而来，因此，预防病毒感染很重要。对早期的患者应积极寻找有无病毒感染的病史，就医时病毒感染是否还继续存在，有无其他的致病因素，并进行针对性处理。

2. 治疗心力衰竭

（1）一般治疗：注意休息、避免过度劳累和感染，低盐饮食等。呼吸道感染常为诱发和加重的因素，应积极预防和治疗。

（2）β 受体阻滞剂：大规模循证医学证据表明，β 受体阻滞剂如美托洛尔（metoprolol）、比索洛尔（bisoprolol）、卡维地洛（carvedilol）等能提高患者的生存率，其可能机制是：心力衰竭时持续的交感神经兴奋和血中儿茶酚胺水平增高使 β 受体密度下调，后者反过来使机体交感神经兴奋性增高和分泌更多的儿茶酚胺，引起心肌细胞缺血、坏死、心律失常，同时激活肾素 - 血管紧张素 - 醛固酮系统，加重心衰进展。长期口服 β 受体阻滞剂可使心肌内 β 受体密度上调，恢复对儿茶酚胺的敏感性，从而阻断恶性循环，延缓病情进展，改善心功能和预后。病情稳定后，从小剂量开始使用 β 受体阻滞剂，能耐受者 2 ~ 4 周剂量加倍，直至达到目标剂量或最大耐受量（清晨静息心率 55 ~ 60 次 /min）。如美托洛尔 12.5 ~ 200mg/d，比索洛尔 1.25 ~ 10mg/d，卡维地洛 6.25 ~ 50mg/d。

（3）ACEI 和 ARB：ACEI 能改善心力衰竭时血流动力学状态和神经内分泌的异常激活，从而保护心肌，提高患者生存率。所有无禁忌证（指药物过敏、低血压、无透析保护的严重肾功能损害、双侧肾动脉狭窄、高血钾等）者都应积极使用。ACEI 不能耐受者换用 ARB。用法是以血压不低于 90/60mmHg 为限，从小剂量开始逐渐增至最大耐受剂量，长期使用。常用药物有：福辛普利（fosinopril）10 ~ 40mg/d，培哚普利（perindopril）2 ~ 4mg/d，氯沙坦（losartan）50 ~ 100mg/d 等。

（4）利尿剂和扩血管药物：均可改善症状。利尿剂一般从小剂量开始，如氢氯噻嗪（hydrochlorothiazide）25mg/d 或呋塞米（furosemide）20mg/d，逐渐增加剂量至尿量增加，每日体重减轻 0.5 ~ 1.0kg。扩血管药物也应小剂量开始，避免低血压。

（5）洋地黄：易发生洋地黄中毒，应用剂量宜偏小，地高辛（digoxin）0.125mg/d。

（6）其他正性肌力药：长期口服可增加患者的死亡率，不主张使用，但重症心力衰竭其他药物效果差时可短期（3 ~ 5d）静脉使用非洋地黄类正性肌力药，如多巴酚丁胺（dobutamtne）和米力农（milrinone），以改善症状，度过危险期。

3. 抗心律失常治疗

控制诱发室性心律失常的可逆因素，如纠正心力衰竭、纠正低钾低镁、抑制神经内分泌的激活、预防洋地黄及其他药物的毒副作用等。此外，应用胺碘酮（amiodarone）200mg/d 对预防猝死有一定作用。对于药物不能控制的严重心律失常，LVEF<30%，临床状况较好，预期预后较好的患者，可考虑植入埋藏式心脏复律除颤器（implantable automatic cardiovertor-defibrillator，ICD），预防猝死。

4. 抗栓治疗

对于有栓塞风险且无阿司匹林禁忌的患者可口服阿司匹林（aspirin）100mg/d 预防血栓形成。对于已有附壁血栓和发生血栓栓塞的患者应长期抗凝，如应用华法林（warfarin），但需监测国际标准化比值（INR），使 INR 保持在 2 ~ 3 之间。

5. 改善心肌代谢

辅酶 Q_{10} 是心肌细胞呼吸链中的必需酶，参与氧化磷酸化和能量生成 1 具有改善心肌能量代谢、抗氧自由基和膜稳定作用。通常辅酶 Q_{10} 10mg，每日 3 次。维生素 C 具有抗氧化自由基和脂质过氧化作用。曲美他嗪能保护心肌细胞在缺血、缺氧环境下的能量代谢，防止细胞内 ATP 水平的下降，维持细胞处于稳态。用法：曲美他嗪 20mg，每日 3 次，口服。

6. 心脏再同步化治疗

对于心电图 QRS 波 >120ms 合并左束支传导阻滞的患者，可植入三腔（双心室）起搏器实施心脏再同步化治疗（cardiac resynchronlzation therapy，CRT）。

7. 中医药治疗

鉴于病毒感染、免疫损伤可能是扩张型心肌病发生发展的重要原因，而黄芪等具有抗病毒、调节免疫作用，可试用黄芪治疗扩张型心肌病。

8. 外科手术

反复发生严重心力衰竭、内科治疗无效的患者，可考虑心脏移植。也可试行左心室减容成形术，切除部分扩大的左心室同时置换二尖瓣，以减轻或消除二尖瓣反流，改善心功能，但疗效尚不肯定。左心机械辅助循环是将左心的血液通过机械装置引入主动脉，减少心室做功，以维持全身循环，适用于晚期扩张型心肌病、等待有限心脏供体及不能进行心脏移植的患者。

第二节 肥厚型心肌病

肥厚型心肌病（hypertrophic cardiomyopathy，HCM）是以心肌非对称性肥厚，心室腔变小，左心室充盈受阻，舒张期顺应性下降为特征的心肌病。我国患病率 180/100 000，以 30 ~ 50 岁多见，临床病例中男多于女，女性患者症状出现早且较重。本病常为青年猝死的原因。

一、病因

属于常染色体显性遗传病，50% 的患者有明显家族史，心肌肌节收缩蛋白基因突变是主要的致病因素。已证实 15 个基因及四百余种突变与肥厚型心肌病有关。还有人认为儿茶酚胺分泌增多、原癌基因表达异常、细胞内钙调节异常、高血压、高强度运动等，均为肥厚型心肌病的促进因子。

二、病理

特征性改变是不对称性室间隔增厚，也可为均匀肥厚型、心尖肥厚型、左心室前侧壁肥厚型、左心室后壁肥厚型和右心室肥厚型等，心室腔变小，常伴有二尖瓣肥厚。光镜下见心肌细胞肥大、形态特异、排列紊乱，局限性或弥漫性间质纤维化，尤以左心室室间隔改变显著。冠状动脉多无异常，但心肌壁内小冠状动脉可有管壁增厚，管腔变小。电镜下可见肌纤维排列紊乱，线粒体肿胀，溶酶体增多。

2003 年美国心脏病学会 / 欧洲心脏病学会（ACC7ESC）专家共识将肥厚型心肌病分为：①梗阻性肥厚型心肌病，安静状态下左心室腔与主动脉瓣下压力阶差≥ 30mmHg; ②隐匿梗阻性肥厚型心肌病，安静时压力阶差 <30mmHg，负荷运动时压力阶差≥ 30mmHg；③非梗阻性肥厚型心肌病，安静和负荷状态下压力阶差均 <30mmHg。

三、病理生理

一方面，肥厚的室间隔在心室收缩时突向左心室流出道造成流出道梗阻，使左心室射血阻力增加，心排血量减少，引起低血压和脑供血不足的表现（如头晕、晕厥等）；左心室收缩末期残余血量增多，左心室舒张末期压力、舒张末期容积增高，左心室代偿性肥大，最后失代偿，进而引起肺淤血、肺动脉高压、左心衰竭的一系列临床表现。由于收缩期血流经过流出道狭窄处时的漏斗效应（指快速血流产生的负压），吸引二尖瓣前叶前移，使其靠近室间隔，既加重左心室流出道梗阻，也造成二尖瓣关闭不全。

另一方面，肥厚的心肌使室壁僵硬度增加，左心室顺应性下降，心室充盈受阻，心室壁内血液供应减少，导致心室舒张功能减低。

四、临床表现

临床表现因分型不同而差异很大。部分患者可无自觉症状，仅在体检或猝死时才被发现。常见症状有：①心悸，由于心室功能的改变或发生各种心律失常引起；②心绞痛，由于肥厚的心肌需血量增多，冠状动脉供血相对不足或舒张期冠状动脉血流灌注减少所致；③劳力性呼吸困难，多发生在劳累后，由于左心室舒张末期压力增高，进而肺淤血所致；④乏力、低血压、头晕、晕厥，由于左心室流出道梗阻，左心室顺应性减低而充盈不佳，导致体循环供血不足，尤其是脑供血不足所致；⑤晚期可出现心力衰竭、各种心律失常。本病成人死亡原因多为猝死，而猝死原因多为室性心律失常，特别是心室颤动等。体格检查随病变的范围和程度不同而有差别。轻者体征不明显。常见的阳性体征有心浊音界向左扩大，胸骨左缘中下段或心尖区内侧闻及较粗糙的递增、递减型喷射性收缩期杂音，可伴震颤，为左心室流出道狭窄所致。凡能改变左心室容量和射血速度的因素都可使杂音的响度发生改变，如增强心肌收缩力药物（用洋地黄类药物、静脉滴注异丙肾上腺素），体力劳动，硝酸甘油（同时扩张静脉，减少静脉回流），Valsalva 动作（增加胸腔压力，减少回心血量，使左心室容量减少，心肌射血加快加强）及取站立位，均可使杂音增强。相反，使用 β 受体阻滞剂，取下蹲位，下肢被动抬高，紧握拳时，使心肌收缩力下降或伴左心室容量增加，均可使杂音减弱。约 50% 患者在心尖区可听到收缩中晚期或全收缩期吹风样杂音，为二尖瓣关闭不全的表现。第二心音可呈反常分裂，是由于左心室射血受阻，主动脉瓣延迟关闭所致。可闻及第三或第四心音。

五、辅助检查

1. 心电图

常见左心室肥厚和ST–T改变。心尖肥厚型心肌病患者表现为左心室高电压伴左胸导联ST段压低和以V_1、V_4导联为轴心的胸前导联出现巨大倒置的T波。部分患者在Ⅱ、Ⅲ、aVF、V_4 ~ V_6导联出现“深而窄的病理性Q波”，相应导联T波直立，有助于与心肌梗死鉴别。此外，室内传导阻滞、阵发性室性心动过速、阵发性室上性心动过速、心房颤动、室性期前收缩等亦常见。

2. 胸部X线

X线心影增大多不明显，发生心力衰竭时心影可明显增大，伴肺淤血征。

3. 超声心动图

超声心动图是诊断肥厚型心肌病的主要方法。超声心动图的典型表现有：①非对称性室间隔肥厚，室间隔显著肥厚≥15mm，舒张期室间隔厚度与左心室后壁的厚度比值≥1.3，室间隔运动减低；②左心室流出道狭窄；③二尖瓣前叶在收缩期前移（systolic anteriormotion，SAM征），是左心室流出道发生功能性梗阻的标志；④主动脉瓣收缩中期部分关闭。心尖肥厚型心肌病于左心室长轴切面见心尖室间隔和左心室后下壁明显肥厚，可达20 ~ 30mm。彩色多普勒血流显像可评价左心室流出道压力阶差、尖瓣反流等。

4. 磁共振检查

能直观显示心脏结构，测量室间隔厚度、心腔大小和心肌活动度。

5. 心导管检查和心血管造影

左心室舒张末期压力升高，梗阻型在左心室腔与流出道间存在显著收缩期压力阶差，可发现符合流出道梗阻的“第三压力曲线”（特点是收缩压与降低的主动脉压相同，而舒张压与左心室舒张压相同），根据该“第三压力曲线”即可确诊本病。心室造影显示左心室腔变形，心尖部肥厚型可呈香蕉状、犬舌状、纺锤状等。冠状动脉造影多无异常，一般不做此项检查，仅在疑难病例或进行介入治疗时才做该项检查。

6. 心内膜心肌活检

心肌细胞畸形肥大，排列紊乱。

六、诊断和鉴别诊断

对于年轻发病，无冠心病危险因素，临床和心电图表现为心肌缺血的患者，用其他疾病无法解释时，应考虑本病的可能。绝大多数患者可以通过超声心动图诊断。通过心导管检查和心室造影可进一步确诊。对患者直系亲属行心电图和超声心动图检查，有助于肥厚型心肌病的早期发现。

鉴别诊断：①与可产生同样杂音的疾病鉴别，如主动脉瓣狭窄、风湿性或先天性二尖瓣关闭不全、室间隔缺损，②与可造成心电图ST–T改变和病理性Q波的冠心病鉴别，③与可造成心肌肥厚的高血压心脏病、运动员心脏肥厚鉴别。

七、治疗

1. 治疗目标

治疗目标是减轻左心室流出道梗阻，改善左心室舒张功能，缓解症状，防治心律失常，预防猝死，提高长期生存率。

2. 治疗方法

（1）对患者进行生活指导，避免剧烈运动、持重、屏气、过度劳累、情绪激动，坚持随诊，及时处理并发症。

（2）避免使用增强心肌收缩力和（或）减少心脏容量负荷的药物（如洋地黄、异丙肾上腺素、硝酸酯类、利尿剂等），以免加重左心室流出道梗阻。

（3）β受体阻滞剂：一般首选β受体阻滞剂。β受体阻滞剂能抑制心脏交感神经兴奋，减慢心率，使心室舒张期充盈时间延长，减轻心肌耗氧，降低心肌收缩力和室壁张力，减轻左心室流出道梗阻，改善胸痛和劳力性呼吸困难，并具有抗心律失常作用。用法通常从小剂量开始，逐渐增至最大耐受剂量并长期服用，避免突然停药。如美托洛尔 25mg，每日 2 次，最大可增加至 300mg/d。

（4）钙通道阻滞剂：钙通道阻滞剂选择性抑制细胞膜钙离子内流，降低细胞膜钙结合力和细胞内钙利用度，降低心肌收缩力，改善左心室流出道梗阻，另一方面，可以松弛肥厚的心肌，改善心肌顺应性，改善心室舒张功能。如维拉帕米（verapamil）120 ~ 480mg/d，分 3 ~ 4 次口服，地尔硫䓬（dilthiazem）90 ~ 180mg/d，钙通道阻滞剂常用于 β 受体阻滞剂疗效不佳或有哮喘病史的患者。由于钙通道阻滞剂具有扩血管作用，对于严重左心室流出道梗阻的患者用药初期需严密监测。

（5）抗心律失常：要积极治疗各种室性心律失常，常用药物有胺碘酮。药物治疗无效，必要时行电复律。对于发生快速性室性心律失常的高危患者也有人认为可考虑植入 ICD。

（6）静息状态下流出道梗阻或负荷运动时左心室流出道压力阶差≥ 50mmHg，症状明显，严重活动受限（NYHA 心功能Ⅲ ~ Ⅳ级），内科治疗无效者，可考虑室间隔化学消融或手术切除肥厚的室间隔心肌、植入双腔 DDD 型起搏器。

我国 2012 年《肥厚型梗阻性心肌病室间隔心肌消融术中国专家共识》指出经皮穿刺腔内间隔心肌消融术（percutaneous transluminal septal myocardial ablation，PTSMA）是一种介入治疗手段，其原理是通过导管注入无水酒精，闭塞冠状动脉的间隔支，使其支配的肥厚室间隔缺血、坏死、变薄、收缩力下降，使心室流出道梗阻消失或减轻，从而改善患者的临床症状。

PTSMA 禁忌证为：①肥厚型非梗阻性心肌病；②合并需同时进行心脏外科手术的疾病，如严重二尖瓣病变、冠状动脉多支病变等；③室间隔弥漫性明显增厚；④终末期心力衰竭。年龄虽无限制，但原则上对年幼及高龄患者应慎重。

（7）晚期出现心力衰竭者，治疗同其他原因所致的心力衰竭。

第十章

先天性心脏病

第一节 概述

先天性心脏病是胎儿时期心脏血管发育异常而致的畸形，是小儿最常见的心脏病。近几年来发病率有逐渐上升的趋势，由于严重的和复杂畸形的患儿在出生后数周及数月夭折，因此复杂的心血管畸形在年长儿比婴儿期少见。近半个世纪来，由于心血管检查、心血管造影术和超声心动图的应用以及在低温麻醉剂体外循环下心脏直视手术的发展，使临床上对复杂性先天性心脏病的诊断和治疗发生了根本性的变化。许多常见的先天性心脏病得到了准确诊断，大多数可以得到彻底根治；部分新生儿时期的复杂畸形，如大动脉错位等，亦可及时诊断，手术治疗。因此，先天性心脏病的预后大为改观。

一、先天性心脏病的分类

先天性心脏病的分类方法有多种，这里介绍三种分类方法。

（一）传统分类方法

主要根据血流动力学变化将先天性心脏病分为 3 组。

1. 无分流型（无青紫型）

即心脏左右两侧或动静脉之间无异常通路和分流，不产生发绀。包括主动脉缩窄、肺动脉瓣狭窄、主动脉瓣狭窄以及肺动脉瓣狭窄、单纯性肺动脉扩张、原发性肺动脉高压等。

2. 左向右分流组（潜伏青紫型）

此型有心脏左右两侧血流循环途径之间异常的通道。早期由于心脏左半侧体循环的压力大于右半侧肺循环压力，所以平时血流从左向右分流而不出现青紫。当啼哭、屏气或任何病理情况，致使肺动脉或右心室压力增高，并超过左心压力时，则可使血液自右向左分流而出现暂时性青紫。如房间隔缺损、室间隔缺损、动脉导管未闭、主肺动脉隔缺损，以及主动脉窦动脉瘤破入右心或肺动脉等。

3. 右向左分流组（青紫型）

该组所包括的畸形也构成了左右两侧心血管腔内的异常交通。右侧心血管腔内的静脉血，通过异常交通分流入左侧心血管腔，大量静脉血注入体循环，故可出现持续性青紫。如法洛四联症、法洛三联症、右心室双出口和完全性大动脉转位、永存动脉干等。

（二）遗传学分类

遗传病共分五大类，即单基因病、多基因病、染色体病、线粒体病和体细胞遗传病，除体细胞病主要与肿瘤有关外，其余四种均与心血管病有关。

1. 单基因病

即孟德尔遗传病，包括常染色体显性遗传、常染色体隐性遗传、X 连锁遗传、Y 连锁遗传。目前约有 120 种单基因病伴有心血管系统缺陷性综合征，其中部分已确定了分子遗传缺陷的基因定位及基因突变，如常染色体显性遗传方式的马凡综合征、Noonan 综合征、Holt-Oram 综合征、不伴耳聋的长 Q-T 综合征（LQT）和主动脉瓣上狭窄等；常染色体隐性遗传方式的 Ellis-Van 综合征、伴耳聋的 LQT 综合征等。

2. 染色体病即由染色体畸变所致疾病

在人类染色体病中约有 50 种伴有心血管异常。常见的主要有 21 - 三体综合征（Down 综合征），该综合征心血管受累的频率为 40% ~ 50%，主要为心内膜垫缺损、室间隔缺损和房间隔缺损，法洛四联症和大动脉转位也有报道。18- 三体综合征（Eward 综合征）心血管受累的频率接近 100%，最常见的为室间隔缺损和动脉导管未闭，房间隔缺损也很常见，其他心脏异常包括主动脉瓣和 / 或肺动脉瓣畸形、肺动脉瓣狭窄、主动脉缩窄、大动脉转位、法洛四联症、右位心和血管异常。13- 三体综合征（Patau 综合征）心血管受累的频率约为 80%，常见的有动脉导管未闭、室间隔缺损、房间隔缺损、肺动脉狭窄、主动脉狭窄和大动脉转位等。这三种综合征的大部分患儿被认为染色体不分离所致也与母亲生育年龄有关。

3. 多基因遗传病

多基因遗传病是指与两对以上基因有关的遗传病，其发病既与遗传因素有关，又受环境因素影响，故也称多因子遗传，如法洛四联症等。

4. 线粒体病

线粒体病是一类由线粒体 DNA 突变所致，主要累及神经系统、神经肌肉方面的遗传性疾病，有些心肌病属于线粒体病。

（三）Silber 分类法

以病理变化为基础，同时结合临床表现和心电图表现对先天性心脏病进行分组。

（1）单纯心血管间交通：包括心房水平分流（如房间隔缺损、Lutembacher 综合征、部分性肺静脉异位引流、完全性肺静脉异位引流及单心房、三心房），室间隔缺损，动脉导管未闭及主肺动脉隔缺损。

（2）心脏瓣膜畸形：包括主动脉瓣狭窄，主动脉瓣二瓣化畸形，肺动脉瓣狭窄，肺动脉瓣关闭不全，爱勃斯坦（Ebstein）畸形及二尖瓣关闭不全。

（3）血管畸形：包括主动脉缩窄，假性主动脉缩窄，主动脉弓畸形，永存动脉干，主动脉窦瘤，冠状动 - 静脉瘘，肺动脉畸形起源于主动脉，原发性肺动脉扩张，肺动 - 静脉瘘，肺动脉狭窄及永存左上腔静脉。

（4）复合畸形：包括法洛四联症，完全性心内膜垫缺损，大血管转位，单心室，三尖瓣闭锁及肺动脉瓣闭锁合并完整室间隔。

（5）立体构相异常（spatial abnormalities）：包括右位心合并内脏转位（dextrocardiawith-slnus inversus），单纯右位心（isolateddextrocardia），中位心（mesocardia）及左位心（levocardia）。

（6）心律失常：包括先天性房室传导阻滞，先天性束支传导阻滞，致命性家族性心律失常及预激综合征。

（7）心内膜弹力纤维增生症。

（8）家族性心肌病。

（9）心包缺失（pericardial defects）。

（10）心脏异位（ectopia cordis）和左心室憩室。

二、病因及发病机制

心脏病是遗传和环境因素等复杂关系相互作用的结果，下列因素可能影响到胎儿的发育而产生先天性畸形。

（一）胎儿发育的环境因素

1. 感染

妊娠前三个月患病毒或细菌感染，尤其是风疹病毒，其次是柯萨奇病毒，其出生的婴儿先天性心脏病的发病率较高。

2. 其他

如羊膜的病变，胎儿受压，妊娠早期先兆流产，母体营养不良、糖尿病、苯酮尿、高血钙，放射线和细胞毒性药物在妊娠早期的应用，母亲年龄过大等均有使胎儿发生先天性心脏病的可能。

（二）遗传因素

先天性心脏病具有一定程度的家族发病趋势，可能由父母生殖细胞、染色体畸变所引起的。遗传学研究认为，多数的先天性心脏病是由多个基因与环境因素相互作用所形成。

（三）其他

有些先天性心脏病在高原地区较多，有些先天性心脏病有显著的男女性别间发病差异，说明出生地海拔高度和性别也与本病的发生有关。在先天性心脏病患者中，能查到病因的是极少数，但加强对孕妇的保健，特别是在妊娠早期积极预防风疹、流感等风疹病毒性疾病和避免与发病有关的一切因素，对预防先天性心脏病具有积极意义。

三、症状

（一）心衰

新生儿心衰被视为一种急症，通常大多数是由于患儿有较严重的心脏缺损，其临床表现是由于肺循环、体循环充血，心输出量减少所致。患儿面色苍白，憋气，呼吸困难和心动过速，心率每分钟可达160 ~ 190 次，血压常偏低。可听到奔马律。肝大，但外周水肿较少见。

（二）发绀

其产生是由于右向左分流而使动静脉血混合。在鼻尖、口唇、指（趾）甲床最明显。

（三）蹲踞

患有紫绀型先天性心脏病的患儿，特别是法乐氏四联症的患儿，常在活动后出现蹲踞体征，这样可增加体循环血管阻力从而减少心隔缺损产生的右向左分流，同时也增加静脉血回流到右心，从而改善肺血流。

（四）杵状指（趾）和红细胞增多症

发绀型先天性心脏病几乎都伴杵状指（趾）和红细胞增多症。杵状指（趾）的机理尚不清楚，但红细胞增多症是机体对动脉低血氧的一种生理反应。

（五）肺动脉高压

当间隔缺损或动脉导管未闭的患者出现严重的肺动脉高压和发绀等综合征时，被称为艾森曼格氏并发症。临床表现为发绀，红细胞增多症，杵状指（趾），右心衰竭征象，如颈静脉怒张、肝肿大、周围组织水肿，这时患者已丧失了手术的机会，唯一等待的是心肺移植。患者大多数在 40 岁以前死亡。

（六）发育障碍

先天性心脏病的患儿往往发育不正常，表现为瘦弱、营养不良、发育迟缓等。

（七）其他

胸痛、晕厥、猝死。

四、诊断

确定是否患有先天性心脏病可根据病史、症状、体征和一些特殊检查来综合判断。

（一）病史

1. 母亲的妊娠史

妊娠最初 3 个月有无病毒感染，放射线接触，服药史，糖尿病史，营养障碍，环境与遗传因素等。

2. 常见的症状

呼吸急促，青紫，尤其注意青紫出现时的年龄、时间，与哭叫、运动等有无关系，是阵发性的还是持续性的。心力衰竭症状：心率增快（可达 180 次 /min），呼吸急促（50 次 ~ 100 次 /min），烦躁不安，吃奶时因呼吸困难和哮喘样发作而停顿等。反复发作或迁延不愈的上呼吸道感染，面色苍白、哭声低、呻吟、声音嘶哑等，也提示有先天性心脏病的可能。

3. 发育情况

先天性心脏病患儿往往营养不良，躯体瘦小，体重不增，发育迟缓等，并可有蹲踞现象。

（二）体格检查

如体格检查发现有心脏典型的器质性杂音，心音低钝，心脏增大，心律失常，肝大时，应进一步检查排除先天性心脏病。

（三）特殊检查

1. X线检查

应熟悉正常婴儿胸部X线的特点，如胸腺增大，心胸比例可达55%，新生儿心脏可呈球形等。X线透视可了解心房、心室和大血管的位置、形态、轮廓、搏动以及有无肺门“舞蹈”等情况。必要时可做食管吞钡检查，观察有无压痕或移位及食道与大动脉的关系等。摄片检查通常采取前后位及侧位，有时辅以左前斜位或右前斜位。此外，可根据需要选择计波摄片、断层摄片或心血管造影。先天性心脏病患儿可有肺纹理增加或减少、心脏增大。但是肺纹理正常，心脏大小正常，并不能排除先天性心脏病。

2. 超声心动图检查

超声心动图是一项无痛、非侵入性的检查方法，能显示心脏内部结构的精确图像，对心脏各腔室和血管大小进行定量测定，用以诊断心脏解剖上的异常及其严重程度，是目前最常用的先天性心脏病的诊断方法之一。可分为M型超声心动图、二维超声心动图心脏扇形切面显像、三维超声心动图、多普勒彩色血流显像等。目前使用最多的是二维超声心动图心脏扇形切面显像和多普勒彩色血流显像。

3. 心电图检查

心电图检查能反映心脏位置、心房、心室有无肥厚及心脏传导系统的情况。

4. 心脏导管检查

心脏导管检查是先天性心脏病进一步明确诊断和决定手术前的重要检查方法之一。根据检查部位不同，分为右心、左心导管检查两种，临床上以右心导管较为常用。通过导管检查，了解心腔及大血管不同部位的血氧含量和压力变化，明确有无分流及分流的部位。

5. 心血管造影

通过导管检查仍不能明确诊断而又需考虑手术治疗的患者，可作心血管造影。将含碘造影剂通过心导管在机械的高压下，迅速地注入心脏或大血管，同时进行连续快速摄片，或拍摄电影，观察造影剂所示心房、心室及大血管的形态、大小、位置以及有无异常通道或狭窄、闭锁不全等。造影术分为静脉、选择性和逆行三种方法。最常用的是选择性造影，即将导管查到需要显像了解的部位近端，然后注射造影剂：如法洛四联症一般将造影剂注入右心室，以便观察肺血管形态和主动脉骑跨等情况。

6. 色素稀释曲线测定

将各种染料（如伊文思蓝、美蓝等），通过心导管注入循环系统的不同部位，然后测定指示剂在动脉或静脉血中稀释过程形成的浓度曲线变化，根据此曲线的变化可判断分流的方向和位置，进一步计算出心排血量和肺血容量等。

7. 磁共振成像

这是20世纪80年代初期应用于临床的一项非侵入性心脏检查技术，今后有可能代替心导管检查心内分流，定性和定量研究瓣膜反流，计算心室容量和射血分数等。电影磁其振成像也已用于临床。

根据以上的病史、体检及特殊检查得出的阳性体征，加以综合分析判断，以明确先天性心脏病的诊断。

第二节　房间隔缺损

一、疾病概述

房间隔缺损（atrial septal defect，ASD）是先天性心脏病中最常见的一种病变。房间隔缺损多发于女性，与男性发病率之比约为2∶1。房间隔缺损是左右心房之间的间隔发育不全遗留缺损造成血流可相通的先天性畸形。胚胎的第4周末，原始心腔开始分隔为四个房室腔。发育的过程是：原始心腔腹背两侧的中部向内突出生长增厚，形成心内膜垫。腹背两心内膜垫逐渐靠近，在中线互相融合，其两侧组织则形成房室瓣膜组成的一部分，在右侧为三尖瓣的隔瓣；左侧为二尖瓣的大瓣。此外，侧垫亦发育成瓣膜，共同组成三尖瓣和二尖瓣，将心房和心室隔开。与此同时，心房和心室也有间隔自中线的两端向心内膜垫生长，将心腔分隔成为两个心房和两个心室（见图 10-1）。

心房间隔自后上壁中线开始，对向心内膜垫生长，下缘呈新月形，终于和心内膜垫融合，称为原发房间隔，将心房分隔为左、右两个腔隙。如在发育的过程中，原发房间隔停止生长，不与心内膜垫融合而遗留间隙，即成为原发孔（或第一孔）缺损。在原发缺损病例中，往往有房室瓣膜甚至心内膜垫发育不全现象，如二尖瓣大瓣和三尖瓣隔瓣的分裂，以及腹背心内膜垫呈分裂状态而不融合，称为房室通道。有时还兼有室间隔缺损。当原发房间隔向下生长而尚未和心内膜垫融合以前，其上部逐步被吸收，构成两侧心房的新通道，称为房间隔继发孔。在继发孔形成的同时，于原发房间隔的右侧，另有继发房间隔出现，其下缘的新月形开口并不对向心内膜垫，而是偏向后下方，对向下腔静脉入口生长。

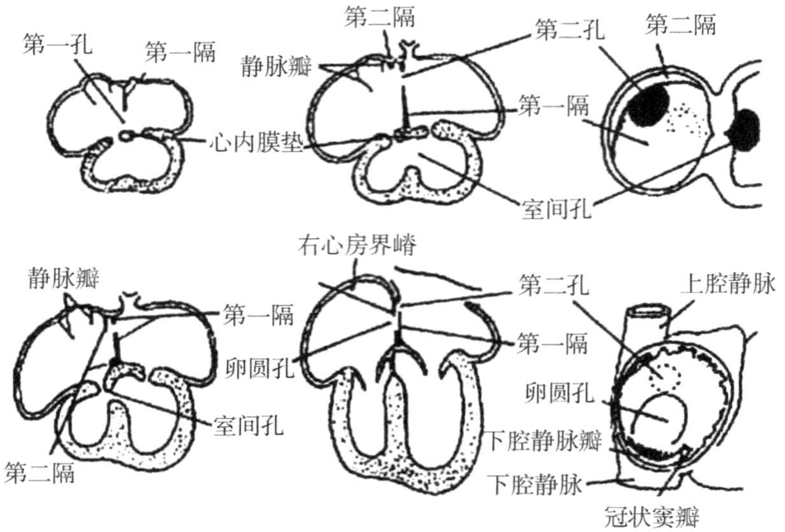

图 10-1　胚胎期心房间隔发育示意

为了维持胎儿左心的血循环，继发房间隔的下缘和原发房间隔的上缘虽然互相接触，但并不融合。原发房间隔如同瓣膜（卵圆孔瓣膜），只允许血液自右向左转流，而能防止自左向右的逆流。继发房间隔遗留的缺损呈卵圆形，称为卵圆孔。

婴儿出生后，开始呼吸，肺循环的血容量大为增加，但左、右心室肌肉的厚度和发育依然是相等的。随着婴儿的成长，主动脉瓣超过肺动脉时，左心室肌肉开始增生、肥厚，压力逐渐增大，影响左心房血液的排出。因而使左心房压力大于右心房，卵圆孔瓣膜紧贴继发房间隔，关闭卵圆孔。一般在第八月或更长的时间，完全断绝左、右两心房间的血运。但有 20% ~ 25% 的正常人，卵圆孔瓣膜和房间隔并不全部融合，遗留着探针大小的小孔，称为卵圆孔未闭。这种小孔的存在，并不引起血液分流，在临床上并无重要意义。但在施行心脏导管术检查时，偶尔心导管可能通过卵圆孔进入左心房，这应该值得注意，以免与房间隔缺损混淆。

如原发房间隔被吸收过多，或继发房间隔发育障碍，则上下两边缘不能接触，遗留缺口，形成继发孔（或第二孔）缺损，这是临床上常见的一种。有时原发孔和继发孔缺损可同时存在。

二、疾病类型

分类方法较多，各学者意见尚不一致。根据胚胎学和病理解剖，分为两大类，即原发孔缺损和继发孔缺损，继发孔型也分为上腔型、下腔型、中央型、混合型。

三、病理生理

继发孔型房间隔缺损由于正常左、右心房之间存在着压力阶差，左房的氧合血经缺损分流至右房，体循环血流量减少，可引起患儿发育迟缓，体力活动受到一定限制，部分患者亦可无明显症状。氧合血进入肺循环后可引起肺小血管内膜增生及中层肥厚等病变，导致肺动脉压及肺血管阻力升高，但其进程较缓慢，多出现在成人患者。原发孔型房间隔缺损又称部分心内膜垫缺损或房室管畸形。在胚胎发育过程中心内膜垫发育缺陷所致，形成一个半月形的大型房间隔缺损，位在冠状静脉窦的前下方，缺损下缘邻近二尖瓣环，常伴有二尖瓣裂。

图 10–2 显示了有心房间隔缺损的心脏，导致了左心房富氧血液与右心房缺氧血液的混合。

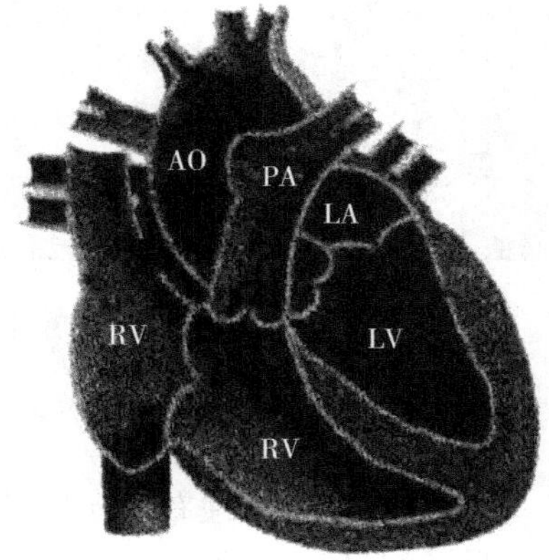

图 10–2　房间隔缺损示意

房间隔缺损的大小并不完全相同。小的房间隔缺损只会将一小部分血液渗漏到另一侧心房。很小的房间隔缺损不会影响心脏的正常工作，因此也没有必要进行特殊的治疗。很多较小的缺损随着孩子的发育甚至会自行闭合。而较大的缺损则会导致比较多的血液流入另一侧的心房，而且通常也不太可能自行闭合。

据美国心肺与血液研究院统计，大约 50% 的房间隔缺损可能会自行闭合或者很小而不必治疗，而另外 50% 的缺损则需要心导管手术的治疗。

四、临床表现

继发孔型房间隔缺损：活动后心悸、气短、疲劳是最常见的症状，但部分儿童可无明显症状。房性心律紊乱多见成年患者。若有严重肺动脉高压引起右向左分流者，出现发绀。原发孔型房间隔缺损：活动后感心悸、气短，易发生呼吸道感染。伴有严重二尖瓣关闭不全者，早期可出现心力衰竭及肺动脉高压等症状。患儿发育迟缓，心脏扩大，心前区隆起。

五、诊断检查

（一）胸部 X 线检查

左至右分流量大的病例，胸部 X 线检查显示心脏扩大，尤以右心房、右心室增大最为明显。肺动脉总干明显突出，两侧肺门区血管增大，搏动增强，在透视下有时可见到肺门舞蹈、肺野血管纹理增粗、主动脉弓影缩小（见图 10–3）。慢性充血性心力衰竭患者，由于极度扩大的肺部小血管压迫气管，可能显示间质性肺水肿、肺实变或肺不张等 X 线征象。

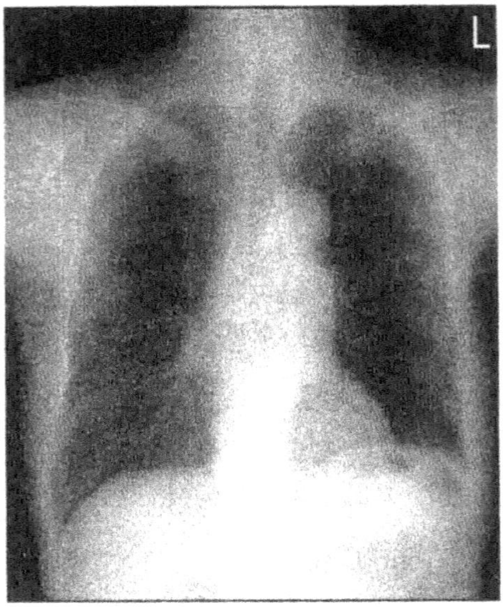

图 10-3　房间隔缺损的 X 线胸片

（二）心电图检查

典型的病例常显示右心室肥大，不完全性或完全性右束支传导阻滞。心电轴右偏，P 波增高或增大，P-R 间期延长。额面心向量图 QRS 环呈顺时针方向运行。30 岁以上的病例室上性心律失常逐渐多见，起初表现为阵发性心房颤动，以后持续存在。房间隔缺损成年人病例，呈现心房颤动者约占 20%。

（三）超声心动图检查

超声心动图检查显示右心室内径增大，左室面心室间隔肌部在收缩期与左室后壁呈同向的向前运动，与正常者相反，称为室间隔矛盾运动。双维超声心动图检查可直接显示房间隔缺损的部位和大小。

（四）心导管检查

右心导管检查是诊断心房间隔缺损的可靠方法。右心房、右心室和肺动脉的血液氧含量高于腔静脉的平均血液氧含量达 1.9% 以上，说明心房水平由左至右血液分流。

此外，心导管进入右心房后可能通过房间隔缺损进入左心房，从心导管在缺损区的上下活动幅度，尚可推测缺损的面积。从大隐静脉插入的心导管通过房间隔缺损进入左心房的机遇更多。

六、鉴别诊断

（一）本病体征不很明显的患者需与正常生理情况相鉴别

如仅在胸骨左缘第 2 肋间闻及 2 级吹风样收缩期杂音，伴有第二心音分裂或亢进，则在正常儿童中亦常见到，此时如进行 X 线、心电图、超声心动图检查发现有本病的征象，才可考虑进一步做右心导管检查等确诊。

（二）较大的心室间隔缺损

因左至右的分流量大，其 X 线、心电图表现与本病可极为相似，体征方面亦可有肺动脉瓣区第二心音的亢进或分裂，因此可能造成鉴别诊断上的困难。但室间隔缺损杂音的位置较低，常在胸骨左缘第 3、第 4 肋间，且多伴震颤，左心室常有增大等可资鉴别。但在儿童患者，尤其是与第一孔未闭型的鉴别仍然不易，此时超声心动图、右心导管检查等有助于确立诊断。此外，左心室 - 右心房沟通（一种特殊类型的心室间隔缺损）的患者，其体征类似高位心室间隔缺损，右心导管检查结果类似心房间隔缺损，也要注意鉴别。

（三）瓣膜型单纯肺动脉口狭窄

其体征、X 线和心电图的表现，与本病有许多相似之处，有时可造成鉴别上的困难。但瓣膜型肺动脉口狭窄时，杂音较响，常伴有震颤，而肺动脉瓣区第二心音减轻或听不见；X 线片示肺野清晰，肺纹稀少，可资鉴别。超声心动图见肺动脉瓣的异常，右心导管检查发现右心室与肺动脉间有收缩期压力阶差，而无分流的证据，则可确诊。

（四）原发性肺动脉高压

其体征和心电图表现，与本病颇为相似；X 线检查亦可发现肺动脉总干弧凸出，肺门血管影增粗，右心室和右心房增大；但肺野不充血或反而清晰，可资鉴别。右心导管检查可发现肺动脉压明显增高而无左至右分流的证据。

七、治疗方法

先天性心脏病治疗方法有两种：手术治疗与介入治疗。

（一）手术治疗为主要治疗方式

手术最佳治疗时间取决于多种因素，其中包括患儿的年龄及体重、全身发育及营养状态等。一般简单先天性心脏病，建议 1 ~ 5 岁，因为年龄过小，体重偏低，全身发育及营养状态较差，会增加手术风险；年龄过大，心脏会代偿性增大，有的甚至会出现肺动脉压力增高，同样会增加手术难度，术后恢复时间也较长。对于合并肺动脉高压、先天畸形严重且影响生长发育、畸形威胁患儿生命、复杂畸形需分期手术者手术越早越好，不受年龄限制。

（二）介入治疗

1. 关于房间隔缺损的介入治疗发展过程

1976 年，King 及 Miller 应用双面伞封堵器关闭成人型房间隔缺损获得成功，但由于递送系统过于粗大，仅堵塞 <20mm 的房缺，难以临床推广。至 20 世纪 80 年代，Rashkind 等应用堵塞动脉导管未闭的双面伞关闭房间隔缺损，但仅用于 <10mm 的房缺；此后虽几经改进，但由于递送导管仍粗大、成功率不高、应用范围小，仍不能适应临床应用需要。但为以后进一步的材料研制及方法学的改进提供了不少有用的借鉴与依据。如何扬长避短，不少改进型及创新的堵塞装置不断推出，包括 Sideris 纽扣式堵塞装置、CardioSEAL 和 StarFlex 闭合器等，都经一些心血管中心临床应用，获得一定疗效，但在堵塞效果、使用范围及操作方法上都不能满足临床需求。直至 1997 年 Amplatzer 房间隔封堵装置（见图 10–4，图 10–5）由于其自膨性、自向心性、可回收再定位、操作简便、稳定、递送系统小、残余分流少、很快为临床所接受，使房间隔的介入治疗获得突破性进展。手术治疗和介入治疗两者的区别主要在于，手术治疗适用范围较广，能根治各种简单、复杂先天性心脏病，但有一定的创伤，术后恢复时间较长，少数患者可能出现心律失常、胸腔、心腔积液等并发症，还会留下手术疤痕影响美观。而介入治疗适用范围较窄，价格较高，但无创伤，术后恢复快，无手术疤痕。

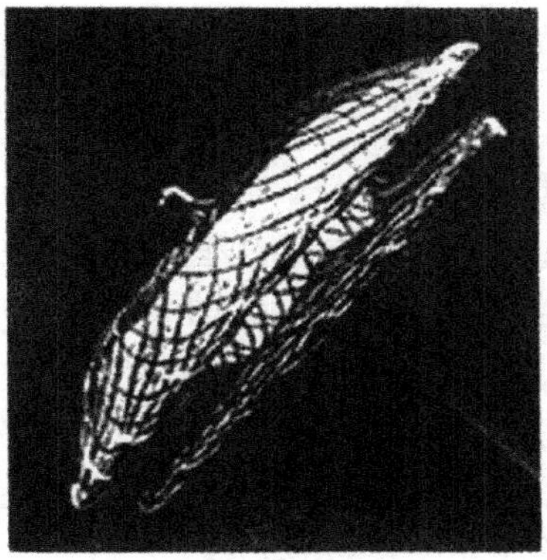

图 10–4　房缺封堵器

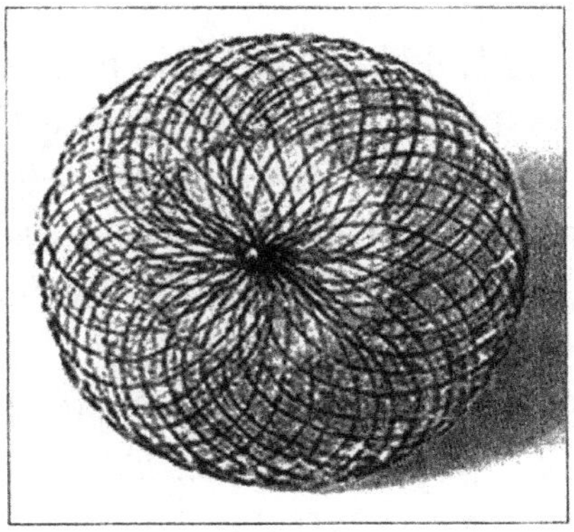

图 10–5　房缺封堵器封堵器

2. 房间隔介入治疗的适应证

继发孔型房间隔缺损，缺损边缘至冠状静脉窦、上下腔静脉及有上肺静脉的距离 ≥ 5mm，至房室瓣的距离≥7mm；房缺伸展径≥4mm，成人≤35mm，儿童通常≤30mm，其房间隔缺损长径应大于ASD伸展径14mm；年龄通常≥3岁。外科修补术后残余分流；复杂先天性心脏病做Fontan等手术后留有房间隔通道，一旦血流动力学完成调整，经血流动力学检测后可堵塞房间隔通道；卵圆孔未闭合并脑卒中，尚需进一步研究。

3. 房间隔缺损介入治疗禁忌证

原发孔型房缺；静脉窦型房缺；需外科手术的心脏畸形；严重肺动脉高压伴双向或右向左分流；心内膜炎或出血性疾病；下腔静脉血栓形成，心腔内血栓形成；封堵1个月内有严重感染、败血症等。房间隔缺损目前我国采用进口Ampatzer封堵器治疗房间隔缺损封堵术达3 500余例，技术成功率98.1%。严重并发症发生率为0.9%（包括封堵器脱落0.5%，心包堵塞0.4%），死亡率仅0.2%（图10-6为封堵示意图）。

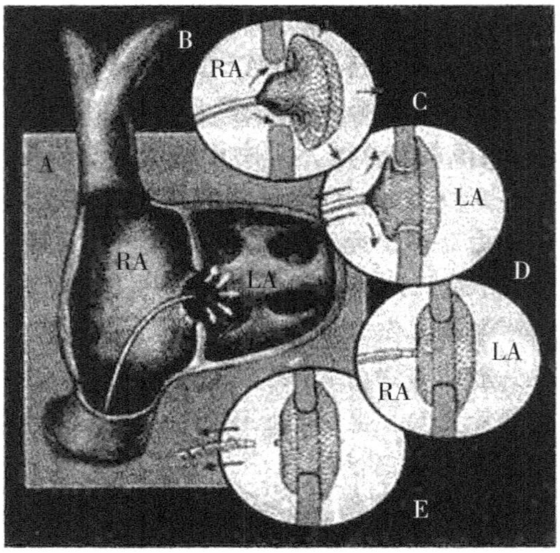

图10-6　房间隔缺损封堵示意

随着介入器材的不断改进、介入经验的积累和操作技术的提高，先天性心脏病介入治疗的范围将会日趋扩大，如先天性心脏病复合畸形的介入治疗、外科术后残余分流或残余狭窄的介入治疗、介入技术与外科手术联合治疗复杂先天性心脏病等。

不可否认，仍然有一部分先天性心脏病是无法通过介入技术治疗的，因此在治疗之前，应该进行全面的检查，严格区分介入治疗和外科手术治疗的适应证，权衡利弊，制定合理、可行的最佳方案。

4. 先心病介入治疗与外科手术

先心病介入治疗与外科手术相比有如下优点：

（1）无须在胸背部切口，仅在腹股沟部留下一个针眼（3mm左右）。由于创伤小，痛苦小，术后几天就能愈合，不留疤痕；也无须打开胸腔，更不需切开心脏。

（2）治疗时无须实施全身外循环，深低温麻醉。患儿仅需不插管的基础麻醉就能配合，大龄患儿仅需局部麻醉，这样，可避免体外循环和麻醉意外的发生，也不会对儿童的大脑发育产生影响。

（3）由于介入治疗出血少，不需要输血，从而避免了输血可能引起的不良反应。

（4）相比外科手术，介入治疗手术时间较短，住院时间短，术后恢复快。一般在30min至1个小时左右就开始进饮，术后20h就可下床活动，住院1 ~ 3d即可出院，局麻的患儿可在门诊完成。

（5）目前，对合适做介入治疗的患儿，各种介入治疗的成功率在98%以上，术后并发症少于外科手术。它就像外科手术一样，可起到根治效果。

第三节　室间隔缺损

一、疾病概述

室间隔缺损（ventricular septal defect，VSD）指室间隔在胚胎发育不全，形成异常交通，在心室水平产生左向右分流，它可单独存在，也可是某种复杂心脏畸形的组成部分。室缺是最常见的先天性心脏病。

室间隔缺损约为先心病总数的 20%，可单独存在，也可与其他畸形并存。缺损在 0.1 ～ 3cm 间，位于膜部者则较大，肌部者则较小，后者又称 Roger 氏病。缺损若 <0.5cm 则分流量较小，多无临床症状。缺损小者以右室增大为主，缺损大者左心室较右心室增大明显。

二、疾病类型

根据缺损的位置，可分为三种类型。

（一）漏斗部缺损

也分为干下型（室上嵴上缺损）和嵴内型缺损（室上嵴下缺损）。干下型位于右心室流出道，室上嵴上方和主、肺动脉瓣之下，少数病例合并主、肺动脉瓣关闭不全。嵴内型缺损位于室间隔膜部，此型最多见，占 60% ～ 70%。

（二）膜局部缺损

也分为单纯膜部、膜周型和隔瓣后缺损，其中隔瓣后缺损位于右心室流入道，三尖瓣隔瓣后方，约占 20%。

（三）肌部缺损

位于心尖部，为肌小梁缺损，收缩期时间隔心肌收缩使缺损变小，所以左向右分流量小。

三、病理生理

室间隔缺损意味着隔离左右心室（心脏下部的两个腔室）的间隔出现了缺损。这种心脏缺损会导致左心室的富氧血液流入右心室而不是正常流入主动脉，而心室间隔缺损（VSD）导致了左心室富氧血液与右心室缺氧血液的混合。

VSD 也是大小不一。较小的 VSD 临床表现不明显，甚至有可能自行闭合。而较大的 VSD 会导致大量的血液由左心室分流到右心室，肺循环的血流量可达到体循环的 3 ～ 5 倍，不但会导致左心室负荷过重，而且由于右心室血液过多，进而导致右侧心脏及肺部血压过高。随着病情的发展，由于肺循环量持续增加，并以相当高的压力冲向肺循环，致使肺动脉发生痉挛，产生动力性肺动脉高压。日久肺小动脉发生病理性变化，中层和内膜层增厚，使肺循环阻力增加，产生梗阻型肺动脉高压。此时左向右分流量显著减少，最后出现双向分流或反向分流而呈现青紫。当肺动脉高压显著时，产生右向左分流，即称为艾森曼格（Eisen-menger）综合征。

四、临床表现

在心室水平产生左至右的分流，分流量多少取决于缺损大小。缺损大者，肺循环血流量明显增多，流入左心房、心室后，在心室水平通过缺损口又流入右心室，进入肺循环，因而左、右心室负荷增加，左、右心室增大，肺循环血流量增多导致肺动脉压增加，右心室收缩期负荷也增加，最终进入阻塞性肺动脉高压期，可出现双向或右至左分流。

缺损小，可无症状。缺损大者，症状出现早且明显，以致影响发育。有心悸气喘、乏力和易肺部感染。严重时可发生心力衰竭。有明显肺动脉高压时，可出现紫绀，本病易罹患感染性心内膜炎。

心尖搏动增强并向左下移位，心界向左下扩大，典型体征为胸骨左缘Ⅲ～Ⅳ肋间有 4 ～ 5 级粗糙收缩期杂音，向心前区传导，伴收缩期细震颤。若分流量大时，心尖部可有功能性舒张期杂音。肺动脉瓣第二音亢进及分裂。严重的肺动脉高压，肺动脉瓣区有相对性肺动脉瓣关闭不全的舒张期杂音，原间隔缺损的收缩期杂音可减弱或消失。

五、诊断检查

（一）X 线检查

小型室间隔缺损心扉 X 线检查，无明显改变。中度以上缺损心影轻度到中度扩大，左心缘向左向下延长，肺动脉圆锥隆出，主动脉结变小，肺门充血。重度阻塞性肺动脉高压心影扩大反而不显著，右肺动脉粗大，远端突变小，分支呈鼠尾状，肺野外周纹理稀疏（见图 10–7）。

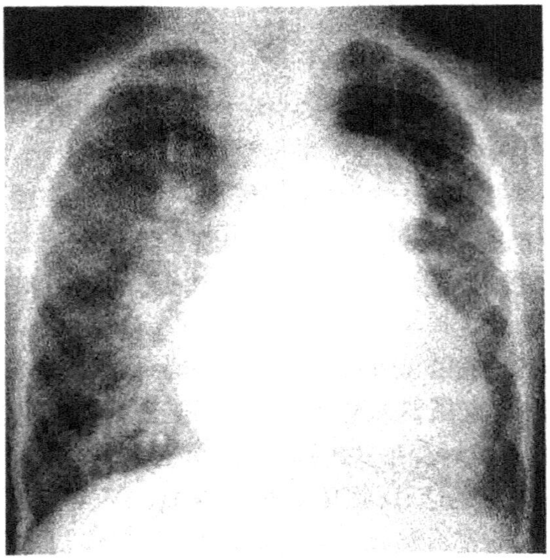

图 10–7 室间隔缺损 X 线胸片

（二）心电图检查

缺损小示正常或电轴左偏。缺损较大，随分流量和肺动脉压力增大而示左心室高电压、肥大或左右心室肥大。严重肺动脉高压者，则示右心肥大或伴劳损。

（三）超声心动图

左心房，左、右心室内径增大，室间隔回音有连续中断，室间隔活动正常，主动脉内径缩小；多普勒超声：由缺损右室面向缺孔和左室面追踪可深测到最大湍流，能直接见到分流的位置、方向和区别分流的大小。

（四）心导管检查

右心室水平血氧含量高于右心房 0.9% 容积以上，小型缺损增高不明显。大型缺损，偶尔导管可通过缺损到达左心室。依分流量的多少，肺动脉或右心室压力有不同程度的增高，肺动脉阻力显著高于正常值。

室间缺损易并发支气管肺炎、充血性心力衰竭、肺水肿、亚急性感染性心内膜炎，干下型室间隔缺损未见自然闭合者，容易发生主动脉瓣脱垂。

1. 感染性心内膜炎

在 1 岁以下婴儿很少见。Corone 等的一组患者中，以 15 ~ 29 岁的发生率最高。一般说来，生存时间愈长，并发感染性心内膜炎的机会愈大。根据文献统计，发生率达 25% ~ 40%。但从抗生素和化学疗法广泛应用以来发生率大为降低，从 5% ~ 6% 低到 2% ~ 3.7%。不过其患者年发生率仍为 0.15% ~ 0.3%。

2. 主动脉瓣关闭不全

室间隔缺损位于右心室流出道和室上嵴下方者，容易伴有主动脉瓣关闭不全。Nodas 报告发生率为 4.6%，Tatsuno 报告为 8.2%。造成关闭不全的原因有二：①缺损位于主动脉瓣环的紧下方，瓣环缺乏足够的支持。高速的分流自左向右喷射时，把主动脉瓣叶拉向下方，先使其延长，再产生脱垂，形成关闭不全，如不及时修补缺损，关闭不全将逐渐加重。②有些缺损边缘变厚，机化收缩，甚至形成纤维带，牵拉主动脉瓣，产生关闭不全。

六、鉴别诊断

（一）单纯肺动脉口狭窄

其体征、X 线和心电图的表现，与本病有许多相似之处，有时可造成鉴别上的困难。但瓣膜型肺动脉口狭窄时，杂音较响，常伴有震颤，而肺动脉瓣区第二心音减轻或听不见；X 线片示肺野清晰，肺纹稀少，可资鉴别。超声心动图见肺动脉瓣的异常，右心导管检查发现右心室与肺动脉间有收缩期压力阶差，而无分流的证据，则可确诊。

（二）主动脉窦瘤破裂

本病在我国并不罕见。临床表现与动脉导管未闭相似，可听到性质相同的连续性心杂音，只是部位和传导方向稍有差异；破入右心室者偏下偏外，向心尖传导；破入右心房者偏向右侧传导。如彩色多普勒超声心动图显示主动脉窦畸形以及其向室腔和肺动脉或房腔分流即可判明。再加上逆行性升主动脉造影更可确立诊断。

（三）动脉导管未闭

动脉导管未闭听诊杂音在胸骨左缘 2 ~ 4 肋间隙，听诊为粗超响亮的连续的机器样杂音，彩色多普勒可清晰观察到动脉导管的位置、形态、长度及血流信号。

七、治疗方案

（一）外科治疗

1. 手术适应证

巨大的室间隔缺损，25% ~ 50% 在 1 岁内因肺炎、心力衰竭而死亡。因此，心力衰竭反复发作婴儿应行缺损修补治疗；6 月至 2 岁的婴儿，虽然心力衰竭能控制，但肺动脉压力持续增高、大于体循环动脉压的 1/2，或者 2 岁以后肺循环量与体循环量之比大于 1/2，也应该及早行手术修补缺损。肌部和膜部的室间隔缺损（20% ~ 50%）可能自行闭合，一般发生在 5 岁之前，尤其 1 岁以内。除并发细菌性心内膜炎外，室间隔缺损的患儿可观察到学龄前再考虑手术治疗。很小的缺损可终生不需手术。分流量超过 50% 或伴有肺动脉压力增高的婴幼儿应早日手术，以防肺高压持续上升。如已为严重阻塞性肺高压则为手术反指征。

2. 手术方法

在气管插管全身麻醉下，行正中胸骨切口，建立体外循环。阻断心脏循环后，切开右心室流出道前壁，虽可显露各类型室间隔缺损，但对心肌有一定损伤，影响右心功能和损伤右束支。目前多采用经右心房切开途径，这对膜部缺损显露更佳。高位缺损，则以经肺动脉途径为宜。对边缘有纤维组织的较小缺损，可直接缝合，缺损大于 1cm 者，则用涤纶织片缝补。传导束走经膜部缺损下缘，隔瓣后缺损缝补时容易误伤，应该避开，缝靠隔瓣根部为宜。

（二）介入治疗

1. 室间隔缺损介入封堵发展过程

多年来室间隔缺损封堵术一直是介入治疗的难点，其原因除缺损解剖部位特殊外，还缺少理想的封堵器，致使该技术发展缓慢。1988 年，Lock 率先采用 Rashkind 双伞封堵装置关闭 VSD 以来，后改良层蚌状夹式封堵器（CardioSE-AIL），多用于肌部 VSD 及外壳手术残余分流的 VSD 患者，但其有一定的缺点：由于双伞直径大，易损伤瓣膜组织，双伞连接点小、移动度大，易出现残余分流；此外，还可出现伞臂断裂等并发症。1994 年，Sideris 采用纽扣式补片法关闭 VSD，其输送管虽较双伞法小，但由于补片扣合不紧，残余分流多，且可损伤主动脉或影响主动脉瓣、房室瓣的功能。此外上述办法均未获广泛推广。1999 年美国 AGA 公司研制出 Amplatze 肌部 VSD 封堵装置；2002 年又开发研制出 Amplatzer

膜部 VSD 封堵装置（见图 10-8，图 10-9），一种新型自膨胀非对称性双盘状膜部室间隔缺损封堵器，使 VSD 的介入治疗获得突破性进展，经过国内外近多年的临床应用，取得了满意的效果。Amplatzer 堵塞装置避免了以往双伞法及 Sideris 法的缺点，其腰部直径与缺损大小一致；此外由于自膨性特点，其递送管道较小。此外，专用的 Amplatzer 膜部 VSD 堵塞装置的研制，是根据膜部室间隔缺损的特点，采用非对称性设计，可避免对主动脉瓣及房室瓣的损伤，减少并发症。

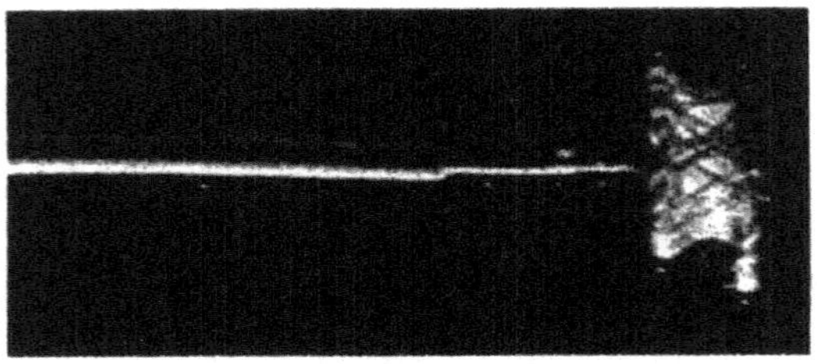

图 10-8　室缺封堵器

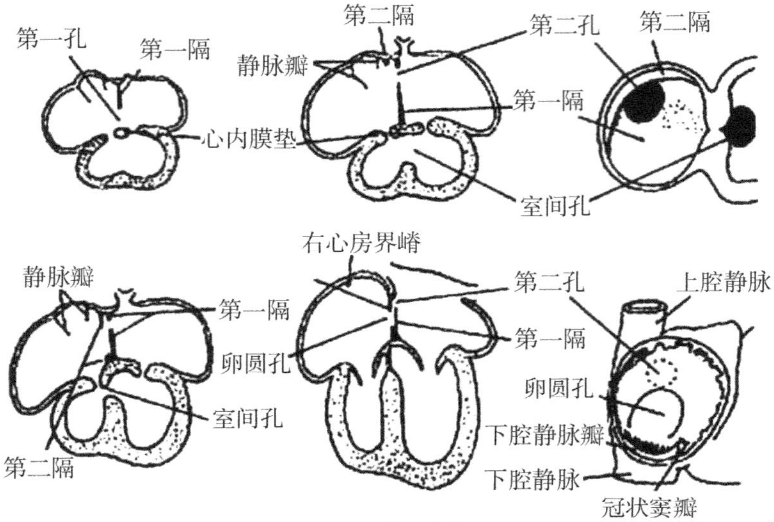

图 10-9　室缺封堵器

2. 适应证

（1）膜周部 VSD：年龄≥ 3 岁；对心脏有血流动力学影响的单纯性 VSD；VSD 上缘距主动脉右冠瓣≥ 2mm，无主动脉右冠瓣脱入 VSD 及主动脉瓣反流。

（2）肌部室缺≥ 5mm。

（3）外科手术后残余分流。

（4）心肌梗死或外伤后室缺。

3. 禁忌证

（1）活动性心内膜炎，心内有赘生物或引起菌血症的其他感染。

（2）封堵器安置处有血栓存在，导管插入处有静脉血栓形成。

（3）缺损解剖位置不良，封堵器放置后影响主动脉瓣或房室瓣功能。

（4）重度肺动脉高压伴双向分流者。

4. 操作准备

（1）心导管术前常规化验检查，心电图、X 线胸片及超声心动图检查等。

（2）术前 1d 静脉注射抗生素 1 剂。术前 1d 口服阿司匹林，小儿术前日 3 ～ 5mg/kg，成人术前日 3mg/kg。

5. 操作程序

（1）左、右心导管及心血管造影检查。局麻或全麻下做股静脉及股动脉插管，常规给予肝素 100U/kg，先行右心导管检查，测量压力及血氧，检测肺动脉压力及 QP/Qs。以猪尾巴导管进行主动脉及左室测压，左室长轴斜位造影，测量 VSD 大小及其距主动脉瓣的距离，随后作升主动脉造影观察有无主动脉瓣脱垂及反流。

（2）经胸或经食道超声检查。评价 VSD 位置、大小、数目、邻近结构、与瓣膜的关系，膜部 VSD 需测缺损边缘距主动脉瓣距离，膜部瘤形成等。近心尖部肌部 VSD 周围解剖的检查有助于封堵器的选择。

6. 封堵方法

（1）膜周部 VSD Amplatzer 封堵法：应用右冠脉导管或其他导管经主动脉至左室，导管头端经 VSD 入右室。将 0.035mm 导丝经导管插入右室并推送至肺动脉或上腔静脉。由股静脉经端孔导管插入圈套器套住肺动脉或上腔静脉的导丝，由股静脉拉出以建立股静脉 – 右房 – 右室 – 左室 – 股动脉轨道。由股静脉端沿轨道插入合适的长鞘至右室与右冠导管相接。将长鞘及扩张管一起沿导丝插至主动脉弓部，后撤长鞘内扩张管，然后缓缓回撤输送长鞘至左室流出道。由动脉端推送交换导丝及右冠导管达左室尖端。左室内长鞘头端顺势指向心尖，然后动脉端换猪尾巴导管插至左室，撤去交换导丝。选择合适大小的封堵器连接专用的输送导丝和递送导管使封堵器维持在不对称位。经长鞘插入输送系统将封培器送达长鞘末端，在超声导引下结合 X 线透视回撤长鞘使左盘释放并与室间隔相贴，确定位置良好后，封堵器腰部嵌入 VSD 后撤长鞘，释放右盘。在超声监视下观察封堵器位置、有无分流和瓣膜反流，做左室造影确认位置是否恰当及分流情况。作升主动脉造影观察有无主动脉瓣反流及主动脉瓣形态。在 X 线及超声检查效果满意后释放封堵器，撤去长鞘及导管后压迫止血。

（2）肌部室间隔缺损封堵方法：由于肌部 VSD 位于室间隔中部或接近心尖，建立经 VSD 的动静脉轨道在技术上与膜部 VSD 堵塞术不尽相同。通常建立左股动脉 – 主动脉 – 左室 – 右室 – 右颈内静脉（或右股静脉）的轨道。①顺向途径：长鞘经颈内静脉（或股静脉）插入右室，经 VSD 达左室然后按常规放置封堵器。②逆向途径：当肌部 VSD 接近心尖，右室面肌小梁多或右室面缺损较小难以顺向途者。

（3）注意事项。

①术后常规平卧 12h，根据术中出血情况静脉可以不进行沙袋压迫。

②心电、血压监护 24h。

③注意心率、血压变化，有无胸闷、气短症状，体、肺循环栓塞迹象。

④观察局部穿刺处有无渗血、血肿及感染的征象，足背动脉搏动情况。

⑤术后低分子肝素皮下注射两次。

⑥口服阿司匹林，小儿 3 ~ 5mg/（kg · d），成人 3mg/（kg · d），6 个月。

⑦预防性应用抗生素 3 ~ 5d。

⑧术后 24h、1、3、6 及 12 个月复查超声心动图、心电图及 X 线胸片。

（4）并发症及防治。

除其他介入治疗常见的共同并发症外，本介入术中可能出现的并发症包括：

①术后可能出现溶血，严重者可以导致急性肾功能衰竭。治疗措施：注意术后血尿常规检查，一旦发生需要积极给予透析治疗，严重者需取出封堵器。

②术中或术后发生封堵器脱落。治疗措施：需用网蓝抓捕器取出或开胸取出。

③残余分流，甚至需要再次封堵或开胸手术。治疗措施：尽量选择合适的封堵器，一旦发生需要再次封堵或开胸手术。

④心脏传导系统受累导致一过性或永久性房室传导阻滞，甚至需要安置永久起搏器。治疗措施：术后严密心电监护，一旦发生可以进行激素治疗，房室传导阻滞长期存在可以安置永久起搏器治疗。

⑤封堵器压迫周围组织导致左肺动脉及降主动脉狭窄，主动脉及房室瓣穿孔反流，主动脉 – 右房瘘等，对封堵器材料过敏等。治疗措施：严重者需开胸取出封堵器。

⑥由于封堵器脱落或所诱发的血栓导致冠状动脉栓塞、脑栓塞、脑出血、局部血栓形成及周围血管

栓塞等。治疗措施：对症治疗。

目前国内采用此技术已完成室间隔缺损封堵术数千余例，成功率达 97.3%。由于技术要求高，操作复杂，初期开展缺乏经验，其并发症发生率相对较高，达 2.7%，主要有封堵器脱落、溶血、房室传导阻滞、主动脉瓣或三尖瓣关闭不全等。因此，未经过严格培训的医师及不具备相当技术条件的医院不应盲目开展此技术。

第十一章

老年心血管疾病

第一节　老年高血压

欧美国家一般以大于65岁为老年的界限。中华医学会老年医学会于1982年根据世界卫生组织西太平洋地区会议所定而提出的老年界限为大于60岁。由于老年人的绝对人数和占人口的构成比正在不断增长；在影响老年人健康长寿和生命质量的主要疾病（如脑血管病、心力衰竭、心肌梗死等）中，高血压是一个重要的危险因素；老年高血压在发病机制、临床表现、治疗与预后等方面具有某些特殊性。因此，老年高血压的问题日益成为医学界乃至全社会关注的焦点。老年高血压是指年龄60岁以上，血压值持续或非同日3次以上升高，即收缩压（SBP）达到或超过140mmHg和（或）舒张压（DBP）达到或超过90mmHg。若收缩压达到或超过140mmHg而舒张压低于90mmHg，称为老年单纯收缩期高血压。

一、流行病学

1991年全国高血压抽样调查结果，年龄55～64岁、65～74岁与大于或等于75岁的高血压患病率分别为29.4%、41.9%和51.2%；60岁以后各年龄组女性的高血压患病率均高于男性；60岁以上单纯收缩期高血压的患病率为7.13%，女性高于男性，南方高于北方。在大多数人群中，SBP和DBP随年龄而上升。在50～60岁以后，SBP继续上升直至70～80岁，但DBP稍有下降。老年高血压患者中，一部分患者是由老年期前的各种高血压延续而来；而另一些患者随着年龄的增加伴有血脂异常、糖尿病，在此基础上大动脉发生粥样硬化，其大动脉的顺应性减低及弹性变弱，使血管壁的纤维增生，从而使血压增高。

二、发病机制

老年高血压的发病机制和病理生理特点除了与中青年人有相同之处外，其心血管等系统的老龄化与高血压发病也有密切关系。老年高血压发病率高的原因可能有以下几点。

（一）大动脉顺应性减退

老年人动脉壁发生许多变化，包括粥样硬化与纤维性硬化。前者分布呈局灶性，例如冠状动脉、腹主动脉、股动脉、颈动脉，病变主要在内膜层，引起管腔狭窄，影响血流传输导致组织缺血或梗死；后者分布呈弥漫性，病变累及动脉壁全层，以中层为主，引起管腔扩张，影响缓冲功能。大动脉纤维性硬化导致大动脉弹性减退，管壁扩张性降低，管腔舒张顺应性下降，使压力波传导速度加快，压力反射波的叠加从舒张期提前至收缩期，最终导致心脏射血阻力增加、收缩压增高；舒张期顺应性降低、舒张压下降；脉压增大。在老年高血压患者可见收缩期压力波经常有一个突然跃升的增强阶段，而舒张期压力波形的切迹则消失，这个增强阶段就是提前到达的压力反射波叠加所致。因此，无论心排出量正常或降低，随着年龄增长，收缩压逐步升高，脉压增大。动脉内皮功能异常以及局部组织肾素，血管紧张素系统激活也是大动脉顺应性减退的原因。血压升高本身可降低大动脉顺应性，随着血压升高，动脉壁上压力负荷的主要承担部分由弹性纤维向非弹性胶原转移。影响大动脉顺应性减退的其他因素有身材较矮、糖尿病、血脂异常、高盐摄入等。近年还发现血管紧张素Ⅱ受体 AT_1 的基因多态性与大动脉顺应性有关。

（二）周围血管阻力升高

老年人随着年龄增长，由于小动脉壁的透明样变性和结构重塑，小动脉管壁增厚，壁 / 腔比值增加，管腔变小，血流阻力增大，小动脉对血管活性物质的收缩反应性也增强，收缩压也随之增高。因此，老年高血压以收缩压升高为主要特征，血流动力学特点是低心排血量和系统血管阻力明显增高，而心排血量比血压水平相同的年轻高血压患者约低 25%。

（三）肾脏排钠能力减退

随着年龄增长，肾脏皮质变薄，有效的肾单位减少，肾小球滤过率降低，肾曲小管的浓缩能力减弱。尽管尿量未减少甚至夜尿反而增多，但肾脏的排钠能力却下降。钠盐摄入量增加即可导致水钠潴留，致使血压增高。因此，老年人盐敏感性高血压的发病率也有随增龄而增高的趋势。此外，肾脏血液灌注减少这种增龄性改变在老年高血压患者中更为显著。

（四）交感神经系统仅受体功能亢进

老年人灭活和清除去甲肾上腺素的能力减弱，血浆去甲肾上腺素浓度上升。同时，血管平滑肌细胞上的 β 受体数目随年龄增长而减少，而 α 受体数日不变或相对增多。这样导致 α 受体功能亢进，血管收缩力加强，尤其在体力活动和外界环境条件（如气温等）改变时。

（五）血小板功能增强

血小板释放功能也随年龄增长而增强，储存于血小板内的血管活性物质，如血栓素 B_2（TXB_2）、血栓球蛋白（B-TG）、血小板第 4 因子（PF4）、5- 羟色胺（5-HT）等较多地释放入血浆。已经证实，在老年高血压患者血浆中 TXB2、3-TG、PF4、5-HT 等物质的浓度升高。5-HT 是一个较弱的缩血管活性物质，但对有粥样硬化的血管则有较强的缩血管作用。另外，伴随血流动力学改变，血流速度缓慢以及纤维蛋白原含量增加或立体构型改变，可使血液黏滞度增大，进一步增加血管阻力。

近年来发现，老年高血压患者有动脉内皮功能改变，抗黏附性减退促使血小板聚集释放；内皮细胞合成释放一氧化氮（NO）与前列环素减少也进一步加强血小板聚集释放。

（六）压力感受器缓冲血压能力减退与失衡

随着年龄增长，位于主动脉弓和颈动脉窦的压力感受器敏感性降低，影响对体循环血压波动的缓冲能力。然而，位于心肺循环的低压压力感受器功能则仍然正常。因此，老年人对体循环血压的调节能力明显减退。

三、临床特点

（一）单纯收缩期高血压多见

老年高血压的临床特点是单纯收缩期高血压多见，即收缩压和舒张压有分离现象。根据 2003 年 WHO/ISH 的定义，单纯收缩期高血压的概念为：SBP ≥ 140mmHg 和 DBP ＜ 90mmHg。

由于收缩压增高、舒张压下降，因此脉压常增大（>50mmHg）。

据统计，老年单纯收缩期高血压占半数以上，而且随着年龄的增加逐渐增多。Framingham 研究对年龄在 65 ~ 89 岁的老年人进行了统计，男性单纯收缩压增高占 57.4%，单纯舒张压增高仅占 12.4%；女性单纯收缩压增高占 65.1%，单纯舒张压增高仅占 7.1%；老年人群中单纯收缩期高血压约占 60%。

我国统计资料显示，60 岁及 60 岁以上的人群中，单纯收缩期高血压患病率为 21.5%，占老年高血压总人数的 53.2%，因此，单纯收缩期高血压是老年高血压最常见的类型，也是老年高血压最重要的特征。收缩期高血压的患病率随着年龄的增长而升高，老年女性比老年男性更为常见，农村老年人单纯收缩期高血压的患病率高于城市。

老年人主动脉弹性下降是导致单纯收缩压增高的主要原因。有实验证实，年轻人要大容量心室输出才能使主动脉的压力达到 200mmHg，而老年人相当小的心排出量即可使主动脉压力超过 200mmHg。主动脉收缩压升高的主要机制是每次心脏收缩产生压力波，由主动脉将压力波传向远端动脉分支，当压力波遇到阻力后即产生反射波折回主动脉，此时主动脉的压力为压力波和反射波的叠加。正常情况下，大动脉压力波的传导速度比较慢，反射点主要在小的阻力血管，因此反射波返回主动脉的时间是在心脏的舒张期，这种状态可以保持较好的平均血压水平，以及心脏和血管之间的良好耦联。老年人增龄和高血压导致大动脉粥样硬化时，大动脉僵硬度增高，顺应性下降，使大动脉压力波的传导速度明显加速，反射点在靠近心脏的大动脉，反射波的折回时间提前至收缩期，因此主动脉血压出现收缩晚期高峰，同时导致了舒张压降低，脉压增大。因此，老年人单纯收缩期高血压发病率增加，主动脉粥样硬化、主动脉弹性下降是主要原因。收缩期高血压及脉压的增大，增加了左心室后负荷，导致左心室肥厚，增加了心肌的氧耗量，改变冠状动脉的灌注及血流分布，降低了冠状动脉血流储备，加重了血管内皮功能紊乱及动脉壁的损害。因此单纯收缩期高血压对心血管损害很大。

（二）血压波动大

老年高血压患者对情绪、体力活动或晨间清醒时的血压生理反应较中青年患者表现出较大的波动性。老年高血压无论 SBP 或者 DBP 均比中青年患者有较大的波动，尤其 SBP，这主要是因为老年患者主动脉弓压力感受器敏感性降低，血压调节功能减退，加上大动脉弹性减退，在心排血量变化时可出现较大的血压改变。因此，老年人血压波动范围明显大于中青年人。老年人一天内血压波动常在 40/20mmHg 以上，个别可达 90/40mmHg。尤其是老年女性，24h 收缩压的变化很大。此外，很多老年高血压患者（尤其是 80 岁以上的高龄患者）的血压特点是昼夜节律变化消失，夜间血压常升高。老年人收缩压在一年之中的变化范围也很大，大多表现为夏季较低、冬季较高。

（三）假性高血压较多见

老年人中假性高血压表现也较多。由于临床上多以水银柱式血压计或电子血压计袖带法测定血压，这种无创性方法测定的血压并不能完全代表中心动脉血压。假性高血压产生的原因在于有严重动脉硬化的患者在使用仪器间接测量血压时，气袖压力常难于压迫住僵硬的肱动脉，以致出现测量值过高，产生“假性高血压”。间接法测量血压常获得较高的读数，甚至比直接法高 30mmHg 以上。老年人动脉硬化发病率明显高于中青年人，也是老年患者中假性高血压较多，或实际中心动脉血压明显低于无创性血压测量值的原因。所以，如果发现患者有持续较高的血压，但无靶器官受累，而周围脉搏触诊缺乏弹性或上臂 X 线检查有血管钙化影，这时应高度怀疑假性高血压。由于假性高血压的血压测量值并非代表真正的中心动脉压，这些老年患者常不易耐受降压药物治疗，在服用降压药后可出现严重症状或并发症。

因此，对于高龄或有明显主动脉硬化表现的老年患者，在首次应用降压药时应特别注意观察服药后的症状及表现。在评估老年人主动脉粥样硬化程度时，既往心血管等病史、X 线胸片、胸部 CT 及脉搏波速（PWV）测量等有一定的参考价值。

（四）高血压并发症的发病率高

老年高血压的发病基础之一是动脉硬化，而收缩压的增加又会加重和加速动脉硬化。老年高血压患者靶器官损害和心脑血管并发症较中青年高血压患者多而重。有时可发生高血压性肥厚型心肌病，表现为左心室严重肥厚、左心室腔径狭小、舒张功能减退、收缩功能增强。由于老年人高血压多以收缩压增高为主，大动脉顺应性明显减退，加重了左心室后负荷与心脏做功，导致左心室肥厚，加以胶原纤维增多和淀粉样变，导致心脏舒张与收缩功能受损明显，容易发生心力衰竭。有资料统计，老年高血压患者心力衰竭发生率是非老年患者的 2 倍，冠心病发病率可以高 3 倍，冠心病患者中，有高血压病史者其病死率比无高血压病史者高 2.3 ~ 5.0 倍，特别是单纯收缩期高血压发生心脑血管疾病的风险更大。多危险因子干扰试验研究（MRFIT）显示，单纯收缩期高血压患者冠心病病死率较一般高血压患者更高，发生脑卒中和冠心病的危险分别增加 4 倍和 5 倍。

（五）代谢综合征患病率高

1988 年，Reaven 首先提出胰岛素抵抗和胰岛素抵抗综合征。胰岛素抵抗是指胰岛素生理功能反应受损现象。代谢综合征是由于胰岛素抵抗所致糖脂代谢失调和高血压，并伴有纤溶酶原激活抑制物（PAI-1）升高、内皮细胞功能紊乱、动脉粥样硬化的炎性反应及微量蛋白尿等。以高血压为主要临床表现的代谢综合征，老年人发病率较高，它与心血管疾病密切相关，是老年患者的常见病和致残、致死的重要原因。代谢综合征的老年患者多与体重超重和腹型肥胖有关。有资料显示，50 岁以上人群代谢综合征的患病率是年轻人的 2 ~ 3 倍，60 岁以上老年人中，患代谢综合征者可达 20% 以上，且患病率随年龄的增长而上升。因此，老年人是代谢综合征的高危人群。老年人糖尿病或糖耐量下降并发的代谢性高胰岛素血症是导致血压水平升高的常见原因。

（六）直立性低血压发生率高

直立性低血压在老年高血压中较多见，尤其常见于降压治疗过程中。测定患者平卧 10min 时和被动站立 1min 及 5min 时的血压值，发现约 1/3 患者发生直立性低血压，并伴随头晕等症状。这些患者恢复到基础立位血压所需的时间也延长，而心率则无相应的改变，仅个别人表现为立位比卧位时的血压升高。老年人直立性低血压的发生可能与老年人血压调节机制障碍有关。老年人肾素活性偏低，肾素 – 血管紧张素 – 醛固酮系统水平随年龄增高而下调；老年人由于缺血或老年退行性改变，导致自主神经反应性血管收缩调节作用消退；老年人主动脉压力感受器敏感性减弱；以及老年人窦房结功能下降，在血压降低时心率反应性增速功能消退，使体位变化时心排血量代偿作用丧失等，均可能是老年人直立性低血压发生率较高的原因。它对于选择适宜的降压药和确定降压治疗时的血压目标值具有指导意义。α 受体阻滞剂、交感神经抑制剂等降压药加重直立性低血压，尤其在合并使用利尿剂时。由于压力感受器难以迅速调整或建立新的工作阈值，老年人不能承受急剧迅速地降压，故应避免短时间内大幅度降压。临床上必须强调经常测量立位血压。

（七）盐敏感性高血压的发病率高

血压的盐敏感性系指在某些人群中，钠盐摄入量增加可明显导致血压增高。有资料提示，血压的盐敏感性与种族有明显相关性，同时盐敏感性高血压的发病率随年龄的增长而增加，在老年高血压患者特别是老年女性中更为明显，且有遗传倾向。

（八）诊所高血压发现率高

诊所高血压又称“白大衣性高血压”，即有些患者在医院诊室检查时显示高血压，而在诊室外测血压正常，24h 血压动态监测（ABPM）的平均血压也为正常（白昼血压 <135/85mmHg）。据有关资料统计，老年人诊所高血压表现者可高达 40%。诊所高血压虽多不引起心脏结构和功能的改变，但对靶器官的损害仍高于正常人，特别是男性病死率增高较明显。目前认为，诊所高血压可能与动脉硬化、胰岛素抵抗、左心室舒张功能不全及血管阻力变化等因素有关，治疗需要从改变生活方式、危险因子控制等方面进行干预。对于可能为诊所高血压患者，ABPM 显然较诊所检测血压更为准确，因此应当推荐使用。此外，ABPM 还能观察 24h 血压动态变化，为临床提供正确治疗的依据。最近，国外有临床资料显示，在家自测血压的患者比诊所测血压者具有更高的准确性和治疗依从性，高血压治疗效果也更明显。因此，提倡老年患者在医师指导下在家庭自测血压，可以避免诊所高血压，识别隐蔽性高血压，从而客观反映患者长期、真实的血压水平，有较积极的临床意义。隐蔽性高血压是指在医院诊室内测血压正常，而在诊室外测血压高于正常的现象，AB–PM 也高于正常（24h 平均血压≥ 130/80mmHg），此情况多见于吸烟、饮酒的老年男性，以及患有糖尿病、血清肌酐值偏高、体重指数（BMI）过高的老年人。这些患者易发展为单纯收缩期高血压，以后心血管事件及脑卒中的发生率也较高，因此，必须进行积极的抗高血压治疗。对血压的观察也应采用 ABPM 结合定期自测血压的方法。

（九）体液成分改变常见

周围血浆肾素活性（PRA）随增龄而降低，约半数老年高血压是低肾素型。老年人血浆醛固酮水平常比中年人有显著降低，细胞外容量和血容量也显著减少。血浆儿茶酚胺常随增龄稍有增加，但 β 受体反应性随增龄与血压的升高反而减弱，因此老年高血压在运动时心率增快以及 β 受体阻滞剂治疗中心率减慢等效应均减弱。然而，在有些应激情况下，如握力、冷加压时，老年高血压患者出现异常高的升压反应。

四、诊断与鉴别诊断

对老年高血压的诊断评价主要包括以下三方面：确定是否有高血压存在，血压水平或严重程度；检查靶器官受损程度以及与心脑血管病有关的危险因素；测定某些有助于制订治疗方案的指标。

对于首次就诊的老年患者应确定其基础血压状况。在老年人中测量血压的方法与在年轻人中相同，但由于血压变异随年龄的增长而增加，因此对于血压测量应注意：①应至少测非同日血压（每次测量3遍）3次才能确诊（血压很高、靶器官损伤很重而需紧急治疗者例外）。②怀疑有体位血压改变者，除测坐位血压外，还应测卧位、立位血压，当第一次就诊发现立位低血压时应在以后降压治疗过程中加测立位血压，用以确定治疗前血压和治疗终点血压，避免产生药物性立位低血压，准确合理选用降压药物、剂量和服药方式。③对已进行降压药物治疗，或需了解昼夜血压变化的老年患者可做24h动态血压监测。④高血压患者在柯氏音第Ⅰ时相与第Ⅲ时相起始间可产生静止间歇，称“听诊间歇”。在听诊间歇前先扪及桡动脉大致确定SBP水平，然后充气皮囊至此水平以上约20mmHg，避免误以第Ⅲ时相起始点为SBP。听诊间歇在老年高血压患者中发生率较高。⑤如发现患者有较高血压读数，无靶器官受累，或诉低血压症状，但测左右臂血压仍很高的，应高度怀疑假性高血压。可采用简易的Osler试验辅助诊断，即袖带充气加压较患者收缩压高20～30mmHg，如果这时仍可明显触摸到僵硬的桡动脉，表示Osler试验阳性。不过，现在发现Osler试验的个体内和个体间变异性很大，难以准确鉴别是否存在假性高血压。肯定的诊断需要做直接动脉内测压。这类患者不易耐受降压治疗，服用降压药可出现严重症状或并发症。⑥左右上臂DBP相差10mmHg以上，需考虑存在动脉粥样硬化或血栓形成、外周动脉（锁骨下动脉、上肢动脉等）闭塞或狭窄改变。

为评估患者靶器官损害及心血管疾病情况，应做常规12导联心电图、Holter、心脏超声以及相关实验室检查。对于老年高血压患者，还需要根据其血压值，靶器官损害程度，存在的心血管疾病危险因素（如吸烟、肥胖、血脂异常和心血管病家族史等），并存的心、脑、肾、血管疾病及糖尿病等情况进行危险性评估，以制订治疗计划和判断患者的预后。老年高血压的诊断需要排除继发性高血压，老年人继发性高血压发病率较年轻人低，主要为肾血管性高血压，而老年人肾动脉狭窄多为动脉粥样硬化所致。有些内分泌疾病如原发性醛固酮增多症、嗜铬细胞瘤、甲状腺功能亢进等也是老年人继发性高血压的病因。不少老年患者夜尿增加，容易失水、失钾，低血钾和夜尿并非一定是原发性醛固酮增多症的表现。如为经典性高血压，但近期有明显DBP上升，就要考虑是否因动脉粥样硬化病变引起肾动脉狭窄，但多数不宜手术治疗。老年人中如出现严重或顽固性高血压、原来控制良好的高血压突然恶化、高血压为突然发病表现以及合并有周围血管病者，应高度怀疑继发性高血压的可能。

五、治疗

（一）治疗的益处

现有的大规模临床试验资料均已证明，在老年人中，无论是收缩压和舒张压均增高，或单纯收缩期高血压者，通过降压治疗对减少心血管疾病的发病和死亡均有益。例如，EW-PHE、SHEP、MRC、STOP证实老年人高血压采用利尿剂和β受体阻滞剂降压治疗有益，可以显著减少心、脑血管病的发生率与死亡率，而且，在老年高血压患者中降压治疗获得的绝对益处甚至超过中青年患者。1995年以后，STONE、Syst-Eur、Syst-China临床实验相继发表，报道了二氢吡啶类钙拮抗剂长期治疗老年高血压和老年单纯收缩期高血压的结果，证实该疗法也能显著降低心、脑血管病的发生率，尤其是脑卒中。

（二）适应证

根据我国和欧美各国目前的高血压治疗指南，对于符合高血压诊断的老年人，均应进行降压治疗。80岁以上的高龄老年人降压治疗的益处在HYVET研究中有望得到证实。

（三）治疗原则

与中青年人高血压治疗原则基本相同，但应根据老年人病理生理特点和个体差异制订治疗方案。

1. 遵循高血压总的治疗原则

即应充分注意效益－危险比，将不良反应降至最小而获得最佳降压疗效，以达到防止靶器官损害的目的。

2. 积极控制血压力

求达到血压的目标值。

3. 个体化原则

老年高血压初始治疗宜从小剂量开始，逐渐加量。2、3 级高血压也可以使用标准剂量的多药联合，直至血压得到控制。

高血压治疗的主要目的是最大限度降低心血管病死亡和病残的总危险，在治疗高血压的同时，还应干预所有可逆性危险因素和处理同时存在的各种临床情况。

（四）治疗目标和方法

1. 治疗目标

根据 2003 年 ESC/ESH 高血压指南、2004 年 BHS Ⅳ指南以及 2005 年中国高血压防治指南中提出的降压治疗目标，提出老年人与中青年人相同，应将血压降至 < 140/90mmHg。对糖尿病和肾病患者，收缩压应降至 130mmHg 以下，舒张压应降至 80mmHg 以下。对老年人收缩压降至 140mmHg 以下有因难者，可先控制在 150mmHg 以下，但仍然应强调严格控制血压，如能耐受，还可进一步降低。

合并有冠心病的老年人，舒张压不宜过低，以免加重心肌缺血。有脑血管疾病的老年人，在脑血管疾病稳定或好转以前，可将血压控制在 160/100mmHg 左右。在脑卒中急性期，为了维持脑梗死区域血流灌注压，对原有高血压的老年人，收缩压可维持在 220mmHg 以下，舒张压可维持在 120mmHg 以下。在收缩压 <180mmHg，舒张压 <105mmHg 时可不急于降压。

在英国有学者提出，治疗后舒张压在 95 ～ 100mmHg 或较低（<85mmHg）时，患者心肌梗死的发病率和病死率较高。而舒张压为 85 ～ 90mmHg，则冠心病死亡率较低，其解释为机体通过自动调节，在一定范围的灌注压下，维持重要器官供血。

2. 非药物治疗

非药物治疗是安全、有效的降压治疗，也是药物治疗的基础。生活方式的优化与调整应首先考虑，包括降低超重（大于标准重 10%）、适当限制盐过多摄入、减少饱和脂肪酸和胆固醇摄入、戒烟酒、足够的钾钙镁摄入。坚持适量体力活动，可进行步行等轻中强度体育活动。经上海市高血压研究所 30 多年的观察，证明长期气功锻炼不但能稳定降压疗效，且可使脑卒中发生率降低 50% 左右，特别在老年患者依从性尤好，值得推广。

TONE 试验对 60 ～ 80 岁 1 级高血压患者给予减轻体重和限钠摄入干预，随访 15 ～ 36 个月，结果发现干预组血压下降与对照组相比有显著性差异。

心理因素是影响老年高血压的重要因素，精神抑郁状态可增高血浆儿茶酚胺水平及交感神经活性，影响降压药物的疗效，因此，应对可能影响降压疗效的心理因素进行干预。

3. 药物治疗

国内外大量随机临床研究的资料已经显示，利尿剂、钙拮抗剂、血管紧张素转换酶抑制剂、血管紧张素Ⅱ受体阻滞剂、β 受体阻滞剂等 WHO 推荐的一线药物对老年高血压患者均有效。由于老年高血压的病理基础是低肾素、低交感神经张力和高容量负荷，根据此特点，长效钙拮抗剂等扩血管药及利尿剂应为较好的选择。以往有些老的降压药，如萝芙木制剂（利血平等），可诱发老年患者忧郁症和消化性溃疡，并可能加重帕金森症症状；神经节阻断剂如胍乙啶等可导致或加重老年人直立性低血压，故均不宜用于老年高血压患者；仅受体阻滞剂也有引起直立性低血压的副作用，对已有或可能发生该并发症的老年人也应慎用或禁用。

老年人降压治疗时，应注意降压不宜过快、过猛，治疗应选择有更高安全性和耐受性地药物，逐步降压，尤其是在体质较弱和高龄老年患者中。许多老年高血压患者存在其他危险因素及靶器官损害等情况，这类患者治疗药物的选择要十分慎重。老年高血压患者在药物治疗期间，应注意体位血压变化情况，需同时测量立位血压，以排除直立性低血压，并评估降压治疗的体位效应。

（1）钙拮抗剂（CCB）：CCB 可作为治疗老年高血压的一线药物。CCB 治疗高血压的主要特点是对老年患者有较好降压疗效，高钠摄入时不影响降压疗效，与非甾体抗炎药物合用时不干扰降压作用，对嗜酒患者仍有显著降压作用。它能降低外周血管阻力，有抗血小板凝集、防止动脉粥样硬化的形成、保护血管内膜、改善心肌供氧的作用。Syst-China 和 Syst-Eur 研究的观察对象均为老年单纯性收缩期高血压患者，同样使用二氢吡啶类钙拮抗剂硝苯地平为初始治疗，并与安慰剂做对照。结果显示，两个治疗组脑卒中危险性和所有心血管危险同对照组相比均有明显降低，试验提前结束。根据以上临床试验结果，2004年，ESH/ESC指南提出，老年收缩期高血压治疗的一线用药应选择二氢吡啶类CCB的长效制剂。CCB可以延缓或减轻动脉粥样硬化，使大动脉的顺应性改善，适合老年高血压和合并多种心血管危险因素的患者。

NORDIL研究是试用非二氢吡啶类CCB地尔硫䓬，观察治疗药物对减少致死性和非致死性脑卒中、致死性和非致死性心肌梗死以及对其他心血管病死亡事件的作用。研究结果显示，地尔硫䓬能显著减少脑卒中的发生。由于非二氢吡啶类CCB除了有降低血压的作用外，还有降低心肌收缩力、降低心率及抗心肌缺血的作用，并能减少心房颤动的发生，对肾脏则有增加肾血流的作用。长期应用在逆转左心室肥厚方面可能优于二氢吡啶类CCB。应该注意的是，非二氢吡啶类CCB与β受体阻滞剂合用时，仍要小心。因为到目前为止，依然有学者坚持CCB的负性肌力作用将诱发或加重心力衰竭。

（2）利尿剂：迄今为止，利尿剂始终被列为一线抗高血压药物，多年来一直用于轻型高血压的治疗。由于随年龄增加钠水的处理能力降低，用噻嗪类药物可有助于缓解水钠潴留，但长期服用此类药物可造成多种代谢障碍，如低血钾、高血糖、高尿酸、脂代谢紊乱，故在应用时需密切注意代谢变化。

老年单纯收缩期高血压试用利尿剂的第一大型临床试验是1991年的SHEP研究，结果显示，收缩压下降了12mmHg，脑卒中和脑卒中死亡率减少了36%。ALLHAT研究是观察比较利尿剂与氨氯地平和赖诺普利降压疗效的大型临床试验，结果显示，氯噻酮降低收缩压作用较其他两种降压药物更好。氯噻酮与氨氯地平或赖诺普利比较，在减少致命性冠心病或非致命性心肌梗死危险性方面效果相同。氯噻酮与赖诺普利相比，更有效减少脑卒中；与氨氯地平相比，能更有效减少充血性心力衰竭。

噻嗪类利尿剂长期使用可通过降压作用和减慢脉搏波的作用改善动脉的扩张性。吲达帕胺则兼有利尿及血管扩张作用，也可作为老年人常用的利尿剂类型。

（3）血管紧张素转换酶抑制剂（ACEI）：近年来，ACEI类药物发展迅速。发现ACEI除了抑制Ang Ⅱ生成外，还能增加组织内缓激肽（BK）和血管紧张素（1～7）的水平。血管紧张素Ⅱ（Ang Ⅱ）有引起血管收缩、平滑肌增殖、纤溶减弱及氧化应激作用，由此导致高血压及靶器官的损害。缓激肽和血管紧张素（1～7）的作用与Ang Ⅱ的作用完全相反，它们分别作用于特异性的BK受体与AT（1～7）受体，引起血管扩张、血压下降及抗增殖等作用，协同拮抗Ang Ⅱ的不良作用，从而对心脏起到保护作用。ANBP2是比较ACEI与利尿剂对老年高血压效果的前瞻、开放性研究，对象为65～84岁高血压患者，随访4.1年。与利尿剂组相比，依那普利组首发心肌梗死的发生率降低了32%，致死性心肌梗死与非致死性心肌梗死分别降低了9%和32%。

ACEI作为高血压治疗的一线用药，有较强的血管扩张作用，可有效降低血压，无直立性低血压及反射性心率加快的不良反应，很适用于老年患者。尤其是对于高肾素活性和糖尿病患者，以及联合治疗时血压控制效果不理想的患者，该类药物有抗重塑效应，可逆转心室肥厚，改变心室结构，在逆转左心室肥厚方面作用明显优于其他降压药物。大量临床和实验证明，ACEI不仅能降低血压，还能降低血糖和改善糖耐量，有明确的改善胰岛素抵抗的作用，因此有明显的心、脑、肾保护作用。ACEI增加胰岛素敏感性的主要机制是通过扩张外周血管，增加骨骼肌的血流量，提高骨骼肌对葡萄糖的摄取和利用，降低血糖和改善了糖耐量，从而改善胰岛素抵抗。因此，对高血压合并胰岛素抵抗的老年糖尿病患者是较好的降压药物。

（4）血管紧张素受体阻滞剂（ARB）：血管紧张素Ⅱ受体亚型有两种：AT_1和AT_2。血管紧张素Ⅱ与AT_1受体结合产生的作用为血管收缩、醛固酮释放、交感张力增高和氧化应激反应。血管紧张素Ⅱ与AT_2受体结合则产生血管舒张、抗增殖等作用。ARB可在血管紧张素受体水平阻断Ang Ⅱ与AT_1受体结合的不良作用，如血管收缩、醛固酮分泌、交感张力增高等，从而起到降低血压和靶器官保护作用。同时ARB还能发挥AT_2受体的有益作用，即扩张血管、抗增殖、调控凋亡等。ARB通过激活AT_2受体，增加缓激肽、一氧化氮和环磷酸鸟苷这三种有益扩血管物质的释放，同时抗细胞增生，有利于保护心血管系统。已有很多临床和实验研究显示，ARB可以减少血管紧张素Ⅱ刺激产生的许多类型胶原纤维及生长因子，有调节动脉粥样硬化作用，因此也可以作为老年单纯收缩期高血压的较好治疗药物，适于较长期应用。此外，ARB 对改善心功能、降低蛋白尿有较明显的效果，临床应用不良反应少见，绝少发生咳嗽。

（5）β 受体阻滞剂：高血压是慢性心力衰竭最常见的危险因子，高血压患者存在慢性 β、肾上腺素能刺激，神经内分泌因子促进了心脏的重塑，最终导致心功能减退。而左心室重构则是心力衰竭进展和恶化的主要机制。β 受体阻滞剂可以通过抑制交感神经活性，防止心力衰竭进展或恶化。

然而，β 受体阻滞剂可能出现不良反应，如收缩血管、增加心脏后负荷、减少肾脏血流灌注、中枢神经不良反应，如嗜睡、乏力等，而且 β 受体阻滞剂撤药时可能出现反跳，停药还必须逐步进行。β 受体阻滞剂禁用于一度以上的房室传导阻滞、病态窦房结综合征和血流动力学不稳定的心力衰竭患者。伴有肥胖、血脂异常、糖耐量异常、代谢综合征的老年高血压患者长期应用 β 受体阻滞剂会导致胰岛素抵抗及糖耐量下降、血清总胆固醇和甘油三酯升高，并可能增加新发糖尿病。

因此 β 受体阻滞剂用于治疗高血压一直存在争议。2006 年，英国成人高血压管理指南建议，除了合并心绞痛或心肌梗死外，不推荐 β 受体阻滞剂作为初始治疗高血压的一线药物，特别是 55 岁以上的高血压患者。

此外，很多基础及临床研究显示，β 受体阻滞剂对中心动脉压和血管弹性的改善效果逊于钙拮抗剂和 ACEI. 因此对于没有特殊强适应指征的老年高血压患者，对于预防高血压的主要并发症——脑卒中，选用其他降压药物如长效钙拮抗剂或 ACEI 似更为合理。

然而，有资料认为，新型抗高血压药物卡维地洛具有 α 受体和 β 受体双重阻断作用，并有抗氧化、减少细胞因子不利作用，降低凋亡。其降压效果主要基于其 α 受体阻断介导的血管扩张、降低外周血管阻力，但又不影响心排血量和肾功能，因此有别于单纯 β 受体阻滞药物，不会导致传统 β 受体阻滞剂出现的代谢紊乱。因此，卡维地洛适用于老年高血压患者，以及伴有肾功能不全、外周动脉疾病、血脂异常、脑卒中后和合并糖尿病的患者，并有防治心力衰竭进展或恶化的作用。

（6）其他：有研究发现，口服硝酸酯类药物可选择性地降低收缩压，对舒张压则降低不明显。可能是硝酸酯在体内形成 NO，能直接舒张大动脉平滑肌，使大动脉的扩张性和顺应性增加，改善了大动脉弹性的结果。

近年来有临床实验显示，他汀类药物（阿托伐他汀）强化降低胆固醇治疗，能够缓解大动脉僵硬度及降低收缩压，可能与其影响内皮功能、调节肾素－血管紧张素系统、改善大动脉血管弹性有关。最近的 ASCOT–LLA 研究也表明，他汀类药物既可以减少高血压患者又可以减少非高血压患者的心血管病发病率及死亡率。

胰岛素增敏剂治疗高血压的临床研究也取得一定效果，可能为今后高血压的治疗开辟新途径。

4. 降压药的联合应用

老年高血压降压药联合应用，可选择固定复合制剂或单药的联合使用。目前固定复合制剂多为 ARB 与利尿剂的复方剂型。两种单药联合近年来有大型临床试验研究结果的报道，ASCOT–BPLA 研究显示，ACEI 与 CCB 的联合明显优于 β 受体阻滞剂和利尿剂的联合。因此，临床对老年高血压联合用药多推荐 CCB 加 ACEI 或 ARB。此外，利尿剂加 ARB 或 ACEI 也是较好选择。需要三种药物联合应用时，可在 CCB、利尿剂基础上加用 ACEI 或 ARB。当选择四种药物联合应用时，可考虑在以上三种药物联合应用中增加 β 受体阻滞剂或选择性 α 受体阻滞剂。

5. 注意事项

（1）平稳降压：老年人全身动脉硬化，急剧降压可能影响重要脏器的血流灌注，因此需要缓慢降压，在几周甚至更长时间逐渐将血压降至目标水平，为此应选用起效平稳的长效或缓释型降压药。为防止血压骤降，服药应从小剂量（成人常用剂量的半量）开始，根据血压的变化情况逐步增加剂量或联合用药。有条件应做动态血压监测，根据血压昼夜变化规律决定患者何时服药与调整剂量，使血压保持平稳下降。

（2）重视药物不良反应：在老年人，药物的代谢动力学参数发生了许多变化，如生物利用度、分布、代谢与排泄。一般而言，老年人体内水分减少而脂肪含量相对增加，药物在体内的分布就有改变；老年人血浆白蛋白有所降低，药物与白蛋白结合减少，具有活性的游离药物浓度增加；老年人肝脏血流量减少，肝细胞药物代谢酶的合成能力降低，影响药物灭活；随着年龄增长，肾血流量相应降低，肾小球滤过功能也减弱，使老年人肾脏排泄药物的能力降低。上述改变导致同剂量的药物在老年人中往往血药浓度偏高，不良反应发生率可高于年轻人 2 ~ 3 倍。

（3）注意降压药物不良作用及有选择地使用降压药：对合并慢性阻塞性肺疾病及二度以上心脏传导阻滞的老年患者，应避免使用非选择性 β 受体阻滞剂。对合并痛风、明显低钠或低钾血症者需慎用利尿剂。老年糖尿病患者不要首选利尿剂。ACEI 或 ARB 不宜应用于有血管神经性水肿病史者。此外，对合并前列腺肥大致排尿困难而无直立性低血压的老年高血压患者，可选择利尿剂或与其他药物联合应用。

（4）降压药物的停药问题：当血压达到了目标值并控制稳定后，应当坚持按时服药，不能随意停药，也不宜任意改变服药时间和剂量，以免血压发生大的波动。因为血压波动过大可导致靶器官的损害，对于已有动脉硬化的老年患者危害更大。如服药后血压下降幅度过大，或产生低血压的相关症状，则应逐渐减少药物的种类和剂量，直至完全停药。老年患者在应用国内外高血压指南推荐的降压药物时，只要血压控制理想，没有明显不良反应，则不论已用药物时间多长，可不必更换其他降压药物，因为这些药物长期应用均有保护靶器官的作用。但如使用降压药物后出现了不应产生的有关症状，并且与血压下降程度无关时，应考虑药物副作用、患者可能为假性高血压或已有某些靶器官严重损害的可能，应及时停药并寻找原因，作出适当的处理。

六、预后

老年高血压的主要并发症是脑卒中与心力衰竭，合并冠心病心肌梗死、猝死事件也较多。年龄本身就是病残和死亡的主要原因，血压升高更使患者处于相对较高的危险状态。美国 Framingham 地区对 5 000 多人长期随访了 26 年，发现在 65 ~ 74 岁年龄组，高血压患者比同年龄的正常血压者发生心脑血管病危险性增加 8 倍，单纯 SBP 升高的患者发生心脑血管病危险性也比正常血压者增加 2 ~ 5 倍。Logistic 多因素分析揭示，收缩压与年龄都是危险性的独立变量。因此，现在认为收缩压升高不是伴随大动脉硬化的一种无害因素，在老年人中收缩压甚至比舒张压更密切地与预后有关。

影响预后的因素，除了血压外，还包括左心室肥厚程度、心脏功能、血小板功能、血流流变状况等。

第二节　老年心律失常概述

心律失常是临床常见疾患，老年人尤其多见。随着人口的日益老龄化，老年人各种疾病的发病率明显增高，发病率较高的疾病依次为高血压、冠心病、脑血管意外及糖尿病等。其中脑卒中、急性心肌梗死（急梗）的致残率及致死率相当高。上述疾病均因患者年龄大，极易合并心律失常甚至造成猝死。心律失常是老年心脏病中最常见的并发症，发病率高，其发生随年龄增长而增高，老年人心律失常的特点国内外报道较多，观点不尽一致。因此对老年心律失常开展积极的防治是减少老年人心血管疾病死亡的一个有效措施。

一、老年心律失常的病理生理基础

随着增龄，老年人各系统的生理功能都会发生不同程度的变化，特别是心血管系统会出现一些生理及病理改变。老年人的心率及活动后的最大心率均较年轻人慢，这可能与窦房结内的起搏细胞（P 细胞）数减少有关。心排血量也有所降低，如 80 岁健康老人安静时的心排血量较 30 岁同样状态下的健康成人减少 30%。老年人心脏的舒张过程多延缓，与心肌纤维内大量脂褐素沉着有关。根据近年来电镜观察，表明脂褐素的沉着与心肌细胞内线粒体 DNA 损伤有关。随着年龄增长，老年心肌淀粉样改变也逐渐明显，常发生在左心房内膜下易引起心房颤动（房颤）、传导阻滞、窦房结供血不全及退行性改变进一步促使发生心律失常。

二、老年心律失常的病因及临床特点

1. 病因

病因复杂，致病因素也很多，主要为：

（1）各种器质性心脏病均可合并不同类型心律失常，以冠心病最常见，如心绞痛发作时，急性心肌梗死早期均易出现室性早搏、室性心动过速。还有高血压、心瓣膜病、心肌炎及心肌病等。

（2）肺部病患也是老年人常见病之一，如阻塞性肺气肿合并肺心病可造成右心扩大和心肌缺血缺氧是老年心律失常的又一病因。

（3）电解质紊乱如低血钾、低血镁症等及各种原因所致的酸中毒。

（4）老年退行病变可出现房颤、病窦综合征及各种类型传导障碍。

（5）药物影响，老年人肾脏生理功能减退可影响对药物的排泄，各种降压药、兴奋剂、麻醉药、抗抑郁剂特别是抗心律失常药物等均可造成心律失常。

（6）中枢神经系统疾患如脑血管意外、脑肿瘤可引起颅内压增高，其他如情绪紧张，自主神经功能紊乱而导致心律失常。

（7）手术麻醉过程，胃肠道、胆道疾患也可出现心律失常。

（8）功能性心律失常多见于年轻女性也偶见于老年人。

2. 临床特点

老年心律失常患者的临床表现轻重不一，由于老人多不能细诉病史、病程长，记忆力减退且多合并其他疾病，因此临床症状复杂不易辨认，即使24h动态心电图检查往往也不易发现。老年心律失常常见的临床症状有心慌、气短、胸闷、憋气、眩晕、视物模糊、晕厥、无力、心绞痛、焦虑等。如仔细询问病史特别着重过去有无心律失常发作史，结合细致体格检查及常规24h动态心电图有助于心律失常的诊断。

第十二章

急性冠状动脉综合征的介入治疗

第一节　急性 ST 抬高的心肌梗死的 PCI 治疗策略

急性 ST 段抬高型心肌梗死（STEMI）的主要病理生理机制为冠状动脉粥样硬化斑块的破裂或内皮侵蚀合并闭塞性血栓形成，导致冠状动脉前向血流的完全中断。因此，STEMI 治疗的重点是尽快恢复闭塞冠状动脉的前向血流，目前主要的治疗手段有静脉溶栓、PCI 和 CABG 等方法，以期达到尽快开通闭塞的相关冠状动脉，挽救濒死心肌细胞，缩小心肌梗死的面积，对于降低 STEMI 的病死率等主要心血管事件是至关重要的。本节主要叙述 PCI 技术在 STEMI 治疗中的运用。PCI 技术在心肌血流重建术中具有创伤性小、并发症较少、患者恢复快、住院时间短、可反复操作、效果确切且患者乐于接受等优点，临床最早应用的是单纯 PTCA 术，随着术者经验的积累、介入器材和科技的进步，随后出现了经皮冠状动脉内旋切术、旋磨术、激光成形术、冠状动脉内支架（包括金属裸支架和药物洗脱支架）置入术。STEMI 患者的发病时间和就诊时间及其他临床和非临床的因素的差异，临床上实施 PCI 的时机也不同，根据 PCI 治疗的时间和时机大致可分为直接 PCI、易化 PCI、转运 PCI、延迟 PCI、补救性 PCI、择期 PCI 等。大量的循证医学研究表明直接 PCI 和补救性 PCI 的疗效现已明确，而转运 PCI 和易化 PCI 对 STEMI 的确切疗效目前仍未有定论。下面对各种 PCI 的治疗情况做一说明。

一、急性 ST 段抬高的心肌梗死的危险分层

危险分层是 ACS 治疗中的一个重要组成部分，它贯穿了从最初疑诊、收治入住 CCU 病房及出院后的随访等全过程。STEMI 患者进行危险分层不仅对于制定治疗方案，而且对于预后的评估等有重要的意义。对于急性胸痛患者的最初疑诊，根据临床表现及辅助检查（主要是心电图）等进行危险评分，可尽快判断是否发生急性心肌梗死。

而对于已经确诊的 STEMI 患者进行积极的危险评分可决定是否行 PCI 治疗及采取 PCI 治疗的具体方式，ACC/AHA 和 ESC 的指南中建议根据下列特点决定是否行血运重建治疗：①是否在治疗时间窗内，一般情况下 PCI 应在症状出现 12h 内尽早进行；②患者是否仍有缺血症状；③患者有无心衰的临床表现；④患者有无血流动力学不稳定或电不稳定的临床表现，如心源性休克、持续性室速等；⑤综合评估血运重建治疗的风险。对于未接受冠状动脉造影和血运重建的患者需要进一步危险分层，选择高危的患者接受冠状动脉造影检查，对于合适的病变进行 PCI 或 CABG。其中通过对左室射血分数（LVEF）进行危险分层很重要，ACC/AHA 指南建议所有 LVEF< 40%（ESC 指南为 35%）的患者，均应接受冠状动脉造影。LVEF ≥ 40% 的患者，则需要进一步进行危险分层，高危的患者需要接受冠状动脉造影。对于已行血运重建治疗的 STEMI 患者，进行积极的危险分层有待于评价患者术后住院期间和出院后一段时间内并发症的发生率、死亡率及患者生存质量。TIMI 危险积分将不同的危险因素设为不同的得分值，总分 14 分且得分值与死亡率呈正相关，可准确预测死亡风险，它能很好预测接受再灌注治疗（PCI 或溶栓）患者的预后，但对于没有接受再灌注治疗的患者，该评分则低估了死亡率。

另外，临床上还有其他使用较少的危险分层方法，如GUSTO危险分层方法加用了左室射血分数这个相对客观的指标，但因其各项评分的计算较复杂，不易应用于临床。CCP评分主要研究对象是不小于65岁（平均76.8岁）的患者，CCP评分应用于老年人的STEMI患者是有一定意义，但是其应用于总体人群的普遍意义相对较差。Zwolle危险评分是针对STEMI病人介入治疗后的预后而制定的，该研究显示评分小于或等于3分者为低危患者，其2～10d的死亡率仅为0.2%，而且接受介入治疗的STEMI患者有73.4%为低危患者，同时该研究也指出接受介入治疗的STEMI患者可以安全的更早出院，从而减少住院费用。2004年发表的PAMI积分方法来自于大规模临床试验，也是针对于接受PCI治疗的STEII患者制定的不同的危险因素（分值不同），其中年龄、Killip分级、心率>100次/min、糖尿病、前壁心肌梗死及完全性左束支传导阻滞为独立预测因素，PAMI积分值对出院前、1个月、6个月和1年的死亡率均有较好的预测价值。因此，该积分方法可用于早期确定为高危患者并选择介入治疗，且可对出院前的患者进行危险评价，高危的患者干预其危险因素；特别需要说明的是，低危的患者并不一定冠状动脉病变不重，而只是在此次发病过程中导致的临床表现不严重。因此，对于这一部分患者需要进行（运动或药物）负荷试验，评价冠状动脉病变导致的缺血严重程度。ESC指南建议如负荷试验提示大范围心肌缺血（超过存活心肌的50%），则需要接受进一步冠状动脉造影评价。对于范围较小的缺血心肌（不超过存活心肌的20%，特别是在梗死区域内的）可选择药物治疗。对于缺血范围介于二者之间的患者，是否需要冠状动脉造影检查则取决于患者的症状。经充分的药物治疗不能控制心绞痛症状者，需要接受冠状动脉造影检查，并对导致症状的血管进行介入治疗。CADILLAC评分也是针对于接受PCI治疗的STEMI患者制定的，研究终点为发病后1年的死亡率，评分指标将临床症状与冠状动脉造影结果相结合，而且也加入了对左室功能的评价，得到了预期的有意义的结果。

另外，对STEMI患者还应评估因恶性心律失常导致猝死的风险，猝死高危的患者需植入埋藏式自动除颤器（ICD）。ACC/AHA 2004年STEMI指南建议：如果患者有自发的心室颤动或发病48h后与短暂缺血无关的导致血流动力学不稳定的持续性室速，则是植入ICD的Ⅰ类适应证（证据等级A）。

二、急性ST段抬高的心肌梗死的治疗策略

（一）直接PCI治疗

直接PCI是指在STEMI患者发病、出现胸痛或其他症状的12h内对梗死相关血管进行干预的PCI治疗方法。若STEMI患者发病已超过12h，但仍有胸痛症状者亦可进行直接PCI治疗。目前，溶栓治疗虽简单易行，但这种方法的再灌注不够充分，再梗死率高，脑出血的发生率高且患者难以接受。而PCI弥补了溶栓的上述缺限，即刻闭塞相关血管的开通率在95%以上，且冠状动脉再闭塞率低，使缺血的心肌组织得到了充分的血流灌注。对溶栓有禁忌证的STEMI患者则更应该行直接PCI治疗。临床实验证明直接PCI患者与药物静脉溶栓患者相比，出院时或者30d时死亡相对危险性降低34%、绝对危险性降低21%。一项包括7739例23个随机对照研究的荟萃分析显示，直接PCI能更显著降低总体短期死亡率（7%比9%，P=0.0002），非致死性再发心肌梗死（3%比7%，P<0.0001）和脑卒中（1%比2%，P=0. 0004），死亡、再梗死和脑卒中的复合终点事件分别为8%比14%（P<0.0001）。长期随访结果直接PCI依然显著优于溶栓治疗，且其结果不受溶栓剂种类的影响。虽然直接PCI是STEMI首选的治疗方法，然而目前直接PCI的实施并不是很容易的，受患者的情况及患者就诊地的医疗情况（医疗技术及医疗设施等）的多种因素的影响，这些因素影响了直接PCI的实施及其疗效。Zijlstra等分析了在不同时间延误下直接PCI与溶栓治疗的效果，结果表明，溶栓治疗效果呈时间依赖性，2h以后其效果减弱并有较高的病死率；而直接PCI的治疗时间延误效应仅在不超过60min情况下才出现；如果症状发作后2～3h行PCI，则时间延误不再影响死亡率。急性心肌梗死合并心源性休克最主要的原因是患者大面积的心肌坏死所致的急性左心室功能障碍，急诊应用直接PCI疗效较佳，可明显降低患者住院期间的病死率。

在目前的药物洗脱支架时代，直接PCI在降低主要心血管事件方面仍然起着重要的作用，大量的研

究结果显示了药物洗脱支架用于STEMI的安全性和有效性。96例STEI行PCI并置入雷帕霉素支架，术后TIMI血流3级者为93.3%，住院病死率为6.2%，6个月时，70%造影随访无早期或晚期血栓形成、无造影再狭窄。Lemos研究表明药物洗脱支架不增加STEMI行直接PCI患者的支架内血栓的危险，同时能够有效减少远期不良事件的发生率。Cheneau等的试验研究提示药物洗脱支架主要通过减少再次血管重建改善长期结果。

（二）易化PCI治疗

时间是选择再灌注治疗方式的极为重要的因素，直接PCI使闭塞的冠状动脉血流恢复更加完全和可靠，但并不是每个医院均有条件进行，即使在美国也仅有20%的医院具有心导管室设备，大规模注册研究显示，仅有8%的患者能在发病2h内接受直接PCI的治疗，从而降低了这种方法的时效性。此外，直接PCI术中梗死相关血管的无复流现象亦不同程度地降低了这种方法的益处。为了发挥溶栓和直接PCI两种方法的优势并克服各自的局限性，有人提出了易化PCI的概念，希望联合药物和机械的方式使梗死相关血管再通以获得更大的益处。易化PCI是指首先有计划地给予减量的溶栓治疗和血小板GP Ⅱb/Ⅲa受体抑制剂等抗栓治疗，然后再行PCI。根据是否联合血小板GP Ⅱb/Ⅲa受体抑制剂可细分为：①溶栓易化PC；②血小板GP Ⅱb/Ⅲa受体抑制剂易化PCI；③溶栓联合血小板GP Ⅱb/Ⅲa受体抑制剂易化PCI。需要说明的是，不论是哪种易化PCI，PCI治疗不受溶栓时间的限制。

目前对易化PCI的研究较多，但所得出的结果却不同。早期的试验研究表明，如果直接PCI在时间上延误2h，直接PCI的益处几乎被抵消，所以认为联合使用溶栓药物之后再进行PCI治疗可能有以下的益处：①更优的价格—效应比；②患者到导管室后可能病情更稳定；③减少不必要的导管室操作；④更好的心肌梗死溶栓后血流分级及微循环的灌注率。也有研究表明立即介入组较延迟治疗组和保守治疗组有更高的CABG率，在立即介入治疗组中累计PTCA操作的比例更高，因此认为保守治疗方案是一个很好的选择。然而随着新一代的抗血小板制剂的使用，以及PCI技术的不断完善、介入器材的逐步改进，溶栓联合PCI治疗情况又是如何呢？ ROSS等研究结果表明溶栓联合PCI治疗可以有更高的早期（在到达导管室之前）血管开通率，是保护左室功能的重要因素，并且没有增加不良反应。SPEED研究则对比评价了小剂量溶栓治疗、阿昔单抗及早期介入治疗的三联治疗对于STEMI患者的疗效和安全性，结论：联合溶栓、阿昔单抗及PCI治疗组的结果均优于单用r-tPA治疗组，而以半量r-tPA+阿昔单抗+PCI组的疗效为最佳，且这种药物再灌注和机械再灌注的联合治疗不增加出血并发症的发生机会，这一试验奠定了易化或联合PCI在STEMI再灌注治疗中的优势地位。然而，下面的几个重要试验则得出了不同甚至相反的结论：Svensson等研究了使用阿昔单抗进行易化PCI的研究，在30d的死亡、脑卒中、再梗死等联合终点的发生率在溶栓组和介入治疗组无显著性差异，甚至PCI后梗死相关血管的血流通畅程度更好oKeeley等对直接PCI和易化PCI疗效的17项临床试验进行了荟萃分析，结果显示，虽然易化PCI组冠状动脉血流在术后立即达到TIMI血流3级者多于直接PCI组，但两组最终冠状动脉血流达到TIMI血流3级者的比例相似；与直接PCI组相比，易化PCI组的近期死亡率较高（5%比3%），非致死性心肌梗死率较高（3%比2%），梗死相关血管的紧急血运重建率较高（4%比1%），大出血率也较高（7%比5%）。提前终止的AS-SENT-4 PCI研究是比利时Gasthuisberg大学医院van deWerf等发起，拟入选4000例患者，因提前结束实际入选人数只有1667人，试验的阶段性结果显示：替奈替普酶和PCI治疗组30d内患者的死亡率明显高于单纯PCI治疗组，住院病死率（6%比3%，P=0.0105）和主要终点（90d死亡、充血性心力衰竭或休克19%比13%，P=0.0045）均显著增加，住院期间脑卒中显著增加。但是进一步分析发现：ASSENT-4 PCI临床试验在去除了患者年龄、性别等干扰因素后，两组患者的死亡率并无统计学差异，因此易化PCI治疗组患者死亡率相对较高的原因可能与该组患者中女性和老年患者较多有关，无论如何，ASSENT-4 PCI试验至少说明易化PCI与单纯PCI相比并没有取得更好的临床效果。

总之，易化PCI的临床疗效目前倾向于不如直接PCI，STEMI易化PCI的荟萃分析提示易化PCI增加初始TIMI血流3级的2倍，但远期随访易化PCI组的死亡率、再梗死发生率以及紧急靶血管重建率显著增加，不良事件的增加主要见于溶栓治疗基础上的PCI。易化PCI对于STEMI并无额外的益处，应避免使用，特别是溶栓易化 PCI。

（三）转运 PCI

转运 PCI 是指将 STEMI 患者从不具备施行 PCI 条件的初诊医院转往具备施行 PCI 条件的医院立即行 PCI 治疗的一种措施。目前的荟萃分析表明，转运 PCI 优于溶栓治疗，但转运的最佳时机的把握还有待进一步的探讨，一般来说，在 STEMI 患者发病的 3 ~ 12h 行转运 PCI 较为合适，转运过程中时间也不应太长，2h 内为宜。多数文献报道显示，STEMI 患者行转运 PCI 的临床疗效仍优于溶栓治疗的疗效，表现为病死率和脑卒中的发生率降低，心肌梗死面积减少，但在 STEMI 发病 3h 以内，若无溶栓禁忌证，则不主张行转运 PCI。因为，此时行溶栓治疗的血管再通率也较高，其临床疗效与行直接 PCI 疗效相当。PRAGUE 试验比较了无 PCI 设备的医疗中心三种再灌注策略对发生在 6h 内的 STEMI 患者近期预后的影响，结果发现，30d 的死亡、再梗死、脑卒中等联合终点事件发生率在就地药物溶栓组、转运过程中给予药物溶栓治疗和随后的 PCI 组、仅单纯转运行 PCI 治疗组分别为 23%、15% 和 8%（P<0.02）；再梗死发生率则分别为 10%、7% 和 1%（P<0.03）。DANAMI-2 试验结果显示，转运 PCI 组的死亡、再梗死、脑卒中等联合终点事件发生率较单纯药物溶栓组下降 40%（P=0.0003）；同时药物溶栓组 30d 时的再次血运重建率（16.6%）也明显高于直接 PCI 组（59%，P<0.001）。这两个研究表明，对于 STEMI 病人进行转运 PCI 治疗，即使转运途中可能延迟治疗时间，其预后仍比溶栓治疗明显较优。在 PRAGUE 研究中病人人院到球囊扩张的时间为 245min，入院到溶栓药的时间 183min，而 DANAMI-2 研究中二者分别为 185min 和 162min，转运 PCI 虽然优于溶栓治疗，但延缓可能会在一定程度上削弱转运 PCI 的益处。PRAGUE-2 研究的结论进一步说明将 STEMI 患者长途转运到能做 PCI 的中心行 PCI 是安全的，有降低 30d 死亡率的趋势，尤其对于症状发作 3h 以上者转运治疗可以明显降低 30d 死亡率。Dudek 等研究提示，联合阿昔单抗和半量的阿替普酶是保护梗死相关血管的血流，争取为血管再灌注创造有利条件。这种药物治疗可用于远程转院 PCI 病人。Dalby 等报告显示，转院的时间小于 3h，同就地溶栓治疗相比，转院 PCI 治疗的复合事件终点（死亡、再梗死、脑卒中）减少 42%（P<0.001），再梗死减少 68%（P<0.001），脑卒中减少 56%（P=0.015），全因死亡率下降 19%（P=0.08）。所以当 STEMI 的患者存在溶栓禁忌证，症状发作时间尽管大于 2 ~ 3h 以及预计延迟时间小于 60min 等情况，指南建议行转院 PCI。

（四）延迟 PCI

STEMI 患者发病 12h 内未接受再灌注治疗，且患者血流动力学稳定、无缺血症状者行 PCI 治疗称为延迟 PCI。目前对延迟 PCI 治疗的效果评说不一，PRAGUE-2、PLAT 等研究提示延迟 PCI 可能有益于改善预后；也有报道心肌梗死后延迟 PCI 可改善左心室重构和收缩功能，提示延迟 PCI 虽然错过了挽救心肌的最佳时机，亦可使患者获益。然而也有一些研究报道得出了相反的结论，DECOPI 临床研究中 109 例 STEMI 患者于发病 2 ~ 15d 行延迟 PCI，尽管 6 个月随访时左心室射血分数及闭塞血管开通率均显著高于药物治疗组，但平均近 3 年的随访结果表明，延迟 PCI 组和药物治疗组一级终点事件（心因性死亡、再梗死或室性心动过速）发生率并无显著差异。BRAVE-2 研究中 182 例 STEMI 患者于发病 12 ~ 24h 内行延迟 PCI，30d 随访结果表明，虽然 PCI 组梗死面积显著小于药物治疗组，但两组死亡、再梗死和脑卒中的复合终点发生率并无差别。上述两项研究的样本量较小，随访时间较短，而且 DECOPI 研究中延迟 PCI 组再狭窄发生率高达 49.4%，这些因素是否影响评判延迟 PCI 的治疗效果还需要大规模临床随机对照试验研究进一步证实。

（五）补救性 PCI 治疗

补救性 PCI 是指溶栓治疗失败后，患者仍有持续性心肌缺血症状而在 12h 内实施的 PCI 治疗方法。对溶栓失败患者，行补救性 PCI 以开通溶栓后仍然闭塞的梗死相关血管，成功补救后可以使患者的临床和左室功能均有较好的改善。补救性 PCI 的临床价值已在美国 Cleveland 临床研究中得以证实，补救性 PCI 组病人的病死率与严重心力衰竭的发生率由保守治疗组的 17% 下降到 6%，说明补救性 PCI 的临床疗效优于再次的溶栓或保守治疗。早期 RESCUE 研究结果也表明，对溶栓失败后的患者行补救 PCI 与药物治疗相比可使一级终点事件（死亡、心功能Ⅲ / Ⅳ级）从 16.6% 降至 6.4%，且左心室射血分数改善更明显。Eillis 荟萃分析了 9 个随机对照研究和 4 个当时的 PCI 注册资料以及其他相关研究，结果显示，对溶栓失败后行 PCI 可减少早期严重心力衰竭；对于中、大面积心肌梗死的患者，改善 1 年的存活率，并可能减少早期再梗死。近年发表的 REACT 研究入选 427 例溶栓失败的 STEMI 患者，随机接受补救 PCI、药物保守或再次溶栓治疗，6 个月随访结果表明补救 PCI 组无事件存活率显著高于其他两组（84.6%、70.1% 和 68.7%，P<0.01），且再次血运重建率有降低趋势。2006 年，Patel 等发表的另一项荟萃分析则显示，补救性 PCI 组与保守治疗相比，死亡等主要终点的混合危险比减少 36%（P=0.048）；心力衰竭等次要终点减少 28%（P=0.06），而血栓栓塞性脑卒中比率增加（P=0.07），表明补救性 PCI 可减少死亡率，但有增加脑卒中的趋势。

总之，目前临床研究结果表明，补救性 PCI 治疗优于药物保守治疗和再次溶栓治疗，对 STEMI 患者溶栓 45 ~ 60min 内仍无再通征象者，应尽快行急诊冠状造影，如 TIMI 血流 0 ~ 1 级应行补救 PCI。即使溶栓成功者，由于机械性狭窄因素仍然存在，约 30% 可发生再闭塞，故对溶栓成功者，无论有无缺血症状，均应在 24h 内行冠状动脉造影，必要时行补救性 PCI，以进一步改善预后。对于溶栓失败后发生心源性休克（年龄≤ 75 岁）或肺水肿的患者，AHA/ACC 指南推荐补救性 PC 工为较好的指征（Ⅰ b），对于年龄≥ 75 岁的心源性休克的患者或血流动力学或电活动不稳定或有持续性心肌缺血的患者，溶栓治疗失败后，指南建议补救性 PCI 为Ⅱ a/b 类适应证。

（六）择期 PCI

择期 PCI 是指对 STEMI 发病数日后，溶栓治疗后已再通，但有残余狭窄的梗死相关血管或溶栓失败及未行溶栓治疗的闭塞梗死相关血管行 PCI 治疗，其目的在于预防缺血复发，挽救存活心肌，改善左室重构及功能，改善急性心肌梗死患者梗死区或梗死节段的微循环，并提高患者的生存率。急性 ST 段抬高心肌梗死的患者出现左心功能不全，常提示梗死面积大，且多为多支冠状动脉病变、左主干病变等，是再梗死、心源性休克及死亡率增加的重要危险因子。择期 PCI 治疗的最佳时机目前有不同的看法，也研究认为在 STEMI 发病数日内行择期 PCI 的效果并不佳，原因可能在于发病早期梗死相关血管血液流变学尚不理想、血栓未机化、梗死区瘢痕尚未形成、组织脆弱，术中易造成反复再次血栓形成及心脏破裂等并发症；而在 STEMI 发病 7 ~ 14d 行择期 PCI 的时机比较理想，此时患者梗死相关血管血流动力学比较稳定，且患者多已从心肌梗死打击中恢复，精神及体力状态较好，对介入治疗的配合和耐受能力提，手术成功率高、心脏破裂等并发症发生率降低，且血栓已开始机化或自溶，术中发生无复流现象的比例相对降低。DANAMI 临床试验表明，对溶栓治疗后仍有梗死后心绞痛及运动试验阳性的患者行择期 PCI（平均时间为心梗后 18d）可减少临床终点事件，减少抗心肌缺血药物的应用，减少不稳定心绞痛及再梗死的发生，但长期随访（平均 2.4 年）病死率在两组间无统计学意义。Caspi 等报道择期 PCI 较药物治疗可以降低 50% 的中、长期病死率。

总之，择期 PCI 治疗能改善 STEMI 患者的预后，减少死亡率和再梗死率，但对于具体病人选择 PCI 的时间应该灵活掌握，根据患者临床症状（活动性心肌缺血）及冠状动脉造影的结果等综合评价，其基本原则为：①对于溶栓治疗失败或未行溶栓治疗患者梗死相关血管仍闭塞虽无临床症状的患者，择期 PCI 亦有助于促进梗死区心肌的愈合、改善左心室射血分数、提高生存率；②对于 STEMI 患者恢复期有活动性缺血症状或持续性血流动力学不稳定者，应尽早行 PCI 治疗；③对于左心室射血分数小于 40%，有充血性心力衰竭或严重室性心律失常且经冠状动脉造影证实病变适宜 PCI 者应考虑行择期 PCI；④梗死相关血管完全闭塞但左室壁运动尚可或临床检查（心肌显像等检查）证实梗死区有较多存活心肌者，应行择期 PCI 以改善左室功能提高生存率；⑤在急性期曾发生左心衰竭，但恢复期显示左心功能代偿良好者（左心室射血分数大于 40%）也应行冠状动脉造影及择期 PCI，完全的血管重建术后可保护心功能、避免再梗死发生；⑥对于无症状的患者若有心电图 ST 段抬高及 Q 波形成梗死史、TIMI 血流≤ 2 级、多支血管病变及侧支循环中供血支狭窄大于 90% 者，亦应考虑择期 PCI 以改善患者的心功能和生存率。

（七）无复流现象与远段保护装置

无复流现象（NR）是指解除梗死血管的堵塞后，组织灌注并无改善的现象。最早在 1967 年通过研究兔子脑缺血实验发现该现象，1974 年在犬的心脏实验中亦观察到心肌组织的无复流现象。无复流现象是PCI术中严重并发症之一，在STEMI的PCI术中发生率可高达12%。对冠状动脉中存在的无复流现象的判断可以通过不同的技术来确定，包括冠状动脉造影、心肌灌注扫描(SPECT)和心肌声学造影等，目前临床应用最多的是冠状动脉造影，基本标准是梗死相关血管的堵塞已完全解除，但前向血流小于TIMI血流2级，心肌细胞血液灌注无法恢复正常，通过冠状动脉造影显示无复流的发生率约0.6% ~ 14%。如果采用灵敏度较高的心肌声学造影检测，显示无复流现象发生率为11% ~ 30%。无复流现象的发生机制非常复杂，目前尚不十分清楚，可能与微循环障碍、再灌注损伤、内皮细受损和机械压迫、化学因子的相互作用、血栓或斑块碎片堵塞远端血管等有关。还有研究报道血糖增高是STEMI术中PCI术中出现无复流的独立危险因素，是否可通过降低血糖水平以达到减少无复流发生的目的，这需要进一步的临床研究中进行证实。无复流现象的防治措施有两种方法即通过药物和机械的手段消除无复流现象，药物的使用包括钾通道开放剂（如尼可地尔）、血小板GP Ⅱb/Ⅲa受体拮抗剂、钙拮杭剂、腺苷、硝普纳和 α 受体阻滞剂等；机械的方法如使用远端保护装置，主动脉球囊反搏必要时可以提高冠状动脉灌注，逆转无复流现象。临床上由于患者个体差异，对不同的药物敏感性不一样，实际操作中难以预测使用何种药物更有效，故药物的作用在临床上十分有限，而随着科学技术的进步医疗器械也不断发展，人们把更多的希望寄托于机械装置（即远端保护装置）逆转无复流现象。目前使用的远端保护装置分两种，一种为抽吸类，另一种为微孔滤网类，不同远端保护装置在使用中可以有细微的区别，但二者的原理均为预防或治疗因血栓、粥样斑块破碎脱落而引起的靶血管远端小血管栓塞，防止因栓塞而引起的冠状动脉无复流现象，改善心肌灌注，缩小心肌梗死范围。早期Grube等临床研究中共入选26例患者（其中急性心肌梗死仅2例，占7.7%），证实在冠状动脉病变和静脉桥血管病变中行PCI时，血栓保护系统可使微血管阻塞及无复流的发生明显减少。但近期Stone等研究发现，虽然远端保护装置能有效抽出血栓碎片，但并不能进一步改善微循环血流、提高再灌注成功率、减少梗死面积以及提高心脏事件的存活率，故使用机械方式减少无复流或达到彻底解决无复流现象还有待进一步的研究。因无复流现象的产生机制复杂，不论是药物还是机械的手段，都不能从根本上解决无复流现象。因此临床上应根据患者的实际情况，针对无复流现象的临床特征进行分析，找出可控、可治的危险因素加以治疗以降低无复流现象的发生率。

第二节　特殊人群急性冠状动脉综合征的PCI治疗策略

一、老年人患ACS的PCI治疗策略

（一）概述

1. 流行病学

不同的时期以及不同的国家对老年人划定的界限不同，1982年联合国老龄问题世界大会上提出60岁为老年期的开始年龄，最近世界卫生组织提出了新的划分标准：60 ~ 74岁的人群为老年前期或准老年期，75岁以上人群称为老年人，90岁以上的人群称为长寿老人；我国将45 ~ 59岁为老年前期，60 ~ 89岁为老年期，90岁以上为长寿期。20世纪90年代美国调查发现，全国12.6%的人数年龄为大于65岁，6.1%的人数年龄大于75岁；我国也已经进入老年社会。流行病学调查研究表明，冠心病的患病率随着年龄的增加而增加，老年人大约占所有ACS患者的10%，占所有心肌梗死患者的60%，尽管老年人占ACS患者的比例逐步增加，但临床上缺乏对ACS老年患者的系统研究，大规模的随机注册研究常将老年患者排除在外或仅把老年患者当作一个亚组来分析。

2. 病理生理改变及临床表现

老年人和老年ACS患者有一些独特的病理生理特征，归纳起来包括：①血管弹性下降使心脏舒张充盈障碍，致心室舒张功能不全增多，同时心肌缺血会进一步损害心室舒张功能，增加心室舒张压；②血管内皮功能的改变减少冠状动脉血流，其在急性冠状动脉综合征中起重要作用；③老年人交感神经系统对急性心肌损伤的代偿能力下降；④老年人丧失了梗死前心肌缺血的保护作用；⑤增龄伴随着心

肌细胞凋亡增加，进一步减少心脏储备，而且老年人血管再生功能下降，侧支血管形成不良等。另外，老年 ACS 患者往往同时合并有慢性肺病、肾功能不全及脑血管疾病等，使老年 ACS 患者的临床表现非常不典型，如呼吸困难、意识障碍、乏力、消化道症状及精神状态异常等多见，而无典型的心绞痛临床表现，致老年 ACS 患者往往不能及时就医，另外老年 ACS 患者基线心电图多有异常，如束支阻滞、心室肥厚 / 扩大、伴缓慢和快速的心律失常等对 ST 段的影响可能延误早期的诊断，丧失了最佳的再灌注治疗时间窗，这些改变使老年 ACS 患者有较多的并发症和死亡率及更差的预后。早期的 TIMI Ⅲ注册研究表明，与年轻患者相比，老年 ACS 患者的死亡风险增加 3.76 倍，再发心肌梗死增加 2.02 倍。荟萃分析表明，对于 ACS 患者，年龄是近期死亡率的最强预测因子，是死亡和心肌梗死复合终点的强烈预测因子。

（二）PCI 治疗策略

目前关于冠状动脉血运重建（包括 PCI 治疗）的临床随机试验一般将 75 岁以上的老年人群排除在外，尽管冠状动脉造影和 PCI 治疗在老年人中的使用较少以及这些操作带来的风险较高，但从大型的临床随机试验的亚组分析初步表明大于 75 岁以上的老年人仍可从 PCI 治疗中获益。对非 ST 段抬高的 ACS 患者的 PCI 治疗前面已经提到，中高危患者行早期 PCI 治疗患者获益大于药物保守治疗，但低危患者并不能从早期的 PCI 治疗中获得更多的益处，考虑到老年非 ST 段抬高的 ACS 患者往往合并多种疾病，其危险因素较多，危险性高，理论上行早期 PCI 治疗能获得更多的益处。最近的两个大规模随机对照试验情况在严格抗血小板治疗的背景下对早期 PCI 治疗和有创治疗进行了比较。FRISC Ⅱ试验的亚组分析结果表明，在大于 65 岁老年患者中（1490 例），早期 PCI 治疗与药物保守治疗比较，1 年的死亡和心肌梗死的相对危险率为 0.63，且优于小于 65 岁患者（相对危险率 0.93），说明老年非 ST 段抬高的 ACS 患者能从早期的 PCI 治疗中获益更多。TACTICS 试验结果的亚组分析也表明大于 65 岁的患者早期 PCI 治疗和药物保守治疗的比值比点估计优于 65 岁以下的患者。上述两个试验的结果初步表明，对老年患者早期 PCI 治疗同样获益甚至更多于年轻患者。根据目前大量的循证医学证据，ACC/AHA 对非 ST 段抬高 ACS 的处理指南中强调对待老年 ACS 患者提出了如下建议：①应当像对待年轻患者一样，评估 ACS 老年患者的即刻和长期治疗干预（证据级别：A）。②有关老年 ACS 患者的治疗决策不仅要考虑年龄，还要以患者为中心，考虑患者的一般状况、功能和认知状态、并发性疾病、预期寿命和患者的意愿与目标（证据级别：B）。③应当注意合理调整老年 ACS 患者所用药物的剂量（证据级别：B）。④与年轻患者相比，ACS 老年患者面临的血管重建治疗早期手术风险增加，但是有创治疗策略的总体获益相当或更大，因此建议施行（证据级别：B）。⑤在 ACS 老年患者，应当考虑患者和家属的意愿、生活质量、生命终结方式和社会文化差异等问题（证据级别：C）。

急性心肌梗死中老年人的比率很高，据统计，在全部急性心肌梗死患者中，年龄大于或等于 75 岁者几乎占 1/3。由于老年急性心肌梗死患者的症状不典型，并存病多，就诊迟等原因，使老年急性心肌梗死患者接受再灌注疗法的比例随年龄增长反而下降：65 ~ 69 岁者 64.8%，70 ~ 74 岁者 60.1%，75 ~ 79 岁者 50.4%，80 ~ 84 岁者 35.4%，大于或等于 85 岁者 20.4%。与常规再灌注治疗一样，对 STEMI 老年患者的再灌注治疗包括静脉溶栓和有创血运重建二种方法，大量的研究结果表明，直接 PCI 较早期溶栓能使老年 STEMI 患者获益更大，并对无溶栓指针的老年患者首选 PCI 尽快开通梗死相关血管。较早的 PiMI –I 研究中亚组分析显示，PTCA 与溶栓治疗比较，前者的死亡或缺血复发率虽无统计学意义但有下降趋势，而再梗死率及病死率显著降低（$P<0.01$）。GUSTO – Ⅱ b 也证实大于或等于 70 岁 STEMI 患者直接 PCI 术后 30d 的病死率低于溶栓治疗。Zijlstra 等进行的临床 Meta 分析显示，与溶栓疗法比较，直接 PCI 在减少 30d 病死率方面，在大于或等于 70 岁者比小于 70 岁者更有效。Nallamothu 等认为，在能迅速、熟练进行 PCI 的大型医院，PCI 疗效超过溶栓疗法。Zeymer 等分析 ACOS 方案中 154 个医院大于或等于 75 岁的 2045 例 STEMI 患者，直接 PCI 使住院及 1 年死亡率明显降低，而溶栓能改善出院死亡率。因此对高龄者的早期血管重建，应优先考虑直接 PCI。CADILLAC 是迄今为止研究老年心肌梗死患者机械性再灌注治疗结局的规模最大的随机对照试验，共入选 9 个国家 76 个医学中心的 2681 例急性心肌梗死患者（除外合并心源性休克患者），结果表明，老年急性心肌梗死患者 PCI 成

功率与年轻者相似；按年龄分析临床结局时发现，老年组（大于65岁）30d和1年病死率、卒中或大出血率明显高于较年青组；而PCI后30d及1年再狭窄、再梗死、亚急性血栓形成、梗死相关血管血运重建率等与年龄无关，总的说，老年人可明显从常规置入支架中受益，另外常规给予阿昔单抗，虽然安全，却无明显益处。虽然直接PCI使老年人急性心肌梗死病死率下降，但年龄大于75岁者住院病死率仍为小于75岁者的7倍。

总之，无论溶栓治疗还是急诊PCI，均已成为提高老年急性心肌梗死患者存活率的重要手段，选择何种再灌注治疗方案应根据患者病情和就诊条件充分权衡利弊后决定，以便最大程度地挽救存活心肌。溶栓时辅助应用血小板GPnb/Ⅲa受体拮抗剂在老年人STEMI的疗效尚未得到证实。

二、女性的ACS的PCI治疗策略

（一）概述

女性冠心病发病率较男性偏低，45岁以前女性冠心病患病率显著低于男性，45岁以后女性患病率逐年增高，至60岁时男女患病率之比已无明显差别。据研究统计女性初发冠心病时间较男性平均晚10年，出现STEMI或猝死等严重心血管事件较男性晚20年。这种保护机制尚不十分明确，一般归因于生理性雌激素对女性冠心病的预防作用，但对绝经女性雌激素替代治疗预防冠心病已明确其无效甚至有害女性健康。和男性相比，女性的一些重要的危险因素在逐步增加（如高血压、肥胖、糖尿病、吸烟及喜静的生活方式等），部分危险因素与ACS的相关性较男性更高，糖尿病使女性的冠心病的风险增加3～7倍，而在男性为2～3倍。在脂代谢方面，女性的HDL降低比LDL升高有更强的危险因素，高三酰甘油血症也是女性冠心病的独立危险因素，绝经后女性冠心病的发病率是绝经前同龄女性的2～3倍。女性吸烟也是一个值得特别关注的因素，它与口服避孕药物之间有不利的相互作用。上述种种因素可能与女性高龄患者ACS发病率高、病变重、预后差等有关，也可能与目前女性ACS的死亡率仍相对稳定有关。

临床表现上，女性ACS患者比男性ACS患者更加不典型，无心绞痛发作而代之亦不典型颈部、背部或其他部位的疼痛或放射痛，恶心、呕吐、乏力和呼吸困难也是女性ACS患者常见的临床表现。在合并高龄、糖尿病等危险因素的女性中，较男性更易出现无症状性心肌梗死、易发生再梗死且部分患者以心力衰竭为首发临床表现。女性ACS患者的不典型症状往往导致其就医较晚，常规心电图的表现上女性患者往往有更多的ST段和T波的不典型改变，运动负荷试验有更多的假阳性，这些因素致女性ACS患者较少且较晚接受再灌注治疗。研究表明对非ST抬高的ACS患者女性比男性预后要好，而对于STEMI女性患者则较男性STEMI患者预后更差，可能与STEMEI女性患者往往合并高龄、糖尿病及高血压病等危险因素，易出现心力衰竭、出血及恶性室性心律失常甚至心室壁破裂等并发症有关。故女性STEMI患者短期及长期预后均较差。有报道提出：小于50岁的女性患者心肌梗死后早期病死率是同龄男性的2.1倍，这种性别差异随年龄递增而递减，至74岁以后差异基本消失。冠状动脉造影资料显示：女性冠状动脉较细，病变累及前降支或其他单支病变较男性多，也有报道示女性中无明显冠状动脉狭窄较多。

（二）PCI治疗策略

循证医学已经证实PCI比溶栓治疗能更有效地降低STEII患者的死亡率及再梗死率，但这种益处在女性急性心血管事件发生后并没有被充分利用，约比男性少55%。女性再灌注比例少，与女性发病时年龄较大、心梗后就诊时间延迟、缺乏典型的临床表现及心电图ST段抬高不明显等有关。导致经PCI治疗后女性患者住院的死亡率高于男性患者，存在这种差异的因素是女性患者本身，还是另有其他的因素，有待进一步的研究证实。女性ACS患者往往同时并发糖尿病、高血压、年龄大、动脉相对细小、并发症较多及较晚和较少行PCI治疗等因素。Adamian等研究共纳入2360例病人，其中男性2113例，女性247例，结果表明，住院期间、1个月、6个月的主要心血管事件男性分别为0.9%、1.3%和4.7%，而女性分别为3.6%、4.8%和9.8%，女性患者明显高于男性患者。Kelsey的研究也支持上述结论。carevo研究提示虽然女性患者住院死亡率高于男性，但总生存率及无事件生存率和男性相似，在校正行

PCI 的女性患者的部分临床因素后，研究发现性别对 PCI 治疗的临床结果影响较小或无影响。TACTICS 试验将男性患者（n=1463 例）和女性患者（n=757 例）随机分配到早期有创治疗组或药物保守治疗组，有创治疗组和药物保守组相比较，6 个月的主要心血管事件在男性（15.3% 比 19.4%）和女性相似（17.1% 比 19.6%），表明有创治疗无明显性别差异。上述试验的矛盾结果促使研究者进一步的设计大规模、随机临床对照试验，已趋达到一致的结果。支架的广泛使用和辅助药物治疗的不断进步，已经改善了现在 PCI 患者地预后，特别是药物洗脱支架地问世，以及药物洗脱支架在小血管中的使用显示，男性和女性的长期结果良好，这在女性患者中尤其重要。在 ACS 患者的支架治疗中，死亡率的性别差异始终存在，期望支架完全消除性别带来的差异，还有漫长的路要走。无论如何，目前大量地临床研究证明 PCI 治疗使 ACS 女性患者明显受益，故目前的 ACC/ZAHA 关于 ACS 治疗建议强调指出，若无禁忌证，应该同等地对男女患者进行治疗。

三、糖尿病患者 ACS 的 PCI 治疗策略

（一）概述

糖尿病是一种常见病、多发病，目前在全球范围内其患病率不断增加，临床上分为 1 型糖尿病和 2 型糖尿病，前者多侵犯微血管和大血管，后者主要侵犯大血管。糖尿病是一种复杂的代谢性疾病，其中 50% 的患者并发冠心病，20% ~ 35% 患者并发 ACS，糖尿病使形成冠心病的风险增加 2 ~ 6 倍，糖尿病已成为是冠心病的独立危险因素，又称为冠心病的等危症。Mak 等研究证实，在排除年龄等多项危险因素影响后，糖尿病患者发生 ACS 的风险比非糖尿病患者高 2 倍。21 世纪，随着糖尿病患者的不断增加，连同其伴随的心血管事件成为全球性的健康危机。糖尿病患者易并发冠心病的机制复杂，目前认为可能与血小板作用紊乱、内皮细胞功能障碍、纤维蛋白溶解系统紊乱、脂代谢紊乱以及过度的炎症反应等有关，上述因素引发冠心病甚至 ACS。而并发 ACS 的糖尿病患者易出现慢性心力衰竭和再发心肌梗死，这是导致患者死亡的两大主要原因。

糖尿病患者心脏主要的病理改变为：微血管病变，内皮细胞增生、变性、基底膜增厚；心肌肥大，弥漫性心肌纤维化和心肌细胞局灶性坏死；心肌间质、冠状动脉粥样硬化。冠状动脉的病理改变经尸检和冠状动脉造影证实：多存在左主干病变、多支血管病变、小血管病变及弥漫长病变。这些改变导致心肌僵硬，心室顺应性减退，另外由于广泛的心肌细胞坏死、心肌淀粉样变、冠状动脉广泛病变致心肌的血流储备受损，心脏的收缩和舒张功能均降低，诱发心力衰竭，同时广泛的冠状动脉粥样硬化、冠状动脉内斑块的更加不稳定性使冠状动脉弥漫病变，导致缺血事件和复发性缺血事件的发生。这些心脏缺血性事件的其临床预后较非糖尿病差。糖尿病患者的心肌梗死的急性期和恢复期死亡率、再梗死率、心衰发生率等心血管事件明显增高，研究表明糖尿病并发冠心病患者 5 年死亡率超过非糖尿病的冠心病患者 2 倍以上。而且糖尿病常常与女性、老年等因素密切关联，老年女性糖尿病患者并发 ACS 属于高危冠心病范畴，其危险性更高、并发症更多，而治疗方案棘手且效果差、预后不良。

（二）PCI 治疗策略

介入治疗早期即单纯的 PTCA 时期，由于 PCI 治疗的并发症、死亡率及再狭窄率明显增高，糖尿病合并多支血管病变、小血管病变等均是 PTCA 的禁忌证。大量的临床研究提示与非糖尿病冠心病患者相比，糖尿病冠心病患者的死亡率、再血运重建率、再发心梗，心力衰竭发生率均高于前者，糖尿病冠心病患者冠状动脉的再狭窄率、晚期管腔丢失和晚期血管闭塞率亦均高于非糖尿病冠心病患者。糖尿病冠心病患者行单纯 PTCA 治疗其主要的心血管事件发生率高于药物保守治疗和 CABG 治疗患者。金属裸支架和血小板 GP Ⅱb/ Ⅲa 受体拮抗剂的使用降低了 PCI 的并发症，提高了操作的安全性，尤其是降低了再狭窄率，但糖尿病患者并发 ACS 的早期血运重建术后的靶血管重建率、支架内再狭窄率、心脏事件的发生率仍高于非糖尿病患者。FRISC Ⅱ研究中，非糖尿病患者早期行 PCI 治疗和药物保守治疗相比，患者的心脏事件发生率（7% 比 12%，P=0.0018）和死亡率（2% 比 3.5%，P=0.027）明显低于保守治疗组，但糖尿病患者早期 PCI 治疗组和保守治疗组的心脏事件发生率分别为 17% 和 28%（P=0.06），死亡率分别为 7% 和 11%（P>0.05），糖尿病患者早期行 PCI 治疗并没有获得更大的益处，但对于 65 岁

以上的患者以及心肌坏死的血清标志物升高的高危患者，早期的介入方案似乎更有利。PRESTO 大规模临床随机对照试验（2694 例糖尿病患者比 8798 例非糖尿病患者）研究表明，糖尿病是支架术后 9 个月病死率的独立危险因素。上述试验表明在冠状动脉支架时期，糖尿病仍然是决定冠状动脉介入治疗后疗效的重要因素之一。STEMI 的糖尿病患者因易于发生急性左心衰竭而倾向于优先使用直接 PCI，与静脉溶栓相比，直接 PCI 显著降低了 STEMI 的糖尿病患者的死亡率和再次心梗发生率。Villareal 研究比较了糖尿病患者行支架置入（n=468 例）和 CABG（n=762 例）血运重建的疗效，结果提示：住院死亡率和心肌梗死的发生率 CABG 组高于支架组（P<0.05），分别为 5.5% 比 0.4% 和 5% 比 1.5%，但靶病变重建率低于支架组（0.4% 比 3.2%）。Pereira 等进行的随机对照试验纳入病例数较少（支架组 44 例、CABG 组 46 例），随访 1 年，结果提示支架组发生的主要心血管事件和 CABG 组无统计学差异（22.7% 比 19.5%）。

ACC/AHA 指南中建议 CABG 用于 PCI 失败或有机械性并发症的糖尿病 ACS 患者，对于左主干病变、三支血管病变等复杂冠状动脉病变，建议行 CABG 治疗。

药物洗脱支架的使用被称为介入治疗的第三次里程碑，已经有大量的临床试验证实药物洗脱支架在降低支架内再狭窄方面优于金属裸支架。在口服降糖药或饮食控制的糖尿病患者，其心血管事件发生率较非糖尿病患者下降更多（63% 比 61%），而对于使用胰岛素治疗的糖尿病患者合并冠心病时行药物洗脱支架（雷帕霉素）治疗后，支架内再狭窄下降 77%。

DIABETES 是一个多中心、随机、对照临床试验，比较药物洗脱支架（雷帕霉素）和金属裸支架在糖尿病患者的冠状动脉病变 PCI 后的疗效，两组均进行有效的药物治疗（59% 以上的患者使用血小板 GP Ⅱb/Ⅲa 受体拮抗剂的使用），随访 9 个月，结果表明：支架内管腔丢失，药物支架组明显低于金属裸支架组［（0.06 ± 0.4）mm 比（0.47 ± 0.5）mm］，靶血管重建率和主要的心血管事件，药物洗脱支架组也明显低于金属裸支架组（7.3% 和 11.3% 比 31.3% 和 36.3%），而药物洗脱支架组未出现支架内血栓发生，金属裸支架组有 2 例出现了支架内血栓，说明在糖尿病合并冠状动脉病变的患者中使用雷帕霉素药物洗脱支架能有效降低支架内再狭窄，其使用也是安全有效的。对紫杉醇药物洗脱支架的研究，Dawkins 等综合分析了 TAXUS Ⅱ、Ⅳ、Ⅴ、Ⅵ系列研究，在糖尿病患者中使用 TAXUS 支架与金属裸支架相比，靶血管重建率在口服降糖药组和胰岛素治疗组分别降低 59% 相 66%，支架内再狭窄下降 65%，这些结果也说明使用 TAXUS 支架是安全有效的。RESEARCH 注册研究结果显示：6 个月的再次血运重建药物洗脱支架和裸支架分别为 2.7% 和 7.1%。荟萃分析发现 6 个月和 1 年的死亡率和 MI 发生率药物支架与裸支架无显著差异。

在糖尿病患者的冠状动脉中，单支原位病变（denovo）的 PCI 治疗，药物支架已经显示出其安全性和有效性，而对于糖尿病患者的冠状动脉中多支血管病变的使用药物支架的情况又是如何？ARTS Ⅱ试验研究目的是评价雷帕霉素支架在糖尿病患者多支冠状动脉血管病变中的安全性以及该药物洗脱支架与 ARTS Ⅰ试验中金属裸支架和 CABG 疗效的比较，治疗 30d 的主要心血管事件药物洗脱支架组显著低于金属裸支架组（4.4% 比 12.5%）P=0.02），1 年的死亡率三组无明显差异，心肌梗死的发生率药物洗脱支架组与 CABG 组无差异但显著低于金属裸支架组（0.6% 比 6.3%，P=0.01），需再次血运重建率药物治疗组显著高于 CABG 组（12.6% 比 4.2%，P=0.027），无主要心血管事件生存率药物支架组与 CABG 组相似（84.3% 比 85.4%，P>0.05），但显著高于金属裸支架组（84.3% 比 63.4%，P<0.01）。ERACI Ⅲ的试验研究结论与 ARTS Ⅱ相似，糖尿病多支血管病变患者药物支架置入组 1 年无主要心血管事件高于 CABG 组和金属裸支架组（分别为 88%、80.5%、78%，P<0.05），再次血运重建率与 CABG 组相似但低于金属裸支架组。上述结果表明，在药物洗脱支架时代，由于药物洗脱支架在糖尿病患者并发冠状动脉病变中的使用的安全性和有效性，将大大拓宽 PCI 治疗的适应证，而有些特殊人群中更复杂的病变如无保护左主干病变、三支血管病变合并左心功能不全时等，药物洗脱支架能否适用还有待进一步的临床研究。

总之，总结目前的文献资料，支持运用与总人群相似的临床方法处理合并有糖尿病的 ACS 患者，对于大多数 ACS 的循证医学证据表明，糖尿病患者比非糖尿病患者获得更大的益处。虽然药物洗脱支架的应用和抗血小板药物的应用能明显改善糖尿病患者 PCI 的效果，但合并糖尿病的 ACS 患者病人的预后取决于血糖的控制情况，糖基化血红蛋白的水平每升高 1%，缺血性心脏病的危险增加 10%，美国糖尿病协会建议治疗的目标是将糖基化血红蛋白控制在 7% 以下，尤其对 2 型糖尿病患者。另外，生活方式的改变，积极控制多种心血管疾病危险因素，强化降职、积极控制血压等 ACS 的二级预防也将影响着治疗的远期效果。

第十三章

心内科疾病护理

第一节　心力衰竭

在致病因素作用下，心功能必将受到不同程度的影响，即为心功能不全（heart insufficiency）。在疾病的早期，机体能够通过心脏本身的代偿机制以及心外的代偿措施，可使机体的生命活动处于相对恒定状态，患者无明显的临床症状和体征，此为心功能不全的代偿阶段。心力衰竭（heart failure），简称心衰，又称充血性心力衰竭，一般是指心功能不全的晚期，属于失代偿阶段，是指在多种致病因素作用下，心脏泵功能发生异常变化，导致心排血量绝对减少或相对不足，以致不能满足机体组织细胞代谢需要，患者有明显的临床症状和体征的病理过程。常见心力衰竭分类见图 13-1。

很多学者将心力衰竭按危险因素和终末等级进行了分类，并指出新的治疗方式可以改善患者的生活质量。

（1）A 和 B 阶段：指患者缺乏心力衰竭早期征象或症状，但存在有风险因素或心脏的异常，这些可能包括心脏形态和结构上的改变。

（2）C 阶段：指患者目前或既往有过心力衰竭的症状，如气短等。

（3）D 阶段：指患者目前有难治性心力衰竭，并适于进行特殊的进阶治疗，包括心脏移植。

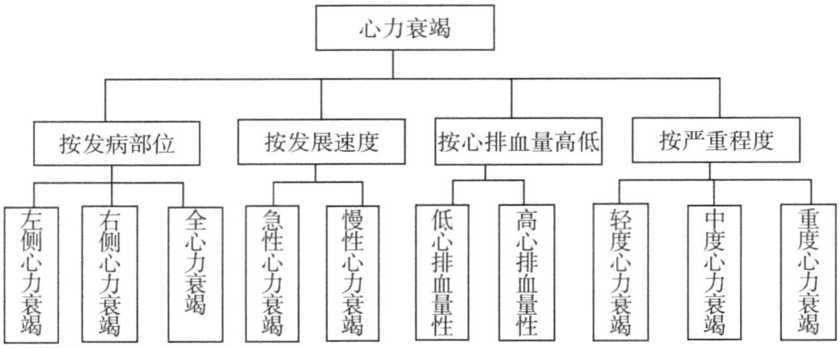

图 13-1　心力衰竭的分类

一、病因与发病机制

（一）病因

1. 基本病因

心力衰竭的关键环节是心排血量的绝对减少或相对不足，而心排血量的多少与心肌收缩性的强弱、前负荷和后负荷的高低以及心率的快慢密切相关。因此，凡是能够减弱心肌收缩性、使心脏负荷过度和引起心率显著加快的因素均可导致心力衰竭的发生。

2. 诱因

（1）感染：呼吸道感染为最多，其次是风湿热。女性患者中泌尿道感染亦常见。亚急性感染性心内膜炎也常诱发心力衰竭。

（2）过重的体力劳动或情绪激动。

（3）钠盐摄入过多。

（4）心律失常：尤其是快速性心律失常，如阵发性心动过速、心房颤动等。

（5）妊娠分娩。

（6）输液（特别是含钠盐的液体）或输血过快或过量。

（7）洋地黄过量或不足。

（8）药物作用：如利舍平类、胍乙啶、维拉帕米、奎尼丁、肾上腺皮质激素等。

（9）其他：出血和贫血、肺栓塞、室壁膨胀瘤、心肌收缩不协调，乳头肌功能不全等。

（二）发病机制

心脏有规律的协调收缩与舒张是保障心排血量的重要前提，其中收缩性是决定心排血量的最关键因素，也是血液循环动力的来源。因此，心力衰竭发病的中心环节，主要是收缩性减弱，但也可见于舒张功能障碍，或二者兼而有之。心肌收缩性减弱的基本机制包括：①心肌结构破坏，导致收缩蛋白和调节蛋白减少。②心肌能量代谢障碍。③心肌兴奋－收缩耦联障碍。④肥大心肌的不平衡生长。

二、临床表现与诊断

（一）临床表现

1. 症状和体征

心力衰竭的临床表现与左右心室或心房受累有密切关系。左侧心力衰竭的临床特点主要是由于左心房和（或）左心室衰竭引起肺淤血、肺水肿；右侧心力衰竭的临床特点是由于右心房和（或）右心室衰竭引起体循环静脉淤血和水钠潴留。发生左侧心力衰竭后，右心也常相继发生功能损害，最终导致全心心力衰竭。出现右侧心力衰竭后，左心衰竭的症状可有所减轻。

2. 辅助检查

（1）X 线：左侧心力衰竭可显示心影扩大，上叶肺野内血管纹理增粗，下叶血管纹理细，有肺静脉内血液重新分布的表现，肺门阴影增大，肺间质水肿引起肺野模糊，在两肺野外侧可见水平位的 Kerley B 线。

（2）心脏超声：利用心脏超声可以评价瓣膜、心腔结构、心室肥厚以及收缩和舒张功能等心脏完整功能参数。其对心室容积的测定、收缩功能和局部室壁运动异常的检出结果可靠，可检测射血分数，心脏舒张功能。

（3）血流动力学监测：除二尖瓣狭窄外，肺毛细血管楔嵌压的测定能间接反应左房压或左室充盈压，肺毛细血管楔嵌压的平均压，正常值为 $<1.6kPa$（12mmHg）。

（4）心脏核素检查：心血池核素扫描为评价左和右室整体收缩功能以及心肌灌注提供了简单方法，利用核素技术可以评价左室舒张充盈早期相。

（5）吸氧运动试验：运动耐量有助于评价其病情的严重性并监测其进展，运动时最大氧摄入量和无氧代谢阈（AT）。

（二）诊断

1. 急性心力衰竭（AHF）

AHF 的诊断主要依靠症状和体征，辅以适当的检查，如心电图、胸部 X 线、生化标志物和超声心动图。

2. 慢性心力衰竭

（1）收缩性心力衰竭（SHF）：多指左侧心力衰竭，主要判定标准为心力衰竭的症状、左心腔增大、左心室收缩末容量增加和左室射血分数（LVEF）$\leq 40\%$。近年研究发现 BNP 在心力衰竭诊断中具有较高的临床价值，其诊断心力衰竭的敏感性为 94%，特异性为 95%，为心力衰竭的现代诊断提供重要的方法。

（2）舒张性心力衰竭（DHF）：指以心肌松弛性、顺应性下降为特征的慢性充血性心力衰竭，往往发生于收缩性心力衰竭前，约占心力衰竭总数的 1/3，欧洲心脏病协会于 1998 年制定了原发性 DHF 的诊断标准，即必须具有以下 3 点：①有充血性心力衰竭的症状和体征。② LVEF ≥ 45%。③有左心室松弛、充盈、舒张期扩张度降低或僵硬度异常的证据。这个诊断原则在临床上往往难以做到，因此 Zile 等经过研究认为只要患者满足以下 2 项就可以诊断为 DHF：①有心力衰竭的症状和体征。② LVEF>50%。

三、治疗原则

（一）急性心力衰竭

治疗即刻目标是改善症状和稳定血流动力学状态。

（二）慢性心力衰竭

慢性心力衰竭治疗原则：去除病因，减轻心脏负荷，增强心肌收缩力，改善心脏舒张功能，支持疗法与对症处理。治疗目的：纠正血流动力学异常，缓解症状；提高运动耐量，改善生活质量；防治心肌损害进一步加重；降低病死率。

1. 防治病因及诱因

如能应用药物和手术治疗基本病因，则心力衰竭可获改善。如高血压心脏病的降压治疗，心脏瓣膜病及先天性心脏病的外科手术矫治等。避免或控制心力衰竭的诱发因素，如感染，心律失常，操劳过度及甲状腺功能亢进纠正甲状腺功能。

2. 休息

限制其体力活动，以保证有充足的睡眠和休息。较严重的心力衰竭者应卧床休息。

3. 控制钠盐摄入

减少钠盐的摄入，可减少体内水潴留，减轻心脏的前负荷，是治疗心力衰竭的重要措施。在大量利尿的患者，可不必严格限制食盐。

4. 利尿药的应用

可作为基础用药。控制心力衰竭体液潴留的唯一可靠方法。应该用于所有伴有体液潴留的、有症状的心力衰竭患者。但对远期存活率、死亡率的影响尚无大宗试验验证；多与一种 ACEI 类或 β 受体阻滞药合用，旨在减轻症状和体液潴留的表现。

5. 血管扩张药的应用

该方法是通过减轻前负荷和（或）后负荷来改善心脏功能。应用小动脉扩张药如肼屈嗪等，可以降低动脉压力，减少左心室射血阻力，增加心排血量。

6. 洋地黄类药物的应用

洋地黄可致心肌收缩力加强，可直接或间接通过兴奋迷走神经减慢房室传导。能改善血流动力学，提高左室射血分数，提高运动耐量，缓解症状；降低交感神经及肾素 – 血管紧张素 – 醛固酮（R–A–A）活性，增加压力感受器敏感性。地高辛为迄今唯一被证明既能改善症状又不增加死亡危险的强心药，地高辛对病死率呈中性作用。

7. 非洋地黄类正性肌力药物

虽有短期改善心力衰竭症状作用，但对远期病死率并无有益的作用。研究结果表明不但不能使长期病死率下降，其与安慰剂相比反而有较高的病死率。

8. 血管紧张素转换酶抑制药（ACEI 类）

其作为神经内分泌拮抗药之一已广泛用于临床，可改善血流动力学，直接扩张血管；降低肾素、血管紧张素Ⅱ及醛固酮水平，间接抑制交感神经活性；纠正低血钾、低血镁，降低室性心律失常危险，减少心脏猝死（SCD）。

9. β 受体阻滞药

其作为神经内分泌阻断药的治疗地位日显重要。慢性心力衰竭的主要药物是 β 受体阻滞药，可拮抗交感神经及 R–A–A 活性，阻断神经内分泌激活；减缓心肌增生、肥厚及过度氧化，延缓心肌坏死与凋亡；上调 β_1 受体密度，介导信号传递至心肌细胞；通过减缓心率而提高心肌收缩力；改善心肌松弛，增强心室充盈；提高心电稳定性，降低室性心律失常及猝死率。

四、常见护理问题

（一）有急性左侧心力衰竭发作的可能

1. 相关因素

左心房和（或）左心室衰竭引起肺淤血、肺水肿。

2. 临床表现

突发呼吸困难，尤其是夜间阵发性呼吸困难明显，患者不能平卧，只能端坐呼吸。呼吸急促、频繁，可达 30 ~ 40 次 /min，同时患者有窒息感，面色灰白、口唇发绀、烦躁不安、大汗淋漓、皮肤湿冷、咳嗽，咳出浆液性泡沫痰，严重时咳出大量红色泡沫痰，甚至出现呼吸抑制、窒息、神志障碍、休克、猝死等。

3. 护理措施

急性左侧心力衰竭发生后的急救口诀：坐位下垂降前荷，酒精高氧吗啡静，利尿扩管两并用，强心解痉激素添。

（二）心排血量下降

1. 相关因素

与心肌收缩力降低、心脏前后负荷的改变、缺氧有关。

2. 临床表现

左、右侧心力衰竭常见的症状和体征均可出现。

3. 护理措施

（1）遵医嘱给予强心、利尿、扩血管药物，注意药效和观察不良反应以及毒性反应。

（2）保持最佳体液平衡状态：遵医嘱补液，密切观察效果；限制液体和钠的摄入量；根据病情控制输液速度，一般每分钟 20 ~ 30 滴。

（3）根据病情选择适当的体位。

（4）根据患者缺氧程度予（适当）氧气吸入。

（5）保持患者身体和心理上得到良好的休息：限制活动减少氧耗量；为患者提供安静舒适的环境，限制探视。

（6）必要时每日测体重，记录 24h 尿量。

（三）气体交换受损

1. 相关因素

与肺循环淤血，肺部感染，及不能有效排痰与咳嗽相关。

2. 临床表现

（1）劳力性呼吸困难、端坐呼吸、发绀（是指毛细血管血液内还原斑红蛋白浓度超过 50g/L，是指皮肤、黏膜出现青紫的颜色，以口唇、舌、口腔黏膜、鼻尖、颊部、耳垂和指、趾末端最为明显）。

（2）咳嗽、咳痰、咯血。

（3）呼吸频率、深度异常。

3. 护理措施

（1）休息：为患者提供安静、舒适的环境，保持病房空气新鲜，定时通风换气。

（2）体位：协助患者取有利于呼吸的卧位，如高枕卧位、半坐卧位、端坐卧位。

（3）根据患者缺氧程度给予（适当）氧气吸入。

（4）咳嗽与排痰方法：协助患者翻身、拍背，利于痰液排出，保持呼吸道通畅。

（5）教会患者正确咳嗽、深呼吸与排痰方法：屏气 3 ~ 5s，用力地将痰咳出来，连续 2 次短而有力地咳嗽。

①深呼吸：首先，患者应舒服地斜靠在躺椅或床上，两个膝盖微微弯曲，垫几个枕头在头和肩部后

作为支撑，这样的深呼吸练习，也可以让患者坐在椅子上，以患者的手臂做支撑。其次，护理者将双手展开抵住患者最下面的肋骨，轻轻挤压，挤压的同时，要求患者尽可能地用力呼吸，使肋骨突起，来对抗护理者手的挤压力。

②年龄较大的心力衰竭患者排痰姿势：年龄较大、排痰困难的心衰患者，俯卧向下的姿势可能不适合他们，因为这样可能会压迫横膈膜，使得呼吸发生困难。可采取把枕头垫得很高，患者身体侧过来倚靠在枕头上，呈半躺半卧的姿势，这样将有助于患者排痰。

（6）病情允许时，鼓励患者下床活动，以增加肺活量。

（7）呼吸状况监测：呼吸频率、深度改变，有无呼吸困难、发绀。血气分析、血氧饱和度改变。

（8）使用血管扩张药的护理。

（9）向患者或家属解释预防肺部感染方法：如避免受凉、避免潮湿、戒烟等。

（四）体液过多

1. 相关因素

与静脉系统淤血致毛细血管压增高，R–A–A 系统活性和血管加压素水平，升高使水、钠潴留，饮食不当相关。

2. 临床表现

（1）水肿：表现为下垂部位如双下肢水肿，为凹陷性，起床活动者以足、踝内侧和胫前部较明显。仰卧者则表现为骶部、腰背部、腿部水肿，严重者可发展为全身水肿，皮肤绷紧而光亮。

（2）胸腔积液：全心心力衰竭者多数存在，右侧多见，主要与体静脉压增高及胸膜毛细血管通透性增加有关。

（3）腹腔积液：多发生在心力衰竭晚期，常并发有心源性肝硬化，由于腹腔内体静脉压及门静脉压增高引起。

（4）尿量减少，体重增加。

（5）精神差，乏力，焦虑不安。

（6）呼吸短促，端坐呼吸。

3. 护理措施

（1）水肿程度的评估：每日称体重，一般在清晨起床后排空大小便而未进食前穿同样的衣服、用同样的磅秤测量。如 1 ~ 2d 内体重快速增加，应考虑是否有水潴留，可增加利尿药的用量，应用利尿药后尿量明显增加，水肿消退。体重下降至正常时，体重又称干体重。同时为患者记出入水量。在急性期出量大于入量，出入量的基本平衡，有利于防止或控制心力衰竭。出量为每日全部尿量、大便量、引流量，同时加入呼吸及皮肤蒸发量 600 ~ 800mL。入量为饮食、饮水量、水果、输液等，每日总入量为 1 500 ~ 2 000mL。

（2）体位：尽量抬高水肿的双下肢，以利于下肢静脉回流，减轻水肿的程度。

（3）饮食护理：给予低盐、高蛋白饮食，少食多餐。按病情限制钠盐及水分摄入，重度水肿盐摄入量为 1g/d、中度水肿 3g/d、轻度水肿 5g/d；还要控制含钠高的食物摄入，如腊制品、发酵的点心、味精、酱油、皮蛋、方便面、啤酒、汽水等。每日的饮水量通常一半量在用餐时摄取，另一半量在两餐之间摄入，必要时可给患者行口腔护理，以减轻口渴感。

（4）用药护理：应用强心苷和利尿药期间，监测水、电解质平衡情况，及时补钾。控制输液量和速度。

（5）保持皮肤清洁干燥，保持衣着宽松舒适，床单、衣服干净平整。观察患者皮肤水肿消退情况，定时更换体位，避免水肿部位长时间受压，避免在水肿明显的下肢深静脉输液，防止皮肤破损和压疮形成。

（五）活动无耐力

1. 相关因素

与心排血量减少，组织缺血、缺氧及胃肠道淤血引起食欲缺乏、进食减少有关。

2. 临床表现

（1）生活不能自理。

（2）活动持续时间短。

（3）主诉疲乏、无力。

3. 护理措施

（1）评估心功能状态。

（2）设计活动目标与计划，以调节其心理状况，促进活动的动机和兴趣。让患者了解活动无耐力原因及限制活动的必要性，根据心功能决定活动量。

（3）循序渐进为原则，逐渐增加患者的活动量，避免使心脏负荷突然增加。①抬高床头45°～60°，使患者半卧位。②病室内行走。③病区走廊内进行短距离的行走，然后逐渐增加距离。

（4）注意监测活动时患者心率、呼吸、面色、发现异常立即停止活动。

（5）在患者活动量允许范围内，让患者尽可能自理，为患者自理活动提供方便条件。①将患者的常用物品放置在患者容易拿到的地方。②及时巡视病房，询问患者有无生活需要，及时满足其需求。③教会患者使用节力技巧。

（6）教会患者使用环境中的辅助设，如床栏，病区走廊内、厕所内的扶手等，以增加患者的活动耐力。

（7）根据病情和活动耐力限制探视人次和时间。

（8）间断或持续鼻导管吸氧，氧流量 2 ～ 3L/min，严重缺氧时 4 ～ 6L/min 为宜。

（六）潜在并发症：电解质紊乱

1. 相关因素

（1）全身血流动力学、肾功能及体内内分泌的改变。

（2）交感神经张力增高与 R-A-A 系统活性增高的代偿机制对电解质的影响。

（3）心力衰竭使 Na^{+}-K^{+}-ATP 酶受抑制，使离子交换发生异常改变。

（4）药物治疗可影响电解质：①袢利尿药及噻嗪类利尿药可导致低钾血症、低钠血症和低镁血症。②保钾利尿药如螺内酯可导致高钾血症。③血管紧张素转换酶抑制药（ACEI）可引起高钾血症，尤其肾功能不全的患者。

2. 临床表现

（1）低钾血症：轻度乏力至严重的麻痹性肠梗阻、肌肉麻痹、心电图的改变（T 波低平、U 波）、心律失常，并增加地高辛的致心律失常作用。

（2）低钠血症：轻度缺钠的患者可有疲乏、无力、头晕等症状，严重者可出现休克、昏迷，甚至死亡。

（3）低镁血症：恶心，呕吐，乏力，头晕，震颤，痉挛，麻痹，严重低镁可导致房性或室性心律失常。

（4）高钾血症：乏力及心律失常。高钾血症会引起致死性心律失常，出现以下 ECG 改变：T 波高尖；P-R 间期延长；QRS 波增宽。

3. 护理措施

（1）密切监测患者的电解质，及时了解患者的电解质变化，尤其是血钾、血钠和血镁。

（2）在服用利尿药、ACEI 等药物期间，密切观察患者的尿量和生命体征变化，观察患者有无因电解质紊乱引起的胃肠道反应、神志变化、心电图改变。

（3）一旦出现电解质紊乱，应立即报告医生，给予相应的处理

①低钾血症：停用排钾利尿药及洋地黄制剂；补充钾剂，通常应用 10% 枸橼酸钾口服与氯化钾静脉应用均可有效吸收。传统观念认为严重低钾者可静脉补钾，静滴浓度不宜超过 40mmol/L，速度最大为 20mmol/h（1.5g/h），严禁用氯化钾溶液直接静脉推注。但新的观点认为在做好患者生命体征监护的情况下，高浓度补钾也是安全的。

高浓度静脉补钾有如下优点：能快速、有效地提高血钾的水平，防止低钾引起的心肌应激性及血管张力的影响；高浓度静脉补钾避免了传统的需输注大量液体，从而减轻了心脏负荷，尤其适合于心力衰竭等低钾血症患者。

高浓度补钾时的护理 a. 高浓度静脉补钾必须在严密的监测血清钾水平的情况下和心电监护下进行，

需每 1 ~ 2h 监测 1 次血气分析，了解血清钾水平并根据血钾提高的程度来调整补钾速度，一般心力衰竭患者血钾要求控制在 4.0mmol/L 以上，>45mmol/L 需停止补钾。b. 严格控制补钾速度，最好用微泵调节，速度控制在 20mmol/h 以内，补钾的通道严禁推注其他药物，避免因瞬间通过心脏的血钾浓度过高而致心律失常。c. 高浓度静脉补钾应在中心静脉管道内输注，严禁在外周血管注射，因易刺激血管的血管壁引起剧痛或静脉炎。d. 补钾期间应监测尿量 >30mL/h，若尿量不足可结合中心静脉压（CVP）判断血容量，如为血容量不足应及时扩容使尿量恢复。e. 严密观察心电图改变，了解血钾情况，如 T 波低平，ST 段压低，出现 U 波，提示低钾可能，反之 T 波高耸则表示有高钾血症的可能。f. 补钾的同时也应补镁，因为细胞内缺钾的同时多数也缺镁，且缺镁也易诱发心律失常，甚至有人认为即使血镁正常也应适当补镁，建议监测血钾的同时也监测血镁的情况。

②低钠血症：稀释性低钠血症患者对利尿药的反应很差，血浆渗透压低，因此选用渗透性利尿药甘露醇利尿效果要优于其他利尿药，联合应用强心药和袢利尿药。甘露醇 100 ~ 250mL 需缓慢静滴，一般控制在 2 ~ 3h 内静滴，并在输注到一半时应用强心药（毛花苷 C），10 ~ 20min 后根据患者情况静脉注射呋塞米 100 ~ 200mg。

真性低钠血症利尿药的效果很差，应当采用联合应用大剂量袢利尿药和输注小剂量高渗盐水的治疗方法。补钠的量可以参照补钠公式计算。

补钠量（g）=（142mmol/L －实测血清钠）×0.55× 体重（kg）/17

根据临床情况，一般第 1d 输入补充钠盐量的 1/4 ~ 1/3，根据患者的耐受程度及血清钠的水平决定下次补盐量。具体方案 1.4% ~ 3.0% 的高渗盐水 150mL，30min 内快速输入，如果尿量增多，应注意静脉给予 10%KCl 20 ~ 40mL/d，以预防低钾血症。入液量为 1 000mL，每天测定患者体重、24h 尿量、血电解质和尿的实验室指标。严密观察心肺功能等病情变化，以调节剂量和滴速，一般以分次补给为宜。

③低镁血症：有症状的低镁血症，口服 2 ~ 4mmol/kg，每 8 ~ 24h 服 1 次。补镁的过程中应注意不要太快，如过快会超过肾阈值，导致镁从尿液排出。无症状者亦应口服补充。不能口服时，也可用 50% 硫酸镁 20mL 溶于 50% 葡萄糖 1 000mL 静滴，缓慢滴注。通常需连续应用 3 ~ 5d 才能纠正低镁血症。

④高钾血症：出现高钾血症时，应立即停用保钾利尿药，纠正酸中毒；静注葡萄糖酸钙剂对抗高钾对心肌传导的作用，这种作用是快速而短暂的，一般数分钟起作用，但只维持不足 1h。如 ECG 改变持续存在，5min 后再次应用。为了增加钾向细胞内的转移，应用胰岛素 10U 加入 50% 葡萄糖 50mL 静滴可在 10 ~ 20min 内降低血钾，此作用可持续 4 ~ 6h；应用袢利尿药以增加钾的肾排出；肾功能不全的严重高血钾（>7mmol/L）患者应当立即给予透析治疗。

（七）潜在的并发症：洋地黄中毒

1. 相关因素

与洋地黄类药物使用过量、低血钾等因素有关。

2. 临床表现

（1）胃肠道反应：一般较轻，常见食欲缺乏、恶心、呕吐、腹泻、腹痛。

（2）心律失常：服用洋地黄过程中，心律突然转变，是诊断洋地黄中毒的重要依据。如心率突然显著减慢或加速，由不规则转为规则，或由规则转为有特殊规律的不规则。洋地黄中毒的特征性心律失常有：多源性室性期前收缩呈二联律，特别是发生在心房颤动基础上；心房颤动伴完全性房室传导阻滞与房室结性心律；心房颤动伴加速的交接性自主心律呈干扰性房室分离；心房颤动频发交界性逸搏或短阵交界性心律；室上性心动过速伴房室传导阻滞；双向性交界性或室性心动过速和双重性心动过速。洋地黄引起的不同程度的窦房和房室传导阻滞也颇常见。应用洋地黄过程中出现室上性心动过速伴房室传导阻滞是洋地黄中毒的特征性表现。

（3）神经系统表现：可有头痛、失眠、忧郁、眩晕，甚至神志错乱。

（4）视觉改变：可出现黄视或绿视以及复视。

（5）血清地高辛浓度 >2.0ng/mL。

3. 护理措施

（1）遵医嘱正确给予洋地黄类药物。

（2）熟悉洋地黄药物使用的适应证、禁忌证和中毒反应，若用药前心率 <60 次 /min，禁止给药。

用药适应证：心功能Ⅱ级以上各种心力衰竭，除非有禁忌证，心功能Ⅲ、Ⅳ级收缩性心力衰竭，窦性心律的心力衰竭。

用药禁忌证：预激综合征并心房颤动，二度或三度房室传导阻滞，病态窦房结综合征无起搏器保护者，低血钾。

洋地黄中毒敏感人群：老年人；急性心肌梗死（AMD）、心肌炎、肺心病、重度心力衰竭；肝、肾功能不全；低钾血症、贫血、甲状腺功能减退症。

使地高辛浓度升高的药物：奎尼丁、胺碘酮、维拉帕米等。

（3）了解静脉使用毛花苷 C 的注意事项：需稀释后才能使用，成人静脉注射毛花苷 C 洋地黄化负荷剂量为 0.8mg，首次给药 0.2mg 或 0.4mg 稀释后静脉推注，每隔 2 ～ 4h 可追加 0.2mg，24h 内总剂量不宜超过 1.2mg。对于易于发生洋地黄中毒者及 24h 内用过洋地黄类药物者应根据情况酌情减量或减半量给药。推注时间一般 15 ～ 20min，推注过程中密切观察患者心律和心率的变化，一旦心律出现房室传导阻滞、长间歇，心率 <60 次 /min，均应立即停止给药，并通知医生。

（4）注意观察患者有无洋地黄中毒反应的发生。

（5）一旦发生洋地黄中毒，及时处理洋地黄制剂的毒性反应：①临床中毒患者立即停药，同时停用排钾性利尿药，重者内服不久时立即用温水、浓茶或 1 ： 2 000 高锰酸钾溶液洗胃，用硫酸镁导泻。②内服通用解毒药或鞣酸蛋白 3 ～ 5g。③发生少量期前收缩或短阵二联律时可口服 10% 氯化钾液 10 ～ 20mL，每日 3 ～ 4 次，片剂有发生小肠炎、出血或肠梗阻的可能，故不宜用。如中毒较重，出现频发的异位搏动，伴心动过速、室性心律失常时，可静脉滴注氯化钾，注意用钾安全。④如有重度房室传导阻滞、窦性心动过缓、窦房阻滞、窦性停搏，心室率缓慢的心房颤动及交界性逸搏心律等，根据病情轻重酌情采用硫酸阿托品静脉滴注、静脉注射或皮下注射。⑤当出现洋地黄引起的各种快速心律失常时如伴有房室传导阻滞的房性心动过速和室性期前收缩等患者，苯妥英钠可称为安全有效的良好药物，可用 250mg 稀释于 20mL 的注射用水或生理盐水中（因为强碱性，不宜用葡萄糖液稀释），于 5 ～ 15min 内注射完，待转为窦性心律后，用口服法维持，每次 0.1g，每日 3 ～ 4 次。⑥出现急性快速型室性心律失常，如频发室性期前收缩、室性心动过速、心室扑动及心室颤动等，可用利多卡因 50 ～ 100mg 溶于 10% 葡萄糖溶液 20mL，在 5min 内缓慢静脉注入，若无效可取低限剂量重复数次，间隔 20min，总量不超过 300mg，心律失常控制后，继以 1 ～ 3mg/min 静脉滴注维持。

除上述方法外，电起搏对洋地黄中毒诱发的室上性心动过速和引起的完全性房室传导阻滞且伴有阿 – 斯综合征者是有效而适宜的方法。前者利用人工心脏起搏器发出的电脉冲频率，超过或接近心脏的异位频率，通过超速抑制而控制异位心律；后者是采用按需型人工心脏起搏器进行暂时性右室起搏。为避免起搏电极刺激诱发严重心律失常，应同时合用苯妥英钠或利多卡因。

（八）焦虑

1. 相关因素

与疾病的影响、对治疗及预后缺乏信心、对死亡的恐惧有关。

2. 临床表现

精神萎靡、消沉、失望；容易激动；夜间难以入睡；治疗、护理欠合作。

3. 护理措施

（1）患者出现呼吸困难、胸闷等不适时，守候患者身旁，给患者以安全感。

（2）耐心解答患者提出的问题，给予健康指导。

（3）与患者和家属建立融洽关系，避免精神应激，护理操作要细致、耐心。

（4）尽量减少外界压力刺激，创造轻松和谐的气氛。

（5）提供有关治疗信息，介绍治疗成功的病例，注意正面效果，使患者树立信心。

（6）必要时寻找合适的支持系统，如单位领导和家属对患者进行安慰和关心。

五、健康教育

（一）心理指导

急性心力衰竭发作时，患者因不适而烦躁。护士要以亲切语言安慰患者，告知患者尽量做缓慢深呼吸，采取放松疗法，稳定情绪，配合治疗及护理，才能很快缓解症状。长期反复发病患者，需保持情绪稳定，避免焦虑、抑郁、紧张及过度兴奋，以免诱发心力衰竭。

（二）饮食指导

（1）提供令人愉快、舒畅的进餐环境，避免进餐时间进行治疗；饮食宜少食多餐、不宜过饱，在食欲最佳的时间进食，宜进食易消化、营养丰富的食物。控制钠盐的摄入，每日摄入食盐 5g 以下。对使用利尿药患者，由于在使用利尿药的同时，常伴有体内电解质的排出，容易出现低血钾、低血钠等电解质紊乱，并容易诱发心律失常、洋地黄中毒等，可指导患者多食香蕉、菠菜、苹果、橙子等含钾高的食物。

（2）适当控制主食和含糖零食，多吃粗粮、杂粮，如玉米、小米、荞麦等；禽肉、鱼类，以及核桃仁、花生、葵花子等硬果类含不饱和脂肪酸较多，可多用；多食蔬菜和水果，不限量，尤其是超体重者，更应多选用带色蔬菜，如菠菜、油菜、番茄、茄子和带酸味的新鲜水果，如苹果、橘子、山楂，提倡吃新鲜蔬菜；多用豆油、花生油、菜油及香油等植物油；蛋白质按 2g/kg 供给，蛋白尽量多用黄豆及豆制品，如豆腐、豆干、百叶等，其他如绿豆、赤豆。

（3）禁忌食物：限制精制糖，包括蔗糖、果糖、蜂蜜等单糖类；最好忌烟酒，忌刺激性食物及调味品，忌油煎、油炸等烹调方法；少用猪油、黄油等动物油烹调；禁用动物脂肪高的食物，如猪肉、牛肉、羊肉及含胆固醇高的动物内脏、动物脂肪、蛋黄等；食盐不宜多用，每天 2 ~ 4g；含钠味精也应适量限用。

（三）作息指导

减少干扰，为患者提供休息的环境，保证睡眠时间。有呼吸困难者，协助患者采取适当的体位。教会患者放松疗法如局部按摩、缓慢有节奏的呼吸或深呼吸等。根据不同的心功能采取不同的活动量。在患者活动耐力许可范围内，鼓励患者尽可能生活自理。教会患者保存体力，减少氧耗的技巧，在较长时间活动中穿插休息，日常用品放在易取放位置。部分自理活动可坐着进行，如刷牙、洗脸等。心力衰竭症状改善后增加活动量时，首先是增加活动时间和频率，然后才考虑增加运动强度。运动方式可采取半坐卧、坐起、床边摆动肢体、床边站立、室内活动、短距离步行。

（四）出院指导

（1）避免诱发因素，气候转凉时及时添加衣服，预防感冒。

（2）合理休息，体力劳动不要过重，适当的体育锻炼以提高活动耐力。

（3）进食富含维生素、粗纤维食物，保持大便通畅。少量多餐，避免过饱。

（4）强调正确按医嘱服药，不随意减药或撤换药的重要性。

（5）定期门诊随访，防止病情发展。

第二节　高血压

高血压是一种以动脉压升高为主要特征，同时伴有心、脑、肾、血管等靶器官功能性或器质性损害以及代谢改变的全身性疾病。我国目前采用的高血压诊断标准是中国高血压防治指南（2018 修订版），是在未用抗高血压药情况下，收缩压≥ 140mmHg 和（或）舒张压≥ 90mmHg，按血压水平将高血压分为 3 级。收缩压≥ 140mmHg 和舒张压 <90mmHg 单列为单纯性收缩期高血压。患者既往有高血压史，目前正在用抗高血压药，血压虽然低于 140/90mmHg，亦应该诊断为高血压（见表 13–1）。

表 13-1　高血压诊断标准

类别	收缩压（mmHg）	舒张压（mmHg）
正常血压	<120	< 80
正常高值	120 ~ 139	80 ~ 89
高血压	≥ 140	≥ 90
1 级高血压（轻度）	140 ~ 159	90 ~ 99
2 级高血压（中度）	160 ~ 179	100 ~ 109
3 级高血压（重度）	≥ 180	≥ 110
单纯收缩期高血压	≥ 140	< 90

注：若患者的收缩压与舒张压分属不同的级别时，则以较高的分级为准。单纯收缩期高血压也可按照收缩压水平分为 1、2、3 级。

临床上高血压见于两类疾病，第一类为原发性高血压，又称高血压病，是一种以血压升高为主要临床表现而病因尚不明确的独立疾病（占所有高血压病患者的 90% 以上）。第二类为继发性高血压，又称症状性高血压，在这类疾病中病因明确，高血压是该种疾病的临床表现之一，血压可暂时性或持续性升高，如继发于急慢性肾小球肾炎、肾动脉狭窄等肾疾病之后的肾性高血压；继发于嗜络细胞瘤等内分泌疾病之后的内分泌性高血压；继发于脑瘤等疾病之后的神经源性高血压等。

一、病因和发病机制

（一）病因

高血压的病因尚未完全明了，可能与下列因素有关。

（1）遗传因素：调查表明，60% 左右的高血压病患者均有家族史，但遗传的方式未明。某些学者认为属单基因常染色体显性遗传，但也有学者认为属多基因遗传。

（2）环境因素：包括饮食习惯（如饮食中热能过高以至肥胖或超重，高盐饮食等）、职业、噪声、吸烟、气候改变、微量元素摄入不足和水质硬度等。

（3）神经精神因素：缺少运动或体力活动，精神紧张或情绪创伤与本病的发生有一定的关系。

（二）发病机制

有关高血压的发病原理的学说较多，包括精神神经源学说、内分泌学说、肾源学说、遗传学说以及钠盐摄入过多学说等。各种学说各有其根据，综合起来认为高级神经中枢功能失调在发病中占主导地位，体液、内分泌因素、肾脏以及钠盐摄入过多也参与本病的发病过程。

外界环境的不良刺激以及某些不利的内在因素，引起剧烈、反复、长时间的精神紧张和情绪波动，导致大脑皮质功能障碍和下丘脑神经内分泌中枢功能失调。由此可通过下列几条途径促使周围小动脉痉挛，进而形成高血压：①皮质下血管舒缩中枢形成了以血管收缩神经冲动占优势的兴奋灶，引起细小动脉痉挛，外周血管阻力增加，血压增高。②大脑皮质功能失调可引起神经垂体释放更多的血管升压素，后者可直接引起小动脉痉挛，也可通过肾素 – 醛固酮系统，引起钠潴留，进一步促使小动脉痉挛。③大脑皮质功能失调也可引起垂体前叶促肾上腺皮质激素（ACTH）和肾上腺皮质激素分泌增加，促使钠潴留。④大脑皮质功能失调还可引起肾上腺髓质激素分泌增多，后者可直接引起小动脉痉挛，也可通过增加心排血量进一步加重高血压。

二、临床表现

（一）一般表现

大多数的高血压患者在血压升高早期仅有轻微的自觉症状，如头痛、头晕、失眠、耳鸣、烦躁、工作和学习精力不易集中，容易出现疲劳等。

（二）并发症

疼痛或出现颈背部肌肉酸痛紧张感。血压持久升高可导致心、脑、肾、血管等靶器官受损的表现。当出现心慌、气促、胸闷、心前区疼痛时表明心脏已受累；出现尿频、多尿、尿液清淡时表明肾脏受累；如果高血压患者突然出现神志不清、呼吸深沉不规则、大小便失禁等提示可能发生脑出血；如果是逐渐出现一侧肢体活动不利、麻木甚至麻痹应当怀疑是否有脑血栓的形成。

（三）高血压危险度分层

心血管危险因素和靶器官受损的情况：

（1）低危组：男性年龄小于55岁、女性年龄小于65岁，高血压1级、无其他危险因素者，属低危组。典型情况下，10年随访中患者发生主要心血管事件的危险小于15%。

（2）中危组：高血压2级或1～2级同时有1～2个危险因素，患者应否给予药物治疗，开始药物治疗前应经多长时间的观察，医生需予十分缜密的判断。典型情况下，该组患者随后10年内发生主要心血管事件的危险15%～20%，若患者属高血压1级，兼有一种危险因素，10年内发生心血管事件危险约15%。

（3）高危组：高血压水平属1级或2级，兼有三种或更多危险因素、兼患糖尿病或靶器官损害或高血压水平属3级但无其他危险因素患者属高危组。典型情况下，他们随后10年间发生主要心血管事件的危险20%～30%。

（4）很高危组：高血压3级同时有1种以上危险因素或兼患糖尿病或靶器官损害，或高血压1～3级并有临床相关疾病。典型情况下，随后10年间发生主要心血管事件的危险大于或等于30%，应迅速开始最积极的治疗。

（四）几种特殊高血压类型

1. 高血压危象

在高血压疾病发展过程中，因为劳累、紧张、精神创伤、寒冷所诱发，出现烦躁不安、心慌、多汗、手足发抖、面色苍白、异常兴奋等临床表现，可伴有心绞痛、心力衰竭，也可伴有高血压脑病的临床表现。血压升高以收缩压升高为主，往往收缩压大于200mmHg。

2. 高血压脑病

在高血压疾病发展过程中，因为劳累、紧张、情绪激动等诱发，急性脑血液循环障碍，引起脑水肿和颅内压增高，出现头痛、呕吐、烦躁不安、心跳慢，视物模糊、意识障碍甚至昏迷等临床表现。血压升高以舒张压升高为主，往往舒张压大于120mmHg。

3. 恶性高血压

又称急进性高血压，是指舒张压和收缩压均显著增高，病情进展迅速，常伴有视网膜病变，多见于青年人，常常出现头晕、头痛、视物模糊、心慌、气短、体重减轻等临床表现，舒张压常大于130mmHg，易并发心、脑、肾等重要脏器的严重并发症，短时间内可因肾衰竭而死亡。

三、治疗

（一）药物治疗

临床上常用的降压药物主要有六大类：利尿药、α－受体阻断药、钙通道阻滞药（CCBs）、血管紧张素转换酶抑制药（ACED）、β－受体阻断药以及血管紧张素Ⅱ受体拮抗药（ARBs）。临床试验结果证实几种降血压药物，均能减少高血压并发症。

1. 治疗目标

抗高血压治疗的最终目标是减少心血管和肾脏疾病的发病率和病死率。多数高血压患者，特别是50岁以上者SBP达标时，DBP也会达标，治疗重点应放在SBP达标上。普通高血压患者降至140/90mmHg以下，糖尿病、肾病等高危患者降压目标是小于130/80mmHg以下，老年高血压患考的收缩压降至150mmHg以下。

需要说明的是，降压目标是140/90mmHg以下，而不仅仅是达到140/90mmHg。如患者耐受，还可进一步降低，如对年轻高血压患者可降至 130/80mmHg 或 120/80mmHg。

2. 治疗原则

高血压的治疗应全面考虑患者的血压升高水平、并存的危险因素、临床情况，以及靶器官损害，确定合理的治疗方案，对不同危险等级的高血压患者应采用不同的治疗原则。选择抗高血压药物时应考虑对其他伴随疾病存在有利和不利的影响。

（1）潜在的有利影响：噻嗪类利尿药有助于延缓骨质疏松患者的矿物质脱失。β－受体阻断药可治疗心房快速房性心律失常或心房颤动，偏头痛，甲亢（短期应用），特发性震颤或手术期高血压。CCBs 治疗雷诺综合征和某些心律失常。α－受体阻断药可治疗前列腺疾病。

（2）潜在的不利影响：噻嗪类利尿药慎用于痛风或有明显低钠血症史的患者。β－受体阻断药禁用于哮喘、反应性气道疾病、二度或三度心脏传导阻滞。ACEI 和 ARBs 不适于准备怀孕的妇女，禁用于孕妇。ACEI 不适于有血管性水肿病史的患者。醛固酮拮抗药和保钾利尿药会导致高钾血症，应避免用于服药前血清钾超过 5.0mEq/L 的患者。

3. 治疗的有效措施

（1）降低高血压患者的血压水平是预防脑卒中及冠心病的根本，只要降低高血压患者的血压水平，就对患者有益处。

（2）由于大多数高血压患者需要两种或以上药物联合应用才能达到目标血压，故提倡小剂量降压药的联合应用或固定剂量复方制剂的应用。

（3）利尿药、β－受体阻断药、ACE 抑制药、钙通道阻滞药、血管紧张素受体拮抗药及小剂量复方制剂均可作为初始或维持治疗高血压的药物。

（4）推荐应用每日口服 1 次、降压效果维持 24h 的降压药，强调长期有规律的抗高血压治疗，达到有效、平稳、长期控制的要求。

（二）非药物治疗

非药物治疗是高血压的基础治疗，主要通过改善不合理的生活方式，减低危险因素水平，进而使血压水平下降。对 1 级高血压患者，仅通过非药物治疗就有可能使血压降至正常水平。对于必须接受药物治疗的 2、3 级高血压患者，非药物治疗可以提高药物疗效，减少药物用量，从而降低药物的不良反应，减少治疗费用（见表 13-2）。

表 13-2　防治高血压的非药物措施

措施	目标	收缩压下降范围
减重	减少热量，膳食平衡，增加运动，BMI 保持（20 ~ 24）kg/m^2。	（5 ~ 20）mmHg/ 减重 10kg
膳食限盐	北方首先将每人每日平均食盐量降至 8g，以后再降至 6g，南方可控制在 6g 以下。	2 ~ 8mmHg
减少膳食脂肪	总脂肪 < 总热量的 30%，饱和脂肪 < 10%，增加新鲜蔬菜每日 400 ~ 500g，水果 100g，肉类 50 ~ 100g，鱼虾类 50g 蛋类每周 3 ~ 4 枚，奶类每日 250g，每日食油 20 ~ 25g，少吃糖类和甜食。	-
增加及保持适当体力活动	一般每周运动 3 ~ 5 次，每次持续 20 ~ 60min。如运动后自我感觉良好，且保持理想体重，则表明运动量和运动方式合适。	4 ~ 9mmHg
保持乐观心态，提高应激能力	通过宣教和咨询，提高人群自我防病能力。提倡选择适合个体的体育，绘画等文化活动，增加老年人社交机会，提高生活质量。	-

续 表

措施	目标	收缩压下降范围
戒烟、限酒	不吸烟；不提倡饮酒，如饮酒，男性每日饮酒精量不超过25g，即葡萄酒小于100 ~ 150mL（相当于2 ~ 3两），或啤酒小于250 ~ 500mL（相当于0.5 ~ 1斤），或白酒小于25 ~ 50mL（相当于0.5 ~ 1两）；女性则减半量，孕妇不饮酒。不提倡饮高度烈性酒。高血压及心脑血管病患者应尽量戒酒。	2 ~ 4mmHg

注：BMI：体重指数 = 体重 / 身高 ^{2}（kg/m^2）。

（三）特殊人群高血压治疗方案

1. 老年高血压

65岁以上的老年人中2/3以上有高血压，老年人降压治疗强调平缓降压，应给予长效制剂，对可耐受者应尽可能降至140/90mmHg以下，但舒张压不宜低于60mmHg，否则有预后不佳的危险因素。

2. 糖尿病

常合并血脂异常、直立性低血压、肾功能不全、冠心病，选择降压药应兼顾或至少不加重这些异常。

3. 冠心病

高血压合并冠心病的患者发生再次梗死或猝死的机会要高于不合并高血压的冠心病患者，它们均与高血压有直接关系，应积极治疗。研究显示，伴有冠心病的高血压患者，不论选用β-受体阻断药还是钙通道阻滞药，作为控制血压的一线药物，最后结果是一样的。

4. 脑血管病

对于病情稳定的非急性期脑血管病患者，血压水平应控制在140/90mmHg以下。急性期脑血管病患者另作别论。

5. 肾脏损害

血肌酐小于221μmol/L，首选ACEI，因其对减少蛋白尿及延缓肾病变的进展有利；血肌酐大于265μmol/L应停用ACEI，可选择钙通道阻滞药、α-受体阻断药、β-受体阻断药。伴有肾脏损害或有蛋白尿的患者（24h蛋白尿大于1g），控制血压宜更严格。

6. 妊娠高血压

因妊娠早期的血管扩张作用，在妊娠20周前，轻度高血压的患者不需药物治疗，从16周至分娩通常使用的较为安全的药物包括：甲基多巴、β-受体阻滞药、肼屈嗪（短期），降低所有的心血管危险因素，须停止吸烟。改变生活方式产生的效果与量和时间有关，某些人的效果更好。

四、高血压病常见护理问题

（一）疼痛：头痛

1. 相关因素

与血压升高有关。

2. 临床表现

患者头部疼痛。

3. 护理措施

（1）评估患者头痛的情况，如头痛程度（长海痛尺）、持续时间、是否伴有恶心、呕吐、视物模糊等伴随症状。

（2）尽量减少或避免引起或加重头痛的因素，保持病室环境安静，减少探视，护理人员做到操作轻、说话轻、走路轻、关门轻，保证患者有充足的睡眠。

（3）向患者讲解引起头痛的原因，嘱患者合理安排工作和休息，避免劳累、精神紧张、情绪激动等，戒烟、酒。

（4）指导患者放松的技巧，如听轻音乐、缓慢呼吸等。

（5）告知患者控制血压稳定和坚持长期、规律服药的重要性，加强患者的服药依从性。

（二）活动无耐力

1. 相关因素

与并发心力衰竭有关。

2. 临床表现

乏力，轻微活动后即感呼吸困难、无力等。

3. 护理措施

（1）告知患者引起乏力的原因，尽量减少增加心脏负担的因素，如剧烈活动等。

（2）评估患者心功能状态，评估患者活动情况，根据患者心功能情况制定合理的活动计划。督促患者坚持动静结合，循序渐进增加活动量。

（3）嘱患者一旦出现心慌、呼吸困难，胸闷等情况应立即停止活动，保证休息，并一次作为最大活动量的指征。

（三）有受伤的危险

1. 相关因素

与头晕、视物模糊有关。

2. 临床表现

患者头晕、眼花、视物模糊，严重时可出现晕厥。

3. 护理措施

（1）警惕急性低血压反应，避免剧烈运动、突然改变体位，改变体位时动作应缓慢，特别是夜间起床时；服药后不要站立太久，因为长时间的站立会使腿部血管扩张，血流增加，导致脑部供血不足；避免用过热的水洗澡，防止周围血管扩张导致晕厥。

（2）如出现晕厥、恶心、乏力时应立即平卧，头低足高位，促进静脉回流，增加脑部的血液供应。上厕所或外出应有人陪伴，若头晕严重应尽量卧床休息，床上大小便。

（3）避免受伤，活动场所应灯光明亮，地面防滑，厕所安装扶手，房间应减少障碍物。

（4）密切检测血压的变化，避免血压过高或过低。

（四）执行治疗方案无效

1. 相关因素

与缺乏相应治疗知识和治疗长期性、复杂性有关。

2. 临床表现

患者不能遵医嘱按时服药。

3. 护理措施

（1）告知患者按时服药的重要性，不能血压正常时就自行停药。

（2）嘱患者定期门诊随访，监测血压控制情况。

（3）坚持服药的同时还要注意观察药物的不良反应，如使用利尿药时应注意监测血钾水平，防止低血钾；用 β-受体阻断药应注意其抑制心肌收缩力、心动过缓、支气管痉挛、低血糖等不良反应；使用血管紧张素转换酶（ACE）抑制应注意其头晕、咳嗽、肾功能损害等不良反应。

（五）潜在并发症：高血压危重症

1. 相关因素

与血压短时间突然升高。

2. 临床表现

在高血压病病程中，患者血压显著升高，出现头痛、烦躁、心悸、气急、恶心、呕吐、视物模糊等。

3. 护理措施

（1）患者应进入加强监护室，绝对卧床休息，避免一切不良刺激，保证良好的休息环境。持续监测血压和尽快应用适合的降压药。

（2）安抚患者，做好心理护理，严密观察患者病情变化。

（3）迅速减压，静脉输注降压药，1h 使平均动脉血压迅速下降但不超过 25%，在以后的 2 ~ 6h 内血压降至 160/（100 ~ 110）mmHg。血压过度降低可引起肾、脑或冠脉缺血。如果这样的血压水平可耐受和临床情况稳定，在以后 24 ~ 48h 逐步降低血压达到正常水平。

（4）急症常用降压药有硝普钠（静脉）、尼卡地平、乌拉地尔、二氮嗪，肼屈嗪、拉贝洛尔、艾司洛尔、酚妥拉明等。用药时注意效果以及有无不良反应，如静滴硝酸甘油等药物时应注意监测血压变化。

（5）向患者讲明遵医嘱按时服药，保证血压稳定的重要性，争取患者及家属的配合。

（6）告知患者如出现血压急剧升高、剧烈头痛、呕吐等不适应及时来院就诊。

（7）协助生活护理，勤巡视病房，勤询问患者的生活需要。

五、健康教育

高血压的健康教育就是根据文化、经济、环境和地理的差异，针对不同的目标人群采用多种形式进行信息的传播，公众教育应着重于宣传高血压的特点、原因和并发症的有关知识；它的可预防性和可治疗性，以及生活方式在高血压的预防和治疗中的作用。尤其应针对不同人群开展不同内容的健康教育。

（一）随访教育

1. 教育诊断

确定患者的目前行为状况、知识、技能水平和学习能力、态度和信念以及近期内患者首先要采取改变的问题。

2. 咨询指导

指导要具体化，行为改变从小量开始，多方面的参与支持，从各方面给患者持续的一致的正面的健康信息可加强患者行为的改变。要加强家庭和朋友的参与全体医务人员的参与。

3. 随访和监测

定期随访患者，及时评价和反馈，并继续设定下一步的目标，可使患者改变的行为巩固和持续下去。一旦开始应用抗高血压药物治疗，多数患者应每月随诊，调整用药直至达到目标血压。2 级高血压或有复杂并发症的患者应增加随访的次数。每年至少监测 1 或 2 次血钾和肌酐。如血压已达标并保持稳定，可每隔 3 ~ 6 个月随访 1 次。如有伴随疾病如心力衰竭，或合并其他疾病如糖尿病，或实验室检查的需要均会影响随诊的频率。其他的心血管危险因素也应达到相应的治疗目标，并大力提倡戒烟。由于未控制的高血压患者服用小剂量阿司匹林脑出血的危险增加，只有在血压控制的前提下，才提倡小剂量阿司匹林治疗。

（二）饮食指导

在利尿药及其他降压药问世以前，高血压的治疗主要以饮食为主，随着药物学的发展，饮食治疗逐渐降至次要地位。然而近年来关于高血压病病因和发病机制的研究又促进人们重新评价营养在本病防治中的重要作用。其主要原因是：第一，高血压病作为一种常见病，其发生与环境因素，特别是与营养因素密切相关；第二，现有的各种降压药物均有一定的不良反应，而营养治疗不仅具有一定的疗效，而且合乎生理，因此更适宜于大规模人群的防治。

1. 营养因素在高血压防治中的作用

（1）钠和钾的摄入与高血压病的发病和防治有关：首先，流行病学方面大量资料表明，高血压病的发病率与居民膳食中钠盐摄入量呈显著正相关；其次，临床观察发现，不少轻度高血压患者，只需中度限制钠盐摄入，即可使其血压降至正常范围。即使是重度或顽固性高血压病患者，低盐饮食也常可增加药物疗效，减少用药剂量。第三，动物实验表明，钠盐摄入过多可使小鸡和大鼠形成高血压，血压增高的程度与盐量成正比。进一步研究还表明，钠盐对血压的影响与遗传因素有关。通过近亲交配所产生的对盐敏感的大鼠，即使喂以钠盐不高的饲料，也可产生高血压。钠盐摄入过多引起高血压的机制尚未明了。据认为可能与细胞外液扩张，心排血量增加，组织过分灌注，以至造成周围血管阻力增加和血压增高。有人发现高血压患者小动脉中每单位干重所含钠盐较正常人为高，这可使动脉壁增厚，血管阻力增加，也可使血管的舒缩性发生改变。

钾不论动物实验或人体观察均提示其具有对抗钠所引起的不利作用。临床观察表明，氯化钾可使血压呈规律性下降，而氯化钠则可使之上升。

（2）水质硬度和微量元素：软水地区高血压的发病率较硬水地区为高，这可能与微量元素镉有关。动物实验已证明，镉可引起大鼠的高血压，而当用镉的螯合剂时则可使其逆转。上海市高血压病研究所发现不论健康人或高血压患者的血压增高与血中镉含量的对数呈正相关。锌具有对抗镉的作用，其含量降低可使血压升高。此外，也有报道提到镁对高血压患者具有扩张血管作用，能使大多数类型患者的心排血量增加。

（3）其他因素：包括热能、蛋白质、糖类和脂肪等也与本病的发生和防治有一定的联系。

2. 防治措施

（1）限制钠盐摄入：健康成人每天钠的需要量仅为 200mg（相当于 0.5g 食盐）。WHO 建议每人每日食盐量不超过 6g。我国膳食中约 80% 的钠来自烹调或含盐高的腌制品，因此限盐首先要减少烹调用盐及含盐高的调料，少食各种咸菜及盐腌食品。根据 WHO 的建议，北方居民应减少日常用盐一半，南方居民减少 1/3。

（2）减少膳食脂肪，补充适量优质蛋白质：有流行病学资料显示，即使不减少膳食中的钠和不减重，如果将膳食脂肪控制在总热量 25% 以下，P/S 比值维持在 1，连续 40d 可使男性 SBP 和 DBP 下降 12%，女性下降 5%。有研究表明每周吃鱼 4 次以上与吃鱼最少的相比，冠心病发病率减少 28%。建议改善动物性食物结构，减少含脂肪高的猪肉，增加含蛋白质较高而脂肪较少的禽类及鱼类。蛋白质占总热量 15% 左右，动物蛋白占总蛋白质 20%。蛋白质质量依次为：奶、蛋；鱼、虾；鸡、鸭肉；猪、牛、羊肉；植物蛋白，其中豆类最好。

（3）注意补充钾和钙：研究资料表明钾与血压呈明显负相关，中国膳食低钾、低钙，因此要增加含钾多、含钙高的食物，如绿叶菜、鲜奶、豆类制品等。这一点在使用利尿药，特别是当血钾含量偏低时尤为重要。

（4）多吃蔬菜和水果：增加蔬菜或水果摄入，减少脂肪摄入可使 SBP 和 DBP 有所下降。素食者比肉食者有较低的血压，其降压的作用可能基于水果、蔬菜、食物纤维和低脂肪的综合作用。人类饮食应以素食为主，适当肉量最理想。

（5）限制饮酒：尽管有研究表明非常少量饮酒可能减少冠心病发病的危险，但是饮酒和血压水平及高血压患病率之间却呈线性相关，大量饮酒可诱发心脑血管事件发作。因此不提倡用少量饮酒预防冠心病，提倡高血压患者应戒酒，因饮酒可增加服用降压药物的耐药性。如饮酒，建议每日饮酒量应为少量，男性饮酒的酒精不超过 25g，即葡萄酒 100 ~ 150mL，或啤酒 250 ~ 500mL，或白酒 25 ~ 50mL；女性则减半量，孕妇不饮酒。不提倡饮高度烈性酒。WHO 对酒的新建议是越少越好。

（三）心理护理

1. 评估患者

通过问诊了解患者的家庭、社会、文化状况及行为，分析患者的心理，向患者解释造成高血压病最主要的原因及疾病的转归，再向患者说明高血压病可以控制，甚至可以治愈，从而以增强患者战胜疾病的信心。

2. 克服心理障碍

针对中年高血压患者存在的不良心理进行施护。麻痹大意心理：自以为年轻，身强力壮，采取无所谓的态度。针对这种心理首先要唤起患者对疾病的重视，使之认识到防治高血压病的重要性，在调养方法和注意事项上给予正确的引导，使之配合医师治疗，同时给患者制定个体化健康教育计划，并调动家属参与治疗活动，配合医护完成治疗任务，使之早日康复；焦虑、紧张、恐惧心理：一些患者，认为得了高血压病就是终身疾病，而且还会得心脑血管病，于是，久而久之产生焦虑恐惧心理。采取的措施是暗示诱导，应诱导患者使其注意力从一个客体转移到另一个客体，从而打破原来心理上存在的恶性循环，保持乐观情绪，轻松愉快地接受治疗，以达到防病治病的目的。

（四）正确测量血压

血压测量是诊断高血压及评估其严重程度的主要手段，目前主要用以下三种方法：

1. 诊所血压

诊所血压是目前临床诊断高血压和分级的标准方法，由医护人员在标准条件下按统一的规范进行测量。具体要求如下：

（1）选择符合计量标准的水银柱血压计或者经国际标准 BHS 和 AAMD 检验合格的电子血压计进行测量。

（2）使用大小合适的袖带，袖带气囊至少应包裹 80% 上臂。大多数人的臂围 25 ~ 35cm，应使用长 35cm，宽 12 ~ 13cm 规格气囊的袖带；肥胖者或臂围大者应使用大规格袖带；儿童使用小规格袖带。

（3）被测量者至少安静休息 5min，在测量前 30min 内禁止吸烟或饮咖啡，排空膀胱。

（4）被测量者取坐位，最好坐靠背椅，裸露右上臂，上臂与心脏处在同一水平。如果怀疑外周血管病，首次就诊时应测量左、右上臂血压。特殊情况下可以取卧位或站立位。老年人、糖尿病患者及出现直立性低血压情况者，应加测直立位血压。直立位血压应在卧位改为直立位后 1min 和 5min 时测量。

（5）将袖带缚于被测者的上臂，袖带的下缘应在肘弯上 2.5cm，松紧适宜。将听诊器探头置于肱动脉搏动处。

（6）测量时快速充气，使气囊内压力达到桡动脉搏动消失后再升高 30mmHg（4.0kPa），然后以恒定的速率 [（2 ~ 6）mmHg/s] 缓慢放气。在心率缓慢者，放气速率应更慢些。获得舒张压读数后，快速放气至零。

（7）在放气过程中仔细听取柯氏音，观察柯氏音第Ⅰ时相（第一音）和第Ⅴ时相（消失音）水银柱凸面的垂直高度。收缩压读数取柯氏音第Ⅰ时相，舒张压读数取柯氏音第Ⅴ时相。小于 12 岁儿童、妊娠妇女、严重贫血、甲状腺功能亢进、主动脉瓣关闭不全及柯氏音不消失者，以柯氏音第Ⅳ时相（变音）定为舒张压。

（8）血压单位在临床使用时采用毫米汞柱（mmHg），在我国正式出版物中注明毫米汞柱与千帕斯卡（kPa）的换算关系，1mmHg=0.133kPa。

（9）应相隔 1 ~ 2min 重复测量，取 2 次读数的平均值记录。如果收缩压或舒张压的 2 次读数相差 5mmHg 以上，应再次测量，取 3 次读数的平均值记录。

2. 自测血压

（1）对于评估血压水平及严重程度，评价降压效应，改善治疗依从性，增强治疗的主动参与，自测血压具有独特优点，且无白大衣效应，可重复性较好。目前，患者家庭自测血压在评价血压水平和指导降压治疗上已经成为诊所血压的重要补充。然而，对于精神焦虑或根据血压读数常自行改变治疗方案的患者，不建议自测血压。

（2）推荐使用符合国际标准的上臂式全自动或半自动电子血压计，正常上限参考值为 135/85mmHg。应注意患者向医生报告自测血压数据时可能有主观选择性，即报告偏差，患者有意或无意选择较高或较低的血压读数向医师报告，影响医师判断病情和修改治疗。有记忆存储数据功能的电子血压计可克服报告偏差。血压读数的报告方式可采用每周或每月的平均值。家庭自测血压低于诊所血压，家庭自测血压 135/85mmHg 相当于诊所血压 140/90mmHg。对血压正常的人建议定期测量血压（20 ~ 29 岁，每 2 年测 1 次；30 岁以上每年至少 1 次）。

3. 动态血压

（1）动态血压监测能提供日常活动和睡眠时血压的情况：动态血压监测提供评价在无靶器官损害的情况下（白大衣效应）高血压的可靠证据，也有助于评估明显耐药的患者，抗高血压药物引起的低血压综合征，阵发性高血压以及自主神经功能失调。动态血压测值常低于诊所血压测值。通常高血压患者清醒时血压≥ 135/85mmHg，睡眠时≥ 120/75mmHg。动态血压监测值与靶器官损害的相关性优于诊所血压。动态血压监测能提供血压升高占测量总数的百分比、整体血压负荷及睡眠时血压降低的程度。大多数人在夜间血压下降 10% ~ 20%，如果不存在这种血压下降现象，则其发生心血管事件的危险会增加。

（2）动态血压测量应使用符合国际标准的监测仪：动态血压的正常值推荐以下国内参考标准：24h 平均值 <130/80mmHg，白昼平均值 <135/85mmHg，夜间平均值 <125/75mmHg。正常情况下，夜间血压均值比白昼血压值低 10% ~ 15%。

（3）动态血压监测在临床上可用于诊断白大衣性高血压、隐蔽性高血压、顽固难治性高血压、发作性高血压或低血压，评估血压升高严重程度，但是目前主要仍用于临床研究，如评估心血管调节机制、预后意义、新药或治疗方案疗效考核等，不能取代诊所血压测量。

（4）动态血压测量时应注意以下问题：①测量时间间隔应设定一般为每 30min 测 1 次。可根据需要而设定所需的时间间隔。②指导患者日常活动，避免剧烈运动。测血压时患者上臂要保持伸展和静止状态。③若首次检查由于伪迹较多而使读数小于 80% 的预期值，应再次测量。④可根据 24h 平均血压，日间血压或夜间血压进行临床决策参考，但倾向于应用 24h 平均血压。

（五）适量运动

1. 运动的作用

运动除了可以促进血液循环，降低胆固醇的生成外，并能增强肌肉、骨骼，减少关节僵硬的发生，还能增加食欲，促进肠胃蠕动、预防便秘、改善睡眠。

2. 运动的形式

最好养成持续运动的习惯，对中老年人应包括有氧、伸展及增强肌力练习 3 类，具体项目可选择步行、慢跑、太极拳、门球、气功等。

3. 运动强度的控制

每个参加运动的人特别是中老年人和高血压患者在运动前最好了解一下自己的身体状况，以决定自己的运动种类、强度、频度和持续运动时间。运动强度必须因人而异，按科学锻炼的要求，常用运动强度指标可用运动时最大心率达到 180（或 170）减去年龄，如 50 岁的人运动心率为 120 ~ 130/min，如果求精确则采用最大心率的 60% ~ 85% 作为运动适宜心率，需在医师指导下进行。运动频度一般要求每周 3 ~ 5 次，每次持续 20 ~ 60min 即可，可根据运动者身体状况和所选择的运动种类以及气候条件等而定。

（六）在医生指导下正确用药

1. 减药

高血压患者一般须终身治疗。患者经确诊为高血压后若自行停药，其血压（或迟或早）终将回复到治疗前水平。但患者的血压若长期控制，可以试图小心、逐步地减少服药数或剂量。尤其是认真地进行非药物治疗，密切地观察改进生活方式进度和效果的患者。患者在试行这种“逐步减药”时，应十分仔细地监测血压。

2. 记录

一般高血压病患者的治疗时间长达数十年，治疗方案会有多次变换，包括药物的选择。最好建议患者详细记录其用过的治疗药物及疗效。医生则更应为经手治疗的患者保存充分的记录，随时备用。

3. 剂量的调整

对大多数非重症或急症高血压，要寻找其最小有效耐受剂量药物，也不宜降压太快。故开始给小剂量药物，经 1 个月后，如疗效不够而不良反应少或可耐受，可增加剂量；如出现不良反应不能耐受，则改用另一类药物。随访期间血压的测量应在每天的同一时间，对重症高血压，须及早控制其血压，可以较早递增剂量和合并用药。随访时除患者主观感觉外，还要做必要的化验检查，以了解靶器官状况和有无药物不良反应。对于非重症或急症高血压，经治疗血压长期稳定达 1 年以上，可以考虑减少剂量，目的为减少药物的可能不良反应，但以不影响疗效为前提。

（1）选择针对性强的降血压药：降血压药物品种很多，个体差异很大，同一种药物不同的患者服用后的效果会因人而异。对医生开的降血压药，护理人员和患者必须了解药物的名称、作用、剂量、用法、不良反应等，并遵照医嘱按时服药。

（2）合适的剂量：一般由小剂量开始，逐渐调整到合适的剂量。晚上睡觉前的治疗剂量，尤其要偏小，因入睡后如果血压降得太低，则易出现脑动脉血栓形成。药品剂量不能忽大忽小，否则血压波动太大，会造成实质性脏器的损伤。

（3）不能急于求成：如血压降得太低，常会引起急性缺血性脑血管病和心脏缺血性疾病的发生。

（4）不要轻易中断治疗：应用降血压药过程中，症状改善后，仍需坚持长期服药，也不可随意减少剂量，必须听从医生的治疗安排。

（5）不宜频繁更换降血压药物：各种降血压药，在人体内的作用时间不尽相同，更换降血压药时，往往会引起血压的波动，换降血压药必须在医生指导下进行，不宜多种药合用，以避免药物不良反应。

（6）患痴呆症或意识不清的老人，护理人员必须协助服药，并帮助管理好药物，以免发生危险。

（7）注意观察不良反应，必要时，采取相应的防范措施。若患者突然出现头痛、多汗、恶心、呕吐、烦躁、心慌等症状，家人协助患者立即平卧抬高头部，用湿毛巾敷在头部；测量血压，若血压过高，应用硝苯地平嚼碎舌下含服等，以快速降血压；如果半小时后血压仍不下降，且症状明显，应立即去医院就诊。

参考文献

[1] 马长生，霍勇 . 介入心脏病学［M］. 北京：人民卫生出版社，2016.
[2] 何胜虎 . 心血管内科简明治疗手册［M］. 武汉：华中科技大学出版社，2015.
[3] 李艳芳，聂绍平，王春梅 .ACC/ESC 心血管疾病研究进展［M]. 北京：人民军医出版，2015.
[4] 庄建等 . 心血管领域新进展［M]. 长沙：中南大学出版社，2015.
[5] 任卫东等 . 心血管畸形胚胎学基础与超声诊断［M]. 北京：人民卫生出版 社，2015.
[6] 葛均波 . 心血管系统疾病［M]. 北京：人民卫生出版社，2015.
[7] 顾复生 . 临床实用心血管病学［M］. 北京：大学医学出版社，2015.
[8] 葛均波，方唯一，沈卫峰 . 现代心脏病学进展［M]. 上海：复旦大学出版社，2013.
[9] 王士雯，钱方毅，周玉杰 . 老年心脏病学［M］. 北京：人民卫生出版社，2012.
[10] 王志敬 . 心内科诊疗精萃［M]. 上海：复旦大学出版社，2015.
[11] 丁淑贞，姜秋红 . 心内科护理学［M]. 北京：中国协和医科大学出版社，2015.
[12] 杨德利，刘惠亮 . 心导管及冠心病介入诊疗手册［M]. 北京：人民军医出版社，2013.
[13] 郑长青，孙志军 . 心内科用药常规与禁忌［M]. 北京：人民军医出版社，2012.
[14] 石翔，王福军 . 老年心血管病用药手册［M]. 北京：人民军医出版社，2016.
[15] 曾和松，汪道文 . 心血管内科疾病诊疗指南［M]. 北京：科学出版社，2016.
[16] 郝云霞，李荒 . 心血管病临床护理思维与实践［M]. 北京：人民卫生出版社，2014.
[17] 黄连军 . 先天性心脏病介入治疗［M]. 北京：北京大学医学出版社，2015.
[18] 马爱群，王建安 . 心血管系统疾病［M]. 北京：人民卫生出版社，2015.
[19] 郭继鸿，王志鹏，张海澄，李学斌 . 临床实用心血管病学［M]. 北京：北京大学医学出版社，2015.
[20] 臧伟进，吴立玲 . 心血管系统［M]. 北京：人民卫生出版社，2015.
[21] 黄振文，邱春光，张菲斐 . 心血管病诊疗手册［M]. 郑州：郑州大学出版社，2015.
[22] 唐发宽，李俊峡，曹雪滨 . 心血管疾病介入技术［M］. 北京：人民军医出版社，2015.
[23] 沈卫峰，张瑞岩 . 心血管疾病新理论新技术［M]. 北京：人民军医出版 社，2015.
[24] 黄连军 . 先天性心脏病介入治疗［M]. 北京：北京大学医学出版社，2015.